职教高考专业课精品教材

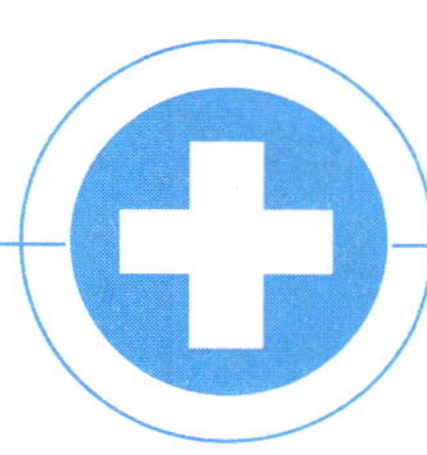

护理学基础

主审　郑　成

主编　张思卓

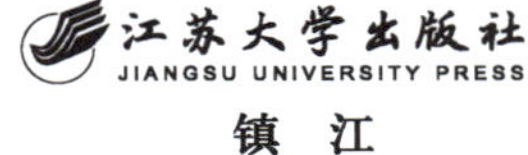

镇　江

内容提要

全书共包括18个项目，分别为绪论，护理学相关理论与护理理论，护理程序，医院与住院环境，入院和出院护理，卧位与安全护理，医院感染的预防与控制，清洁护理，生命体征的评估与护理，饮食与营养护理，药物疗法与过敏试验法，静脉输液与输血，冷、热疗法，排泄护理，标本采集法，病情观察和危重患者的抢救与护理，临终护理，医疗与护理文件的记录。本书编写既注重内容的科学性、系统性和完整性，也注重体现实用性与适用性，以期帮助学生快速理解和掌握所学知识，同时培养学生的逻辑思维能力和综合分析能力。

本书内容系统，重点突出，深浅适度，实用性强，体例新颖，适合作为职业院校护理学专业的教材。

图书在版编目（CIP）数据

护理学基础 / 张思卓主编. -- 镇江 : 江苏大学出版社, 2024. 8. -- ISBN 978-7-5684-2235-2

Ⅰ. R47

中国国家版本馆 CIP 数据核字第 2024DR7051 号

护理学基础
Hulixue Jichu

主　　编 / 张思卓
责任编辑 / 夏　冰
出版发行 / 江苏大学出版社
地　　址 / 江苏省镇江市京口区学府路 301 号（邮编：212013）
电　　话 / 0511-84446464（传真）
网　　址 / http://press.ujs.edu.cn
排　　版 / 北京时代华都印刷有限公司
印　　刷 / 北京时代华都印刷有限公司
开　　本 / 889 mm×1 194 mm　1/16
印　　张 / 23.75
字　　数 / 608 千字
版　　次 / 2024 年 8 月第 1 版
印　　次 / 2024 年 8 月第 1 次印刷
书　　号 / ISBN　978-7-5684-2235-2
定　　价 / 68.00 元

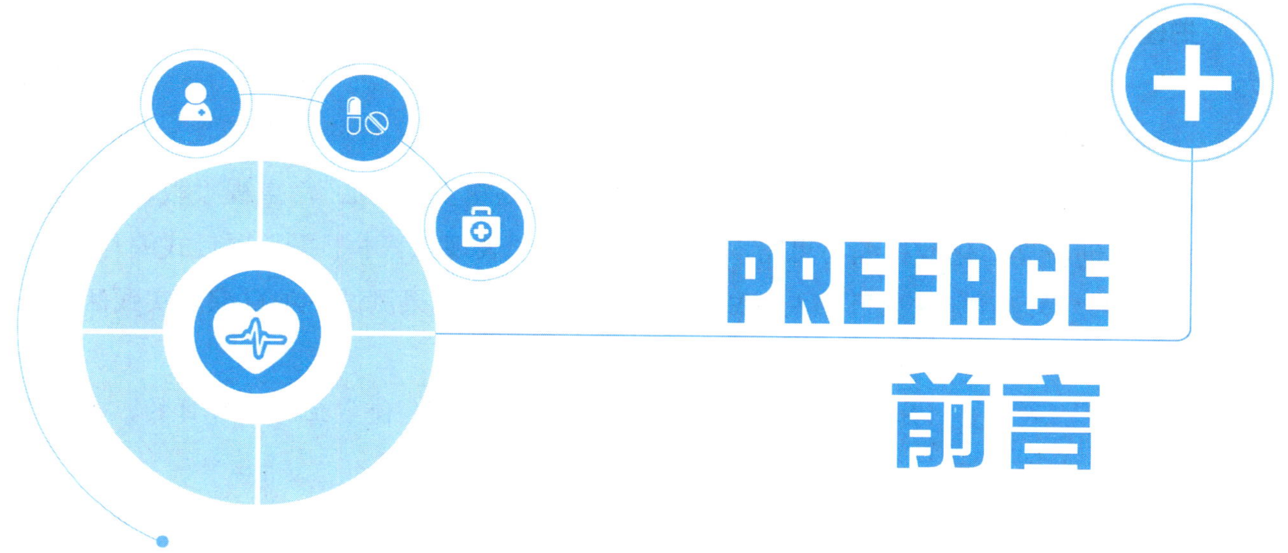

PREFACE 前言

随着社会经济的发展、医学科学技术的不断进步，人民群众对健康的要求越来越高，临床护理实践也发生了巨大的变化。许多护理新知识、新技术和新方法相继面世，护理专业新的行业标准和教学标准也随之出台。为促进我国护理教育的改革与发展，我们特编写了这本《护理学基础》。

“护理学基础”是护理专业课程体系中重要的专业核心课程。本书的编写紧紧围绕护理学专业的培养目标，以立德树人为根本，以护理学基本理论和基本技能为基础，以岗位需求为导向，以岗位胜任力为本位，重视培养学生的职业情感、创新能力、信息获取能力及终身学习能力，以满足岗位需要、教学需要和社会需要。

具体来说，本书具有以下几个方面的特色：

立德树人，引航铸魂

党的二十大报告指出：“育人的根本在于立德。”为落实立德树人根本任务，培养“以德为先，德才兼备”的中国特色社会主义事业建设者和接班人，本书坚持“育训结合”，以春风化雨的方式将价值塑造、知识传授和能力培养融为一体，以期做到“以文化人、以德育人”，从而帮助学生树立正确的人生观、世界观、价值观。项目首页设置素质目标，旨在帮助学生培养敬佑生命、救死扶伤、甘于奉献、大爱无疆的崇高职业精神；正文中穿插“护理前沿”“医护史话”等模块，旨在引导学生成为守初心、铸信念、强人文、有大爱的人民健康守护者。

校企联动，双元育人

本书的编写团队由教学经验丰富的一线骨干教师和临床一线的护理骨干组成。编写人员在编写时充分考虑教学大纲要求与护理岗位需求，强调内容的实用性和针对性，以护士必须具备的知识储备为导向，将理论知识与临床实践紧密结合，注重培养学生观察、分析、解决问题的能力，以为其今后的临床护理工作打下坚实的基础。

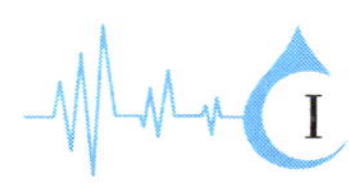

全新理念，全新形式

为适应教育改革的需要，本书在编写时注重突出“以学生为中心”，重视“教、学、做”一体，并以此创新立体化教材编写思路，提升教学内容的表现力。本书采用项目式编写形式，每个项目按照“学习目标→项目导入→知识讲解→项目学习效果测试→项目综合实践活动→项目学习成果评价”的形式展开。

学习目标：设置“知识目标”“技能目标”“素质目标”，使学生能够有目的、有层次地学习专业知识。

项目导入：设置典型案例，以真实的案例、情景化的过程、真实的互动来激发学生的学习兴趣，引发学生的思考，体现情景教学的新理念。

知识讲解：遵循“实用为主、够用为度”的原则进行知识讲解，语言精练、要点突出。正文中穿插设置“护理小贴士”“护理智库”“集思广议”等模块，帮助学生拓展知识宽度，提升课堂参与度和活跃度，轻松理解和掌握相关知识与技能。

项目学习效果测试：设置单项选择题和案例分析题，检测学生对知识的掌握和运用情况，帮助学生查漏补缺。

项目综合实践活动：为了使学生能够将学到的知识与实际应用相结合，达到理解透彻、应用自如的学习目的，本书针对侧重点不同的项目，分门别类地设置了针对性强的实践活动。例如，对理论性较强的项目，设置问卷调查与现场访谈、设计护理计划书、撰写心得体会与调查报告、制作 PPT 等活动，以帮助学生提升对相关知识的掌握程度；对实践性较强的项目，设置情景模拟演练、宣教护理知识等活动，以帮助学生在实践中印证所学、锻炼相关技能。

项目学习成果评价：从知识、技能和素质三方面评价学生的项目学习水平，帮助学生更好地认识自己、完善自己。

立体教学，平台支撑

本书配有丰富的数字资源，读者可以借助手机或其他移动设备扫描二维码观看微课视频，也可以登录文旌综合教育平台“文旌课堂”查看和下载本书配套资源，如教学课件、课后习题答案等。读者在学习过程中有任何疑问，都可以登录该平台寻求帮助。

此外，本书还提供了在线题库，支持“教学作业，一键发布”，教师只需通过微信或“文旌课堂”App 扫描扉页二维码，即可迅速选题、一键发布、智能批改，并查看学生的作业分析报告，提高教学效率、提升教学体验。学生可在线完成作业，巩固所学知识，提高学习效率。

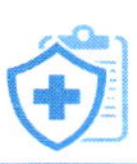

本书由郑成担任主审，张思卓担任主编，李精彩、黄娟、陈贵红、孙冯、张晓丹、陈欣、李欣、王愿愿担任副主编。由于编者水平有限，书中难免存在疏漏之处，诚请广大读者批评指正。

特别说明：

（1）本书在编写过程中，参考了大量资料并引用了部分文章。这些引用的资料大部分已获授权，但由于部分注明来源的资料来自网络，我们暂时无法联系到原作者。对此，我们深表歉意，并欢迎原作者随时与我们联系，我们将按规定支付稿酬。

（2）本书所选案例均来源于真实事件，但为了避免引起不必要的误会，部分人物使用了化名。

（3）本书没有注明资料来源的案例均为编者根据真实事件改编。

本书配套资源下载网址和联系方式

网址：https://www.wenjingketang.com

电话：400-117-9835

邮箱：book@wenjingketang.com

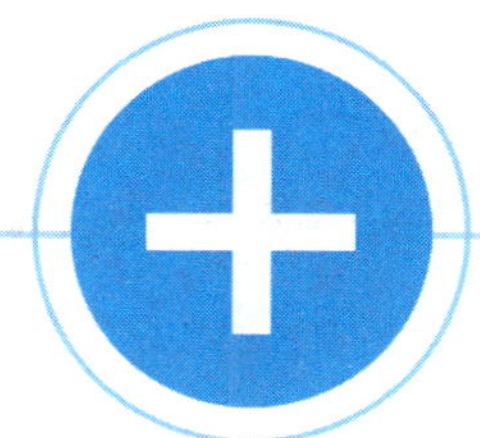
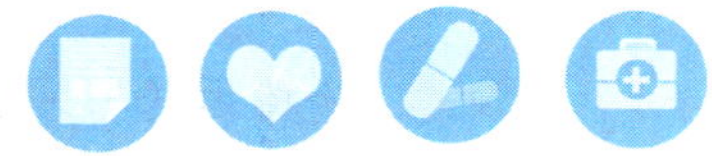

CONTENTS 目录

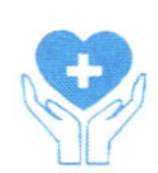

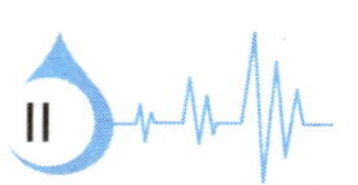

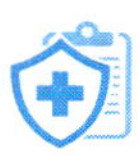

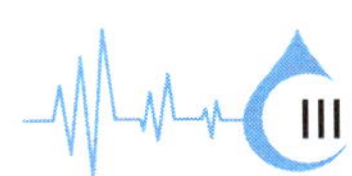

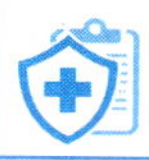

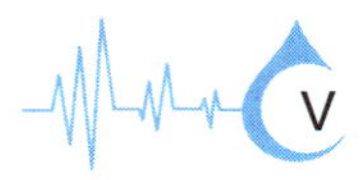

绪 论

一、护理学概述

（一）护理学的基本概念

现代护理学的理论框架主要由人、环境、健康和护理四个基本概念组成。

1. 人

人是护理服务的对象，护理中的人既包括个体的人，也包括群体的人。

（1）人是一个整体

人是身心统一、内外协调、不断发展变化的独特的有机整体，包括生理、心理、精神、社会和文化等各个方面。把人视为一个整体是现代护理理论体系的核心和基础。

（2）人是一个开放系统

人体内部各系统之间不断进行着物质、能量和信息的交换，同时也不断地与外环境进行着交换，从而维持人体的平衡。护理的主要目标就是帮助人这个开放系统适应内外环境的变化，从而维持健康。

（3）人有基本需要

人具有生理、心理和社会等多个层次的需要。马斯洛将人类的基本需要归纳为五个层次，即生理的需要、安全的需要、爱与归属的需要、尊重的需要及自我实现的需要。护理一要满足护理对象的基本需要，二要充分调动护理对象的主观能动性，以最大限度地促进护理对象的健康。

2. 环境

人赖以生存的周围一切事物的总和，称为环境。

（1）环境的分类

环境有内环境与外环境之分。其中，内环境是指人体内部环境，包括生理环境和心理环境。生理环境包括运动系统、呼吸系统、消化系统、循环系统、泌尿系统、神经系统、内分泌系统和生殖系统等，心理环境是指人的心理状态。外环境是指影响人体生命和生长的全部外界因素的总和，包括自然环境和社会环境。自然环境是指人生存和发展所依赖的各种自然条件的总和，包括空气、阳光、水、土壤、动物、植物及微生物等。社会环境是指人生存及活动范围内的物质和精神条件的总和，包括社会制度、风俗习惯、经济、政治、文化和教育等。

（2）环境与健康的关系

人与环境相互依存，人通过不断调整人体的内环境来适应外环境的变化，同时又通过各

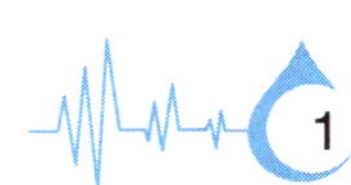

种方式来改造外环境，使其更利于自身的生存和发展。环境会影响人的健康。其中，自然环境和社会环境的好坏都会影响人的健康，尤其是生产活动造成的环境破坏，对人的健康的威胁尤为严重。

自然环境中的某种成分缺少或过多，可能会导致当地居民患病，如地方性甲状腺肿和克山病等。良好的社会制度、经济状况、社会风气等，会使人积极向上、热爱生活，从而有利于健康。

3．健康

健康是人类追求的共同目标，它是人与环境维持动态平衡的表现。

（1）现代健康观

1948 年，WHO（世界卫生组织）将健康定义为健康不仅是没有疾病和身体缺陷，还要有完整的生理、心理状态和良好的社会适应能力。

1989 年，WHO 又提出新的健康观：健康不仅是没有疾病，而且包括躯体健康、心理健康、社会适应良好和道德健康。

（2）健康是一个动态的连续变化的过程

最佳健康模式认为，健康仅仅是一种没有疾病的相对稳定的状态。因此，健康与疾病之间没有明确的界限，在一定的条件下，两者可以相互转化。护理的责任就是帮助人达到其最佳的健康潜能状态。

（3）影响健康的因素

影响健康的因素包括：① 生物因素。包括遗传、年龄、性别和种族等。② 心理因素。主要通过情绪和情感的作用对健康产生影响。③ 环境因素。对人类健康的影响极大。除一些遗传疾病外，许多疾病都与环境有关，卫生条件、气候、空气、土壤、经济状况及风俗习惯等均会对健康产生影响。④ 生活方式。良好的生活方式（如适当运动、合理膳食、戒烟限酒、远离毒品、定期体检、日常预防保健和生活规律等）可对健康产生积极的影响，不良的生活方式（如缺乏锻炼、暴饮暴食、吸烟酗酒和长期静坐等）则会对健康产生消极的影响。

4．护理

1980 年，ANA（美国护士协会）将护理定义为护理是诊断和处理人类对现存的或潜在的健康问题所产生的反应的科学。

2003 年，ANA 更新了护理的定义：护理是通过诊断和处理人类的反应来保护、促进、优化健康和能力，预防疾病和损伤，减轻痛苦，并为受照护的个体、家庭、社区及特定人群代言的科学。

人、环境、健康和护理四者密切相关。护理的服务对象是整体的人，而人生活在复杂的环境中，护理的目标是帮助人适应复杂多变的环境或改变环境以利于人适应，从而维持人与环境的和谐统一，促进健康。

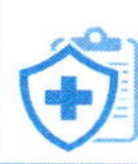

（二）护理学的性质

1．综合性

护理学是以自然科学（生物学、物理学、化学、解剖学、生理学和病理学等）和社会科学（心理学、社会学和美学等）为基础的综合性学科。

2．应用性

护理学是一门应用科学，实践性很强，有专门的护理技术操作。

（三）护理学的知识体系、任务及范畴

1．护理学的知识体系

护理学的知识体系包括护理专业知识、专业相关知识和人文社会科学知识。

2．护理学的任务

护理学的任务包括促进健康、预防疾病、恢复健康和减轻痛苦。

3．护理学的范畴

（1）理论范畴

护理学的研究对象、任务和目标是护理学科建设的基础，并随着护理学的发展而不断变化。护理学的理论体系是指导护理专业实践的基础，并随着护理实践领域的拓宽而日益丰富和完善。护理学与社会发展的关系是研究护理学在社会中的地位、作用和价值，研究社会对护理学的影响及社会发展对护理学的要求等。护理学的分支学科及交叉学科使护理学自身在不断丰富、细化和深化的同时，还与社会学、心理学、伦理学和管理学等多个学科相互渗透，形成一批分支学科和交叉学科，大大推动了护理学科体系的发展和完善。

（2）实践范畴

护理学的实践范畴可分为临床护理、社区护理、护理管理、护理教育和护理科研。

临床护理的对象是患者，其内容包括基础护理和专科护理。其中，基础护理是指运用护理学的基本理论知识和基本实践技能，满足患者的基本需要，如口腔护理、皮肤护理、排泄护理和饮食护理等。专科护理是指以护理学及相关学科理论为基础，结合各专科患者的特点及诊疗要求，对患者进行身心整体护理，如各专科常规护理、急救护理和康复护理等。

社区护理的对象是一定区域的居民和社会团体，其以公共卫生学和护理学的知识与技能为基础，结合社区的特点，深入家庭、学校、工厂和机关等，开展疾病预防、妇幼保健、家庭护理、健康教育、预防接种和防疫隔离等工作。

护理管理是指运用管理学的理论和方法，对护理工作的诸要素（如人、财、物、信息和时间等）进行科学的计划、组织、协调、控制和指挥，以提高护理工作的效率和质量。

护理教育分为基础护理教育、毕业后护理教育和继续护理教育三大类。

护理科研是指运用观察法、实验法、调查法和理论分析法等探讨、解决护理领域的问题，以促进护理理论、知识和技能的更新与发展。

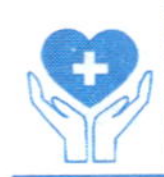

二、护理学的发展史

（一）人类早期的护理

在与大自然斗争的过程中，伴随着人类生老病死的身体变化，早期的护理应运而生。这一时期的护理包括远古时期的自我护理和古代的家庭护理，护理方法多为祷告、放血等，后来随着人类文明的发展，又出现了应用草药、调整饮食和清洁卫生等护理方法。再后来，随着基督教的兴起，修女出于爱心及宗教意识为患者提供一定的生活照料和精神安慰，这推动了早期护理雏形的形成。

（二）中世纪的护理

受宗教和战争的影响，中世纪出现了一些为患者提供初步护理的宗教性、民俗性和军队性的护理团队，使护理开始从自助式、互助式和家庭式走向社会化和组织化。但受条件限制，这一时期的护理工作多限于简单的生活照顾。

（三）文艺复兴时期的护理

文艺复兴后，因慈善事业的发展，护理逐渐脱离教会的控制，从事护理工作的人员开始接受专门的训练以掌握照顾患者的技能，类似的培训机构相继成立，使得护理开始成为一种独立的、高尚的职业。但自宗教改革后，社会结构和妇女的地位发生了变化，护理工作不再由具有仁慈、博爱精神的修女担任，从事护理工作的人员多为谋生而来，他们既无护理经验又缺乏训练，导致护理质量大大下降，护理发展进入历史上的黑暗时期。

（四）近代护理

19 世纪中叶，英国人弗洛伦斯·南丁格尔首创了科学的护理专业，护理学理论才逐步形成和发展，进入近代护理阶段。国际上称这个时期为“南丁格尔时代”。这是护理工作的转折点，也是护理真正走向专业化的开始。

1. 近代护理的主要特征

近代护理的主要特征包括以下几个方面：① 医院兴办独立学校，开展正规护理学教育；② 护理管理体制建立；③ 护理走向专业化，出现最初的护理理论和护理专业团队；④ 临床分科护理形成。

2. 南丁格尔对护理学的贡献

南丁格尔对护理学的贡献主要包括以下几个方面：

（1）改变人们的偏见：南丁格尔在克里米亚战争中的贡献，证明了护理的重要作用和价值，改变了人们对护理工作的偏见。

（2）为护理的科学化发展奠定基础：南丁格尔确立了护理学的概念和护士的任务，提

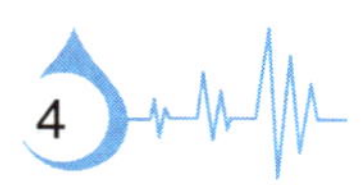

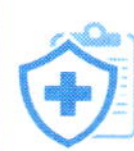

出了公共卫生的护理思想，形成了独特的环境学说。她的护理理念为现代护理学的发展奠定了基础，确立了护理专业的社会地位和科学地位，使护理成为一门职业。

（3）创建世界上第一所护士学校：1860 年，南丁格尔在英国的圣托马斯医院创办了世界上第一所正式的护士学校——南丁格尔护士培训学校，建立了崭新的教育体制，开创了护理正式教育的新纪元。

（4）著书立说：南丁格尔撰写了大量论著，其中最著名的是《护理札记》。这本书阐明了护理工作应遵循的指导思想和原理，曾作为当时护士学校的教科书被广泛应用。

（5）其他方面：南丁格尔强调护理伦理及人道主义护理理念，她对护理行政制度的建立、护理事业的革新、家庭访视等也有卓著的贡献。

1912 年，国际护士会将南丁格尔的生日——5 月 12 日——定为国际护士节。同年，国际红十字会设立南丁格尔奖，作为各国优秀护士的最高荣誉奖。

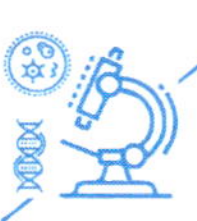

护理智库

南丁格尔奖章简介

南丁格尔奖章（见图 0-1）是国际护理界的最高荣誉奖，1912 年，国际红十字会在华盛顿召开的第九届大会上，正式确立设立南丁格尔奖。该奖章每两年颁发一次，每次最多颁发 50 枚，授予对护理事业做出杰出贡献的护理工作者。南丁格尔奖章的正面刻有弗洛伦斯·南丁格尔的肖像，背面刻有获奖者的姓名和获奖日期。

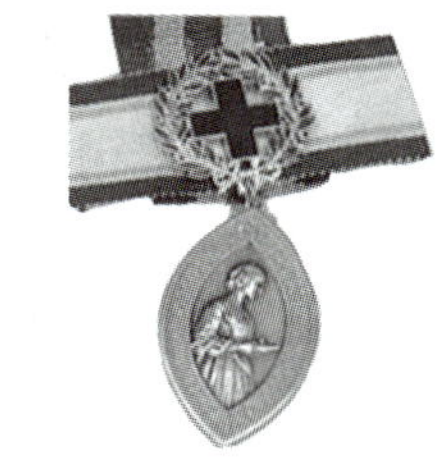

图 0-1　南丁格尔奖章

（五）现代护理

1. 以疾病为中心的阶段

20 世纪前半叶，生物医学模式形成，该模式认为疾病是细菌或外伤所导致的人体损伤和功能异常，并把疾病和健康划分为对立的两极。在这种模式的指导下，一切医疗护理活动都围绕疾病进行。

此阶段的护理具有以下特点：① 护理是一门职业，护士从业前要经过专门的训练；② 护理从属于医疗，护士是医生的助手；③ 护理工作是执行医嘱和按护理常规对各种疾病进行护理；④ 护理教学课程类同于医学教学课程，未突出护理内容；⑤ 只注重患者局部的病症护理，忽视对人的全面照顾。

2. 以患者为中心的阶段

1948 年，世界卫生组织（WHO）提出新的健康定义，扩展了护理实践的领域。1955 年，所提出的责任制护理使护理实践有了科学的工作方法。1977 年，提出了生物-心理-社会医学模式，该模式认为人是一个生物、心理、社会的统一整体。在这些新观念的指导下，护理工

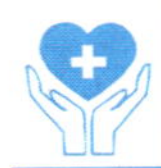

作发生了根本性变革。

此阶段的护理具有以下特点：① 护理被认为是一个独立的专业，护理学逐步形成自己的理论知识体系；② 医护双方是合作伙伴；③ 护理工作不再是单纯地执行医嘱和完成护理常规，而是应用护理程序这种科学的工作方法对患者实施生理、心理及社会等全面的整体护理；④ 护理工作场所局限于医院，服务对象仅限于医院的患者，尚未涉足群体保健和全民健康。

3. 以人的健康为中心的阶段

20 世纪 70 年代后，疾病谱发生显著变化，与人类生活方式和行为相关的疾病（如糖尿病、心脑血管疾病、恶性肿瘤、意外伤害等）成为威胁人类健康的主要问题。1977 年，WHO 提出“2000 年人人享有卫生保健”的战略目标，对护理工作的发展产生了巨大的推动作用。

此阶段的护理具有以下特点：① 护理学是一门综合自然科学、社会科学，为人类健康服务的独立的应用科学；② 护理的任务扩展到人生命全过程的护理；③ 护理工作场所从医院扩展到家庭、社区和社会，面对所有有健康需求的个体和群体；④ 促进全民健康，成为每一位护理工作者的神圣使命。

三、我国护理学的发展史

我国护理学的发展可划分为古代护理、近代护理和现代护理三个阶段。

（一）古代护理

我国传统医学虽然保持着医、药、护不分的状态，但强调“三分治，七分养”，“养”即护理。此外，古代护理虽然没有成为一门学科，但有自己的观点、原则和技术：

（1）古代护理的观点：整体观和辨证施护。

（2）古代护理的原则：① 扶正祛邪；② 标本缓急；③ 同病异护，异病同护；④ 未病先防，既病防变。

（3）古代护理的技术：针灸、推拿、刮痧、拔火罐、食疗和煎药等。

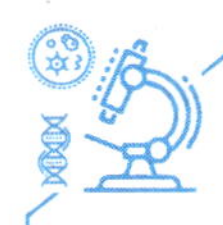

护理智库

《黄帝内经》

《黄帝内经》是我国第一部医学典籍，全面总结了秦汉以前的医学成就。其中，有关肾病患者不宜多吃盐、经常生气可能会损害肝脏等记载，阐明了疾病与饮食调节、精神因素的关系。

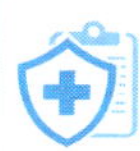

（二）近代护理

鸦片战争后，随着宗教和西方医学进入中国，我国的近代护理得到迅速发展，其主要发展节点如下：

1835 年，英国传教士巴克尔在广州开设了第一所西医医院。两年后，该医院开始以短训班的形式培训护士。

1888 年，美国人埃拉·约翰逊女士在福州成立了中国第一所护士学校。

1900 年以后，中国各大城市建立了许多教会医院，并设立护士学校。

1909 年，中华护士会（1937 年更名为“中华护士学会”，1964 年更名为“中华护理学会”）在江西牯岭成立。曾担任中华护士会副理事长的钟茂芳将“nurse”译为“护士”，被沿用至今。

1920 年，北京协和医学院开办学制 4～5 年的高等护士学校。

1922 年，中华护士会加入国际护士会。

1931 年，中央红色护士学校在福建汀州江西会馆成立。

1932 年，中央护士学校在南京成立，成为我国第一所公立护士学校。

1934 年，教育部成立护理教育专门委员会，护理教育被纳入国家正式教育体系。

1941 年，中华护士学会延安分会在延安成立。

（三）现代护理

中华人民共和国成立后，我国护理学进入现代护理发展阶段，其主要发展节点如下：

1950 年，第一届全国卫生会议将护理教育列为中等专业教育。

1966 年至 1976 年，护士学校停办，护理教育处于停滞状态。

1979 年，护士学校陆续恢复招生。

1983 年，天津医学院（现为天津医科大学）率先恢复五年制本科护理专业。

1992 年，北京医科大学（现为北京大学医学部）被批准为护理学硕士学位授予点。

1993 年，卫生部（现为国家卫生健康委）颁发《中华人民共和国护士管理办法》。

1995 年 6 月，首次护士执业资格考试在全国举行。

2003 年，第二军医大学（现为中国人民解放军海军军医大学）被批准为护理学博士学位授予点。

2008 年，国务院颁布《护士条例》，以立法的形式保障了护士的合法权益。

四、护理工作方式

（一）个案护理

个案护理是指由一名护士专门护理一位患者，实施专人负责的个体化护理的工作方式。

这种方式适用于危重患者或某些特殊患者，以及临床教学需要。这类护理工作方式的优缺点如下：

优点：责任明确，护士能全面掌握患者的情况。

缺点：耗费人力，护士之间缺乏合作。

（二）功能制护理

功能制护理是指以完成各项医嘱和护理常规为主要内容，并以此进行工作分配的工作方式。例如，护士分为巡回护士、治疗护士、主班护士（又称办公室护士）等。这类护理工作方式的优缺点如下：

优点：分工明确，易于组织管理，节省人力。

缺点：护士只是完成自己的工作任务，较难掌握患者的全面情况，导致患者得不到完整、连续的护理。

（三）小组制护理

小组制护理是指以小组的形式对患者进行整体护理的工作方式，即将护士分成若干小组，小组成员由不同级别的护士组成，由组长确定每位患者的护理计划，小组成员共同完成护理工作。这类护理工作方式的优缺点如下：

优点：能发挥各级护士的职能。

缺点：护士的个人责任感相对减弱，难以做到对每位患者进行全面的整体护理。

（四）责任制护理

责任制护理是指由责任护士和辅助护士按护理程序对患者进行有计划、有目的的个性化整体护理的工作方式。责任护士要求 8 h 在岗，24 h 负责。这类护理工作方式的优缺点如下：

优点：护士责任明确，能全面了解患者的情况。

缺点：责任护士的书写任务较多，且 24 h 对患者全面负责过于理想化，有时会流于形式。

（五）小组式责任制护理

小组式责任制护理是指将一组护士根据工作能力和技术水平进行分工，责任到人，分别对不同数量、不同病情程度的患者进行整体护理的工作方式。这类护理工作方式的优缺点如下：

优点：工作效率高，且有利于护士为患者实施整体护理，有利于增强护士的责任心，提升护士的成就感。

缺点：对护士的能力要求较高，护理人力投入较多。

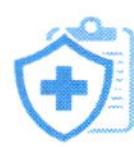

五、护士的职业素养

（一）素养和护理素养的概念

素养是指个体在先天禀赋的基础上，受后天环境和教育的影响，通过自身的认识和实践而形成和发展起来的比较稳定的基本品质。

护理素养是指在一般素养的基础上，结合护理专业的特点，对护士提出的特殊素养要求，即护士的职业素养。

（二）护士职业素养的基本内容

1．思想道德素养

（1）热爱祖国、热爱人民群众、热爱护理事业，具有正确的人生观、价值观和为人类健康服务的献身精神。

（2）具有高度的责任感和慎独修养。

（3）关爱生命，尊重护理对象，忠于职守，救死扶伤，实行人道主义，全心全意为护理对象服务。

2．科学文化素养

（1）为适应现代医学模式和护理学科的发展，树立终身学习的观念。

（2）具有良好的文化知识修养，掌握自然科学、社会科学、人文科学等多学科知识。

3．专业素养

（1）掌握较系统的护理学基础理论、基本知识和基本技能。

（2）具有整体护理观念，能运用护理程序解决护理对象的各种健康问题。

（3）具有开展健康教育和护理科研的能力。

4．心理素养

（1）具有乐观、平和、稳定的情绪和宽容、豁达的胸怀。

（2）具有良好的忍耐力、自控力和应变能力。

（3）具有高度的同情心和感知力。

5．身体素养

护士应具有较强的体魄和充沛的精力。

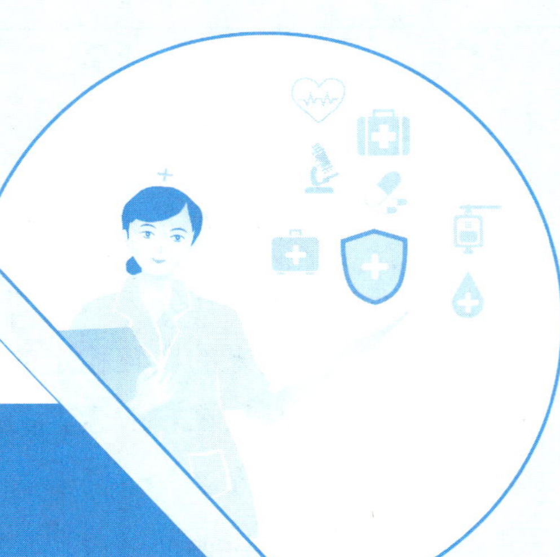

项目一

护理学相关理论与护理理论

知识目标

- 了解系统的分类，需要的概念和特征，沟通的概念、种类与构成要素。
- 熟悉系统的概念及系统理论在护理中的应用，需要层次理论各层次需要之间的关系，沟通的基本技巧。
- 掌握需要层次论的基本内容及其在护理中的应用，压力与适应理论的基本概念及其在护理中的应用，自理理论、跨文化护理理论的基本概念、内容及其在护理中的应用。

技能目标

- 能够将护理学相关理论与护理理论应用到实际护理工作中。

素质目标

- 时刻忠诚地履行守护人民群众生命健康的重要职责，为推动卫生健康事业发展、提高全民健康水平、增进人民群众福祉贡献自己的一份力量。
- 培养勇于创新、精进技能的精神。

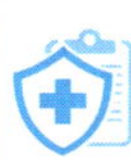

项目导入

王先生，55 岁，因急性心肌梗死被紧急送入医院。因身体疾病原因，王先生情绪低落。在为王先生提供护理服务时，护士小王熟练地运用护理学相关理论，根据王先生的实际情况，采取了以下几项措施：

（1）提供安全舒适的环境，减少外界刺激，保持病室安静整洁。向王先生解释疾病知识和治疗方案，以减少其不安全感。

（2）尊重王先生的隐私和人格，保护其自尊心。在护理过程中，充分考虑其意见和感受。

（3）为王先生制订全面的护理计划，包括药物治疗、心理护理、康复训练等，确保其一般的正常需求均得到满足。

（4）与王先生及其家属保持及时、准确的信息沟通，如及时解释病情、治疗方案和护理计划等。

经过综合护理，王先生的身体状况逐渐好转，情绪也趋于稳定，对护士小王的工作也表示满意和感激。

请思考：

（1）护士小王根据哪些理论制订了护理计划？

（2）除了这些理论外，你认为护理学的相关理论还包括什么？

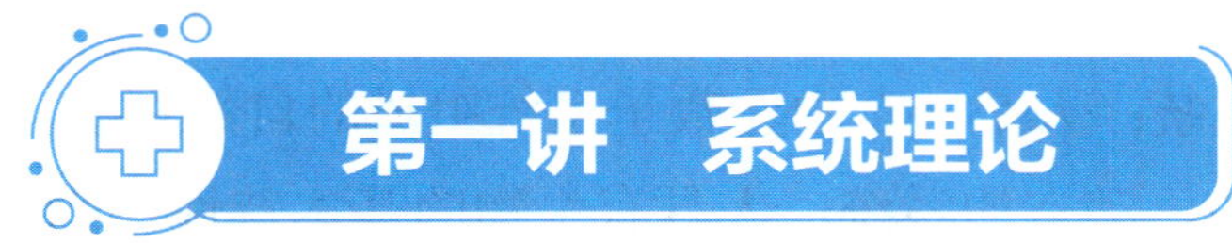

第一讲　系统理论

一、系统的概念

系统是由若干相互联系、相互作用的要素组成的具有一定结构和功能的有机整体。系统的概念包含以下三层含义：① 系统由若干要素组成，各要素之间是相互联系、相互作用的；② 构成系统的各要素都有其独特的结构和功能；③ 系统是各要素集合起来构成的整体，具有各孤立要素所不具备的整体功能。

二、系统的分类

（1）按照组成系统的要素性质，系统可分为自然系统和人造系统。

（2）按照系统与环境的关系，系统可分为封闭系统和开放系统。封闭系统是指不与外界环境进行物质、能量、信息交换的系统。开放系统是指不断地与外界环境进行物质、能量、信息交换的系统。

（3）按照系统的运动状态，系统可分为动态系统和静态系统。

（4）按照系统的内容，系统可分为实体系统和概念系统。

三、系统的功能

系统的功能是指系统与外界环境相互联系和作用过程的程序和能力，其反映系统的外部行为。如果将系统的功能加以抽象概括，那么任何系统的功能都可以归纳为“处理与转换”，即系统将外部环境输入的物质、能量、信息，经过处理与转换，转变为人们所需要的输出，如图 1-1 所示。

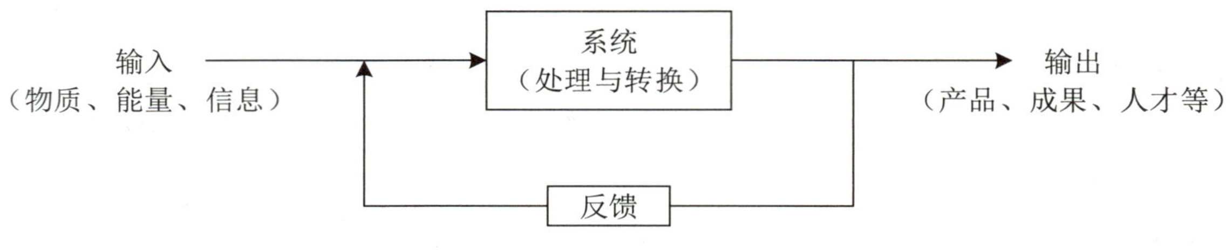

图 1-1　系统的一般功能示意图

四、系统理论在护理中的应用

（一）用系统的观点看人

（1）人是一个自然系统：人是一个由无数子系统组成的自然系统。

（2）人是一个开放的、动态的系统：人具有生物的基本特性，为了维持健康与生存，人体每时每刻都在与外界环境进行着物质、能量、信息的交换。

（3）人是具有主观能动性的系统：一方面，人对自身的功能状态具有自然的免疫监控能力；另一方面，基于思想意识上的主动性，人对自身的健康活动具有选择和调节能力。

（二）用系统的观点看护理

（1）护理系统是一个复杂的系统：护理系统包括临床护理、社区护理、护理管理、护理教育、护理研究等多个相互联系、相互作用的子系统，各子系统内部又有若干层次的子系统。

（2）护理系统是一个开放的系统：护理系统是社会的组成部分，是国家医疗卫生系统的重要组成部分。护理系统从外部输入新的信息、人员、技术、设备等，并与社会、政治、经济、科技等系统，特别是医疗系统，相互影响、相互制约。

（3）护理系统是一个动态的系统：科学技术的发展和社会需求的变化必然会对护理的

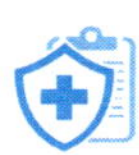

工作方法、组织形式、思维方式等提出新的要求。因此，护理系统要不断适应变化，及时协调内部各要素之间的关系，随时调整与其他系统的协调和平衡，以促进护理专业不断向前发展。

（4）护理系统是一个具有决策和反馈功能的系统：在护理系统中，护士和患者是构成系统的最基本要素，而护士又在基本要素中起支配和调控作用。患者的康复有赖于护士在全面收集资料、正确分析资料的基础上做出的科学的决策和及时的评价与反馈。

（三）系统理论促进整体护理观念的形成

根据系统理论的观点，人是一个由生理、心理、社会等多种要素组成的统一体，护士应把患者当成一个整体来看待，除了为患者提供疾病护理外，还应提供心理、社会等方面的护理。

（四）系统理论是护理程序发展的理论框架

护理程序是临床护理中一种科学的工作方法，系统理论是其重要的理论基础之一。护理程序是一个开放的系统，其完整的工作过程包括评估、诊断、计划、实施和评价五个步骤，如图 1-2 所示。

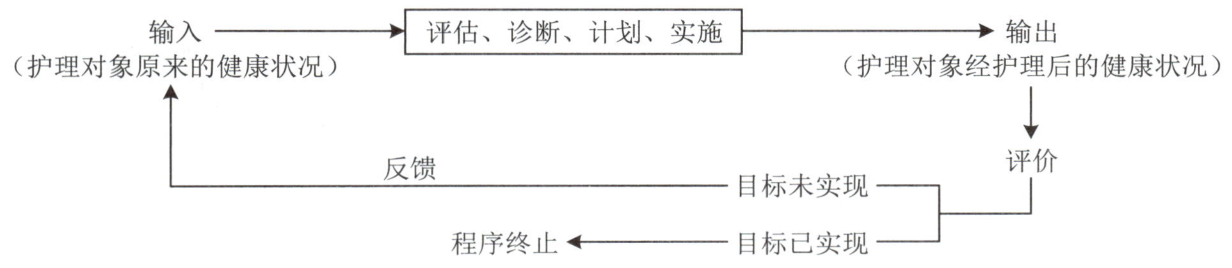

图 1-2　护理程序系统模式示意图

一、需要的概念与特征

（一）需要的概念

需要是指个体和群体对其生存与发展条件所表现出来的依赖状态，是个体和群体的客观需求在人脑中的反映，也是个体心理活动和行为的基本动力。

（二）需要的特征

1. 对象性

个体的任何需要都指向一定的对象。这种对象既可以是物质性的，也可以是精神性的。

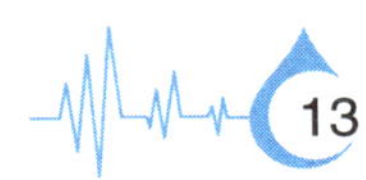

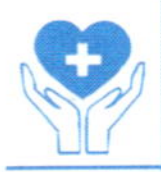

2. 发展性

需要是个体生存发展的必要条件，个体在不同的发展阶段有不同的优势需要。

3. 无限性

需要不会因暂时的满足而终止，当一些需要得到满足后，个体又会产生新的需要。

4. 独特性

人与人之间的需要既有共同性，又有独特性。这种独特性是由遗传因素、环境因素等共同决定的。

5. 制约性

需要的产生与满足受个体所处的环境和社会经济发展水平的制约。

二、需要层次论

（一）需要层次论的主要内容

马斯洛认为，人的需要有不同的层次，按其重要性和发生的先后顺序，由低到高分为五个层次：生理的需要、安全的需要、爱与归属的需要、尊重的需要和自我实现的需要。

（1）生理的需要：是人最基本的需要，如氧气、食物、水、休息、睡眠、排泄及性的需要等。

（2）安全的需要：包括生理安全和心理安全两个方面，如避免危险、生活稳定、避免恐惧等。

（3）爱与归属的需要：指个体需要去爱别人、接纳别人，也需要被别人爱和接纳、归属于某一群体，从而避免产生孤独感、空虚感和被遗弃感。

（4）尊重的需要：包括自尊、被尊重和尊重他人。尊重的需要得到满足，会使个体感到有价值、有力量，使人自信；若得不到满足，则会使个体产生自卑、失落、无助、无能等体验。

（5）自我实现的需要：指个体希望能最大限度地发挥自己的潜能，实现自己在工作和生活上的理想。这是人最高层次的需要，在其他各层次的需要都得到满足后才出现。

（二）需要层次论的基本观点

（1）人的需要的产生与发展有一定的层次性。一般来说，较低层次的需要得到满足后，就会产生较高层次的需要。

（2）各需要的层次顺序并非固定不变。不同的人在不同的条件下，对需要满足的层次性会有所不同，甚至会出现颠倒。

（3）不同层次的需要会叠加出现。在某些情况下，较高层次的需要并不是在较低层次

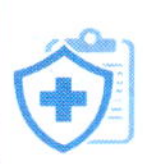

的需要完全得到满足后才出现；较高层次的需要发展后，较低层次的需要也并未完全消失。

（4）需要的层次越高，越难满足。

（5）人的行为是由优势需要决定的，且在不断变动。

（6）不同层次需要的发展与个体年龄的增长相适应，也与社会经济、文化教育程度有关。

（7）各种需要满足的时间不同。有些需要必须立即满足，有些需要可暂缓或推迟满足。

（8）需要的满足程度与健康状况成正比。

三、需要层次论在护理中的应用

（一）需要层次论对护理的意义

（1）帮助护士识别患者未被满足的需要的性质，并了解其对患者造成的身心影响。

（2）帮助护士根据需要的层次和优势需要，确定应为患者优先解决的健康问题。

（3）帮助护士观察、预测患者未感觉到或未意识到的需要，及时采取预防措施。

（4）帮助护士科学指导患者协调各需要之间的关系，消除患者的焦虑与压力。

（二）患者的基本需要

1. 生理的需要

疾病常可导致个体的许多生理需要得不到满足。患者常见的生理需要缺失包括以下几种：

（1）氧气：如缺氧、呼吸道感染、呼吸道阻塞等。

（2）水：如脱水、电解质失衡、水肿、酸碱平衡紊乱等。

（3）温度：如发热、体温过低、体温失调等。

（4）排泄：如便秘、腹泻、大小便失禁、尿潴留、多尿、少尿、无尿等。

（5）休息和睡眠：如疲劳、各种睡眠型态紊乱等。

（6）营养：如肥胖、消瘦、营养素缺乏、特殊饮食要求等。

（7）舒适：如疼痛、眩晕、活动障碍等。

2. 安全的需要

由于对医院环境不熟悉、对医务人员的医疗技术水平不了解、缺乏疾病预后和发展的相关信息、担心治疗效果和治疗费用等，患者的安全感会降低。

3. 爱与归属的需要

患病期间，患者的无助感增强，爱与归属的需要变得更为强烈。患者既希望得到亲人、朋友、医务人员的关心、理解和支持，也为自己不能像健康时那样施爱于亲人而痛苦、自责。

4. 尊重的需要

患者会因患病后某些方面能力的下降而影响对自身价值的判断，担心自己成为别人的负担或被轻视，从而妨碍其自尊需要的满足。

5. 自我实现的需要

患者在患病期间最受影响且最难满足的是自我实现的需要。护理的功能是在保证低层次需要满足的基础上，为患者自我实现的需要创造条件。

（三）满足患者需要的方式

1. 直接满足

对于暂时性或永久性丧失满足自我需要能力的患者，护士应直接采取有效措施，满足患者的基本需要，以减轻痛苦、维持生存。

2. 协助满足

对于能部分满足自我需要的患者，护士应根据具体情况指导患者尽量依靠自己的力量满足需要，同时有针对性地提供必要的帮助和支持。

3. 间接满足

对于有自护能力但缺乏相关知识和技术的患者，护士可通过健康教育、健康咨询、科普讲座等多种形式为患者提供卫生保健知识，从而提高患者满足自我需要的能力。

第三讲　压力与适应理论

一、压力概述

（一）压力的概念

压力又称应激或紧张，是指个体对作用于自身的内外环境刺激做出认知评价后，产生的一系列非特异性生理和心理紧张性反应的过程。

（二）压力源

压力源又称应激源或紧张源，是指任何能使个体产生应激反应的内外环境刺激。常见的压力源有以下四类：

（1）躯体性压力源：包括声、光、电、温度等物理性因素，细菌、病毒等生物性因素，青春期、妊娠期、更年期等生理性因素，缺氧、外伤等病理性因素，以及酸、碱、化学药品等化学性因素。

（2）心理性压力源：如考试、竞赛、求职、生离死别等。

（3）社会性压力源：如战争、自然灾害、下岗、失恋、离婚、人际关系紧张等。

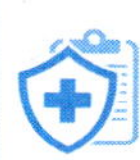

（4）文化性压力源：如由生活习惯、语言、信仰、社会价值观等方面的改变而引起的心理冲突。

（三）压力反应

压力反应是指个体对压力源所产生的一系列身心反应，通常可分为生理反应和心理反应两大类。

1．生理反应

常见的生理反应有心率加快、呼吸加快、血压升高、血糖升高、肌张力增强、敏感性增强、胃肠蠕动减慢、免疫力降低等。

2．心理反应

心理反应包括认知反应、情绪反应和行为反应。

（1）认知反应：积极的认知反应可提高判断能力和解决问题的能力；消极的认知反应则表现为注意力分散、记忆力下降等。

（2）情绪反应：表现为焦虑、恐惧、抑郁、愤怒等。

（3）行为反应：主要表现为“战”和“逃”。“战”是指知难而上；“逃”是指回避，即远离压力源以避免受到伤害。

二、适应概述

（一）适应的概念

适应是指个体以各种方式调整自己以适应环境的一种生存能力及过程。

（二）适应的层次

（1）生理适应：指通过调整自身的生理功能来适应外环境变化的过程，如“久闻不知其臭”。

（2）心理适应：指通过调整自己的态度去认识压力源、摆脱或消除压力，以恢复心理平衡的过程，如运用松弛术来应对压力源。

（3）社会文化适应：指调整自己的行为举止，以符合社会规范、道德观念、文化素养、习俗、信仰等的过程，如“入乡随俗”。

（4）技术适应：指通过利用现代先进技术来改善生存环境，控制环境中的压力源的过程。例如，利用空调来控制自然环境中过低或过高的气温对人的刺激。

三、压力与适应理论在护理中的应用

（一）住院患者常见的压力源与适应

1．住院患者常见的压力源

（1）环境陌生：对饮食不习惯，对作息时间不适应，对医务人员不了解，等等。

（2）疾病威胁：感到疾病的威胁，担心可能患有难治或不治之症，担心可能残疾，等等。

（3）缺少信息：对疾病的诊断、治疗和护理措施不了解，对医务人员的专业术语不理解，自己提出的问题得不到及时答复，等等。

（4）丧失自尊：因患病而失去自理能力，日常生活需要他人协助，不能按自己的意愿行事。

（5）不被重视：因患病而离开熟悉的生活和工作环境，不能与亲人和朋友交流，与病友和医务人员之间缺乏沟通，感到不被他人重视。

2．帮助住院患者适应的方法

能够帮助住院患者适应的方法主要包括以下几种：① 为患者创造适宜的住院环境；② 帮助患者适应患者角色；③ 为患者提供有关疾病的信息；④ 锻炼患者的自理能力；⑤ 协助患者建立良好的人际关系。

（二）护士常见的压力源与适应

（1）护士常见的压力源：① 工作环境复杂；② 工作任务繁重；③ 工作负荷过重；④ 人际关系复杂；⑤ 工作风险较大。

（2）护士适应的方法：① 树立正确的职业价值观，建立可现实的期望和目标；② 积极参加业务学习和继续教育学习，提高知识与技能水平；③ 积极参加各种有益身心的健康活动，培养个人兴趣和爱好；④ 养成健康的生活习惯，保证适量的运动、均衡的营养和充足的睡眠；⑤ 选择合适的方式应对压力，如体育锻炼、旅行、爬山、听音乐等；⑥ 及时向亲人、朋友和同事倾诉或寻求帮助。

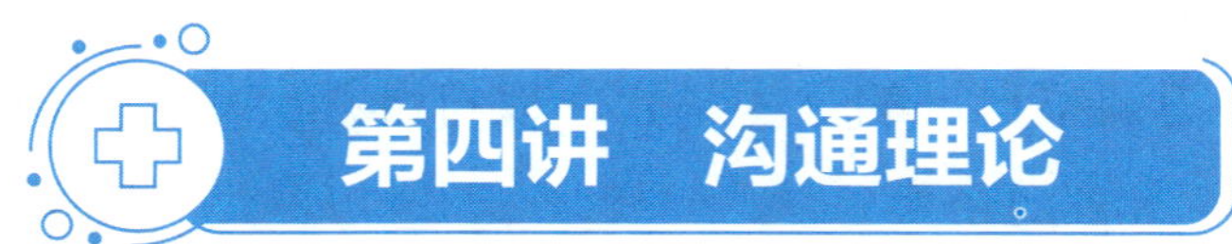

第四讲 沟通理论

一、沟通的概念

沟通是指信息发送者遵循一系列共同规则，凭借一定的渠道将信息发送给接收者，达到互通信息目的的过程。

护理学基础

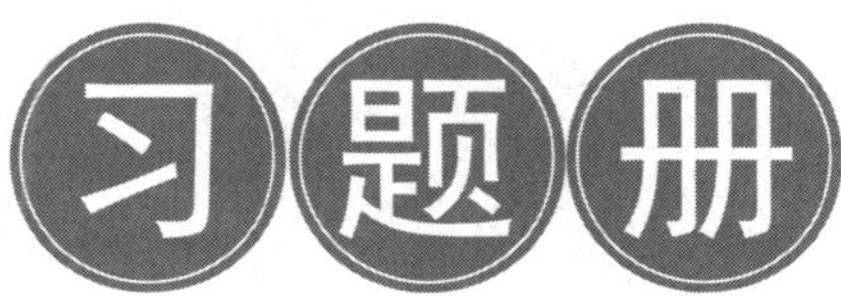

年级：__________ 班级：__________ 姓名：__________

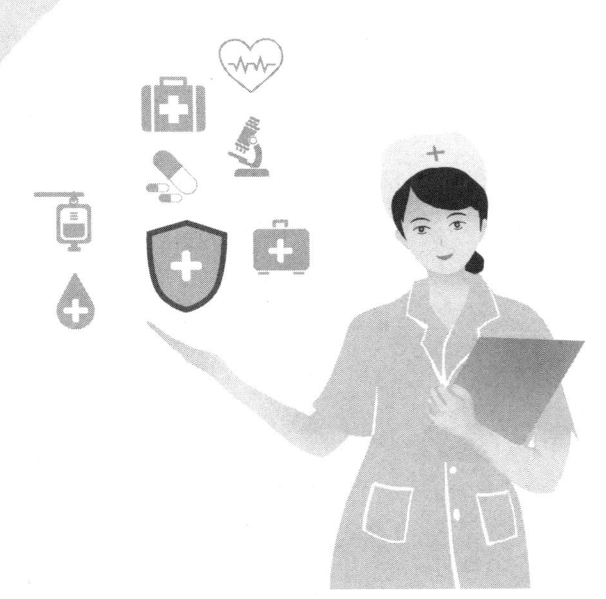

目 录

CONTENTS

绪 论

一、A1 型题

1. 近代护理学的形成是从（　　）开始的。

A．18 世纪中叶　　B．18 世纪末期
C．19 世纪初期　　D．19 世纪中叶

2. 世界上第一所正式护士学校创建于（　　）。

A．1854 年，法国　　B．1860 年，美国
C．1856 年，英国　　D．1860 年，英国

3. 南丁格尔在克里米亚战争中救护伤员，使士兵的死亡率下降到（　　）。

A．1%　　B．2%　　C．2.2%　　D．3.2%

4. 世界卫生组织的战略目标是 2000 年（　　）。

A．人人享有健康　　B．人人享有公费医疗
C．人人享有卫生保健　　D．人人享有更好的营养

5. 护理学是医学科学领域里的一门（　　）。

A．从事患者生活护理的科学　　B．从事于医疗的辅助科学
C．有关治疗技术应用的科学　　D．独立学科

6. 下列选项中，不属于护理学任务的是（　　）。

A．减轻痛苦　　B．预防疾病　　C．保护人类　　D．促进健康

7. 下列选项中，符合现代护理学观点的是（　　）。

A．护士是医生的助手　　B．护理目标是满足患者生理需要
C．护理的对象是人、家庭和社区　　D．护理的任务是防治疾病

8. 护理学的目标是（　　）。

A．满足患者的生理需要　　B．满足患者的心理需要
C．使患者适应社会状态　　D．增进人类健康

9. 护理作为一门独立学科，必须首先明确（　　）。

A．护理学与社会发展的关系

B．护理学自身的特点和内在规律

C．护理学研究对象、任务、学科体系的发展方向

D．分支学科的产生和应用

10．下列有关整体护理的表述中，错误的是（　　）。

A．护理要以人为中心护理过程

B．以护理程序为框架

C．护理服务对象是指向患病的个体

D．护理过程体现出对人的生理、心理、社会诸多方面的关心

11．下列选项中，不属于外环境的是（　　）。

A．心理环境　B．经济环境　C．社会环境　D．政治环境

12．中华护士会成立于（　　）。

A．1860 年　B．1906 年　C．1909 年　D．1964 年

二、A2 型题

1．小张、小王、小刘均是医院综合内科的护士。小张是处理医嘱的主班护士，小王是治疗护士，小刘是生活护理护士。她们每隔一段时间就会由护士长安排岗位调换。这种工作方式称为（　　）。

A．个案护理　B．功能制护理　C．小组制护理　D．任制护理

2．患者，女，30 岁，因乳腺癌而入院治疗，常哭泣、焦虑。护士小刘为其提供护理时，首选的护理措施是（　　）。

A．注射镇静剂缓解症状

B．通知主治医生前来诊治

C．通知家属允许探视，避免焦虑

D．让患者倾诉其不安，然后给予适当的解释、安慰、疏导

三、A3 型题

（1～2 题共用题干）

患者，男，66 岁，因长期进食较烫的食物致食道炎入院治疗。

1．影响该患者健康的主要因素是（　　）。

A．生物因素　B．环境因素　C．护理因素　D．生活方式

2．该患者住院期间，护士应用护理程序对其实施整体护理。该护理工作的特点是（　　）。

A．以疾病为中心　B．以患者为中心

C．以人的健康为中心　D．护士是医生的助手

项目一　护理学相关理论与护理理论

一、A1 型题

1．下列有关系统概念的表述中，错误的是（　　）。

A．系统是具有一定结构和功能的有机整体

B．系统由若干相互联系、相互作用的要素组成

C．系统各要素有着相同的结构和功能

D．系统的整体功能大于各要素的功能之和

2．构成护理程序框架的理论基础是（　　）。

A．自理理论　　B．需要层次论

C．系统理论　　D．压力与适应论

3．下列选项中，属于生理需要的是（　　）。

A．空气、水、食物　　B．生活和工作稳定

C．希望被别人认同　　D．渴望加入某个群体

4．根据马斯洛的需要层次论，生理需要满足后应满足（　　）。

A．生理的需要　　B．安全的需要

C．爱与归属的需要　　D．尊重的需要

5．需要层次论对护理的意义不包括（　　）。

A．帮助护士识别患者未被满足的需要

B．帮助护士诊断患者的生理性疾病

C．帮助护士确定护理计划的优先顺序

D．帮助护士科学指导患者协调各需要之间的关系

6．个体通过调整自己的态度去认识压力源的过程即为（　　）。

A．技术适应　B．文化适应　C．生理适应　D．心理适应

7．下列有关自我护理理论的表述，正确的是（　　）。

A．个体的自理能力是稳定的，不易受其他因素的影响

B．个体自理的目的是维持自己的生命，确保自身结构完整和功能正常，增进自身健康和幸福感

C．自理只能通过他人的指导和帮助获得

D．治疗性自理需要是指个体进食、沐浴、更衣、社交等的需要

8．跨文化护理护理理论的主要代表是（　　）。

A．奥瑞姆　　B．莱宁格　　C．罗伊　　D．弗洛伊德

9．下列有关跨文化护理理论在护理中应用的表述，正确的是（　　）。

A．在“日出模式”中，明确的提到了护理评价

B．护理诊断相当于“日出模式”的Ⅳ级

C．护理评估相当于“日出模式”的Ⅰ、Ⅱ级

D．护理计划的制订与实施相当于“日出模式”的Ⅲ级

二、A2 型题

1．患者，女，39 岁，因腹痛入院。护士应首先满足其（　　）。

A．生理需要　　B．安全需要　　C．归属需要　　D．尊重需要

2．患者，男，44 岁，因慢性肾炎入院。入院后，护士按患者要求将同病室的患者介绍给其认识，该行为满足了患者（　　）。

A．安全的需要　　B．尊重的需要

C．爱与归属的需要　　D．自我实现的需要

3．护士小刘刚参加工作，她努力熟悉病区规章制度，协调与其他医务人员的关系，这一行为属于（　　）。

A．感觉适应　　B．社会适应　　C．生理适应　　D．技术适应

4．患者，男，38 岁，因外伤入院。护士欲询问该患者外伤史，下列措施中有助于建立有效沟通的是（　　）。

A．患者情绪激动时，应表现强硬

B．沟通时贴着患者

C．用通俗易懂的语言与患者沟通

D．沟通时保持严肃

5．患者，男，22 岁，因严重的精神分裂症入院。为该患者提供护理时，护士应选择的护理系统是（　　）。

A．全补偿护理系统　　B．部分补偿护理系统

C．辅助-教育护理系统　　D．关怀照护护理系统

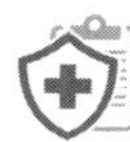

三、A3 型题

（1～3 题共用题干）

患者，男，41 岁，因出差劳累，突然晕厥 1 h，以“晕厥原因待查，梗阻性肥厚性心肌病”收入院。

1．该患者入院后情绪紧张、焦虑不安，对护士说：“我的病情到底是怎样的？家里的经济来源全靠我，要是我的病治不好，没法工作，家里可怎么办？”此时，该患者最主要的压力源是（　　）。

A．环境陌生　B．疾病威胁　C．缺少信息　D．丧失自尊

2．该患者的这些表现属于（　　）。

A．生理反应　B．认知反应　C．情绪反应　D．行为反应

3．护士耐心地向该患者解释了疾病的治疗、护理和预后等情况，患者听完后表示会安心接受治疗。此时，该患者的表现属于（　　）。

A．生理适应　B．心理适应

C．社会文化适应　D．技术适应

（4～5 题共用题干）

患者，男，22 岁，因急性阑尾炎行阑尾切除术，术后恢复良好，拟于明日出院。

4．护士在为该患者提供出院护理时，应保持的沟通距离是（　　）。

A．亲密距离　B．个人距离　C．社交距离　D．公众距离

5．上述距离要求护士与患者之间相距（　　）。

A．0～0.5 m　B．0.5～1.2 m　C．1.2～3.7 m　D．3.7 m 以上

（6～7 题共用题干）

患者，女，29 岁，因左侧胫腓骨骨折行手术治疗。

6．该患者术后排泄的需要属于（　　）。

A．普遍性自理需要　B．发展性自理需要

C．健康偏离性自理需要　D．照护性自理需要

7．患者术后恢复良好，拟定明日出院。护士小张对该患者进行评估后，认为该患者出院后有能力完成全部自理活动，但缺乏自我护理的知识，需要进行相应的健康教育。此时，护士小张应选择的护理系统是（　　）。

A．全补偿护理系统　B．部分补偿护理系统

C．辅助-教育护理系统　D．关怀照护护理系统

项目二　护理程序

一、A1 型题

1. 护士执行给药医嘱属于（　　）。

A. 非护理措施　　B. 辅助性护理措施

C. 依赖性护理措施　　D. 独立性护理措施

2. 下列选项中，不属于诊断依据的是（　　）。

A. 次要依据　　B. 主要依据　　C. 客观依据　　D. 必要依据

3. 下列选项中，属于健康的护理诊断的是（　　）。

A. 有感染的危险　　B. 睡眠型态紊乱

C. 皮肤完整性受损　　D. 寻求健康行为

4. 下列有关预期目标的表述中，错误的是（　　）。

A. 陈述的主语应是护士

B. 预期目标应是护理活动的结果

C. 预期目标应切实可行

D. 每个预期目标都应有具体的实现日期

5. 下列选项中，属于护理评估的是（　　）。

A. 确定预期目标　　B. 收集分析资料

C. 制定护理计划　　D. 评价护理效果

6. 贯穿护理程序全过程的是（　　）。

A. 护理评估和护理计划　　B. 护理诊断和预期目标

C. 护理计划和护理评价　　D. 护理评估和护理评价

7. 下列选项中，属于客观资料的是（　　）。

A. 头很疼　　B. 不想吃饭

C. 咽喉部充血　　D. 胸闷、心悸

8. 采用 PIO 格式进行护理记录时，其中的“P”是指（　　）。

A. 护理问题　　B. 护理措施

C. 护理结果　　D. 护理评价

二、A2 型题

1．患者，女，69 岁，因慢性支气管炎入院。若该患者意识清醒，语言表达准确，则护士收集资料的最重要来源应是（　　）。

A．患者的女儿　　B．患者本人

C．患者的病历　　D．其他医务人员

2．患者，女，31 岁，因右下肢股骨骨折入院。医嘱：给予患肢牵引复位。患者情绪紧张，主诉患肢疼痛。评估患者后，护士首先应解决的问题是（　　）。

A．焦虑　　B．疼痛

C．躯体移动障碍　　D．生活自理缺陷

3．患者，男，80 岁。护士巡视时发现其有明显的鼾声呼吸。护士获得该信息的方法属于（　　）。

A．视觉观察法　　B．触觉观察法

C．听觉观察法　　D．味觉观察法

4．患者，男，28 岁，腹痛 2 d，以急性肠炎收入院。检查显示：体温 39.5℃，粪便呈水样。护士收集的资料中，属于主观资料的是（　　）。

A．体温 39.5℃

B．脐周阵发性隐痛 3 h

C．呕吐物有酸臭，量约 30 mL

D．粪便稀黄，含有少量脓血

三、A3 型题

（1～3 题共用题干）

患者，男，50 岁，因头痛、头晕来院就诊，护士小刘为其进行护理评估。

1．下列选项中，不属于资料来源的是（　　）。

A．患者上次住院的病历　　B．患者本人

C．患者的朋友　　D．其他医护人员

2．下列选项中，属于主观资料的是（　　）。

A．患者的感觉

B．护士小刘用手触摸到的感受

C．护士小刘用眼睛观察到的资料

D．实验室检查结果

3．护士小刘在收集资料时，错误的操作是（　　）。

A．查阅实验室检查的结果　　B．对患者进行身体评估

C．与患者的家属沟通　　D．凭自己的感觉

（4～5 题共用题干）

患者，女，38 岁，护士小杨为其做护理评估。

4．在护理评估中，可忽略的健康资料是（　　）。

A．婚育史　　B．既往史

C．过敏史　　D．家族史

5．护士小杨收集到的患者的社会文化资料应包括（　　）。

A．患者的应激水平　　B．患者对医护人员的期望

C．患者的人格特点　　D．患者的经济状况

（6～7 题共用题干）

患者，女，53 岁，子宫肌瘤术后。责任护士运用护理程序的工作方法护理该患者。

6．下列选项中，贯穿护理程序全过程的是（　　）。

A．护理评估　　B．护理诊断

C．护理计划　　D．护理措施

7．下列有关记录该患者健康资料的方法的表述中，正确的是（　　）。

A．收集完毕及时记录

B．主观资料要完全按照患者的主诉记录，不可加以修改

C．客观资料应通俗易懂，不能用专业术语记录

D．客观资料应结合护士的主观判断

项目三　医院与住院环境

一、A1 型题

1．一般情况下，要达到完全置换病室内空气的目的，需通风（　　）。

A．40 min　　B．30 min　　C．60 min　　D．20 min

2．病室内湿度过高时，患者会感到（　　）。

A．散热不畅，皮肤干燥　　B．潮湿，憋闷

C．消化不良，腹胀便秘　　D．肌肉紧张，易受凉

3．下列选项中，不属于急救物品“五定”的是（　　）。

A．定数量品种　B．定点安置　C．定人保管　D．定时使用

4．患者肠梗阻术后回到病区前，护士应准备好（　　）。

A．暂空床　B．备用床　C．麻醉床　D．木板床

5．铺床时应将床旁椅移至床尾正中，距离床约（　　）。

A．5 cm　B．10 cm　C．15 cm　D．20 cm

6．春季时，一般病室的温度宜为（　　）。

A．18～20℃　B．20～22℃　C．18～22℃　D．18～24℃

7．冬季时，一般病室的相对湿度宜为（　　）。

A．50%～60%　B．40%～60%　C．50%～70%　D．40%～70%

8．需要较高的病室相对湿度的是（　　）患者。

A．气管切开　B．心力衰竭　C．急性肺水肿　D．失眠

9．下列选项中，病室环境能够满足患者休养要求的是（　　）。

A．中暑患者，室温保持在 30℃左右

B．儿科患者，室内温度保持在 23℃左右

C．产妇，病室保温、不可开窗

D．气管切开的患者，室内相对湿度 40%左右

10．下列有关病室通风目的的表述中，错误的是（　　）。

A．可减少汗液的蒸发和热的消散

B．使患者舒适愉快

C．降低空气中微生物的浓度

D．降低二氧化碳的浓度

二、A2 型题

1．患者，男，60 岁，因哮喘发作入院急救。急救过程中，医生下达了口头医嘱，护士小鹤应（　　）。

A．立即执行

B．拒绝执行

C．向医生复述一遍后立即执行

D．向医生复述一遍，待双方确认无误后执行

2．患者，男，35 岁，因大叶性肺炎住院治疗。为了促进其康复，在冬季，护士不应（　　）。

A．紧闭病室门窗

B．避免对流风直吹患者

C．通风时注意保暖

D．将病室相对湿度保持在 50%～60%

3．患者，男，58 岁，因破伤风入院治疗，神志清楚，全身肌肉阵发性痉挛。下列病室环境中，不符合该患者病情要求的是（　　）。

A．室温 18～22℃　　B．相对湿度 50%～60%

C．每日定时通风 30 min　　D．光线充足

4．护士小丽在练习铺暂空床。下列选项中，符合节力原则的操作是（　　）。

A．铺床角时两脚并列站立　　B．操作前将用物按顺序放置

C．塞中单时身体保持直立　　D．铺大单时身体尽量远离床边

5．护士小王在病区工作。为保持病区安静，她不应（　　）。

A．推平车进门时，先开门后推车

B．定时为轮椅滴注润滑油

C．与患者交谈时附耳细语

D．穿软底鞋

6．护士小鹤在练习铺暂空床，下列操作中，错误的是（　　）。

A．移开床旁桌距病床 20 cm，坐椅放在床尾，按顺序放上用物

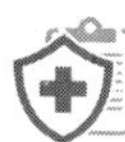

B．对齐中线铺大单，先铺床尾，再铺床头

C．棉被套上被套，铺成被筒，两边与床沿平齐

D．套上枕套，开口处背门放置

三、A3 型题

（1～3 题共用题干）

患者，女，66 岁，因高血压入院治疗。今晨，患者向护士反映夜晚病区太吵。

1．在夜晚，病区护士应将病区噪声控制在（　　）以下。

A．45 dB　　B．55 dB　　C．30 dB　　D．40 dB

2．为了给患者创造一个安静的环境，护士应做到“四轻”，即（　　）。

A．谈话轻、走路轻、动作轻、开门轻

B．说话轻、走路轻、操作轻、关门轻

C．说话轻、走路轻、动作轻、开门轻

D．谈话轻、走路轻、操作轻、开门轻

3．护士小王今晚值夜班，下列选项中，不属于小王为了营造安静的环境而采取的措施是（　　）。

A．走路轻　　B．操作轻　　C．少巡视　　D．关门轻

（4～5 题共用题干）

患者，女，27 岁，即将分娩，办理入院手续后已进产房待产。

4．护士应将产房的温度调节为（　　）。

A．15～16℃　　B．24～26℃

C．22～24℃　　D．16～18℃

5．护士应将产房的湿度调节为（　　）。

A．50%～60%　　B．40%～70%

C．45%～60%　　D．50%～65%

项目四　入院和出院护理

一、A1 型题

1．病区值班护士在接到一般患者的住院通知后，应首先（　　）。

A．迎接新患者　　B．填写入院病历

C．准备床单位　　D．通知营养室

2．下列有关分级护理的表述中，正确的是（　　）。

A．特级护理患者应 24 h 专人守护

B．一级护理患者应每 2 h 巡视一次

C．二级护理适用于手术后需要绝对卧床休息的患者

D．三级护理适用于不能自理的患者

3．住院处为患者办理入院手续的依据是（　　）。

A．门诊证明　　B．转院证明　　C．住院证　　D．医疗保险卡

4．下列有关一级护理的表述中，错误的是（　　）。

A．根据患者的病情测量生命体征

B．根据医嘱正确实施治疗、给药措施

C．每 2 h 巡视一次患者

D．根据患者的病情，正确实施基础护理和专科护理

5．病区护士接待新入患者时，错误的做法是（　　）。

A．热情接待、迅速安置床位，以使患者安心

B．介绍环境以消除陌生感

C．科学地解答问题

D．满足患者的一切要求

6．下列有关患者出院后床单位处理的表述中，错误的是（　　）。

A．病室开门窗通风

B．撤下污被服送洗

C．病床、床旁桌椅用消毒液擦拭

D．整理出院病历，交给患者自行保管

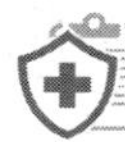

7. 下列患者中，不属于一级护理适用对象的是（　　）。

A. 高热患者　　B. 瘫痪患者

C. 昏迷患者　　D. 病情较重，生活不能自理者

8. 患者出院后，出院病历的保管部门是（　　）。

A. 保管室　　B. 住院处　　C. 病案室　　D. 门诊部

二、A2 型题

1. 护士小王在门诊发现一位传染病患者前来就诊，小王应立即（　　）。

A. 开展卫生消毒隔离

B. 安排患者提前就诊

C. 安排患者到急诊科处理

D. 安排患者到传染病门诊就诊

2. 患者，女，41 岁，48 kg，因腰椎骨折入院。护士小李用平车运送患者至 CT 室检查时，错误的操作是（　　）。

A. 使用单人搬运法

B. 在患者头侧推车

C. 进、出门时，应先将门打开

D. 保持车速平稳

3. 患者，女，56 岁，因烧伤入院，烧伤面积大于 60%，入院后其护理级别是（　　）。

A. 特级护理　　B. 一级护理

C. 二级护理　　D. 三级护理

4. 患者，女，29 岁，上呼吸道感染未痊愈，自动要求出院。在这一过程中，护士需做的工作不包括（　　）。

A. 在患者出院前，根据出院医嘱通知患者与家属

B. 在患者出院后，对患者用过的床垫、床褥、棉胎、枕芯等物品进行消毒

C. 在患者出院前，指导患者出院后在饮食、服药等方面的注意事项

D. 在患者出院前，教会患者或家属静脉输液技术，以便后续治疗

5．患者，女，68 岁，因患脑血管疾病入院，需用平车送其至 CT 室做检查。若采用二人搬运法搬运患者，则平车头端与床尾应成（　　）。

A．直角　　B．锐角

C．平行　　D．钝角

6．患者，女，42 岁，因急性胃穿孔入院，需急症手术，护士应立即（　　）。

A．办理入院手续　　B．送患者进手术室进行手术

C．实施卫生处置　　D．建立静脉通路

三、A3 型题

（1～2 题共用题干）

患者，女，40 岁，胆囊手术后 1 周。医嘱：明日出院。

1．护士接到医嘱后，首先应该做的是（　　）。

A．做好心理护理

B．通知患者及其家属做好出院准备

C．进行健康教育

D．征求患者意见

2．患者出院后，护士处理床单位时，错误的操作是（　　）。

A．撤去病床上的污被服，放入污衣袋，送被服间进行消毒、清洗

B．病室开窗通风，并用紫外线灯等进行空气消毒

C．铺暂空床，准备迎接新患者

D．整理出院病历，交病案室保管

（3～4 题共用题干）

患者，男，44 岁，因车祸入院急救。急诊检查提示患者肝脾破裂，行急诊手术后患者转入病室做进一步治疗。

3．护士应给予该患者的护理等级是（　　）。

A．特级护理　　B．一级护理

C．二级护理　　D．三级护理

4．下列有关对该患者护理内容的表述中，错误的是（　　）。

A．根据患者的病情，正确实施基础护理和专科护理

B．保持患者的舒适和功能体位

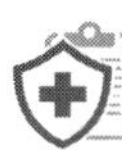

C．根据医嘱，准确测量和记录出入量

D．每小时巡视患者一次，观察患者的病情变化

（5～7 题共用题干）

患者，女，60 岁，55 kg，因肺心病致呼吸衰竭入院。

5．护士在医生未到达之前应先（　　）。

A．等待医生到来　　B．给患者输液

C．给患者吸氧　　D．介绍医院规章制度

6．急诊室已给予患者输液、吸氧，现准备用平车将其送入病室。护送途中护士应注意（　　）。

A．暂停输液，继续吸氧　　B．暂停吸氧，继续输液

C．暂停输液、吸氧　　D．继续输液、吸氧，避免中断

7．到达病室后，把患者从平车移动到病床时宜选用（　　）。

A．四人搬运法　　B．挪动法

C．一人搬运法　　D．二人搬运法

项目五　卧位与安全护理

一、A1 型题

1．为缓解由胃胀气所致的腹痛，患者可取（　　）。

A．侧卧位　B．俯卧位　C．仰卧位　D．端坐卧位

2．需引流肺部分泌物的患者宜取（　　）。

A．头低足高位　B．仰卧位　C．头高足低位　D．膝胸卧位

3．腰椎穿刺术后 6 h 内的患者应取去枕仰卧位的原因是（　　）。

A．预防颅内压升高　B．预防颅内压降低

C．防止脑缺血　D．防止脑充血

4．对于颅内压增高的患者，宜为其取（　　）。

A．仰卧位　B．半坐卧位　C．头高足低位　D．头低足高位

5．下列患者中，宜取俯卧位的是（　　）。

A．颅脑手术后的患者　B．肺部分泌物引流的患者

C．脊椎手术后的患者　D．十二指肠引流的患者

6．下列有关各种卧位的表述中，错误的是（　　）。

A．安置头高足低位时，应将床头垫高 15～30 cm

B．安置头低足高位时，应将床尾垫高 15～30 cm

C．安置半坐卧位时，应抬高床头支架 30°～50°

D．安置膝胸卧位时，患者大腿应与床面成锐角

7．下列有关保护具使用的表述中，正确的是（　　）。

A．保护具可长期使用

B．约束带一般每 3 h 松解一次

C．使用时必须保持患者的肢体关节处于功能位

D．可直接为患者应用保护具，无须征得患者及其家属同意

8．下列患者中，需取膝胸卧位的是（　　）。

A．产后进行子宫复原的患者　B．跟骨或胫骨结节骨折的患者

C．妊娠时胎膜早破的患者　D．疾病恢复期体质虚弱的患者

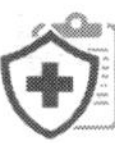

9. 下列患者中，需取去枕仰卧位的是（　　）。

A. 行胸腔穿刺的患者　　B. 行脊髓穿刺后的患者

C. 行腹腔穿刺的患者　　D. 行骼前棘骨穿刺的患者

10. 休克患者应采取的卧位是（　　）。

A. 头低足高位

B. 头高足低位

C. 平卧，头胸部抬高 20°，下肢抬高 30°

D. 平卧，头胸部抬高 30°，下肢抬高 20°

11. 用约束带约束四肢时，可采用（　　）。

A. 方结　　B. 双套结　　C. 滑结　　D. 连环结

12. 肩部约束带主要限制患者（　　）。

A. 上肢活动　　B. 头颈部活动

C. 下肢活动　　D. 坐起

13. 使用约束带时，应重点观察（　　）。

A. 患者肢体的位置　　B. 约束带是否牢固

C. 衬垫是否平整　　D. 患者局部皮肤颜色有无变化

二、A2 型题

1. 患者，女，妊娠 30 周，胎位是臀先露，需矫正胎位，护士小崔遵医嘱指导患者调整卧位。该患者宜取（　　）。

A. 截石位　　B. 屈膝仰卧位

C. 膝胸卧位　　D. 头低足高位

2. 患者，男，急性腹膜炎术后。护士小传遵医嘱指导患者取半坐卧位，这一操作的原因是（　　）。

A. 利于呼吸运动　　B. 减轻腹部伤口缝合处的张力

C. 减轻疼痛　　D. 促进炎症局限化

3. 患儿，男，5 岁，现住院接受治疗。治疗时，患儿躁动不安，护士小传为防止其发生意外，应立即（　　）。

A. 注射镇静剂　　B. 特别护理

C. 采用保护具　　D. 通知家长

4．患者，女，30 岁，因花粉过敏致呼吸急促、大汗淋漓、心率加快入院治疗。护士应立即协助其取（　　）。

A．端坐位　　B．半坐卧位　　C．侧卧位　　D．去枕仰卧位

5．患者，女，38 岁，因车祸受伤急诊入院，目前被诊断为失血性休克。此时患者最适宜取（　　）。

A．侧卧位　　B．端坐位　　C．俯卧位　　D．中凹卧位

6．患者，男，45 岁，因近 3 周来出现无痛性血尿，需做膀胱镜检查。护士应协助其取（　　）。

A．端坐位　　B．截石位　　C．俯卧位　　D．侧卧位

7．患者，男，25 岁，因车祸导致面部受伤入院。经急诊清创缝合后，患者需住院观察，护士应协助其取（　　）。

A．仰卧位　　B．侧卧位　　C．中凹卧位　　D．斜坡卧位

8．患者，女，36 岁，因烧伤入院。对该患者采用暴露疗法时，宜选用的保护具是（　　）。

A．床档　　B．宽绷带　　C．支被架　　D．肩部约束带

9．患者，男，60 岁，颅内血肿清除术后。护士在为其翻动头部时，应防止翻动过于剧烈而引起（　　）。

A．休克　　B．脑疝　　C．昏迷　　D．脑干损伤

三、A3 型题

（1～2 题共用题干）

患者，男，65 岁，因呼吸困难、发绀、恐惧、烦躁不安来院就诊，经检查被诊断为心脏病合并心力衰竭。

1．为缓解症状，护士应协助患者取（　　）。

A．端坐位　　B．半坐卧位

C．俯卧位　　D．仰卧位

2．为防止患者受伤，应采取的保护措施是（　　）。

A．使用绷带　　B．使用双侧床挡

C．使用腹部约束带　　D．使用肩部约束带

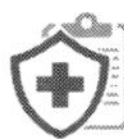

（3～5 题共用题干）

患者，女，50 岁，以多发性子宫肌瘤收入院。今晨拟在硬脊膜外麻醉下为其行全子宫切除术。

3．术前准备为患者留置导尿，此时护士应指导该患者取（　　）。

A．半坐卧位　　B．头高足低位

C．去枕仰卧位　　D．屈膝仰卧位

4．3 h 后，患者完成手术，安全返回病室，此时护士应协助其取（　　）。

A．半坐卧位　　B．端坐位

C．去枕仰卧位　　D．头高足低位

5．术后第 2 天，患者主诉伤口疼痛，此时护士应协助其取（　　）。

A．半坐卧位　　B．去枕仰卧位

C．膝胸卧位　　D．屈膝仰卧位

项目六　医院感染的预防与控制

一、A1 型题

1．医院感染形成的三个必备条件是（　　）。

A．患者、患者家属、医务人员

B．传染源、传播途径、易感人群

C．病原微生物、接触、易感人群

D．病原微生物、患者、医院环境

2．下列物品中，不宜采用压力蒸汽灭菌法灭菌的是（　　）。

A．某些药液　　B．手术器械

C．凡士林油纱布　　D．棉纱敷料

3．去除治疗盘内的碘渍时，宜选用（　　）。

A．乙醇溶液　B．过氧乙酸　C．戊二醛溶液　D．苯扎溴铵

4．下列部位中，可用碘酊消毒的是（　　）。

A．会阴部　B．手术切口　C．供皮区　D．颜面部

5．乙醇消毒的作用原理是（　　）。

A．破坏细胞膜的结构　　B．与菌体蛋白的氨基结合使其变性

C．使菌体蛋白凝固变性　　D．干扰细菌酶的活性

6．下列有关无菌物品保管的表述中，错误的是（　　）。

A．无菌物与非无菌物应分别放置

B．无菌包必须注明灭菌日期

C．已打开的无菌包在 48 h 内有效

D．已打开的无菌包，必须注明开包时间

7．下列有关无菌操作的表述中，正确的是（　　）。

A．衣帽要整齐，口罩遮住口鼻，修剪指甲，洗手

B．操作环境应清洁、宽敞、明亮

C．一无菌物品，仅供一患者使用

D．打开无菌容器，将盖内面向下置一于稳妥处

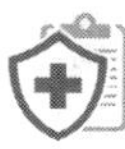

8．下列有关取用无菌溶液的表述中，正确的是（　　）。

A．打开瓶盖后，应立即将无菌溶液倒入无菌容器中

B．可直接在瓶中蘸取无菌溶液

C．倒出的无菌溶液未用完可及时倒回瓶中

D．瓶中剩余无菌溶液的有效期为 24 h

9．下列选项中，属于能够杀死病毒与芽胞的高效消毒剂的是（　　）。

A．70%酒精　　B．95%酒精　　C．0.5%碘酊　　D．0.5%过氧乙酸

10．使用紫外线灯管消毒空气时，每 10 m^3 安装 30 W 紫外线灯管 1 支，其有效距离和照射时间应分别满足（　　）。

A．＜0.6 m，＞15 min　　B．＜1 m，＞20 min

C．＜1.5 m，＞25 min　　D．＜2 m，＞30 min

11．无菌持物钳的正确取放方法是（　　）。

A．钳端向下闭合　　B．钳端向上闭合

C．钳端向下张开　　D．钳端平行

12．对内窥镜进行消毒时，适宜的消毒溶液是（　　）。

A．5%碘伏　　B．0.1%苯扎溴铵

C．0.2%过氧乙酸　　D．2%碱性戊二醛

13．无菌持物钳及容器的灭菌频率是（　　）。

A．1 周 1 次　　B．1 天 1 次　　C．隔日一次　　D．3 天 2 次

14．煮沸消毒灭菌法杀灭繁殖体所需的时间是（　　）。

A．5～10 min　B．20～30 min　C．30～40 min　D．40～50 min

15．煮沸消毒金属物品时，为了将沸点提高到 105℃，可在水中加入（　　）。

A．碳酸钙　　B．碳酸氢钠　　C．氯化钠　　D．亚硝酸钠

16．取用无菌溶液时应先（　　）。

A．核对瓶签　　B．检查瓶盖有无松动

C．检查瓶身有无裂缝　　D．检查溶液有无沉淀物

17．监测压力蒸汽灭菌器灭菌效果的方法中，最可靠的是（　　）。

A．温度计监测　　B．化学指示剂法

C．生物监测法　　D．物理监测法

二、A2 型题

1．患者，男，29 岁，因乙型肝炎入院治疗。护士为其拔针时，不慎将其血液滴落在床旁椅上。正确处理该床旁椅的方法是（　　）。

A．紫外线照射　B．焚烧　C．流水冲洗　D．棉球擦拭

2．患者，男，35 岁，因乙型肝炎入院，现已出院。护士对其使用过的病室进行消毒时，常选择（　　）。

A．紫外线照射　B．消毒液熏蒸

C．消毒液擦拭　D．日光暴晒

3．护士小王预将 95%的乙醇 500 mL 配成 70%的乙醇，则需加入灭菌蒸馏水（　　）。

A．159 mL　B．169 mL　C．179 mL　D．189 mL

4．患者，女，45 岁，被诊断为病毒性肝炎。对其使用的票证、书信等物品，宜采用的消毒方法是（　　）。

A．喷洒法　B．浸泡法　C．熏蒸法　D．擦拭法

5．患者，男，60 岁，因慢性支气管炎急性发作入院，现病愈出院。对其使用过的床垫，可采用的消毒方法是（　　）。

A．日光暴晒法　B．浸泡消毒法

C．微波消毒法　D．压力蒸汽灭菌法

6．患儿，女，8 岁，右下肢外伤，感染铜绿假单胞菌。护士为该患儿进行护理时，对用过的棉球及换下的敷料，最适宜的处理方法是（　　）。

A．煮沸消毒　B．压力蒸汽灭菌

C．焚烧　D．含氯消毒剂浸泡

7．某高原地区卫生站的护士采用煮沸消毒法消毒患者使用过的餐具。在计算消毒时间时，该护士应注意：海拔每增加 600 m，延长消毒时间（　　）。

A．1 min　B．2 min　C．3 min　D．4 min

8．患者，男，30 岁，因感染伤寒入院，现已治愈出院。护士对其使用过的病室进行终末处理时，错误的操作是（　　）。

A．对病室空气进行熏蒸消毒　B．用含氯消毒液擦拭家具、地面

C．病室空气消毒后，开窗通风　D．将被服先清洗再消毒

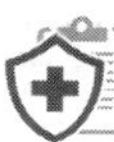

9．患者，男，42 岁，因长期使用抗生素导致菌群失调，引起肺部感染。这类情况属于（　　）。

A．外源性感染　　B．交叉感染

C．可预防性感染　　D．内源性感染

10．患者，男，40 岁，被诊断为白血病。护士采取的隔离措施中，错误的是（　　）。

A．患者住单间病室隔离，室外悬挂隔离标志

B．医务人员穿灭菌后的隔离衣、口罩、帽子、手套和拖鞋

C．接触患者前戴无菌手套，不必洗手

D．咽部带菌者应避免接触患者

11．护士小李在门诊治疗室为患者换药，符合无菌技术操作原则的是（　　）。

A．潮湿的无菌包待干后使用

B．取出的无菌物品未用立即放回原处

C．治疗室每周用紫外线照射一次

D．操作时手臂保持在腰部水平以上

12．传染科护士小蕊为患者进行护理时需戴医用防护口罩，错误的操作是（　　）。

A．一只手按压鼻夹

B．口罩潮湿后，应及时更换

C．每次佩戴医用防护口罩进入工作区域之前，应进行密合性检查

D．口罩受到患者血液、体液污染后，应及时更换

三、A3 型题

（1～4 题共用题干）

患儿，男，2 岁，因手足口病入院，护士用煮沸消毒法进行物品消毒处理。

1．不宜用煮沸消毒法进行消毒处理的物品是（　　）。

A．肛管　　B．胃管　　C．体温计　　D．持物钳

2．护士消毒肛管时，错误的操作是（　　）。

A．先将肛管洗刷干净　　B．肛管内注水，用纱布包好

C．水沸后开始计时　　D．冷水时放入

3．护士使用煮沸消毒法时，不应（　　）。

A．大小相同的盆应分开

B．有轴节的器械应打开

C．玻璃类的用纱布包好

D．消毒后待使用时再取出物品

4．护士在使用煮沸消毒法时，向水中加入1%～2%碳酸氢钠可将水的沸点提高到（　　）。

A．105℃　　B．102℃　　C．110℃　　D．103℃

（5～6题共用题干）

某医学生在临床带教老师的指导下，正在进行无菌操作。

5．下列有关无菌包使用方法的表述中，错误的是（　　）。

A．认真核对名称、灭菌日期、有效期、包装

B．打开无菌治疗包时，手不可触及尖端反折处的内侧面

C．无菌治疗包超过有效期或被污染，需重新灭菌方可使用

D．无菌包受潮后需立即使用

6．无菌包打开后，若其中部分无菌物品未使用，则应按原折痕包好无菌包，并注明开包日期及时间。包中剩余物品的无菌有效期为（　　）。

A．24 h　　B．6 h　　C．48 h　　D．12 h

项目七　清洁护理

一、A1 型题

1．下列选项中，属于可为口腔黏膜溃烂的患者选用的漱口液是（　　）。

A．生理盐水　　B．朵贝尔溶液

C．3%过氧化氢溶液　　D．0.1%乙酸溶液

2．住院患者自行淋浴时，下列有关护士交代的注意事项的表述中，错误的是（　　）。

A．浴室不宜锁门　　B．宜饭后立即进行

C．入浴时间不宜太长　　D．衰弱患者不宜淋浴

3．下列有关床上擦浴的表述中，错误的是（　　）。

A．擦浴过程中随时为患者盖好浴毯，避免不必要的暴露，防止患者受凉

B．擦洗眼部时，由外眦向内眦进行

C．要注意擦洗干净皮肤皱褶处

D．为外伤患者脱上衣时，先脱健侧后脱患侧

4．压疮的好发部位不包括（　　）。

A．仰卧位——骶尾部　　B．侧卧位——肩胛部

C．俯卧位——足趾部　　D．坐位——坐骨结节处

5．下列患者中，最容易发生压疮的是（　　）。

A．肥胖患者　　B．高热患者

C．糖尿病患者　　D．全身瘫痪患者

6．发生压疮的最主要原因是（　　）。

A．局部组织受压过久　　B．病原微生物侵入皮肤组织

C．机体营养不良　　D．皮肤受摩擦刺激

7．炎性浸润期压疮的护理要点是（　　）。

A．增加局部按摩次数　　B．防止水疱破裂

C．清洁创面、注意引流　　D．红外线照射

8．压疮创面无感染时，可选用（　　）清洗。

A．50%乙醇　　B．0.05%苯扎溴铵溶液

C．0.02%呋喃西林溶液　　D．0.9%氯化钠溶液

9．为预防昏迷患者发生压疮，正确的做法是（　　）。

A．经常为患者翻身，一日 3～4 次

B．在骨隆突处垫上海绵垫、水褥、气垫褥等

C．用电动按摩器按摩受压部位

D．限制患者饮水以防尿失禁

10．口腔护理的目的不包括（　　）。

A．去除口臭　　B．清除口腔内一切细菌

C．清洁口腔　　D．治疗口腔溃疡

11．0.02%呋喃西林溶液用于口腔护理的原因是其（　　）。

A．具有广谱抗菌作用　　B．可改变细菌生长的 PH 环境

C．可放出新生态氧　　D．可促进溃疡愈合

12．下列选项中，可用于真菌感染的漱口溶液是（　　）。

A．生理盐水　　B．4%碳酸氢钠溶液

C．3%硼酸溶液　　D．3%过氧化氢溶液

13．下列患者中，需要做特殊口腔护理的是（　　）。

A．消化不良患者　　B．胃炎患者

C．肺脓肿患者　　D．昏迷患者

14．0.1%乙酸溶液适用于（　　）感染。

A．霉菌　　B．革兰阴性菌

C．肺炎双球菌　　D．铜绿假单胞菌

二、A2 型题

1．患儿，女，10 岁。护士小苏发现其有头虱，对其进行灭头虱护理时，错误的操作是（　　）。

A．做好消毒隔离工作，防止交叉感染

B．用灭虱液擦遍头发，用手反复揉搓头发 10 min

C．使用灭虱液后观察患儿有无皮肤过敏

D．使用灭虱液 12 h 后取下包裹头发的帽子，冲洗干净头发

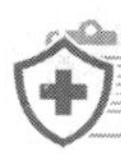

2．患者，男，30 岁，昏迷，牙关紧闭。护士为其实施口腔护理时，应将开口器（　　）。

A．从门齿处放入　　B．从臼齿处放入
C．从智齿处放入　　D．从面颊处放入

3．患者，女，20 岁，因肱骨干骨折入院。护士在为其梳理头发时，发现头发已纠结成团，可选择用于梳理的合适溶液是（　　）。

A．30%乙醇　　B．75%乙醇　　C．温开水　　D．生理盐水

4．患者，女，56 岁，因股骨骨折卧床。护士在为该患者进行床上洗发的过程中，其突然出现心慌、气短、面色苍白、出冷汗。此时，护士应立即（　　）。

A．请患者深呼吸　　B．鼓励患者再坚持片刻
C．加快操作速度，尽快完成洗发　　D．停止洗发，让患者平卧

5．一患者臀部出现一表浅的 2 cm×2 cm 的创面，且有黄色渗出液。该患者的皮肤改变为压疮的（　　）。

A．淤血红润期　B．炎性浸润期　C．浅度溃疡期　D．坏死溃疡期

6．患者，男，65 岁，因脑血管意外出现肢体偏瘫。下列为该患者提供的护理措施中，错误的是（　　）。

A．经常按摩受压部位　　B．受压处可垫橡胶圈来预防压疮
C．经常为患者翻身　　D．保持皮肤和床铺的清洁、干燥

7．患者，女，60 岁，患有糖尿病。护士为该患者行晨、晚间护理的适宜时间分别是（　　）。

A．诊疗开始前，入睡前　　B．诊疗开始后，入睡前
C．诊疗开始前，晚饭后　　D．诊疗开始后，晚饭后

8．患者，女，66 岁，因截瘫长期仰卧。该患者最容易发生压疮的部位是（　　）。

A．枕部　　B．肩部　　C．肘部　　D．骶尾部

9．患者，女，60 岁，卧床 3 周，近日骶尾部皮肤破溃，护士小德仔细观察后认为是压疮浅度溃疡期，支持其判断的典型表现是（　　）。

A．患者主诉骶尾部疼痛，麻木感
B．骶尾部皮肤呈紫红色、皮下有硬结
C．创面湿润有脓性分泌物
D．皮肤上有大小水疱，水疱破溃湿润

10．患者，女，61 岁，长期卧床。社区医院护士小泽上门进行护理指导，错误的是（　　）。

A．为患者翻身时避免拖、拉、推等动作

B．适当调节夹板或矫形器械的紧适度

C．每 4～6 h 为患者翻身一次

D．在患者身体空隙处垫软枕、海绵

11．患者，男，56 岁，因截瘫长期卧床，骶尾部出现深达肌层的 2 cm×1.5 cm 的创面，且创面周围有黑色坏死组织。此时，护士小润应（　　）。

A．用 50%乙醇按摩创面及周围皮肤

B．用生理盐水冲洗并敷盖新鲜蛋膜

C．暴露创面、紫外线每日照射 1 次

D．清楚坏死组织，用双氧水冲洗，置引流纱条

12．护士小梅遵医嘱为一位昏迷患者进行特殊口腔护理时，错误的操作是（　　）。

A．开口器从门齿之间放入　　B．棉球需避免过湿

C．每个棉球限用 1 次　　D．口唇干裂可涂液体石蜡

三、A3 型题

（1～3 题共用题干）

患者，男，50 岁，因脑溢血已在家卧床 2 个月，大小便失禁，不能自行翻身，近日其尾骶部皮肤呈紫红色，压之不褪色。社区医院护士小刘上门为其提供护理服务。

1．患者尾骶部皮肤的表现属压疮的（　　）。

A．淤血红润期　B．淤血浸润期　C．炎性浸润期　D．浅层溃疡期

2．下列给予该患者的护理措施中，错误的是（　　）。

A．床上铺气垫褥　　B．保持衣裤及床铺干燥

C．每 2 h 翻身 1 次　　D．每天按摩尾骶部 2 次

3．为预防患者发生其他并发症，小刘应着重指导患者家属学会（　　）。

A．皮下注射　　B．测量血压

C．协助患者翻身　　D．更换敷料

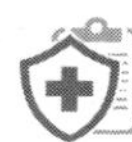

（4～6 题共用题干）

患者，女，76 岁，因大叶性肺炎入院治疗，高热昏迷 10 d。治疗期间，医嘱给予大量抗生素治疗。近日，护士小王发现患者口腔黏膜破损，创面上附着白色膜状物，拭去附着物可见创面轻微出血。

4．该患者的口腔可能发生了（　　）。

A．金黄色葡萄球菌感染　　B．真菌感染

C．大肠杆菌感染　　D．肺炎双球菌感染

5．护士小王为该患者进行口腔护理时，错误的操作是（　　）。

A．先取下假牙　　B．漱口

C．操作前后核对棉球数量　　D．棉球干湿适宜

6．在为该患者进行口腔护理时，可以选用的漱口液是（　　）。

A．1%～3%过氧化氢溶液　　B．0.9%氯化钠溶液

C．1%～4%碳酸氢钠溶液　　D．复方硼砂溶液

项目八　生命体征的评估与护理

一、A1 型题

1．测量脉搏时，首选的部位是（　　）。

A．桡动脉　　B．颈动脉　　C．肱动脉　　D．颞动脉

2．在同一单位时间内，脉率少于心率，多见于（　　）。

A．颅内压增高　B．心房颤动　C．心肌炎　D．洋地黄中毒

3．在寒冷和高温环境中，人体的血压变化分别为（　　）。

A．升高和降低　B．降低和降低　C．降低和升高　D．升高和升高

4．安静状态下，正常成人的血压范围为（　　）。

A．收缩压 80～139 mmHg，舒张压 60～89 mmHg

B．收缩压 90～139 mmHg，舒张压 60～89 mmHg

C．收缩压 80～139 mmHg，舒张压 50～89 mmHg

D．收缩压 90～129 mmHg，舒张压 50～89 mmHg

5．下列有关血压生理变化的表述中，错误的是（　　）。

A．在寒冷环境中，血压会升高　B．上肢血压低于下肢血压

C．睡眠不佳时，血压可稍升高　D．坐位血压低于卧位血压

6．下列有关体温生理性变化的表述中，错误的是（　　）。

A．一昼夜中以清晨 2～6 时最低，下午 2～8 时最高

B．儿童体温略高于成人

C．女性月经前期和妊娠早期体温略降低

D．进食、运动后体温一过性增高

7．下列选项中，以口腔温度为标准，可划分为低热的是（　　）。

A．37～37.2℃　B．37.5～37.9℃

C．38.5～39℃　D．38～38.5℃

8．下列有关体温测量的表述中，错误的是（　　）。

A．若患者进食，则需 30 min 后再测体温

B．口腔测温法多用于婴幼儿

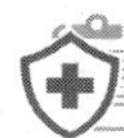

C．心脏病患者不宜使用直肠测温法

D．腋下测温法易受环境的影响

9．测量脉搏后再测量呼吸时，护士的手仍保持诊脉状是为了（　　）。

A．表示对患者的关心　　B．测脉搏估计呼吸频率

C．将脉率与呼吸频率对照　　D．转移患者的注意力

10．测血压时听到搏动声突然变弱或消失，此时袖带内压力（　　）。

A．大于收缩压　　B．小于收缩压

C．等于舒张压　　D．大于舒张压

11．测量血压时，下列选项中与血压测量结果是否准确无关的是（　　）。

A．患者体位　　B．放气的速度

C．测量血压的操作者　　D．袖带的宽窄

12．用成人血压计袖带给幼儿测血压时，测量的数值会（　　）。

A．偏低　　B．脉压差小　　C．偏高　　D．脉压差大

13．下列有关测量血压的注意事项的表述中，错误的是（　　）。

A．打气不可过猛过高

B．未听清肱动脉搏动音时，立即重新注气再仔细听

C．密切观察患者，测血压时做到四定

D．胸件不可放在袖带下面

14．在正常生理情况下，血压升高不见于（　　）。

A．高温环境　　B．饱餐后　　C．饮酒后　　D．激动紧张时

15．下列选项中，可使血压偏低的是（　　）。

A．过度兴奋　　B．高温环境　　C．过度疼痛　　D．睡眠欠佳

二、A2 型题

1．患者，女，69 岁，患高血压病十余年，护士小刘为其测量血压时应做到“四定”，即（　　）。

A．定血压计、定部位、定时间、定体位

B．定护士、定血压计、定听诊器、定体位

C．定血压计、定听器、定部位、定时间

D．定听诊器、定部位、定体位、定时间

2．患者，男，50 岁，被诊断为急性上呼吸道感染，体温 39.5℃。护士欲采用乙醇擦浴法为其降温，该降温法的散热方式是（　　）。

A．辐射　　B．传导　　C．蒸发　　D．对流

3．患者，男，50 岁，因腹泻入院，被诊断为细菌性痢疾。护士为其测量体温时，得知其 5 min 前刚喝过温水。此时，护士的正确做法是（　　）。

A．嘱其用冷开水漱口后再测量

B．参照上次测量值记录

C．告知患者 30 min 后再测

D．暂停测一次

4．患者，女，76 岁，患糖尿病 22 年，因糖尿病酮症酸中毒入院。患者的呼吸可表现为（　　）。

A．呼吸时发出粗大的鼾声　　B．库斯莫尔呼吸

C．比奥呼吸　　D．呼吸快速、浅表且不规则

5．患者，男，20 岁，被诊断为甲状腺功能亢进，除此之外，身体无其他异常。该患者的脉搏不可能为（　　）。

A．洪脉　　B．速脉　　C．水冲脉　　D．细脉

6．患者，男，50 岁，安眠药中毒。其意识模糊不清，呼吸微弱，浅而慢，不易观察。护士应采取的测量呼吸的方法是（　　）。

A．测脉率后观察胸部起伏次数

B．听呼吸声音计数

C．将手置于患者鼻孔前，通过感觉气流来计数

D．置少许棉花于患者鼻孔前，计数其被吹动的次数

7．患者，男，63 岁，被诊断为主动脉瓣狭窄，其脉压变化的特点应为（　　）。

A．脉压减小　　B．脉压增大

C．脉压不变　　D．脉压忽大忽小

8．患者，男，36 岁，因头痛、头晕就诊。护士为其测量生命体征，测得血压为 136/85 mmHg。此血压值为（　　）。

A．正常血压　　B．正常高值

C．收缩压偏低，舒张压偏高　　D．收缩压偏高，舒张压偏低

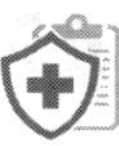

9．患者，女，63岁，因心房纤颤入院治疗，心率110次/min，心音强弱不等，心律不规则，脉率60次/min。护士为其测量生命体征时，正确的做法是（　　）。

A．先测心率、再测脉率

B．一人听心率发“起”“停”测量口令，另一人测脉搏，同时测量1 min

C．一人测脉率，另一人报告医生

D．一人发口令“起”“停”，另一人测脉搏心率

10．患者，女，30岁，自诉胸闷，呼吸不畅。护士小雪观察发现患者呼气时间长于吸气时间，呼吸费力，无明显三凹症，则可判断患者出现（　　）。

A．大叶性肺炎　　B．哮喘发作

C．喉头水肿　　D．代谢性酸中毒

11．患者，男，40岁，因胸腔积液出现浅而快的呼吸。护士小王向患者家属解释出现这类呼吸现象的原因是（　　）。

A．呼吸中枢兴奋性降低　　B．肺换气功能受损

C．支气管痉挛　　D．肺泡和支气管粘膜淤血

12．患者，男，70岁，左侧偏瘫，右上肢静脉输液，护士小李为其测血压时应选择（　　）。

A．左上肢　　B．左下肢　　C．右上肢　　D．右下肢

三、A3型题

（1～3题共用题干）

患者，男，35岁，持续高热5 d。在这期间，患者每日9时测得口腔温度39.2℃左右，下午4时测得口腔温度39.8℃左右。

1．该患者的热型属于（　　）。

A．稽留热　　B．弛张热　　C．间歇热　　D．不规则热

2．该患者的发热程度属于（　　）。

A．高热　　B．中等热　　C．低热　　D．极高热

3．此时最好的降温方法是（　　）。

A．冰帽法　　B．冰袋置于头部冷敷

C．温水擦浴法　　D．50%酒精全身擦浴

（4～5 题共用题干）

患者，女，45 岁，因误服大量巴比妥类药物入院。住院期间，该患者的呼吸呈周期性变化，呼吸由浅慢逐渐变为深快，然后又转为浅慢。经过一段时间的呼吸暂停后，又重复上述变化，其形态如潮水起伏。

4．该患者的呼吸类型为（　　）。

A．比奥呼吸　B．浅快呼吸　C．陈-施呼吸　D．库斯莫尔呼吸

5．此种异常呼吸属于（　　）。

A．深浅度异常　B．节律异常　C．频率异常　D．声音异常

（6～8 题共用题干）

患者，男，45 岁，因意识不清入院，有高血压病史。护士遵医嘱为其测量血压。

6．护士为该患者测量血压时，错误的操作是（　　）。

A．袖带缠绕在患者的上臂下部

B．坐位时，肱动脉平第四肋软骨

C．袖带的松紧度以能放入一指为宜

D．平静状态时测量

7．下列选项中，可导致血压值偏高的是（　　）。

A．袖带过松　B．视线低于汞柱液面

C．视线高于汞柱液面　D．肱动脉位置高于心脏水平

8．若该患者测得的血压为 180/110 mmHg，则其血压为（　　）高血压。

A．3 级　B．2 级　C．1 级　D．4 级

项目九　饮食与营养护理

一、A1 型题

1．下列饮食中，可用于患者治疗，以促进患者康复的是（　　）。

A．高脂肪饮食　B．低蛋白饮食　C．软质饮食　D．半流质饮食

2．低脂肪饮食要求限制每日脂肪的摄入，即每日摄入的脂肪应不超过（　　）。

A．20 g　B．30 g　C．40 g　D．50 g

3．下列有关患者饮食影响因素的表述中，正确的是（　　）。

A．非肠溶性红霉素可增强食欲

B．焦虑、紧张的心理状态可增强食欲

C．妊娠期妇女对营养素的需求量不变

D．长期过量饮酒可增强食欲

4．对肝性脑病患者，应给予其（　　）。

A．低盐饮食　B．低蛋白饮食

C．高蛋白饮食　D．低脂肪饮食

5．隐血试验饮食中要求患者试验前 3 d 禁食（　　）。

A．牛奶　B．菠菜　C．豆制品　D．米饭

6．为患者插胃管的过程中，若患者出现呛咳和呼吸困难，则护士应（　　）。

A．嘱患者深呼吸，缓慢插入

B．立即拔出胃管，休息片刻后重新插入

C．让患者继续吞咽配合

D．停止插入，检查胃管是否误插入气管

7．下列有关鼻饲法操作的表述中，错误的是（　　）。

A．鼻饲量在刚开始灌注时不超 200 mL

B．应检查胃管是否通畅

C．插管后，可通过向管内注少量温开水来检查胃管是否在胃内

D．灌入药物前应先将药片研碎溶解

8．为需要长期鼻饲的患者提供护理时，错误的操作是（　　）。

A．每日所有鼻饲用物应消毒一次

B．每次灌食前检查胃管是否在胃内

C．鼻饲间隔时间不少于 2 h

D．胃管应每日更换消毒

9．医院的饮食种类分三种，下列叙述正确的一组是（　　）。

A．基本饮食，治疗饮食，要素饮食

B．流质饮食，半流质饮食，普通饮食

C．基本饮食，试验饮食，要素饮食

D．基本饮食，治疗饮食，试验饮食

10．下列选项中，符合流质饮食参考量的是（　　）。

A．每日 3～4 次，每次 300～500 mL

B．每日 4～5 次，每次 300～400 mL

C．每日 5～6 次，每次 200～250 mL

D．每日 6～7 次，每次 200～250 mL

11．下列患者中，不宜使用高蛋白饮食的是（　　）。

A．严重贫血的患者　　B．肾病结合症患者

C．肝昏迷患者　　D．基大手术后患者

12．下列有关要素饮食的表述中，错误的是（　　）。

A．是人工精制的营养饮食

B．不需消化液也能吸收

C．适用于超高代谢患者

D．可口服、鼻饲或造瘘口滴入

13．下列选项中，不属于流质饮食的是（　　）。

A．肉汁　　B．豆腐

C．豆浆　　D．生菜汁

14．做粪便隐血试验的患者应选择的菜谱是（　　）。

A．蔬菜、炒猪肝　　B．花菜、炒鸡蛋

C．红烧鱼、菠菜汤　　D．大白菜、五香牛肉

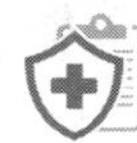

15．下列选项中，属于治疗饮食的是（　　）。

A．流质饮食　　B．面条

C．高蛋白饮食　　D．试验脂肪餐

二、A2 型题

1．患者，男，60 岁，患糖尿病、高血压，平时喜吃甜食和饮酒，体型偏胖，偶有胸闷感。护士对该患者进行饮食指导时，正确的是（　　）。

A．戒酒并多吃含纤维素高的饮食

B．限制饮水，控制体重

C．可以少量吃一些甜食

D．可以适量饮酒

2．患者，女，52 岁，被诊断为重症肝炎，为减轻其肝脏负担，应为其采用（　　）。

A．高蛋白饮食　　B．低脂肪饮食

C．低盐饮食　　D．高膳食纤维饮食

3．患者，女，60 岁，口腔手术后需进行鼻饲。在插胃管时，该患者出现呛咳、发绀，可能的原因是（　　）。

A．插入速度过快　　B．胃管盘绕在咽喉部

C．患者的体位不适宜　　D．胃管误插入气管

4．患者，男，82 岁，患冠心病 3 年。护士对其做饮食指导时，应倡导其采用（　　）。

A．少渣饮食　　B．要素饮食

C．低蛋白饮食　　D．低胆固醇饮食

5．患者，男，50 岁，患高血压 3 年，性情温和，体态匀称，平日饮食清淡，喜食腌菜。护士对其做饮食指导时，应倡导其采用（　　）。

A．低纤维素饮食　　B．低蛋白饮食

C．低磷饮食　　D．低钠饮食

6．护士小刘遵医嘱为一昏迷患者插胃管，在插管前小刘应（　　）。

A．使患者头向后仰　　B．使患者头向前仰

C．使患者头偏向一侧　　D．使患者下颌向前仰

三、A3 型题

（1～3 题共用题干）

患者，男，44 岁，因脑外伤入院，深昏迷，现需通过鼻饲维持营养。

1．当护士将胃管插至患者会厌部时，下一步应（　　）。

A．减慢插管动作　　B．嘱患者做吞咽动作

C．将患者的头靠近胸骨　　D．将患者的头侧向一边

2．下列选项中，能够验证胃管已到胃部的是（　　）。

A．将胃管末端放入水中，见有气泡溢出

B．向胃管内注入少量气体后能听到肠鸣音

C．向胃管内注入少量气体后能于胃部听到气过水声

D．向胃管内注入少量温开水后能听肠鸣音

3．为患者注入鼻饲液时，两次注入的时间间隔应不少于（　　）。

A．1 h　　B．3 h　　C．2 h　　D．0.5 h

（4～6 题共用题干）

患者，男，15 岁，身高 168 cm，体重 120 kg，属肥胖症，医生建议控制饮食以减轻体重。

4．最好应给予该患者（　　）。

A．高纤维素饮食　　B．流质饮食

C．低盐饮食　　D．低蛋白质饮食

5．对该患者的进一步检查发现其血脂和血压都明显高于正常值，且观察 1 周后始终高于正常值。针对这一情况，应给予该患者（　　）。

A．低糖饮食　　B．低钠饮食

C．低脂饮食　　D．低纤维素饮食

6．根据该患者的情况，下列食物中应禁止其摄入（　　）。

A．鱼　　B．竹笋　　C．芹菜　　D．动物脑

项目十　药物疗法与过敏试验法

一、A1 型题

1．患者在服用磺胺类药物时，护士应指导其在服药后多饮水。这样做的目的是（　　）。

A．冲淡药味　　B．促进吸收
C．保护肝脏　　D．防止肾脏析出结晶

2．下列有关注射原则的表述中，错误的是（　　）。

A．严格执行查对制度
B．进针时不可将针管全部刺入注射部位
C．注射时应做到进针快、拔针快、推药速度快
D．不可在有炎症、瘢痕、硬结的部位进针

3．对 2 岁以下婴幼儿进行肌内注射时，不宜选择的注射部位是（　　）。

A．臀大肌　　B．臀中肌、臀小肌
C．股外侧肌　　D．上臂三角肌

4．选用上臂三角肌进行肌内注射时，注射的部位为（　　）。

A．三角肌下缘 2～3 横指处　　B．三角肌上缘 2～3 横指处
C．上臂内侧肩峰下 2～3 横指处　　D．上臂外侧肩峰下 2～3 横指处

5．下列试验液的每毫升含药标准量中正确的是（　　）。

A．青霉素：500 U　　B．链霉素：250 U
C．TAT：15 U　　D．普鲁卡因：0.25 mg

6．曾注射过 TAT 但停药时间超过（　　）者，若需要再次注射，则应重新做过敏试验。

A．1 d　　B．3 d　　C．5 d　　D．7 d

7．给药的次数和时间取决于（　　）和人体的生理节奏，以维持人体内有效的血药浓度和发挥最大药效。

A．药物的品牌　　B．服药方式
C．药物的剂量　　D．药物的半衰期

8．剧毒药和麻醉药的最主要保管原则是（　　）。

A．药品用中外文对照　　B．加锁并认真交班

C．装密封瓶内保存　　D．与内服药分开放置

9．下列药物中，应远离明火处保存的是（　　）。

A．抗毒血清　　B．胎盘球蛋白　　C．乙醚　　D．肾上腺素

10．皮内注射时选择前臂掌侧下段是因为此处（　　）。

A．操作简便　　B．无大血管

C．离大神经远　　D．皮肤薄、色浅

11．下列药物中，需避光放置的是（　　）。

A．糖衣片　　B．氨茶碱　　C．疫苗　　D．芳香类中药

12．皮内注射接种疫苗时，注射部位是（　　）。

A．前臂外侧　　B．上臂三角肌

C．前臂内侧下段　　D．上臂三角肌下缘

13．下列有关药物保管原则的表述中，错误的是（　　）。

A．药柜宜放在阳光充足的地方　　B．内服药、外用药应分类放置

C．由专人负责、定期检查　　D．剧毒药、麻醉药要加锁保管

14．下列有关给药原则的表述中，错误的是（　　）。

A．根据医嘱给药

B．给药时间、剂量、浓度要正确

C．严格执行“三查七对一注意”

D．给药后，要密切观察患者的病情变化

15．“三查八对一注意”中的“一注意”是指注意（　　）。

A．用药后反应　　B．用药方法

C．用药剂量　　D．药物配伍禁忌

16．下列有关口服给药法的表述中，正确的是（　　）。

A．每日三次饭后服

B．服后不易多饮水

C．床号、姓名核对无误后发药，待患者服下后方能离开

D．患者不在时可先将药物交给他人保存

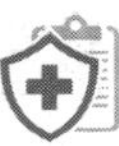

17．股静脉的穿刺部位是（　　）。

A．股动脉外侧 0.5 cm　　B．股静脉内侧 0.5 cm

C．股动脉内侧 0.5 cm　　D．股静脉外侧 0.5 cm

18．下列药物中，适合在饭后服的是（　　）。

A．健胃药　　B．强心类药物　　C．发汗药　　D．助消化的药物

19．下列有关肌内注射的表述中，错误的是（　　）。

A．应正确选择注射部位

B．应取合适的体位，使肌肉放松

C．正确定位后常规消毒皮肤

D．注射刺激性强的药物，针梗应全部刺入

20．下列有关皮下注射的表述中，错误的是（　　）。

A．刺激性强的药物不宜使用皮下注射

B．注射部位要常规消毒

C．持针时，右手示指固定针栓

D．针头与皮肤呈 20°角刺入

21．为 2 岁以下婴幼儿进行肌内注射时，可选择（　　）。

A．臀大肌　　B．三角肌　　C．臀中肌　　D．股外侧肌

22．下列选项中，不属于询问“三史”的内容的是（　　）。

A．现病史　　B．用药史　　C．家族史　　D．过敏史

23．下列有关常用注射法的表述中，错误的是（　　）。

A．皮内注射时禁用含碘消毒剂

B．切勿在有炎症、硬结处进针

C．长期注射时，应经常更换注射部位

D．对长期静脉给药者，应按由近心端到远心端的顺序选择静脉

24．下列有关注射法进针角度的表述中，错误的是（　　）。

A．皮内注射法——5°　　B．皮下注射法——30°～40°

C．肌内注射法——90°　　D．静脉注射法——30°

25．下列有关青霉素过敏试验的表述中，错误的是（　　）。

A．使用的青霉素试验液应现用现配

B．配制试验液时，抽吸的药液量要准确

C．试验结束后，须严密观察患者的反应，并及时、准确记录

D．对试验结果为阳性者，可仅告知其家属

26．下列有关皮内注射的表述中，正确的是（　　）。

A．皮肤试验时，注射部位取前臂掌侧下段

B．进针后抽回血

C．将药液注入真皮层

D．拔针后用棉签按压穿刺处

27．在臀部进行肌内注射时，正确的定位是（　　）。

A．从臀裂顶点向左或右划一水平线上所有区域

B．以示指尖和中指尖分别置于髂前上棘和髂嵴下缘外，在髂嵴、示指和中指之间构成一个三角形区域

C．髂前上棘与尾骨联线的外上 1/4 处

D．髂前上棘外侧两横指处

28．下列选项中，不属于静脉穿刺失败的常见原因的是（　　）。

A．针头刺入过浅

B．针头刺入过深，穿透对侧血管壁

C．静脉滑动致使针头未刺入血管

D．患者皮下脂肪过多

二、A2 型题

1．患者，女，69 岁，长期卧床。医嘱：皮下注射肝素钠。护士小苏进行皮下注射时，应将注射器针梗的（　　）刺入皮下。

A．1/2～2/3　　B．1/4～1/3

C．1/3～1/2　　D．1/4～2/3

2．患者，男，30 岁，因高热、畏寒、咳嗽、流涕住院治疗。在医生开出的下列口服药中，护士在指导该患者用药时，应嘱其宜最后服用的是（　　）。

A．维 C 银翘片　　B．对乙酰氨基酚

C．止咳糖浆　　D．阿莫西林胶囊

3．患者，女，26 岁，被诊断为肺结核。护士遵医嘱给予该患者臀部肌内注射药物。若注射时该患者取侧卧位，则护士应嘱其（　　）。

A．两腿弯曲　　B．两腿伸直

C．上腿伸直，下腿稍弯曲　　D．下腿伸直，上腿稍弯曲

4．患者，男，21 岁，因伤口感染需每日肌内注射青霉素 2 次。下列情况中，应重新为患者做过敏试验的是（　　）。

A．漏注射 1 次　　B．停药 2 d 后再用

C．患者主诉胸闷　　D．中途更换药物批号

5．患者，女，35 岁，在跑步时摔倒，手被铁钉刺破，需肌内注射 TAT，但该患者的皮试结果为阳性。此时，护士应（　　）。

A．为患者进行脱敏注射

B．严禁患者使用 TAT

C．重新为患者做皮试

D．在患者另一手背的相同部位做对照试验

6．患者，男，45 岁，因患结核性腹膜炎入院。护士遵医嘱为其注射链霉素。注射后，该患者出现发热、皮肤瘙痒、荨麻疹的症状，医嘱给予其氯化钙静脉注射，这样做的目的是（　　）。

A．缓解皮肤瘙痒　　B．减轻毒性症状

C．降低体温　　D．收缩血管，增加外周阻力

7．护士小孙为患者进行青霉素过敏试验，可判断该患者试验结果为阳性的依据是（　　）。

A．局部皮丘无改变　　B．患者无自觉症状

C．皮丘周围无红肿　　D．皮丘直径大于 1 cm

8．护士小荣为患者进行 TAT 脱敏注射时，发现患者出现面色苍白、气促等表现，小荣应（　　）。

A．减缓注射速度后继续注射　　B．立即通知患者家属

C．继续按计划注射　　D．立即停止注射并从速处理

9．护士小李采取皮内注射为患者接种疫苗后，应告知患者（　　）内不可离开病室或注射室。

A．10 min　　B．15 min　　C．20 min　　D．5 min

10．护士小琪遵医嘱配置链霉素过敏试验液时，需使用（　　）来稀释药液。

A．0.9%氯化钠溶液　　B．注射用水

C．5%葡萄糖溶液　　D．1.2%氯化钠溶液

11．护士小珊为患者实施静脉注射时，发现推药有阻力，抽之有回血，局部无肿胀，但患者有痛感。出现这一现象的原因可能是（　　）。

A．针头滑出血管外　　B．针头阻塞

C．静脉痉挛　　D．针头刺破对侧血管壁

12．患者，男，21 岁，青霉素过敏试验结果呈阳性。护士小张的下列操作中，错误的是（　　）。

A．报告医生过敏试验结果，医生修改治疗方案

B．告知患者及其家属，以后再用青霉素一定要重做过敏试验

C．在体温单、床头卡或门诊卡的醒目处注明青霉素阳性标记

D．做好急救准备

三、A3 型题

（1～4 题共用题干）

患者，女，52 岁，因宫颈癌行子宫切除术。

1．术前护士准备为患者做青霉素过敏试验时，错误的操作是（　　）。

A．已知患者青霉素过敏，但仍为其做过敏试验

B．若患者停用青霉素超过 3 d，则需重做过敏试验

C．青霉素试验液应现配现用

D．过敏试验前应准备抢救药物

2．注入皮下的青霉素剂量为（　　）。

A．50 U　　B．100 U　　C．150 U　　D．5 U

3．做过敏试验 2 min 后，患者面色苍白、冷汗、紫绀、脉搏 120 次/min，血压 69/45 mmHg，四肢麻木，烦躁不安，护士应立即为其注射（　　）。

A．盐酸异丙嗪　　B．苯肾上腺素

C．盐酸肾上腺素　　D．异丙肾上腺素

4．患者出现上述表现的原因可能是（　　）。

A．过敏体质　　B．抵抗力差　　C．药液污染　　D．毒性反应

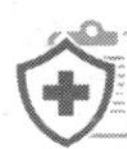

（5～6 题共用题干）

患者，女，68 岁，因支气管扩张合并肺部感染左心心力衰竭入院治疗。经过治疗后，患者体温恢复正常，能够平卧。医嘱：予以地高辛口服。

5．根据医嘱，护士在给药时须注意（　　）。

A．嘱患者服药后少喝水

B．嘱患者空腹服药

C．嘱患者饭后服药

D．给药前应先测脉率（或心率）和脉律

6．患者服用地高辛几天后，出现恶心、呕吐、视物模糊等症状。此时，护士应（　　）。

A．停止给药并报告医生　　B．给予止吐药

C．报告护士长　　D．做好患者心理护理

（7～8 题共用题干）

患者，女，19 岁，因切割外伤入院，需注射 TAT，但其 TAT 过敏试验结果呈阳性。

7．护士为该患者实施 TAT 脱敏注射时，正确的操作是（　　）。

A．每隔 30 min 注射一次

B．将全量分成 3 次注射

C．将全量分成 4 次注射，注射剂量逐渐增加

D．将全量分成 4 次注射，注射剂量逐渐减少

8．在为该患者注射时，若其出现轻微反应，则护士应（　　）。

A．充分稀释余量后，一次性注入患者体内

B．备齐急救药品后，将余量一次性注入患者体内

C．待反应消退后，酌情减少注射剂量、增加注射次数，并全程密切观察

D．立即停止注射

（9～11 题共用题干）

患者，男，63 岁，患糖尿病 10 年。医嘱：胰岛素 8 U H tid。

9．医嘱中的“H”对应的中文译意是（　　）。

A．皮内注射　　B．皮下注射　　C．肌内注射　　D．静脉注射

10．采用该注射法时，进针的深度应是（　　）。

A．针尖斜面　　　　B．针管的 1/2～2/3

C．针管的 1/2～3/4　　　　D．针管的全部

11．患者出院时，护士对其进行有关胰岛素使用方法的健康指导。下列说法中，错误的是（　　）。

A．计划地更换注射部位，以免局部产生硬结，影响药物的吸收

B．进针角度不宜超过 45°

C．进针后回抽要有回血

D．注射区皮肤要消毒

（12～13 题共用题干）

患者，女，29 岁，因过敏性皮疹入院治疗。医嘱：50%葡萄糖 40 mL＋10%葡萄糖胶钙 10 mL iv st。

12．护士遵医嘱注射时，应选择的最佳注射部位是（　　）。

A．锁骨下静脉　　　　B．股静脉

C．颈外静脉　　　　D．正中静脉

13．注射时，为了防止钙剂溢于皮下组织，护士可（　　）。

A．严格执行无菌操作

B．严格掌握推药速度

C．拔针后立即加压止血

D．穿刺成功后先注入少量生理盐水，证实针头确在静脉内，再注入钙剂

项目十一　静脉输液与输血

一、A1 型题

1. 下列选项中，可造成茂菲氏滴管内液面自行下降的是（　　）。

A. 茂菲氏滴管有裂隙　　B. 患者肢体位置不当

C. 输液面压力过大　　D. 输液管太粗，滴速过快

2. 库存血取出后不能加热的原因是（　　）。

A. 防止血细胞被破坏而发生溶血

B. 防止蛋白质凝固致血液变质

C. 防止血容量改变

D. 防止血细胞发生凝集反应

3. 输液时，液体滴入不畅，患者输液局部肿胀，检查无回血，应（　　）。

A. 改变针头方向　　B. 提高输液瓶位置

C. 用注射器推注　　D. 更换针头重新穿刺

4. 下列选项中，不属于静脉输液目的的是（　　）。

A. 补充水分和电解质　　B. 输入药物，治疗疾病

C. 纠正贫血　　D. 补充营养，供给能量

5. 发生溶血反应时，护士首先应（　　）。

A. 停止输血，保留余血

B. 通知医生和家属，安慰患者

C. 热敷腰部，静脉注射碳酸氢钠

D. 控制感染，纠正水电解质紊乱

6. 使用密闭式周围静脉输液法时，皮肤消毒范围的直径应（　　），扎止血带的位置是（　　）。

A. ＞5 cm，穿刺点上方 6～10 cm

B. ＞10 cm，穿刺点上方 6～10 cm

C. ＞5 cm，穿刺点上方 3～5 cm

D. ＞10 cm，穿刺点上方 3～5 cm

7．下列有关输血前注意事项的表述中，错误的是（　　）。

A．输血前应先征得患者同意并签署知情同意书

B．取血时，与发血者共同进行“三查八对”

C．库存血取出后，如果紧急需要，可进行低温加热

D．输血前，由两人再次核对，确认无误后方可输血

8．下列选项中，不属于自体输血适应证的是（　　）。

A．估计手术出血在 1 000 mL 以上的大手术

B．特殊血型很难找到供血者

C．胸腔或腹腔开放性损伤达 4 h 以上

D．体外循环或低温环境下进行的心内直视手术

9．下列选项中，属于溶血反应第二阶段的典型症状的是（　　）。

A．酸中毒　　B．黄疸、血红蛋白尿

C．少尿或无尿　　D．四肢麻木、腰背部剧烈疼痛

10．库存血在 4℃的环境下可保存（　　）。

A．7～10 d　　B．14～21 d

C．25～30 d　　D．35～40 d

11．下列溶液中，能增加血浆胶体渗透压、扩充血容量的是（　　）。

A．20%甘露醇　　B．0.9%氯化钠溶液

C．脂肪乳剂　　D．低分子右旋糖酐

12．某脑水肿患者需静脉滴注 20%甘露醇 250 mL，计划 25 min 输完，所用输液器的点滴系数为 15，则每分钟滴数为（　　）。

A．100　　B．150　　C．200　　D．250

13．下列血液制品中，白血病患者最适宜输入（　　）。

A．浓缩红细胞　B．新鲜血　　C．血浆　　D．洗涤红细胞

14．直接交叉配血试验是将（　　）进行配合试验。

A．受血者的血清和供血者的红细胞

B．受血者的血清和供血者的血清

C．受血者的红细胞和供血者的血清

D．受血者的红细胞和供血者的红细胞

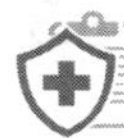

15．间接交叉配血试验是将（　　）进行配合试验。

A．受血者的红细胞和供血者的血清

B．受血者的血清和供血者的红细胞

C．受血者的红细胞和供血者的红细胞

D．受血者的血清和供血者的血清

16．下列选项中，不属于成分血的是（　　）。

A．库存血　　B．浓缩红细胞　C．冷冻血浆　　D．干燥血浆

17．发热反应一般出现在输血过程中或输血后（　　）。

A．1～2 h　　B．0.5～1 h　　C．1.5～2 h　　D．2～3 h

18．为防止发生过敏反应，供血者应在采血（　　）前不宜食高蛋白食物。

A．4 h　　B．6 h　　C．8 h　　D．12 h

19．溶血反应是指受血者的（　　）发生异常破坏或溶解。

A．红细胞　　B．白细胞　　C．血小板　　D．凝血因子

20．下列选项中，不属于与大量输血有关的反应的是（　　）。

A．循环负荷过重　　B．出血倾向

C．枸橼酸钠中毒　　D．血液传染性疾病

二、A2 型题

1．患者，男，33 岁，在输液过程中突然诉说胸部异常不适，并出现呼吸困难、严重发绀等症状，护士在其心前区可闻及响亮而持续的水泡音。此时，应考虑患者出现了（　　）。

A．发热反应　　B．循环负荷过重

C．静脉炎　　D．空气栓塞

2．患者，男，39 岁，患慢性肾小球肾炎多年，血气分析显示 pH 值、PCO_2 均有不同程度的下降。下列液体中，能帮助患者维持水电解质平衡的是（　　）。

A．白蛋白　　B．25%山梨醇

C．低分子右旋糖酐　　D．5%碳酸氢钠

3．患者，男，22 岁，输液第 3 天，输液部位沿静脉走向出现条索状红线，局部组织发红、肿胀、灼热、疼痛。此时，护士应采取的护理措施是（　　）。

A．放低患肢　　B．用 50%硫酸镁溶液湿敷患处

C．必要时进行四肢轮扎　　D．置患者于左侧头低足高卧位

4．患者，女，30 岁，输液时发生空气栓塞，护士立即为其安置左侧头低足高位，目的是避免气体栓子阻塞在（　　）。

A．主动脉入口　　B．肺静脉入口
C．肺动脉入口　　D．上腔静脉入口

5．患者，女，28 岁，输液时发生急性肺水肿，护士给氧时不应给予（　　）。

A．20～30%乙醇溶液湿化后的氧气
B．生理盐水湿化后的氧气
C．流量为 8 mL/min 的氧气
D．流量为 7 mL/min 的氧气

6．患者，女，29 岁，因输液时间过长发生静脉炎，护士遵医嘱为其热湿敷。热湿敷时应使用（　　）。

A．95%乙醇溶液 B．生理盐水　　C．温水　　D．碳酸氢钠溶液

7．护士遵医嘱为患者输血 600 mL，则需取血标本（　　）。

A．1 mL　　B．2 mL　　C．3 mL　　D．4 mL

8．护士遵医嘱为患者输入库存血，为防止发生枸橼酸钠中毒，应在输入库存血 1 000 mL 时，静脉注射 10%葡萄糖酸钙（　　）。

A．10 mL　　B．15 mL　　C．5 mL　　D．20 mL

9．护士遵医嘱为患者静脉输血，在开始时速度不宜超过（　　）。

A．20 滴/min　　B．10 滴/min　　C．15 滴/min　　D．30 滴/min

10．护士遵医嘱为患者静脉输血，200 mL 的成分血应在（　　）内输完。

A．2 h　　B．4 h　　C．6 h　　D．3 h

三、A3 型题

（1～2 题共用题干）

患者，男，45 岁，患十二指肠溃疡，突然呕血，面色苍白，检查显示：脉搏 120 次/min，血压 60/45 mmHg。医嘱：输血 400 mL。

1．给患者输血的目的是补充（　　）。

A．凝血因子　　B．血红蛋白　　C．血小板　　D．血容量

2．为患者输两袋血之间应输入少量（　　）。

A．5%葡萄糖溶液　　B．0.9%氯化钠溶液
C．复方氯化钠溶液　　D．5%葡萄糖氯化钠溶液

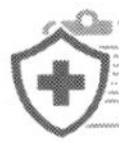

（3～5 题共用题干）

患者，女，70 岁，因支气管哮喘急性发作入院治疗，经静脉输入药物 2 d 后病情缓解。今日输液 1 h 后，患者突然面色苍白、呼吸困难、气促、咳嗽加重、咳粉红色泡沫样痰。

3．患者出现这一症状的原因是（　　）。

A．哮喘再次发作　　B．循环负荷过重

C．静脉空气栓塞　　D．对药物过敏

4．护士应立即为患者安置（　　）。

A．端坐，双腿下垂　　B．平卧位

C．头高足低位　　D．左侧卧位

5．护士可采取的措施不包括（　　）。

A．停止输液　　B．加压给氧

C．给予收缩血管的药物　　D．使用镇静剂

（6～8 题共用题干）

患者，女，40 岁，因腹泻周身乏力急诊入院，被诊断为急性肠胃炎。医嘱补液治疗，输液半小时后，患者突然出现发冷、寒战，继而体温升至 41℃，并自述恶心、头痛。

6．该患者可能出现了（　　）。

A．发热反应　　B．过敏反应

C．空气栓塞　　D．静脉炎

7．该患者出现这一反应的原因可能是（　　）。

A．短时间内输入过多液体　　B．输入致热原

C．输入较多空气　　D．输入药液的刺激性较强

8．应为该患者采取的护理措施是（　　）。

A．协助患者取端坐位，双腿下垂

B．给予高流量氧气吸入

C．超短波理疗

D．立即减慢滴速或停止输液，并通知医生

项目十二　冷、热疗法

一、A1 型题

1．足底禁用冷疗的原因是（　　）。

A．以防末梢循环不良　　B．以防一过性冠状动脉收缩

C．以防心律异常　　D．以防体温骤降

2．温水擦浴的水温是（　　）。

A．30～32℃　　B．32～34℃　　C．35～40℃　　D．42～44℃

3．若对全身微循环障碍患者使用冷疗法，则可能会发生（　　）。

A．过敏反应　　B．创面不愈合

C．全身肿胀　　D．组织缺血、缺氧，进而坏死

4．下列选项中，不属于热疗法的作用的是（　　）。

A．促进炎症的消退和局限　　B．缓解疼痛

C．减轻局部出血或充血　　D．保暖

5．下列患者中，不宜采用热水坐浴法的是（　　）。

A．肛裂感染患者　　B．外阴部充血患者

C．急性盆腔炎患者　　D．痔疮手术后患者

6．持续用冷 1 h 后，局部血管反而扩张，这是因为产生了（　　）。

A．生理效应　　B．继发效应

C．协同效应　　D．拮抗效应

7．冰帽（或冰槽）冷疗法防治脑水肿的机制是（　　）。

A．增强脑细胞的代谢　　B．降低体温

C．增加脑血管的通透性　　D．降低脑组织的代谢水平

8．若反复应用冷疗法，中间应间隔（　　）。

A．15 min　　B．30 min　　C．1 h　　D．2 h

9．炎症后期应用热疗法的主要目的是（　　）。

A．使炎症局限　　B．缓解疼痛

C．降低神经兴奋性　　D．减轻组织充血

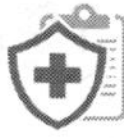

10．使用冰帽（或冰槽）冷疗法时，为防止冻伤需保护的部位是（　　）。

A．前额　　B．颞部　　C．头顶　　D．耳部

11．冷疗法制止炎症扩散的机制是（　　）。

A．解除神经末梢的压迫　　B．降低细菌的活力

C．降低体温　　D．使肌肉、肌腱等组织松弛

12．使用冰帽（或冰槽）冷疗法时，错误的操作是（　　）。

A．后颈部垫海绵垫　　B．两耳用脱脂棉花塞住

C．两眼用纱布覆盖　　D．及时更换或添加冰块

13．使用乙醇擦浴时，将热水袋放置在足底的原因是（　　）。

A．保暖　　B．使体温骤降

C．预防发生心率不齐　　D．促进足底血管扩张，减轻头部充血

14．热湿敷的持续时间一般为（　　）。

A．15～20 min　　B．10～15 min

C．20～25 min　　D．15～30 min

15．热水袋使用完毕后，错误的保管方法是（　　）。

A．开口朝下，倒挂晾干　　B．排尽袋内空气，旋紧塞子

C．保存于阴凉处备用　　D．热水袋布套洗净、晾干后备用

二、A2 型题

1．患儿，女，7 岁，上午 8 时许在游乐园玩滑梯时不慎扭伤腕关节，上午 10 时许被家长送至医院就诊。此时，护士小杨应采取的措施是（　　）。

A．冷敷

B．热敷

C．热敷与冷敷交替进行 15～20 min

D．先热敷 2 h，再冷敷 2 h

2．患者，男，77 岁，突然腹痛、面色苍白、大汗淋漓。此时，护士不应（　　）。

A．询问病史　　B．通知医生

C．安慰患者　　D．给予热水袋以缓解疼痛

3．患者，女，28 岁，产后高热。医嘱：冰袋降温。当患者体温降至（　　）以下时，护士可撤去冰袋。

A．37.3℃　　B．38℃　　C．38.5℃　　D．39℃

4．患者，男，85 岁，因慢性支气管炎急性发作入院。主诉手脚冰冷，护士拟使用热水袋为该患者保暖。使用热水袋时，水温不宜过高的原因是（　　）。

A．老年人感觉较迟钝　　B．患者皮肤的抵抗力差

C．可加重患者病情　　D．患者皮肤对热反应敏感

5．患者，女，70 岁，卒中后右侧肢体偏瘫。因长期卧床，患者骶尾部皮肤出现压疮，护士拟用烤灯为其热疗。照射时，灯头应距压疮创面（　　）。

A．15～25 cm　　B．25～30 cm

C．30～40 cm　　D．30～50 cm

6．患者，男，58 岁，因糖尿病酮症酸中毒而昏迷。护士用热水袋为其保暖的过程中，发现患者皮肤潮红后应（　　）。

A．停用 10 min 后再继续使用

B．改用热湿敷法为患者保暖

C．立即停止使用，并在局部涂凡士林，以保护皮肤

D．立即更换热水袋

7．患者，女，65 岁，因风湿性关节炎入院治疗。医嘱：每日用烤灯照射局部 20 min。护士巡视时发现患者局部皮肤呈紫红色，说明（　　）。

A．温度合适　　B．温度过低

C．温度过高　　D．应延长照射时间

8．患者，女，65 岁，因外伤入院治疗。医嘱：热湿敷 15 min。护士在患者伤口部位做热湿敷时，应注意（　　）。

A．执行无菌操作　　B．垫上橡胶单

C．垫上治疗巾　　D．及时更换敷料

三、A3 型题

（1～3 题共用题干）

患者，男，38 岁，因在高温条件下工作致体温升高入院治疗。遵医嘱给予乙醇擦浴法降温。

1．护士应将乙醇溶液的浓度控制在（　　）。

A．25%～35%　　B．15%～30%

C．35%～50%　　D．10%～20%

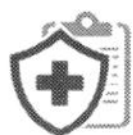

2．禁止擦拭胸前区是为了防止患者出现（　　）。

A．一过性冠状动脉收缩　　B．反射性心率减慢

C．冻伤　　D．腹泻

3．在擦浴过程中，护士错误的操作是（　　）。

A．每擦拭一个部位更换一次小毛巾，以维持擦浴温度

B．若患者出现面色苍白、寒战、呼吸异常等，立即停止操作，报告医生给予处理

C．擦拭背部时，擦拭顺序为颈下→肩部→腰部

D．将冰袋置于患者足底，将热水袋置于患者头部

（4～6题共用题干）

患者，女，25岁，肛管直肠术后。医嘱：热水坐浴。

4．给予该患者热水坐浴的目的是（　　）。

A．消炎、消肿、镇痛　　B．降温

C．促进伤口愈合　　D．消炎、解痉、止痛

5．患者的坐浴时间应为（　　）。

A．10～25 min　　B．15～25 min

C．15～20 min　　D．25～35 min

6．下列有关热水坐浴操作方法的表述中，错误的是（　　）。

A．浴盆和溶液需无菌

B．操作前嘱患者排尿、排便

C．配制好的药液应倒入坐浴盆内至2/3满

D．水温应调节至40～45℃

项目十三　排泄护理

一、A1 型题

1．下列有关尿失禁护理措施的表述中，错误的是（　　）。

A．必要时行留置导尿术　　B．加强皮肤护理

C．减少饮水量　　D．注意锻炼膀胱的反射性排尿功能

2．为男性患者导尿时，提起阴茎与腹壁成 60° 的目的是（　　）。

A．扩大耻骨前弯　　B．扩大耻骨下弯

C．使耻骨前弯消失　　D．使耻骨后弯消失

3．行保留灌肠时，肛管插入直肠的深度为（　　）。

A．7～10 cm　　B．15～20 cm

C．15～18 cm　　D．18～25 cm

4．为肝性脑病患者灌肠，禁用（　　）。

A．生理盐水　　B．肥皂水　　C．甘油　　D．1，2，3 溶液

5．大量不保留灌肠不可用于（　　）。

A．直肠、结肠检查前　　B．为高热患者降温

C．便秘的孕妇　　D．腹腔、盆腔手术的术前准备

6．若患者的病变位于回盲部，则为其行保留灌肠时，应为其安置的体位是（　　）。

A．左侧卧位　　B．右侧卧位　　C．俯卧位　　D．截石位

7．若尿液有烂苹果味，则提示患者可能患有（　　）。

A．糖尿病酮症酸中毒　　B．膀胱炎

C．前列腺炎　　D．尿道感染

8．为女性患者导尿时，初次消毒的顺序为（　　）。

A．自上而下、由内向外　　B．自上而下、由外向内

C．自下而上、由内向外　　D．自下而上、由外向内

9．正常人尿液的 pH 值为（　　）。

A．4.5～7.5　　B．3.5～4.5　　C．4.0～7.0　　D．5.5～7.5

10．盆腔手术前行留置导尿术的主要目的是（　　）。

A．解除患者的痛苦　　B．预防尿外溢

C．避免手术中误伤膀胱　　D．保持膀胱的良好功能

11．正常新鲜尿液呈（　　）。

A．淡黄色　　B．红色　　C．深黄色　　D．黄褐色

12．胆红素尿的颜色为（　　）。

A．红棕色　　B．黄褐色　　C．咖啡色　　D．淡黄色

13．下列选项中，属于正常人 24 h 尿量的是（　　）。

A．1 500 mL　　B．800 mL　　C．3 000 mL　　D．2 500 mL

14．发生溶血反应的患者因尿中含有血红蛋白，因此排出的尿液呈（　　）。

A．酱油色　　B．洗肉水色　　C．乳白色　　D．黄褐色

15．下列选项中，不能引起排尿异常的是（　　）。

A．心力衰竭　　B．肾小球肾炎

C．胃溃疡　　D．膀胱炎

16．成人 24 h 尿量少于 400 mL 为（　　）。

A．尿闭　　B．少尿　　C．排尿困难　　D．尿潴留

17．下列选项中，不属于尿失禁患者的护理措施的是（　　）。

A．保持床铺的清洁干燥

B．保持会阴部皮肤的清洁干燥

C．床上加铺尿布，并及时更换

D．每次排尿后用棉球清洁外阴

18．下列选项中，不属于导尿术的目的的是（　　）。

A．收集尿标本做细菌培养　　B．减轻尿潴留患者的痛苦

C．记录排出量　　D．避免盆腔器官手术中误伤膀胱

19．行导尿术时，与防止感染无关的操作是（　　）。

A．严格消毒物品

B．导尿管误插入阴道后应更换新管，重新从尿道插入

C．一次放尿不超过 1 000 mL

D．严格消毒外阴

20．盆腔手术前行留置导尿术的主要目的是（　　）。

A．减轻患者痛苦　　B．预防尿外溢

C．避免手术中误伤膀胱　　D．保持膀胱良好功能

21．对于长期留置尿管的患者，发现其尿液混浊沉淀时，除让其大量饮水外还可采取的措施是（　　）。

A．给予碱化尿液　　B．口服抗菌素

C．口服高渗糖　　D．膀胱冲洗

22．下列有关导尿术的表述中，错误的是（　　）。

A．严格执行无菌技术操作

B．导尿管粗细适宜

C．插管时动作轻柔

D．对膀胱高度膨胀的患者，第一次放尿量不少于 1 000 mL

23．下列选项中，不属于排便影响因素评估的是（　　）。

A．排便量　　B．年龄　　C．个人习惯　　D．社会文化

24．直肠溃疡患者的粪便呈（　　）。

A．恶臭味　　B．腐败臭味　　C．腥臭味　　D．酸臭味

25．上消化道出血患者的粪便颜色呈（　　）。

A．柏油色　　B．暗红色　　C．白陶土色　　D．白色

26．护理排便失禁的患者时，要注意（　　）。

A．观察大便性质　　B．预防压疮

C．记录大便量　　D．患者脱水情况

27．护理肠胀气患者时，错误的操作是（　　）。

A．去除肠胀气原因　　B．帮助患者变换体位

C．行肛管排气术　　D．暂禁食

28．为直肠病变患者行保留灌肠时，应协助其取（　　）。

A．右侧卧位　　B．左侧卧位　　C．平卧位　　D．截石位

29．为伤寒患者灌肠时，应尤其注意（　　）。

A．液温　　B．动作轻柔

C．液体量不超过 500 mL　　D．病情观察

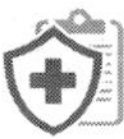

30．行小量不保留灌肠时，常用的灌肠液温度为（　　）。

A．38℃　　B．37℃　　C．36℃　　D．35℃

31．为小儿行小量不保留灌肠时，肛管插入直肠的深度为（　　）。

A．7～10 cm　　B．4～7 cm　　C．15～18 cm　　D．18～25 cm

二、A2 型题

1．患者，女，65 岁，打喷嚏时不自主地排出少量尿液。该情况属于（　　）。

A．正常现象　　B．真性尿失禁

C．假性尿失禁　　D．压力性尿失禁

2．患者，男，28 岁，阑尾摘除术后 8 h 未自行小便。下列有关该患者的护理措施中，错误的是（　　）。

A．让患者听流水声　　B．轻轻按摩患者的下腹部

C．遵医嘱给予患者导尿术　　D．给予患者口服利尿剂

3．患者，男，79 岁，脑出血后昏迷，血压 75/56 mmHg，24 h 尿量约 80 mL。该患者的排尿状况为（　　）。

A．正常　　B．少尿　　C．无尿　　D．多尿

4．患者，男，45 岁，胃大部切除术后留置尿管。为防止其泌尿系统感染，下列护理措施中正确的是（　　）。

A．每天用消毒棉球擦拭尿道口、龟头及包皮 1～2 次

B．每天更换一次导尿管

C．每天更换一次集尿袋

D．离床活动时，妥善固定导尿管和集尿袋，集尿袋应高于膀胱

5．患者，女，33 岁，剖宫产术后 12 h，排尿困难，护士拟用温水为其清洗会阴部。该操作的目的是（　　）。

A．清洁会阴，防止尿路感染　　B．用温热作用缓解尿道痉挛

C．利用条件反射促进排尿　　D．减轻紧张心理，分散注意力

6．患者，男，44 岁，尿潴留。护士遵医嘱为其行导尿术时，错误的操作是（　　）。

A．协助患者取仰卧位并将裤子退至腿部

B．持镊子夹取消毒棉球依次消毒阴阜、阴茎背侧

C. 用无菌纱布裹住阴茎略提起，将包皮向后推，暴露尿道口，从冠状沟向尿道口进行消毒

D. 再次消毒时，提起阴茎与腹壁呈 60° 角

7. 患者，女，33 岁，留置导尿 12 h 后引出尿液 75 mL。该患者的排尿情况是（　　）。

A. 正常　　B. 少尿　　C. 无尿　　D. 尿闭

8. 患者，男，19 岁，因肠道感染入院。护士准备的灌肠液温度宜为（　　）。

A. 38℃　　B. 42℃　　C. 39℃　　D. 41℃

9. 患者，男，66 岁，因肠胀气入院。护士遵医嘱为其行肛管排气术时，应将肛管插入直肠（　　）。

A. 15～18 cm　　B. 12～15 cm　　C. 7～10 cm　　D. 15～22 cm

10. 患者，男，35 岁，在剖腹探查术后 3 日出现腹部胀痛。体检结果显示：腹部膨隆，叩诊呈鼓音。护士遵医嘱为其行肛管排气术时，不长时间留置肛管是为了避免影响（　　）。

A. 患者排气　　B. 患者肛门括约肌的功能

C. 患者排便　　D. 患者的活动

三、A3 型题

（1～3 题共用题干）

患者，男，74 岁，前列腺增生，主诉排尿困难，不能自行排出小便。查体见腹部高度膨隆，患者极度虚弱。

1. 首先应考虑的处理办法为（　　）。

A. 嘱患者热敷腹部，并听流水声　　B. 导尿并保留导尿管

C. 为患者提供隐蔽的排尿环境　　D. 对患者进行心理护理

2. 为该患者导尿时，第一次放出的尿液不应超过（　　）。

A. 500 mL　　B. 1 000 mL　　C. 1 500 mL　　D. 2 000 mL

3. 该患者在前列腺增生摘除术后需进行膀胱冲洗。此时，护士应为该患者选用的冲洗液是（　　）。

A. 4℃蒸馏水　　B. 28℃生理盐水

C. 1%肥皂水　　D. 4℃生理盐水

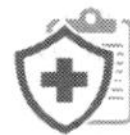

（4～6 题共用题干）

患者，男，55 岁，患冠心病 10 余年，因近日感风寒出现双下肢水肿、心悸、呼吸困难来医院就诊，被诊断为充血性心力衰竭合并水、钠潴留。查体显示体温 39.8℃，拟采取大量不保留灌肠为其降温。

4．护士应为该患者选用的灌肠液是（　　），灌肠液的量为（　　）。

A．4℃生理盐水，500～1 000 mL

B．28～32℃生理盐水，200～500 mL

C．4℃ 0.1%～0.2%肥皂水，200～500 mL

D．28～32℃ 0.1%～0.2%肥皂水，500～1 000 mL

5．护士为该患者灌肠时，错误的操作是（　　）。

A．协助患者取左侧卧位

B．灌肠袋内的液面高于肛门 30 cm

C．将肛管轻轻插入患者直肠 7～10 cm

D．操作过程中注意观察患者的反应，若患者出现剧烈腹痛、面色苍白、出冷汗、脉速变化、心慌气急等表现，则应立即停止灌肠

6．灌肠后，液体应保留（　　），排便（　　）后需复测体温。

A．5～10 min，30 min　　B．10～20 min，15 min

C．30 min，30 min　　D．5～10 min，15 min

（7～10 题共用题干）

患者，女，35 岁，主诉腹胀，4 d 未排便，触诊腹部较硬且紧张，可触及包块，肛诊可触及粪块。

7．此时，为患者提供的最主要的护理措施是（　　）。

A．清洁灌肠　　B．保留灌肠

C．调整排便姿势　　D．大量不保留灌肠

8．灌肠袋内液面距离肛门约（　　）。

A．40～60 cm　　B．10～20 cm

C．20～60 cm　　D．60～80 cm

9．当液体灌入 100 mL 时，患者感觉腹胀、有便意。此时，正确的护理措施是（　　）。

A．移动肛管或挤捏肛管　　B．嘱患者张口深呼吸

C．停止灌肠　　D．提高灌肠筒的高度

10．在灌肠过程中，若患者感觉剧烈腹痛，护士应（　　）。

A．挤捏肛管，嘱患者忍耐片刻

B．停止灌肠，通知医生

C．抬高灌肠袋高度，快速灌入

D．降低灌肠袋高度，嘱患者深呼吸

项目十四　标本采集法

一、A1 型题

1．采集咽拭子标本的时间不宜安排在进食后 2 h 是为了（　　）。

A．减轻患者的痛感　　B．防止食物污染咽拭子

C．保持细菌活力　　D．防止患者在采集过程中出现呕吐

2．24 h 尿标本检查中，需要加入甲醛作为防腐剂的检查项目是（　　）。

A．艾迪计数　　B．17-羟皮质类固醇

C．尿蛋白定量　　D．尿钾定量

3．下列有关尿标本采集法的表述中，错误的是（　　）。

A．尿培养标本应采集中段尿

B．昏迷患者可通过导尿术留取标本

C．应于中午 12 时开始留取 12 h 或 24 h 尿标本

D．女性月经期不宜留取尿标本

4．对于已使用抗生素的患者，（　　）采集的细菌培养标本最好。

A．清晨　　B．服药后 2 h　　C．任何时间　　D．血药浓度最低时

5．采集粪便标本做隐血实验前，应嘱患者禁食（　　）。

A．牛奶　　B．西红柿　　C．肉类　　D．土豆

6．下列有关采集血气分析标本的表述中，错误的是（　　）。

A．使用 2 mL 无菌干燥注射器

B．采血前先抽取经过稀释的肝素溶液，充盈注射器后弃去

C．无菌操作下抽取动脉血 1 mL

D．采血后将抽取的血液迅速注入无菌试管内，并用软木塞塞住

7．留取 24 h 尿标本应告知患者在（　　）内留取。

A．早 5 时至晚 5 时　　B．早 7 时至晚 7 时

C．早 6 时至次日早 6 时　　D．早 7 时至次日早 7 时

8．留取血吸虫孵化检查的粪便标本应（　　）。

A．于进试验饮食 3～5 d 后留取

B．留全部粪便及时送检

C．用竹签取脓血黏液粪便置培养管内

D．早 7 时至次日晨 7 时取少量异常粪便置蜡纸盒内送检

9．24 小时尿标本做 17-羟类固醇检查防止尿中激素的被氧化，其标本中应加入（　　）。

A．甲苯　　B．浓盐酸　　C．甲醛　　D．稀盐酸

二、A2 型题

1．患者，男，49 岁，为查找癌细胞需留取痰标本，固定标本的溶液宜选用（　　）。

A．甲苯　　B．70%乙醇　　C．95%乙醇　　D．甲醛

2．患者，女，25 岁，大量进食不新鲜海鲜后，出现发热、恶心、呕吐、腹痛、腹泻症状，粪便呈水样。护士遵医嘱留取该患者的粪便常规标本时，下列操作中正确的是（　　）。

A．取标本后放入培养瓶内送检　　B．嘱患者解便前先排尿

C．取全部粪便送检　　D．取粪便中央部位 5～10 g 标本送检

3．患者，女，30 岁，患者女性，29 岁，诊断为白血病，化疗过程中口腔溃烂需做咽拭子培养。护士为其采集标本部位应选（　　）。

A．口腔溃疡面　　B．两侧腭弓　　C．舌根部　　D．扁桃体

4．患者，女，56 岁，近日大便次数增加，每日 10 次左右，便中带血及粘液，呈果酱样便，疑为阿米巴痢疾。取得粪便标本应该置于（　　）。

A．无菌蜡纸盒　　B．培养管

C．加盖的便盆　　D．加温的容器

5．患者，男，25 岁，高热 1 周，诊断为败血症。医嘱做血培养，目的是（　　）。

A．测定血清酶　　B．查找血液中的致病菌

C．测定非蛋白氮含量　　D．测定电解质

6．患者，男，30 岁，患亚急性细菌性心内膜炎，需抽血做血培养。护士取血量为（　　）。

A．2 mL　　B．5 mL　　C．10 mL　　D．20 mL

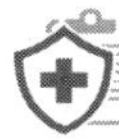

7．患者，女，28 岁，1 周来晨起眼睑水肿，排尿不适，尿色发红，疑急性肾小球肾炎，需留 12 h 尿作艾迪计数。为防止尿液久放变质，应在尿液中加入（　　）。

A．甲醛　　B．乙醛　　C．乙酚　　D．稀盐酸

三、A3 型题

（1～3 题共用题干）

患者，女，35 岁，因慢性肾小球肾炎入院。护士根据医嘱为其留取尿标本。

1．若该患者需做尿常规检查，则留取的标本应为（　　）。

A．饭前 30 min 的尿液　　B．24 h 的尿液

C．晨起的第一次尿液　　D．饭后 30 min 的尿液

2．留取的尿量应为（　　）。

A．30～50 mL　　B．50～80 mL

C．100～150 mL　　D．150～200 mL

3．若患者需要做尿肌酐定量检查，则留取的标本应为（　　）。

A．晨起第一次尿液 50 mL　　B．中段尿 5～10 mL

C．12 h 或 24 h 尿液　　D．睡前尿液 50 mL

（4～6 题共用题干）

患者，男，68 岁，1 年前被诊断为心绞痛，今日午后无明显诱因出现心前区疼痛，服用硝酸甘油不能缓解，急诊入院。医嘱：查血清肌酸激酶（CKP）。

4．该项目最适宜的采血时间是（　　）。

A．即刻　　B．睡前

C．服药后 2 h　　D．次日晨起空腹

5．护士采集血标本时，下列操作中正确的是（　　）。

A．取血 1 mL　　B．采血后避免振荡，防止溶血

C．可在静脉留置针处采血　　D．采血后更换针头再注入试管内

6．采血试管的标签上应注明的内容不包括（　　）。

A．科室　　B．床号　　C．姓名　　D．采血量

项目十五　病情观察和危重患者的抢救与护理

一、A1 型题

1．瞳孔扩大是指瞳孔直径（　　）。

A．>5 mm　　B．<2 mm　　C．3～4 mm　　D．5 mm

2．脑水肿患者脱水治疗时可选用（　　）。

A 可拉明　　B．20%甘露醇　C．阿拉明　　D．阿托品

3．单侧鼻导管给氧时，导管插入的长度为（　　）。

A．鼻尖至耳垂　　B．鼻尖至耳垂的 2/3

C．鼻尖至耳垂的 1/3　　D．鼻尖至耳垂的 1/2

4．为成人患者采用面罩给氧时，氧流量一般为（　　）。

A．2～4 L/min　　B．4～6 L/min

C．8～10 L/min　　D．6～8 L/min

5．下列有关吸氧注意事项的表述中，错误的是（　　）。

A．氧气筒应放在阴凉处　　B．用氧时，先调氧流量再插管

C．氧气筒内的氧气不可用尽　　D．停氧时，先关氧气开关再拔管

6．吸氧流量为 3 L/min，氧浓度为（　　）。

A．29%　　B．33%　　C．37%　　D．41%

7．下列有关吸痰操作方法的表述中，错误的是（　　）。

A．插管时，护士应反折吸痰管未端

B．先吸气管内分泌物，再吸口腔内分泌物

C．吸痰管退出后，应用生理盐水冲洗

D．吸痰前，先用生理盐水试吸

8．每次吸痰的时间不应超过（　　）。

A．30 s　　B．15 s　　C．20 s　　D．10 s

9．吸痰时若痰液黏稠，可采取的措施不包括（　　）。

A．协助患者变换体位　　B．叩击患者胸背部

C．雾化吸入后再吸痰　　D．增加负压

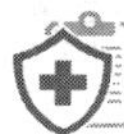

10．吸痰用物的更换时间为（　　）。

A．每次吸痰后　　B．每日 1～2 次

C．每日 1 次　　D．每周 3 次

11．中毒时需忌服牛奶的是（　　）。

A．盐酸　　B．氢氧化钠　　C．磷化锌　　D．苯酚

12．持续吸氧 1～2 d，患者会发生氧气中毒的最低氧浓度是（　　）。

A．60%　　B．40%　　C．50%　　D．70%

13．下列患者中，不宜或禁忌洗胃的是（　　）。

A．幽门梗阻患者　　B．胃溃疡患者

C．食物中毒患者　　D．食管静脉曲张患者

14．下列选项中，可见一侧瞳孔放大的是（　　）。

A．颅内压增高　　B．有机磷中毒

C．同侧小脑幕裂孔疝　　D．颠茄类药物中毒

15．下列药物中，属于急救时常用的平喘药的是（　　）。

A．氨茶碱　　B．尼可刹米

C．地塞米松　　D．异丙嗪

16．口对鼻人工呼吸法主要适用于（　　）。

A．患儿　　B．口腔严重损伤的患者

C．头部严重损伤的患者　　D．昏迷患者

17．瞳孔呈不规则形常见于（　　）。

A．颅内压增高　　B．虹膜粘连

C．有机磷中毒　　D．青光眼

18．可用于氰化物中毒后引吐的是（　　）。

A．3%过氧化氢溶液　　B．高锰酸钾溶液

C．油性药物　　D．硫酸钠溶液

19．用口服催吐法清除毒物，若毒物已基本催吐干净，则吐出的洗胃液呈（　　）。

A．带少许渣　　B．草绿色

C．淡黄色　　D．澄清无味

二、A2 型题

1．患者，女，78 岁，患慢性阻塞性肺疾病，因呼吸困难严重、发绀显著入院治疗。血气分析结果：PaO_2 为 4.3 kPa，$PaCO_2$ 为 12.4 kPa。该患者的缺氧程度为（　　）。

A．重度缺氧　　B．轻度缺氧

C．重度缺氧　　D．极重度缺氧

2．患者，男，39 岁，近日来咳嗽，食欲减退，四肢乏力。入院时患者面色隐暗，消瘦，结核菌检查结果为阴性，诊断为肺结核。患者呈现的面容属于（　　）。

A．急性病容　　B．慢性病容

C．病危面容　　D．贫血面容

3．患儿，男，8 岁。来院时表情痛苦，呼吸急促，面天潮红，鼻翼翕动。患儿呈现的面容属于（　　）。

A．急性病容　　B．慢性病容　　C．病危面容　　D．贫血面容

4．患者，女，36 岁。因车祸致脑出血入院。入院后呼之不应，无自主运动，对声、光刺激无反应。该患者的意识为（　　）。

A．嗜睡　　B．意识模糊　　C．意识淡漠　　D．昏迷

5．患者，男性，60 岁，肝硬化 10 年。近日嗜睡，今晨测体温时呼之不应，但压迫其眶上神经有痛苦表情，该患者的意识状态是（　　）。

A．深昏迷　　B．浅昏迷　　C．昏睡　　D．嗜睡

6．护士小王巡视时发现某患者一直在熟睡，呼之不醒，之后搬动身体将其唤醒。小王问："现在是什么时候？"患者回答："我不吃饭。"随即又很快入睡。该患者的意识状态属于（　　）。

A．浅昏迷　　B．昏睡　　C．谵妄　　D．嗜睡

7．患儿，女，2 岁，因呼吸困难入院治疗。护士遵医嘱给予吸氧治疗，最适宜的给氧方法是（　　）。

A．鼻导管法　　B．面罩法　　C．头罩法　　D．鼻塞法

8．患者，女，60 岁，确诊为急性呼吸窘迫症，医嘱给予面罩吸氧。为了使吸入氧浓度能达到 53%，护士小鹤需要把氧流量调至（　　）。

A．10 L/min　　B．8 L/min　　C．4 L/min　　D．6 L/min

三、A3 型题

（1～2 题共用题干）

患者，男，29 岁，因安眠药中毒入院。医嘱：漏斗法洗胃。

1．护士应准备的洗胃液是（　　）。

A．1∶15 000～1∶20 000 高锰酸钾溶液

B．0.5%的淡石灰水

C．1%活性炭悬浮液

D．生理盐水

2．每次灌入的洗胃液量为（　　）。

A．100～300 mL　　B．100～150 mL

C．300～500 mL　　D．200～400 mL

（3～5 题共用题干）

患者，女，50 岁，住院期间突然出现心搏骤停，需要立即行心肺复苏。

3．下列有关胸外心脏按压的表述中，错误的是（　　）。

A．让患者仰卧在硬板床上

B．按压部位在胸骨中、下 1/2 交界处

C．施加压力使胸骨下陷至少 6 cm

D．每次按压后放松胸骨，待胸廓完全回弹后再次进行按压

4．下列胸外心脏按压的频率中，正确的是（　　）。

A．80 次/min　　B．95 次/min

C．105 次/min　　D．130 次/min

5．下列有关口对口人工呼吸的表述中，错误的是（　　）。

A．双唇包住患者的口唇，不留空隙

B．吹气时保证患者的胸廓有明显的隆起

C．连续吹气 2 次

D．每次送气时间为 10 s

项目十六　临终护理

一、A1 型题

1．现代临终关怀的创始人是（　　）。

A．桑德斯　　B．华生

C．弗洛伊德　　D．马斯洛

2．下列选项中，不属于临终关怀内涵的是（　　）。

A．以提高生命质量为主

B．注重尊重临终患者的权利和尊严

C．尽量延长临终患者的生存时间

D．注重对临终患者家属的心理支持

3．对已有死亡准备的接受期患者，正确的护理措施是（　　）。

A．让患者宁静并予适当支持　　B．多与患者交谈

C．鼓励患者与疾病作斗争　　D．与家属讨论死亡原因

4．在（　　）后，护士可以进行尸体护理。

A．患者呼吸停止　　B．患者各种反射消失

C．患者心跳停止　　D．医生做出死亡诊断后

5．对传染病患者，护士应用（　　）清洁尸体。

A．1%氯胺溶液　　B．过氧化氢溶液

C．生理盐水　　D．运行乙醇

6．下列有关尸体护理的表述中，错误的是（　　）。

A．尸体应取去枕仰卧位　　B．如有引流管应拔出后缝合伤口

C．有伤口者应更换敷料　　D．用棉花填塞孔道

7．中国第一家临终关怀医院成立于（　　）。

A．北京　　B．武汉　　C．天津　　D．上海

8．临终患者对以前的错误行为表现出后悔，开始积极配合治疗，这表明其处于（　　）。

A．否认期　　B．愤怒期　　C．协议期　　D．接受期

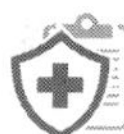

9．尸斑一般于死亡后（　　）开始出现。

A．2～4 h　　B．1～2 h

C．1～3 h　　D．4～6 h

10．尸僵发生的高峰期是在死后（　　）。

A．12～16 h　　B．2～4 h

C．18 h　　D．10～12 h

二、A2 型题

1．患者，女，47 岁，乳腺癌晚期临终。当护士将此结果告诉患者时，患者的言语提示该患者处于否认期。下列选项中，能提示患者处于否认期的是（　　）。

A．“你们去忙吧，不要管我了。”

B．“你看我能吃能睡的，癌症患者有这样子的吗？再查一查吧！”

C．“我的孩子还没有毕业，我这一病，家里怎么办啊？”

D．“能帮我打听一下，有哪些方法治疗癌症的效果特别好吗？”

2．患者，男，59 岁，肝癌晚期临终。最近病情发展迅速，患者的情绪很低落、悲伤，常常哭泣。此时患者的心理反应处于（　　）。

A．接受期　　B．否认期

C．协议期　　D．忧郁期

3．患者，男，77 岁，癌症晚期临终。该患者向医生诉说：“虽然我得的是恶性肿瘤，但你们一定要使用最先进的疗法，我会全力配合。只要我们不放弃，希望总是有的，我会好起来的。”该患者处于心理反应的（　　）。

A．愤怒期　　B．接受期

C．协议期　　D．否认期

4．患者，男，78 岁，肺癌晚期临终。患者情绪稳定，能够坦然接受死亡，睡眠时间增加，喜欢独自站在窗前发呆。此时，正确的护理措施是（　　）。

A．积极主动地关心、指导患者，给予理解和宽容

B．尊重患者，不强迫与其交谈

C．鼓励其发泄压抑的情感

D．和患者其一起回忆过往的美好生活

三、A3 型题

（1～3 题共用题干）

患者，女，71 岁，肝癌晚期，治疗效果不佳，肝区疼痛剧烈，腹水，呼吸困难。患者感到痛苦、悲哀，有自杀倾向。

1．患者此时的心理反应处于（　　）。

A．接收期　　B．愤怒期　　C．否认期　　D．忧郁期

2．目前为该患者提供护理时，错误的操作是（　　）。

A．多关心、陪伴患者

B．安排亲朋好友见面、探望

C．允许其用哭泣来宣泄情绪

D．对患者的任何反应不做明显表态

3．最终，该患者因肿瘤全身扩散离世。护士为其进行尸体护理时，错误的操作是（　　）。

A．劝慰家属节哀保重，请其暂离病室

B．在家属不在时，尽快完成尸体护理，以免家属伤心

C．撤去一切治疗用物

D．为死者依次擦净全身，用松节油擦净胶布痕迹

项目十七　医疗与护理文件的记录

一、A1 型题

1．下列有关病区护理交班报告书写方法的表述中，错误的是（　　）。

A．先写患者的床号、姓名及诊断

B．后写患者的病情、治疗和护理

C．内容要全面、真实

D．各班一律用蓝色钢笔书写

2．病区护理交班报告的书写顺序为（　　）。

A．离开病区的患者、新入院的患者、重点护理的患者

B．新入院的患者、重点护理的患者、离开病区的患者

C．重点护理的患者、新入院的患者、离开病区的患者

D．重点护理的患者、离开病区的患者、新入院的患者

3．下列选项中，不属于医嘱内容的是（　　）。

A．护理常规、护理级别　　B．饮食和体位

C．医嘱日期和时间　　D．检测生命体征的方法

4．下列有关重整医嘱的表述中，错误的是（　　）。

A．长期医嘱超过 3 页时，就需重整医嘱

B．在原医嘱最后一行下面用红笔画一横线，在红线下方写“重整医嘱”

C．重整后的医嘱要写整理当日日期

D．核对无误后，重整者需签名

5．下列有关医嘱的表述中，错误的是（　　）。

A．仅由护士执行

B．护士在执行中须检查核对

C．是护士核查医疗行为的依据

D．执行医嘱应先急后缓，先临时后长期

6. “乔女士，地西泮，10 mg sos”属于（　　）。

A. 临时医嘱　　B. 长期医嘱

C. 临时备用医嘱　　D. 长期备用医嘱

7. 当医嘱内容不详时，护士应（　　）。

A. 拒绝执行　　B. 询问护士长后执行

C. 凭自己的经验执行　　D. 询问主治医生后执行

8. 体温栏 40～42℃之间时间格的填写内容不包括（　　）。

A. 入院时间　　B. 手术时间

C. 外出时间　　D. 出院时间

9. 患者住院期间的病历不包括（　　）。

A. 医疗记录　　B. 护理记录

C. 病区报告　　D. 检查化验单

10. 下列有关执行医嘱的表述中，错误的是（　　）。

A. 医嘱必须经医生签名　　B. 执行中必须认真核对

C. 医嘱均需即刻执行　　D. 对有疑问的医嘱，必须查清再执行

11. 1 次灌肠后排便 1 次的表示方法为（　　）。

A. 1/E　　B. $1\ {}^{1}/E$

C. E/1　　D. $E/_{1}\ 1$

12. 下列选项中，属于长期医嘱的是（　　）。

A. 二级护理　　B. 心电图检查

C. 血常规检查　　D. 出院

二、A2 型题

1. 患者，男，44 岁，疑似肠溃疡，医嘱：做粪便潜血试验。下列有关护士对该医嘱的处理中，正确的是（　　）。

A. 按长期医嘱处理

B. 按长期备用医嘱处理

C. 转抄在交班记录本上，并向患者解释粪便潜血试验的方法

D. 抄在临时治疗单上，并立即执行

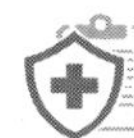

2．护士小李在书写病区护理交班报告时，首先应写（　　）。

A．4 床，刘某，于上午 10 时入院

B．6 床，李某，于下午 3 时转入我科

C．7 床，向某，于上午 9 时手术

D．29 床，胡某，病危

3．护士小王遵医嘱为患者测量肛温后，在体温单上应用（　　）绘制。

A．蓝色“×”　　B．蓝色“○”

C．蓝色“●”　　D．红色“●”

4．护士小王在病室接收一位新入院的患者，评估后开始填写相关护理记录。下列选项中，不属于体温单底栏填写内容的是（　　）。

A．尿量　　B．体重　　C．血压　　D．手术天数

5．患者，女，38 岁，行背部手术后感觉疼痛。医生于上午 11 时开医嘱：布桂嗪 100 mg im sos。这项医嘱的失效时间是（　　）。

A．下午 3 时　　B．下午 7 时

C．下午 11 时　　D．次日上午 11 时

6．患者，男，65 岁。护士小李在收集资料时得知其青霉素过敏，则小李应把此信息记录在（　　）中。

A．医嘱单　　B．体温单

C．病程记录单　　D．交班报告单

三、A3 型题

（1～2 题共用题干）

患者，女，50 岁，行乳腺癌根治手术。患者于下午 2 时回病室，一般情况好。医嘱：哌替啶 50 mg im q6h prn。

1．此医嘱属于（　　）。

A．临时医嘱　　B．长期医嘱

C．临时备用医嘱　　D．长期备用医嘱

2．下列有关这类医嘱特点的表述中，错误的是（　　）。

A．有效时间在 24 h 以上

B．病情需要时执行

C．由医生注明停止日期后方失效

D．过期尚未执行则自动失效

（3～4 题共用题干）

患者，女，57 岁，因急性阑尾炎入院，立即进行手术治疗。手术后，患者于下午 4 时回到病室。

3．下列医嘱中，护士应首先执行的是（　　）。

A．输血 300 mL　　B．二级护理

C．外科护理常规　　D．运行二级护理

4．下列选项中，不属于护士书写病区护理交班报告内容的是（　　）。

A．入院时间和状态　　B．手术名称

C．手术的详细过程　　D．重点观察项目及注意事项

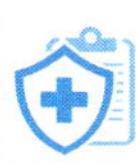

二、沟通的构成要素

（一）沟通背景

沟通背景是指引发沟通的事物、情境等。在临床环境中，颜色、声音、气味、情绪、观点及其他有暗示性的事物等，均可开启沟通。

（二）信息发出者

信息发出者是指发出信息的主体，也称信息源。信息发出者对信息的理解、编码和表达受其社会文化背景、知识结构及沟通技巧等的影响。

（三）信息

信息是指信息发出者希望传递的观点、思想、情感、态度等。信息可以是语言、文字、图表等，也可以是动作、眼神、表情等。

（四）信息传递途径

信息传递途径是指信息传递所通过的渠道，通常与感官通路（如视觉、触觉、听觉、味觉和嗅觉等）相关。

（五）信息接收者

信息接收者是指接收信息并对信息进行解码的主体。信息接收者的个人经验、知识结构、生活背景、心理状态、沟通技巧及态度等，会影响其对信息的理解。

（六）反馈

反馈是指沟通双方彼此间的回应。只有当信息发出者发出的信息和信息接收者接收到的信息相同时，沟通才是有效的。

三、沟通的种类

（一）语言沟通

语言沟通是指利用语言、文字等语言符号进行的沟通，包括口头语言沟通和书面语言沟通。

（二）非语言沟通

非语言沟通是指利用一些非语言符号（如身体姿势、面部表情、眼神、手势、空间距离等）进行的沟通。

1. 非语言沟通的特点

（1）真实性：非语言行为更多是对外界刺激的无意识反应，比语言更能表露真情实感。

（2）广泛性：非语言沟通的运用极为广泛，即使在语言差异很大的环境中，也可以通过非语言信息了解对方的想法。

（3）持续性：非语言沟通是一个持续的过程。

（4）情境性：在不同的情境中，相同的非语言符号会表达不同甚至相反的含义。

2．非语言沟通的形式

（1）仪表：包括相貌、身材、着装、妆饰等。

（2）面部表情：可传递喜、怒、忧、思、悲、恐、惊等情感。

（3）目光接触：平视可体现尊重和平等，注视部位应在以双眼连线为底边、唇珠为顶角所形成的倒三角内，每次注视时间不宜超过 10 s。

（4）身体姿势：包括手势，以及点头、挥手、耸肩等其他身体姿势。

（5）触摸：包括抚摸、拥抱、握手等。

（6）空间距离：① 亲密距离，指沟通双方相距不到 0.5 m，适用于安慰、查体等；② 个人距离，指沟通双方相距 0.5～1.2 m，适用于亲朋好友间的沟通、护患沟通等；③ 社交距离，指沟通双方相距 1.2～3.7 m，适用于工作性或一般性社会交往活动；④ 公众距离，指沟通双方相距 3.7 m 以上，适用于健康讲座等。

四、沟通的技巧

（一）倾听的技巧

1．参与

参与是指完全在意对方，全神贯注地倾听。具体方法包括以下几种：① 与患者保持适当的距离；② 保持放松、舒适的姿势；③ 保持目光接触；④ 避免做出分散注意力的动作；⑤ 给对方及时的回应和适当的鼓励。

2．核实

核实是指核对自己的理解以获得或给予反馈。具体方法如下：

（1）复述：将患者的话重复说一遍，但不加任何评论。

（2）意述：将患者的话用自己的语言重新陈述，但保持原意，且重点突出。

（3）澄清：将患者模糊的、不完整的或不明确的陈述弄清楚。

（4）总结：用简要、概括的方式将患者的话再陈述一遍。

3．反映

反映是指将患者所表达的语言和非语言信息全部回述给患者。反映不仅可以使患者明确护士已理解其意思，而且可以帮助患者评价自己的沟通方式以便及时做出调整。

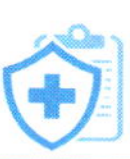

（二）解决问题的技巧

以解决问题为目的的沟通技巧包括收集资料、紧扣主题、总结及提供信息。

1. 收集资料

提问题是收集资料的主要手段。问题一般分为两种：① 开放式问题，问题范围广，任由患者说出自己的意见、观点和感受；② 封闭式问题，问题范围窄，只要求患者回答“是”或“不是”，或做一些简单的选择。

2. 紧扣主题

紧扣主题是指将交谈的内容引至问题的主要方面。

3. 总结

总结是指对沟通的主要内容进行简单的概括。

4. 提供信息

提供信息是指护士应向患者提供一些他们想知道且有权利知道的相关信息。

（三）组织交谈的技巧

1. 准备交谈阶段

（1）通过阅读病历或向其他医务人员咨询，全面了解患者的情况。

（2）明确交谈的目的。

（3）根据交谈的目的确定具体的交谈内容，并列出提纲。

（4）准备交谈环境，保证环境安静、私密性好。

（5）提前通知患者交谈时间，并保证患者在良好的身心条件下交谈。

（6）护士自身准备：仪表端庄，态度和蔼可亲，让患者产生信任感。

2. 开始交谈阶段

（1）有礼貌地称呼患者，使患者有相互平等、相互尊重的感觉。

（2）主动介绍自己，如自己的姓名、职责范围等，使患者产生信任感。

（3）说明交谈的目的、所需要的时间等。

（4）创造一个不拘束的交谈气氛。

（5）帮助患者调整到适当的体位。

3. 正式交谈阶段

（1）根据交谈的目的提问，所提问题应简明，并注意语言的通俗易懂；根据患者的社会文化背景、年龄、职业等选择合适的问题表达方式。一般情况下，可用开放、间接的问题进行提问，必要时则可用封闭式问题引导，同时应注意运用进一步的提问来澄清一些模糊的答案。

（2）注意自己非语言行为的表达，并注意观察患者的非语言行为，以获得准确的信息。

（3）运用各种沟通技巧以加强交谈的效果。

（4）及时做好交谈记录。记录要简明扼要，以便集中精力于交谈、聆听上，次要的信息可在交谈后及时补记。

4. 结束交谈阶段

（1）提醒患者交谈的预定时间已到，让患者有心理准备。

（2）简要总结交谈的主要内容。

（3）尽量不再提出新问题。若患者有新的问题，则可另约时间再次交谈。

（4）对患者表示感谢，并安排患者休息。

（5）必要时预约下次交谈。

第五讲　自理理论

自理理论由美国著名护理理论学家奥瑞姆提出，包括自我护理理论、自理缺陷理论和护理系统理论，是国际上最富影响力的护理理论之一。

一、自我护理理论

自我护理理论阐述了“什么是自理和自理能力”“人有哪些自理需要”两个问题。

（一）自理

自理也称自护、自我护理或自我照护，是指个体为维持自己的生命，确保自身结构完整和功能正常，增进自身健康与幸福感而采取的一系列自发的调节行为和自我照顾活动。自理活动及自理行为可以通过自我学习获得，也可以经他人的帮助、指导而获得。

（二）自理能力

自理能力是指个体从事自理活动或实施自理行为的能力。个体的基本条件因素，如年龄、性别、生长发育阶段、健康状况、社会文化背景、健康服务系统、家庭系统、生活方式与行为习惯、环境因素、可获得的资源及其利用情况等，都会影响个体自理能力的稳定性。

（三）治疗性自理需要

治疗性自理需要是指个体在某一时期内所有自理需要的总和，包括普遍性自理需要、发展性自理需要和健康偏离性自理需要。

1. 普遍性自理需要

普遍性自理需要是指在个体生命周期的各个发展阶段都必需的、与维持自身结构和功能

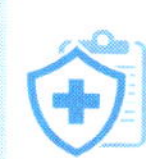

完整性有关的需要，包括食物的需要、空气的需要、水分的需要、排泄的需要、独处和社会交往的需要、活动和休息的需要、预防有害因素侵袭的需要、扩大个体功能和发展潜力的需要等。

2．发展性自理需要

发展性自理需要是指在个体生命周期的各个发展阶段产生的特殊自理需要。例如，婴儿期、青春期、孕期、更年期、老年期产生的特殊自理需要，或在成长发展过程中遇到不利事件时产生的自理需要，如应对失学、失业、丧亲、事故等不利情况时产生的自理需要。

3．健康偏离性自理需要

健康偏离性自理需要是指个体遭遇疾病、损伤、残疾或特殊病理变化时，或在疾病诊断治疗过程中产生的自理需要，通常包括健康状态改变时及时就医的需要、了解自身疾病发展过程及预后的需要、有效执行治疗方案的需要等。

二、自理缺陷理论

自理缺陷理论是自理理论的核心。当个体因疾病导致自理能力下降或治疗性自理需要增加，使自身的自理能力无法满足自身的治疗性自理需要时，就会出现自理缺陷，此时就需要护士的介入和帮助。因此，自理缺陷的出现是个体需要护士介入和帮助的原因。

三、护理系统理论

护理系统是指由护士为患者提供照护的护理行为和患者自身的自理活动及自理行为共同构成的行为系统。患者的治疗性自理需要和自理能力决定护理系统的选择。为满足患者的需要，奥瑞姆提出了三种护理系统，即全补偿护理系统、部分补偿护理系统和辅助-教育护理系统。

（一）全补偿护理系统

全补偿护理系统是指患者完全没有能力完成自理活动及自理行为，需要护士给予其全面的护理帮助的行为系统。全补偿护理系统适用于：① 在神志和体力上均无法完成自理活动及自理行为的患者；② 神志清楚，知道自己的自理需要，但没有体力去完成的患者；③ 虽然有体力完成自理活动及自理行为，但神志上无法对自己的自理需要做出判断和决定的患者。

（二）部分补偿护理系统

部分补偿护理系统是指患者虽然有能力完成部分自理活动及自理行为，但仍需要护士提供帮助的行为系统。在满足患者全部治疗性自理需要的过程中，护士和患者双方共同起作用。部分补偿护理系统适用于能完成部分自理活动及自理行为，但在某些方面缺乏自理能力的患者。

（三）辅助-教育系统

辅助-教育系统是指患者有能力完成全部自理活动及自理行为，但某些自理活动及自理行为需要通过学习才能完成的行为系统。在这个系统中，护士需要对患者进行知识上的传授、心理上的支持和技术上的指导等，以提高患者的自理能力，使其克服自理缺陷。

四、自理理论在护理中的应用

以自理理论为基础的护理实践包括以下三个步骤。

（一）评估患者的自理能力和治疗性自理需要

收集患者的健康资料，评估患者的自理能力和治疗性自理需要，确定患者的护理目的和护理需求。

（二）选择合适的护理系统，拟定护理措施

根据评估的结果，从全补偿护理系统、部分补偿护理系统和辅助-教育护理系统中选择适合患者目前情况的护理系统。根据所选的护理系统，为患者设计护理方案，拟定护理措施。

（三）实施和评价护理措施

根据所选定的护理系统和拟定的护理措施为患者实施护理，并评价护理效果。此外，若患者的实际情况发生改变，则应重新评估患者的自理能力和治疗性自理需要，及时调整护理系统，修改护理措施。

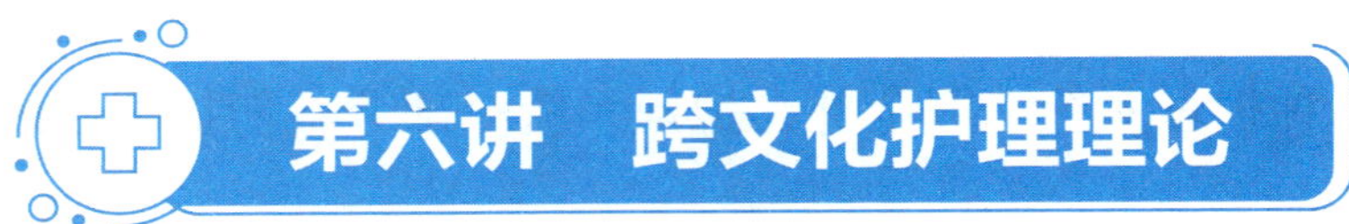

第六讲　跨文化护理理论

跨文化护理理论由美国著名的护理理论学家莱宁格在 20 世纪 60 年代首先提出，是指护士根据服务对象不同的文化背景，实施符合服务对象的文化需求，且能被服务对象接受的护理活动，以帮助服务对象恢复健康，使其能更好地面对疾病、伤残或死亡的护理理论。

一、跨文化护理理论的主要概念

（一）文化

文化是指不同个体、群体或机构通过学习、共享和传播等方式塑造的，并随时间代代相传而形成的模式化的生活方式、价值观、信仰、行为标准、个体特征和实践活动的总称。文化以一定的方式传承，并用以指导人的思维方式、生活决策和行为活动。

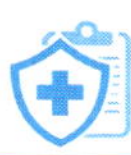

（二）关怀

关怀是指为有明确需求或预期需求的个体或群体提供支持性的、有效的及方便的帮助，从而改善其人体状况或生活方式，使其能够更好地面对疾病、伤残或死亡的一种行为相关现象。莱宁格认为，关怀在护理学中占主导地位，是护理的中心思想。

关怀可分为一般关怀和专业关怀。一般关怀是指通过模仿、学习等方式获得传统的和固有的文化关怀知识与技能后实施的关怀行为。专业关怀是指通过规范学习获得专业关怀知识与技能后实施的关怀行为。

（三）文化关怀

文化关怀是指为了维持和促进个体或群体的健康状态，使其能更好地面对疾病、伤残和死亡，利用一些符合其文化背景的、能被其理解和接受的表达方式，而为个体或群体提供与其文化背景相适应的帮助性、支持性和促进性行为。

莱宁格认为护理的本质是文化关怀。文化关怀是护理活动实施的原动力，是护士为服务对象提供合乎其文化背景的护理的基础。文化关怀的实施主要有以下三种方式：

（1）文化关怀保持：指对当前文化适应良好的服务对象，运用帮助性、支持性和促进性的护理关怀决策和行为，帮助其保存或维持有益的价值观、信仰和生活方式，以促进其恢复健康或更好地面对疾病、伤残或死亡。

（2）文化关怀调适：指对当前文化不适应或对新文化不知所措的服务对象，运用帮助性、支持性和促进性的护理关怀决策和行为，帮助其调整、适应其他文化，以使其达到良好的健康状态。

（3）文化关怀重建：指对当前文化排斥的服务对象，运用帮助性、支持性和促进性的护理关怀决策和行为，帮助其改变原有的生活方式，重建新的、令其满意的、更有利于其健康的价值观、信仰和生活方式。

（四）与文化相适应的关怀

与文化相适应的关怀是指以文化和健康知识为基础，通过灵活的、创造性的、有目的的、有意义的关怀方式，为个体或群体提供与其价值观、信仰和生活方式相适应的护理关怀。

二、跨文化护理理论的内容

莱宁格设计了“日出模式”来表达和阐释跨文化护理理论的主要内容。“日出模式”包含以下四级（即四个层次）。

（一）Ⅰ级（最外层）——世界观与文化社会结构层

世界观与文化社会结构层包括世界观、文化社会结构及其组成因素，如环境背景因素、语言与文化学因素、技术因素、宗教哲学因素、经济因素、教育因素等。文化社会结构的组成因素是具有文化意义的关怀价值观、关怀信念及关怀实践的形成基础，影响关怀的形态和表达。护士在为服务对象护理前，应详细了解服务对象的各种复杂的文化因素。

（二）Ⅱ级（第二层）——文化关怀与健康层

文化关怀与健康层主要指不同文化背景和环境下文化关怀的形态及其表达方式。文化关怀的形态及其表达方式决定了不同文化背景下的健康观念，并进一步对不同保健系统中的个体、家庭、群体、社区或机构产生影响。

（三）Ⅲ级（第三层）——健康系统层

健康系统层包括一般关怀系统、专业关怀系统和护理关怀系统。一般关怀系统和专业关怀系统都可为服务对象提供帮助性、支持性和促进性关怀，帮助服务对象保持完好的健康状态，使其更好地面对疾病、伤残或死亡。两者的区别是一般关怀系统可由非专业人员操作，而专业关怀系统则需要经过培训的专业人员来完成。护理关怀系统的理论和实践大多数来源于专业关怀系统，少数来源于一般关怀系统，是一般关怀系统和专业关怀系统之间连接的桥梁。

（四）Ⅳ级（第四层）——护理关怀决策和行为层

护理关怀决策与行为层主要包括文化关怀保持、文化关怀调适和文化关怀重建三种文化关怀实施方式。护士根据服务对象对文化的适应情况，选择合适的文化关怀实施方式，以最大限度地满足服务对象的需求，促进服务对象恢复健康，更好地面对疾病、伤残或死亡。

三、跨文化护理理论在护理中的应用

在护理实践中，可根据莱宁格“日出模式”的相关联系来执行护理程序。

（一）护理评估

护理评估相当于“日出模式”的Ⅰ、Ⅱ级，包括以下两部分。

1. 评估“日出模式”的最外层

通过收集与服务对象相关的环境背景、宗教信仰、社会关系、亲朋关系、政治背景、经济状况、教育背景、价值观等方面的信息，评估服务对象所处的文化氛围、文化社会结构和世界观方面的知识和信息。

2. 评估“日出模式”的第二层

评估服务对象的身体和心理状况及对一般关怀、专业关怀的期望值，从而选择与服务对

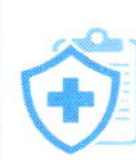

象文化背景相适应的护理关怀。

（二）护理诊断

护理诊断相当于“日出模式”的Ⅲ级。在评估中鉴别和明确服务对象所处的文化与其他文化在关怀上的异同点，找出服务对象在文化关怀需求中不满足的内容，并做出相应的护理诊断。

（三）护理计划的制订与实施

护理计划的制订与实施相当于“日出模式”的Ⅳ级。根据服务对象的不同文化背景，选用文化关怀保持、文化关怀调适或文化关怀重建，为服务对象制订护理计划并实施。

（四）护理评价

在“日出模式”中，虽然没有明确地提到过护理评价，但是提出了护理关怀的方式要与服务对象的文化背景相适应，要对护理关怀进行系统性研究。这就相当于护理程序中的护理评价。

项目学习效果测试

一、单项选择题

1. 下列关于系统概念的表述中，错误的是（　　）。
   A．系统是具有一定结构和功能的有机整体
   B．系统由若干相互联系、相互作用的要素组成
   C．系统各要素有着相同的结构和功能
   D．系统的整体功能大于各要素的功能之和
2. 按照系统与环境的关系，系统可分为（　　）。
   A．自然系统和人造系统　　B．动态系统和静态系统
   C．封闭系统和开放系统　　D．实体系统和概念系统
3. 需要的特征不包括（　　）。
   A．对象性　　B．发展性
   C．统一性　　D．制约性
4. 根据马斯洛的需要层次论，应优先满足的需要是（　　）。
   A．生理的需要　　B．安全的需要
   C．爱与归属的需要　　D．尊重的需要

5. 需要层次论对护理的意义不包括（　　）。

A. 帮助护士识别患者未被满足的需要

B. 帮助护士诊断患者的生理性疾病

C. 帮助护士确定护理计划的优先顺序

D. 帮助护士科学指导患者协调各需要之间的关系

6. 下列不属于非语言沟通类型的是（　　）。

A. 面部表情　　B. 目光接触　　C. 触摸　　D. 符号

7. 下列关于自我护理理论的表述，正确的是（　　）。

A. 个体的自理能力是稳定的，不易受其他因素的影响

B. 个体自理的目的是维持自己的生命，确保自身结构完整和功能正常，增进自身健康和幸福感

C. 自理只能通过他人的指导和帮助获得

D. 治疗性自理需要是指个体进食、沐浴、更衣、社交等的需要

8. 跨文化护理理论的主要代表是（　　）。

A. 奥瑞姆　　B. 莱宁格　　C. 罗伊　　D. 弗洛伊德

9. 关于跨文化护理理论在护理中的应用，下列表述正确的是（　　）。

A. 在“日出模式”中，明确地提到了护理评价

B. 护理诊断相当于“日出模式”的Ⅳ级

C. 护理评估相当于“日出模式”的Ⅱ级

D. 进行护理诊断后，在护理关怀决策和行为层制订护理计划并实施

二、案例分析题

患者，男，53岁，因“晕厥原因待查，不明心肌病待查”被收入院。该患者入院后情绪紧张、焦虑不安，对护士说：“我的病情是不是很严重？家里的经济来源全靠我，要是我的病治不好，没法工作，家里怎么办？”

请思考：

（1）此时，该患者最主要的压力源是什么？

（2）该患者的表现属于哪类反应？

（3）护士应如何安抚患者？

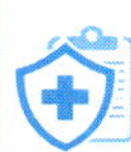

项目综合实践活动

【活动背景】

护理学相关理论与护理理论能够指导临床护理工作，但其效果究竟如何，还需结合一线护士的真实反馈。

【活动要求】

请以小组为单位，自选当地一家医院或联系已毕业的学生，通过发放调查问卷及现场访谈等方式获取相关信息，书写一份有关护理学相关理论与护理理论在实际护理工作中应用情况的调查报告。具体要求如下：

（1）问卷题目需结合本项目所学知识设置。

（2）问卷调查和现场访谈采取匿名制，以保护护士隐私。

（3）调查和访谈时需态度温和，向被调查者解释说明调查的目的，以取得信任与配合，并告知被调查者根据实际感受如实作答，不要有任何顾虑。

（4）报告内容中要有被调查者结合自身经历得到的感悟。

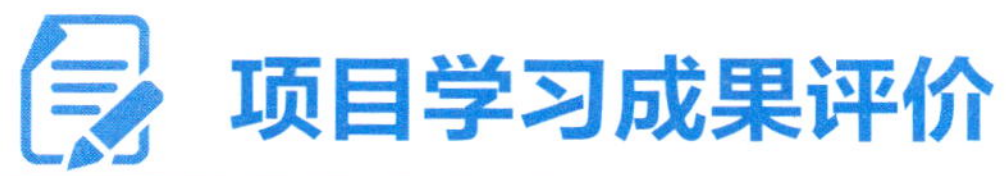

项目学习成果评价

表 1-1　项目学习成果评价表

考核内容	评价标准	分值	评价得分		
			自评	互评	师评
知识考核	了解系统的分类，需要的概念和特征，沟通的概念、种类与构成要素	10			
	熟悉系统的概念及系统理论在护理中的应用，需要层次理论各层次需要之间的关系，沟通的基本技巧	20			
	掌握需要层次论的基本内容及其在护理中的应用，压力与适应理论的基本概念及其在护理中的应用，自理理论、跨文化护理理论的基本概念、内容及其在护理中的应用	30			
技能考核	能够将护理学相关理论与护理理论应用到实际护理工作中	15			

续表

<table>
<tr><th rowspan="2">考核内容</th><th rowspan="2">评价标准</th><th rowspan="2">分值</th><th colspan="3">评价得分</th></tr>
<tr><th>自评</th><th>互评</th><th>师评</th></tr>
<tr><td rowspan="2">素质考核</td><td>时刻忠诚地履行守护人民群众生命健康的重要职责，为推动卫生健康事业发展、提高全民健康水平、增进人民群众福祉贡献自己的一份力量</td><td>15</td><td></td><td></td><td></td></tr>
<tr><td>具备勇于创新、精进技能的精神</td><td>10</td><td></td><td></td><td></td></tr>
<tr><td>总评</td><td>自评×20%＋互评×20%＋师评×60%</td><td colspan="4"></td></tr>
<tr><td>自我评价</td><td colspan="5"></td></tr>
<tr><td>教师评价</td><td colspan="5"></td></tr>
</table>

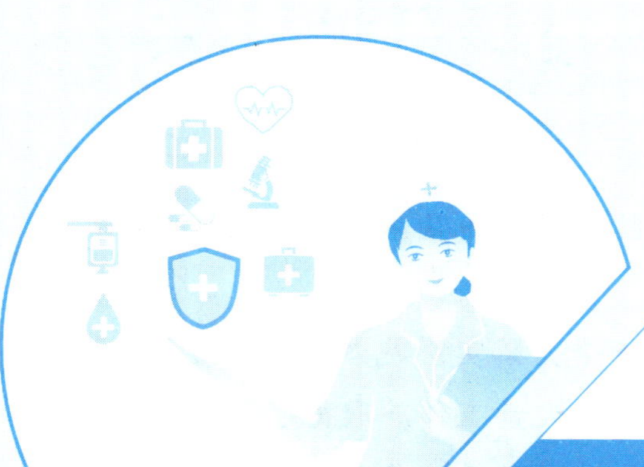

项目二

护理程序

知识目标

- 了解护理程序的概念和理论基础，护理评估、护理诊断及整体护理的概念，预期目标的分类。
- 熟悉护理评估的内容，护理诊断的组成、类型及其与医疗诊断和合作性问题的区别，预期目标的陈述方式与制定的注意事项，制定护理措施的注意事项，护理计划的书写方式，实施的方法与步骤，护理评价的方式、内容及步骤。
- 掌握护理诊断的名称、陈述方式及排序原则，护理措施的内容与类型。

技能目标

- 能够按照护理程序开展实际护理工作。

素质目标

- 增强职业荣誉感、提高自身素质，适应卫生健康事业发展的总体需要，满足人民群众多元化、多层次的护理需求。
- 弘扬护理正能量，协助营造重视支持护理、理解关爱护士的良好氛围。

项目导入

为进一步提升护士的护理理论与实践水平，提升医院的护理质量，近日，某医院开展了一次护理评估专题培训会。

会上，护理部主任表示，自医院改革以来，广大护士全力落实医院各项工作要求，在完善制度建设、强化制度落实、改进临床工作等方面做了大量工作，取得了阶段性成效。本次专题培训会也是落实相关要求、提升护理质量的重要举措，参会人员要充分利用此次学习机会，围绕护理评估与干预的重点、难点问题进行交流学习，使临床患者的护理更加规范、高效，充分展现护理的专业价值。

培训分为理论授课和工作坊两部分。

理论授课环节，由相关专科的护士长及呼吸治疗师组成的讲师团队，细致地讲解了呼吸系统、循环系统、神经系统及消化系统的护理评估要点、难点。

工作坊环节，由呼吸治疗师、康复治疗师、营养专科护士及重症专科护士组成的示教团队，针对肺部听诊、有效排痰、瞳孔观察、意识评估、良肢位摆放、肠鸣音听诊、腹围及胃残余量测定等临床常用护理评估技术进行了分组示教与手把手指导。深入浅出的讲解、清晰细致的示教激发了参训人员的学习热情。

会后，参会人员纷纷表示获益匪浅，认为本次培训提高了他们解决护理评估相关实际问题的能力，同时他们会把所学内容在科室内进行进一步地推广与临床落实，以培训促实践，以实践促提升，共同推动临床护理质量的不断提升。

请思考：

（1）什么是护理评估？

（2）护理评估是护理程序的哪一步？除了护理评估外，护理程序还包括哪些步骤？

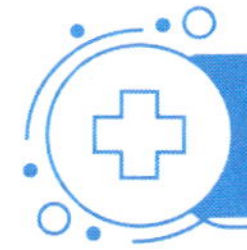

第一讲　护理程序概述

一、护理程序的概念

护理程序是指科学地识别、确认和解决护理对象现存的或潜在的健康问题，有计划地为护理对象提供系统、全面的整体护理的护理工作方法。

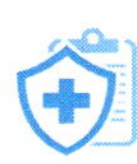

二、护理程序的理论基础

（1）系统理论：构成护理程序的框架。

（2）需要层次论：为评估患者的健康状况、预见患者的需要提供理论依据。

（3）沟通理论：赋予护士与患者交流的能力和技巧，使护士能够及时了解真实的信息，从而确保护理程序的最佳运行。

（4）解决问题论：为确认患者的健康问题、寻求解决问题的最佳方案及评价效果奠定基础。

第二讲　护理程序的步骤

护理程序包括护理评估、护理诊断、护理计划、实施和护理评价五个步骤。

一、护理评估

护理评估是指系统地、连续地收集与护理对象的健康相关的资料，并对资料进行整理、分析和记录的过程。护理评估是护理程序的第一个步骤，是其他几个步骤的基础，贯穿于护理程序的全过程。

（一）收集资料

1．收集资料的目的

具体来说，收集资料的目的包括以下几项：① 为确定护理诊断提供依据；② 为制订合理的护理计划提供依据；③ 为评价护理效果提供依据；④ 积累资料，供护理科研参考。

2．资料的来源

（1）直接来源：健康资料的直接来源是患者本人，是最重要的资料来源。

（2）间接来源：① 患者的家属及其他与之关系密切者，如朋友、同事等；② 其他健康保健人员，如与患者有关的医生、营养师等；③ 目前或既往的健康记录或病历，如儿童预防接种记录、健康体检记录或病历记录等；④ 医疗、护理的相关文献记录等。

3．资料的类型

（1）主观资料：即患者的主诉，包括患者的经历、感受和体会等，如头晕、麻木、乏力、瘙痒、恶心、疼痛等。

（2）客观资料：指护士经观察、体格检查或实验室检查等所获得的患者的健康资料，如面色苍白、呼吸困难、颈项强直、心脏杂音、血压 150/90 mmHg 等。

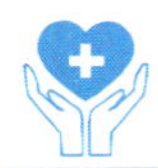

4．资料的内容

（1）一般资料：包括患者的姓名、性别、年龄、民族、婚姻状况、受教育水平、宗教信仰、个人爱好、家庭住址、联系人等。

（2）现在的健康状况：包括主诉、现病史、目前的用药情况等。

（3）既往健康状况：包括既往史、家族史、过敏史、用药史、传染病史、手术史等。

（4）生活状况和自理程度：包括饮食、营养、排泄、睡眠、自理能力、活动情况等。

（5）检查结果：包括体格检查结果、实验室检查结果等。

（6）心理状况：包括对疾病的认识和态度、康复的信心、精神状态、情绪变化等。

（7）社会文化状况：包括学习和工作情况、目前享受的医疗保险待遇、经济状况、家庭成员的态度和对疾病的了解程度等。

5．收集资料的方法

（1）观察：指利用感官或借助简单的诊疗器具，系统地、有目的地收集患者的健康资料。常用的观察方法有以下几种：① 视觉观察，即护士通过视觉来观察患者的精神状态、营养发育状况、面容与表情、体位、步态、皮肤黏膜的状况、呼吸方式、呼吸的节律与速率、四肢的活动能力等。② 触觉观察，即护士通过触觉来判断患者某些器官、组织的物理特征，如脉搏、皮肤的温度和湿度、脏器的形状和大小、肿块的位置和表面性质等。③ 听觉观察，即护士通过听觉来辨别患者的各种声音，如患者谈话时的语调、呼吸的声音、咳嗽的声音、喉部有痰的声音、器官的叩诊音等，或借助听诊器听到的心音、呼吸音、肠鸣音等。④ 嗅觉观察，即护士运用嗅觉来辨别患者身上的各种气味，如来自皮肤黏膜、呼吸道、胃肠道、呕吐物、分泌物、排泄物等的异常气味，以判断疾病的性质和变化。

（2）护理体检：指护士通过视诊、触诊、叩诊、听诊和嗅诊等方法，对患者的生命体征和各系统的功能状况进行全面检查，以收集与护理相关的资料。

（3）交谈：指护士通过与患者交谈，收集有关患者健康状况的信息，取得确立护理诊断所需的各种资料，同时取得患者的信任。

（4）查阅：包括查阅患者的医疗、护理病历及各种检查结果等。

（二）整理与分析资料

1．分类

将收集到的资料进行分类，有助于护士快速地分析资料。常用的资料分类方法有以下几种：① 按马斯洛的需要层次论分类；② 按戈登的 11 个功能性健康型态分类；③ 按北美护理诊断协会（North America Nursing Diagnosis Association, NANDA）的护理诊断分类法Ⅱ分类（13 类）。

2．核实

对于不清楚或有疑问的资料，护士应进一步确认，以确保收集到的资料真实、准确。

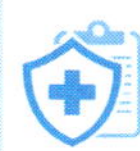

3．筛选

护士应对收集到的全部资料进行筛选，删除对患者的健康无意义或无关的资料，以便于集中注意力于所需解决的问题。

4．分析

护士应将筛选出的资料与正常值和患者健康时的状态做比较，从而发现问题，为确立护理诊断、制订护理计划打下基础。

（三）记录资料

（1）收集的资料要及时记录。

（2）记录主观资料应尽量用患者自己的语言，并加引号。

（3）记录客观资料应使用专业术语，陈述应具体、确切，能正确反映患者的健康问题，避免主观判断。

二、护理诊断

（一）护理诊断的概念

护理诊断是指对个人、家庭、社区现存的或潜在的健康问题或生命过程反应的一种临床判断。

（二）护理诊断的组成

1．名称

名称是指对护理对象的健康状态或疾病反应的概括性陈述。

2．定义

定义是指对护理诊断名称的一种清晰、精确的解释和陈述，以此与其他护理诊断相鉴别。

3．诊断依据

诊断依据是指做出护理诊断的临床判断标准。诊断依据是患者所具有的一组症状、体征及有关病史，也可以是危险因素。诊断依据可分为以下三种：

（1）必要依据：指做出某一护理诊断必须具备的依据。

（2）主要依据：指做出某一护理诊断通常需要的依据。

（3）次要依据：指对做出某一护理诊断有支持作用，但不一定在每次做出该诊断时都存在的依据。

4．相关因素

相关因素是指影响个体的健康状况，导致健康问题的直接因素、促发因素或危险因素，包括病理生理方面的因素、心理方面的因素、治疗方面的因素等。

（三）护理诊断的类型

1. 现存的护理诊断

现存的护理诊断是指对护理对象目前已存在的健康问题的陈述，如“皮肤完整性受损”“清理呼吸道无效”等。

2. 有危险的护理诊断

有危险的护理诊断是指对护理对象目前尚未发生，但有危险因素存在，若不采取护理措施，则有可能出现护理问题的陈述。一般用“有……的危险”陈述，如“有皮肤完整性受损的危险”“有感染的危险”等。

3. 健康的护理诊断

健康的护理诊断是指对护理对象从特定的健康水平向更高的健康水平发展的陈述，如“母乳喂养有效”“寻求健康行为”等。

（四）护理诊断的陈述方式

完整的护理诊断通常包括三部分（PSE）：① 健康问题（problem），即护理诊断的名称；② 症状和体征（symptoms and signs）；③ 相关因素（etiology）。

护理诊断的陈述方式主要有以下三种：

（1）三部分陈述：即 PSE 公式，多用于现存的护理诊断，如“体温过高：T 39.5℃，与呼吸道感染有关”。

（2）两部分陈述：即 PE 公式，多用于有危险的护理诊断，如“有皮肤受损的危险：与长期卧床有关”。

（3）一部分陈述：只有 P，用于健康的护理诊断，如“执行治疗方案有效”。

护理小贴士

护理诊断的陈述方式：现存、危险 E 必在，出现 S 为现存。

（五）护理诊断与医疗诊断和合作性问题的区别

1. 护理诊断与合作性问题的区别

合作性问题是指护士与其他医务人员共同合作才能解决的问题，多指由各种原因造成的或可能造成的生理上的并发症。合作性问题的陈述方式为“潜在并发症：×××”。其护理重点是注意监测病情变化，以便及时发现问题并与其他医务人员合作处理。

并非所有的并发症都是合作性问题。通过护理措施就能得以预防或处理的，属于护理诊断；只有那些护士不能预防和独立处理的才是合作性问题。

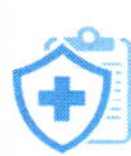

2．护理诊断与医疗诊断的区别

护理诊断与医疗诊断的区别如表 2-1 所示。

表 2-1　护理诊断与医疗诊断的区别

项目	护理诊断	医疗诊断
临床判断的对象	对个人、家庭、社区现存的或潜在的健康问题或生命过程反应的一种临床判断	对个体病理生理变化的一种临床判断
陈述方式	PSE 公式、PE 公式、P 公式	疾病名称或原因不明的症状、体征待查表述
问题的状态	现存的或潜在的	多是现存的
决策者	护士	医生
解决办法	护理干预	药物、手术等治疗手段
数量	可同时有多个	一般只有一个
稳定性	随病情的变化而变化	只要诊断正确就不会变化

三、护理计划

护理计划是指以护理诊断为依据制订护理措施的过程。护理计划包括四个步骤：排列护理诊断的顺序、设定预期目标、制订护理措施和书写护理计划。

（一）排列护理诊断的顺序

1．排序的原则

（1）优先解决直接危及生命，须立即解决的问题。

（2）按马斯洛的需要层次论，先解决低层次需要，再解决高层次需要。

（3）在不违反治疗、护理原则的基础上，可优先解决护理对象主观上认为重要的问题。

（4）优先解决现存的问题，但不要忽视潜在的问题。

2．排序的方法

（1）首优问题：指直接威胁护理对象的生命，必须立即采取行动予以解决的问题，如气体交换受损、体液严重不足等。

（2）中优问题：指不直接威胁护理对象的生命，但能造成躯体或精神上损害的问题，如腹泻、有皮肤完整性受损的危险、语言沟通障碍等。

（3）次优问题：指与此次发病及其预后关系不大的问题。这些问题并非不重要，而是可以在安排护理工作时稍后考虑，如营养失调、知识缺乏等。

（二）设定预期目标

预期目标是指护士期望护理对象在接受护理后能够达到的健康状态或行为、情感的变化，即最理想的护理效果。预期目标可以帮助护士明确工作的方向，也可以作为护理评价的标准。

1. 预期目标的分类

（1）短期目标：指在较短的时间（一般少于 7 d）内就能实现的目标，如“24 h 内患者可自行排尿”。

（2）长期目标：指在相对较长的时间（数周甚至数月）内才能实现的目标。

2. 预期目标的陈述方式

（1）主语：指护理对象或其人体的一部分。

（2）谓语：指护理对象将要完成的行为。

（3）行为标准：指护理对象的行为所要达到的程度。

（4）条件状语：指护理对象完成某行为时所处的条件状况。

（5）时间状语：指护理对象完成某行为所需的限定时间。

例：1 个月内　患者　能借助双拐　行走　100 m。
　　时间状语　主语　条件状语　谓语　行为标准

3. 预期目标制定的注意事项

（1）预期目标应是护理活动的结果，而非护理活动本身；主语应是护理对象或其人体的一部分，而非护士。

（2）预期目标应具有针对性，一个预期目标针对一个护理诊断（但一个护理诊断可有多个预期目标）。

（3）预期目标应在护理范畴内，通过护理措施可以达到。

（4）预期目标应切实可行，在护理对象能力可及的范围内。

（5）行为标准应具体，可观察、可测量。

（6）预期目标应与医疗工作相协调。

（7）鼓励护理对象参与预期目标的制定。

（8）潜在并发症的预期目标可这样陈述：护士能及时发现并发症并积极配合处理。

（三）制定护理措施

护理措施是指护士为帮助护理对象达到预期目标所采取的具体方法。

1. 护理措施的内容

护理措施主要包括饮食护理、病情观察、基础护理、检查及手术前后护理、心理护理、功能锻炼、健康教育、医嘱执行、对症护理等。

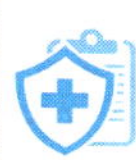

2．护理措施的类型

（1）依赖性护理措施：指护士遵医嘱实施的护理活动，如发药、输液等。

（2）独立性护理措施：指护士能够独立提出和完成的护理活动，如卫生宣教、定时翻身、按摩皮肤等。

（3）合作性护理措施：指护士与其他医务人员合作完成的护理活动，如饮食护理、康复锻炼等。

3．护理措施制定的注意事项

（1）护理措施应针对预期目标制定，一个预期目标可通过多项护理措施实现。

（2）护理措施应切实可行，需要考虑护理对象的具体情况、现有的设施和设备、护士的数量和技术水平等。

（3）护理措施的内容应具体、明确、全面，具有指导性和可操作性。

（4）鼓励护理对象参与制定，以帮助其理解护理措施的意义，主动配合护理活动的实施。

（5）护理措施应与医疗工作相协调。

（6）护理措施应有科学的理论依据。

（四）书写护理计划

将护理诊断、预期目标、护理措施等按一定的格式书写成文，即构成护理计划。各医院护理计划单的书写格式不完全相同，但一般包括日期、护理诊断、预期目标、护理措施、效果评价等，如表 2-2 所示。

表 2-2　护理计划单

开始日期	护理诊断	预期目标	护理措施	效果评价	停止日期	签名
2024-4-11	营养失调：高于人体需要量，与摄入量过多有关	1 周内体重下降 0.5～1 kg	（1）控制每天的摄入量在 6.8 MJ 以内 （2）户外运动，每日 2 次，每次 30 min	体重下降 0.7 kg	2024-4-18	周嘉

四、实施

实施是指为实现预期目标，将各项护理措施按计划执行的过程。

（一）实施的方法

（1）护士直接为护理对象提供护理。

（2）护士与其他医务人员合作为护理对象提供护理。

（3）护士指导护理对象共同参与护理。

（二）实施的步骤

1. 准备

实施前的准备工作主要包括以下几项：

（1）进一步熟悉和理解护理计划。

（2）分析实施护理计划所需要的护理知识和技术。

（3）预测可能发生的并发症及其预防措施。

（4）合理安排、科学运用人力、物力和时间。

2. 执行

执行护理计划的过程是护士运用观察能力、沟通技巧、合作能力、应变能力等，娴熟地应用各项护理操作技术的过程。在执行护理计划的过程中，护士要充分发挥护理对象的积极性，与其他医务人员密切配合，同时密切观察执行计划后护理对象的反应，并及时处理新出现的健康问题。

3. 记录

实施各项护理措施后，护士要把各项护理活动的内容、时间、结果及患者的反应等进行完整、准确的文字记录，即护理记录或护理病程记录。

常用的护理记录方法为 PIO 记录法，其中，P（problem）指护理问题，I（intervention）指护理措施，O（outcome）指护理结果，如表 2-3 所示。

表 2-3　护理记录（PIO 格式）

姓名______　性别______　年龄______　科室______　床号______　住院号______

日期	时间	护理记录（PIO）	签名
2024-4-11	10:00	P：体温过高：T 38.7℃，与肺部感染有关 I：（1）给予温水擦浴、冰袋冷敷头部等物理降温方法 （2）鼓励患者多饮水 （3）每 4 h 测一次体温	刘文
	18:00	O：体温降至 37℃	周嘉

五、护理评价

护理评价是指将实施护理计划后所得到的护理对象的健康状况与预期目标进行比较，以判断护理效果的过程。护理评价虽是护理程序的最后一步，但实际上贯穿于护理程序的每一步。

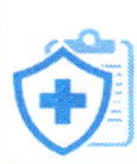

（一）护理评价的方式

（1）护士的自我评价。

（2）护士长、护理专家、护理教师的检查与评价。

（3）护理查房时同行的评价。

（4）医院质量控制委员会的检查与评价。

（二）护理评价的内容

（1）护理过程的评价：评价护士进行护理活动的行为过程是否符合护理程序的标准。例如，护理病历的质量、护理措施的实施情况是否符合标准等。

（2）护理效果的评价：评价中最重要的部分。评价患者行为和健康状况的改善情况是否达到预期目标。

（三）护理评价的步骤

1．收集资料

收集患者各方面的健康资料，以备与预期目标进行比较。

2．判断结果

将患者目前的健康状况与预期目标进行比较，判断预期目标的实现程度。预期目标的实现程度一般可分为目标完全实现、目标部分实现、目标未实现三种。

3．分析原因

一般应从以下几个方面分析目标部分实现或未实现的原因：① 所收集的资料是否真实、准确、全面？② 护理诊断是否正确？③ 预期目标是否合适？④ 护理措施是否适合患者？执行是否有效？⑤ 患者的病情是否发生变化或有新问题产生？⑥ 患者及其家属是否配合护理工作？

4．修订计划

（1）停止：问题已解决或预期目标已实现，停止原有的护理计划。

（2）继续：问题仍然存在，预期目标与护理措施得当，继续执行计划。

（3）取消：对原认为可能存在的护理问题，经进一步收集资料并分析后，不存在的可予以取消。

（4）修改：对护理诊断、预期目标和护理措施中的不当之处予以修改完善。

（5）增加：对患者新出现的问题，重新收集资料进行分析，将新的护理诊断、预期目标和护理措施加入护理计划中。

项目学习效果测试

一、单项选择题

1. 下列选项中，属于主观资料的是（　　）。
   A. 头痛　　B. 面色苍白　　C. 心脏杂音　　D. 呼吸有烂苹果味
2. 下列选项中，属于合作性问题的是（　　）。
   A. 皮肤完整性受损：压疮，与局部组织长期受压有关
   B. 潜在并发症：肝性脑病
   C. 体温过高：T 39.5℃，与炎症有关
   D. 知识缺乏：缺乏母乳喂养的相关知识
3. 在制订护理计划时，下列对护理诊断的排序方法，不符合排序原则的是（　　）。
   A. 优先解决直接危及生命的问题
   B. 先解决高层次需要，再解决低层次需要
   C. 在不违反治疗、护理原则的基础上，可优先解决护理对象主观上认为重要的问题
   D. 优先解决现存的问题，但不要忽视潜在的问题
4. 下列关于护理程序的表述中，错误的是（　　）。
   A. 以促进和恢复患者的健康为目的
   B. 是一系列有目的、有计划的护理活动
   C. 是对护理对象进行的被动的、全面的整体护理
   D. 是一个综合的、动态的、具有决策和反馈功能的过程
5. 完整的护理诊断不包括（　　）。
   A. 健康问题　　B. 症状　　C. 相关因素　　D. 发病机制
6. 下列属于健康的护理诊断的是（　　）。
   A. 有皮肤受损的危险　　B. 睡眠型态紊乱
   C. 活动无耐力　　D. 母乳喂养有效
7. 下列关于预期目标的表述中，错误的是（　　）。
   A. 陈述的主语应是护士　　B. 一个预期目标针对一个护理诊断
   C. 应与医疗工作相协调　　D. 每个预期目标都应有具体的实现日期
8. 下列关于护理评价的表述中，错误的是（　　）。
   A. 贯穿护理程序的全过程
   B. 进入护理评价阶段意味着护理程序即将结束

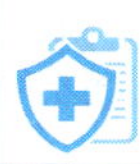

C．是将护理对象的健康状况与预期目标进行比较并做出判断的过程

D．通过护理评价可对以往的护理计划进行修改

二、案例分析题

患者，女，38 岁，因转移性右下腹疼痛 20 h 伴发热、恶心、呕吐，因“急性阑尾炎”被收入院。查体：体温 39.1℃，急性面容，右下腹压痛、反跳痛。

请思考：

（1）在该患者的健康资料中，属于主观资料的有哪些？

（2）护士应该做出哪些护理诊断？

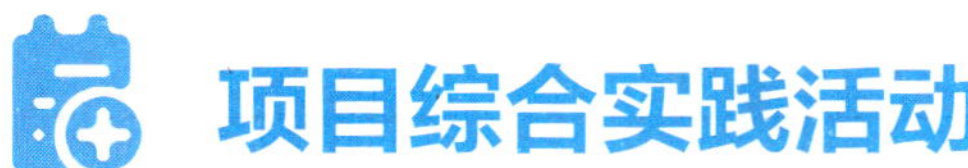

项目综合实践活动

【活动背景】

一男性患者今晨突然出现呕血，伴心慌乏力，遂入院就诊。查体：精神萎靡，皮肤干燥，体温 36.3℃，脉搏 96 次/min，呼吸 24 次/min，血压 80/60 mmHg。

【活动要求】

请运用所学知识，以小组为单位，根据上述情况模拟演练护理程序的所有步骤。

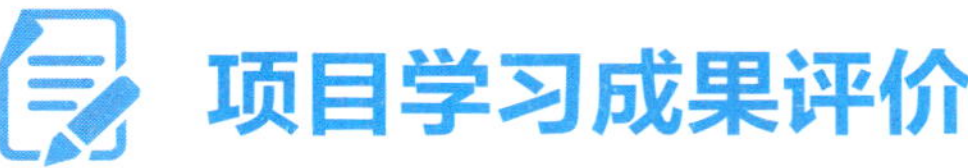

项目学习成果评价

表 2-4　项目学习成果评价表

考核内容	评价标准	分值	评价得分		
			自评	互评	师评
知识考核	了解护理程序的概念和理论基础，护理评估、护理诊断及整体护理的概念，预期目标的分类	10			
	熟悉护理评估的内容，护理诊断的组成、类型及其与医疗诊断和合作性问题的区别，预期目标的陈述方式与制定的注意事项，制定护理措施的注意事项，护理计划的书写方式，实施的方法与步骤，护理评价的方式、内容及步骤	20			
	掌握护理诊断的名称、陈述方式及排序原则，护理措施的内容与类型	30			

续表

<table>
<tr><td rowspan="2">考核内容</td><td rowspan="2">评价标准</td><td rowspan="2">分值</td><td colspan="3">评价得分</td></tr>
<tr><td>自评</td><td>互评</td><td>师评</td></tr>
<tr><td>技能考核</td><td>能够按照护理程序开展实际护理工作</td><td>10</td><td></td><td></td><td></td></tr>
<tr><td rowspan="2">素质考核</td><td>增强职业荣誉感、提高自身素质，适应卫生健康事业发展的总体需要，满足人民群众多元化、多层次的护理需求</td><td>15</td><td></td><td></td><td></td></tr>
<tr><td>弘扬护理正能量，协助政府营造重视支持护理、理解关爱护士的良好氛围</td><td>15</td><td></td><td></td><td></td></tr>
<tr><td>总评</td><td>自评×20%＋互评×20%＋师评×60%</td><td colspan="4"></td></tr>
<tr><td>自我评价</td><td colspan="5"></td></tr>
<tr><td>教师评价</td><td colspan="5"></td></tr>
</table>

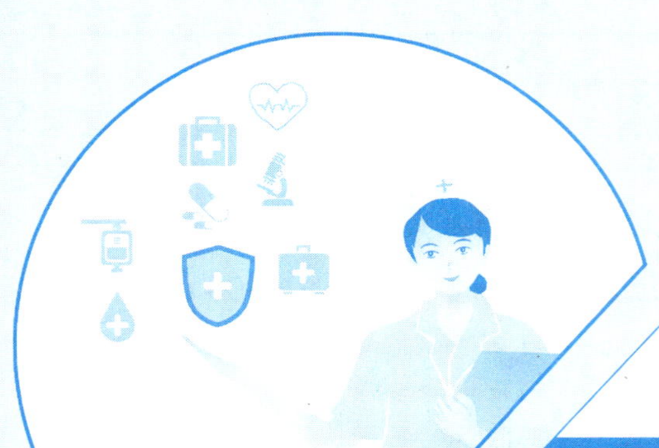

项目三

医院与住院环境

知识目标

- 了解医院的任务、类型、组织机构及医疗部门，入院护理程序，患者入病区初步护理措施。
- 熟悉医院常见不安全因素及防范措施。
- 掌握病区环境的调控，铺备用床法、铺暂空床法及铺麻醉床法的目的、操作要点及注意事项。

技能目标

- 能够正确为患者调控其所需的病区环境。

素质目标

- 培养“以患者为中心”的服务理念和树立爱岗敬业、认真细致的工作态度。

项目导入

患者，男，40 岁，消化性溃疡病史 10 年，近几天上腹部疼痛反复发作，较以往严重，今日在消化内科门诊挂号就医。在候诊过程中，该患者突然呕血，血量约 800 mL，患者情绪非常紧张。

请思考：

针对该患者的突发情况，门诊护士应该如何处理？

第一讲 医 院

一、医院的任务

医院的任务是以医疗工作为中心，同时做好教学、科学研究、预防保健和社区卫生服务工作。

二、医院的类型

根据不同的分类方法，可将医院划分为不同的类型，如表 3-1 所示。

表 3-1 医院的分类

分类方法	医院类型
按收治范围	综合医院、专科医院、康复医院、职业病医院、中医院
按特定对象	军队医院、企业医院、医学院校附属医院
按经济类型	公立医院、民营医院、合资医院

三、医院的组织机构

医院的组织机构（以三级综合医院为例）大致如图 3-1 所示。

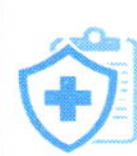

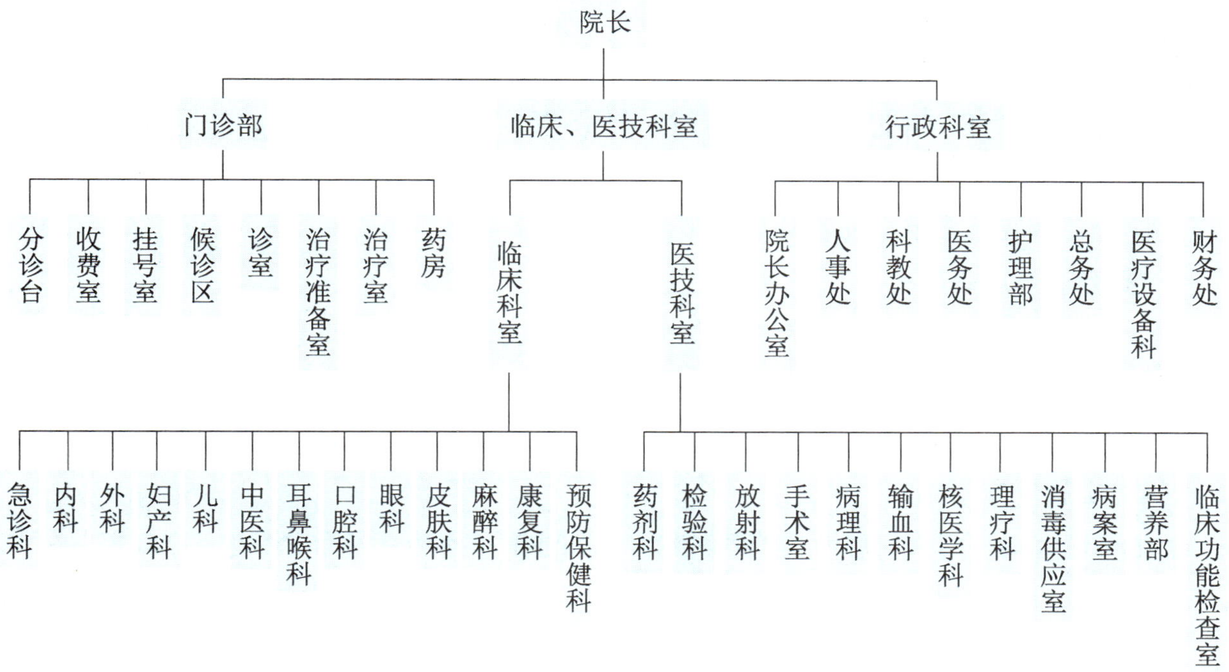

图 3-1　医院组织机构图

四、医院的医疗部门

（一）门诊部

1. 门诊部的设置和布局

门诊部是医院面向社会的窗口，是医疗工作的第一线，也是医院直接为公众提供诊断、治疗和预防保健服务的场所。门诊部的工作质量会直接影响公众对医院的认知和评价。

门诊部具有患者数量多、人群流动性大、诊疗环节复杂、诊疗时间短、医生轮换频繁等特点。医院应创造良好的门诊环境，做到整洁、美观和安静；应以方便患者为目的，合理设置和布局各部门，并设置醒目的部门标志和路标，方便患者就医。

门诊部设有分诊台、挂号室、收费室、候诊区、诊室、治疗准备室、治疗室、药房等。诊室内配备办公桌、座椅、诊查床、隔离帘、阅片灯、手卫生设施；治疗室内配备操作台、治疗床、物品柜、治疗车、锐器盒、医疗废物桶、非医疗废物桶、手卫生设施等。

2. 门诊部的护理工作

（1）预检分诊

门诊护士应热情接待患者，在简要询问患者病史、观察患者病情的基础上做出初步判断，再给予患者合理的分诊和挂号指导。

（2）安排候诊与就诊

在开诊前，护士应整理候诊和就诊环境，备齐各种检查器械及用物等。开诊后，护士应

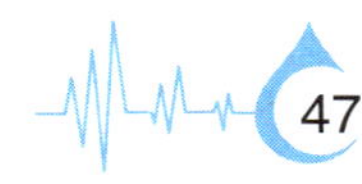

做到：① 按照挂号的先后顺序安排患者就诊，对病情较重或年老体弱者，可适当调整其就诊顺序；② 分开并整理初诊和复诊的病历，以及各种检查报告单、化验单等；③ 根据患者的病情测量生命体征，并记录在门诊病历上；④ 随时观察患者的病情，若遇到有高热、剧痛、出血、休克、呼吸困难等表现的患者，则应立即安排提前就诊或送急诊科处理。门诊结束后，护士要做好诊室消毒和物品整理工作。

（3）开展健康教育

护士可以利用候诊时间对患者进行健康教育，提供有关疾病和健康方面的信息。内容可根据不同季节、不同科室、不同病种的特点灵活变换，形式应多样化，如图片、板报、讲座、视频、小手册等。

（4）实施治疗

护士可遵医嘱在门诊对患者实施各种治疗，如注射、换药、导尿、灌肠、穿刺等。在实施治疗的过程中，护士必须严格遵守操作规程，认真执行查对制度，尽力确保治疗安全、有效。

（5）严格消毒隔离

门诊人群流动量大，易发生交叉感染，因此护士要及时对空气、地面、墙壁、各种用物进行清洁和消毒。对患有传染病或疑似患有传染病的患者，护士应及时安排其到隔离门诊就诊，并做好疫情报告。

（6）做好保健工作

经过培训，护士可直接参与健康查体、疾病普查、预防接种、健康教育等保健工作。

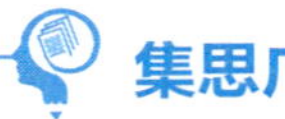

一中年男性患者因右下腹痛来院就诊。候诊过程中，该患者突然出现右下腹疼痛加剧，并伴有恶心、呕吐。

假如你是门诊护士，应该如何处理？

（二）急诊科

急诊科 24 h 开放，是急救患者生命的第一线，专门收治急危重症患者。由于急诊工作具有患者发病急、病情重、病情变化快，突发事件多，不可预料性大等特点，因此要求急诊科的护士具备较高的职业素质、丰富的急救经验和娴熟的急救技术。

1. 急诊科的设置和布局

急诊科一般设有预检分诊处、诊疗室、急救室、监护室、观察室、清创室，还配有挂号室、收费室、药房、化验室、心电图室等，是一个相对独立的单位，可保证急救工作顺利实施。

急诊科应宽敞明亮、空气流通、安静整洁，设有专用的通道、宽敞的出入口、醒目的标

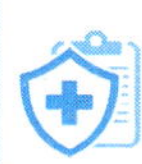

志和路标，备有急救车、平车、轮椅等运送工具。

2. 急诊科的护理工作

（1）预检分诊

患者被送到急诊科，应立即有专人迎接。预检护士要掌握急诊就诊标准，通过一问、二检查、三分诊、四登记的方法，初步判断疾病的轻重缓急，及时将患者分诊到各专科诊室。若遇到危重症患者，护士则应立即通知值班医生和急救室护士进行急救；若遇到有法律纠纷、刑事伤害、交通伤害等事件的患者，则应迅速通知医院保卫部门或公安部门，同时请家属或陪送者留下，以协助相关部门了解情况；若遇到灾害性事件的患者，则应立即通知护士长和有关科室。

（2）急救

急救工作包括准备急救物品和设备、配合急救。

- **准备急救物品和设备：**急诊科常用的急救物品包括一般用物、无菌物品、急救包、急救器械、急救药物和通信设备。急诊科的一切急救物品应做到“五定一率”，“五定”即定数量品种、定点安置、定人保管、定期消毒灭菌和定期检查维修，“一率”即急救药物和急救器械的完好率必须达到100%。
- **配合急救：**医生到达前，护士应根据患者的病情迅速做出初步判断，并给予紧急处理，如止血、给氧、吸痰、建立静脉通道、进行心肺复苏等；医生到达后，应立即汇报处理情况和效果，并积极配合医生进行急救。在急救过程中，护士须做好急救记录。记录内容包括时间（患者和医生到达的时间、各项抢救措施执行和结束的时间）、执行医嘱的内容和患者病情的动态变化情况。需要注意的是，医生一般不得下达口头医嘱，但抢救急危重症患者时可下达口头医嘱。护士在执行口头医嘱时必须向医生复述一遍，待双方确认无误后方可执行。抢救结束6 h内，护士须请医生据实补写口头医嘱。此外，护士应严格执行查对制度。例如，各种急救药物的空安瓿须经两人核对无误后方可丢弃；空输液瓶（袋）、空输血袋等用后应统一放置，以便查对；等等。

（3）留院观察

急诊科均设有急诊观察室，供需要在急诊科治疗和留院观察的患者使用。患者的留院观察时间一般为3～7 d。护士应对留院观察的患者进行入室登记，同事，建立病案，认真填写各项护理记录，书写病情观察报告；加强对留院观察患者的病情观察，及时处理和执行医嘱，做好患者的心理护理及各项护理工作，此外还要做好留院观察患者及其家属的管理工作。

（三）病区

病区是住院患者接受诊疗、护理和康复休养的场所，也是医务人员全面开展医疗、预防、

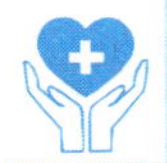

教学和科研活动的重要基地。

1．病区的设置和布局

病区一般设有病室、治疗室、换药室、急救室、危重病室、医护办公室、值班室、护士站、盥洗室、浴室、配膳室、污物间、更衣室等，有条件的还应设有娱乐室、健身室、学习室等。

病区地面应防滑，走廊、浴室和厕所的墙壁上应安装扶手，一般一个病区设30～40张床为宜。病室应安静整洁、温湿度适宜、空气清新、光线充足，有条件的医院尽量配备独立卫生间、中心供氧装置和中心负压吸引装置、呼叫系统、电视、电话等。每间病室设2～4张床，病床之间的距离不小于1 m，并设置屏风或隔离帘，以保护患者隐私。也可根据需要设立单人病室。

2．病区的护理工作

病区护理工作的核心是以患者为中心，运用护理程序对患者实施整体护理，满足其生理、心理和社会等方面的需要，以促进其身心早日康复。病区的护理工作主要包括以下内容：

（1）接到住院通知后，立即根据患者的病情做好接收新患者的准备工作，包括准备合适的床单元，建立住院病历，必要时准备急救设备和物品等。

（2）运用护理程序准确评估患者的健康状况，正确进行护理诊断，及时制订和实施护理计划，适时评价护理效果，及时补充和修改护理计划。

（3）正确执行医嘱，协助医生完成各种诊疗技术操作和急救工作。

（4）巡视病室，了解患者的病情变化和治疗效果。

（5）根据患者及其家属的需求，及时提供日常生活护理和有针对性的心理护理，满足患者各层次的需要。

（6）进行健康教育，指导患者学会自我防护，并自主进行功能锻炼等。

（7）按要求书写和保管各种护理文件，包括体温单、一般护理记录、重症护理记录、交接班报告等。

（8）做好患者入院、出院、转院和死亡的护理工作。

（9）做好病区的环境管理工作，规范做好病室消毒隔离工作，预防患者院内交叉感染，避免或消除各种不利于患者身心康复的危险环境因素。

（10）开展临床护理科学研究、临床护理教学、护理培训等，不断提高临床护理工作的质量和水平。

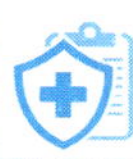

第二讲　病区环境的调控

病区环境是影响住院患者身心感受和治疗效果的重要因素。为满足患者治疗、护理及休养的需要，促进患者早日康复，医院必须创设良好的病区环境。

一、空间

根据医院的条件，每个病区设30～40张病床，每间病室设1～6张病床，两床之间的距离应不少于1 m。

二、安静

噪声强度达50～60 dB时，可影响休息和睡眠；噪声强度长时间在90 dB以上时，会导致耳鸣、血压升高、血管收缩、肌肉紧张，以及焦躁、易怒、头痛、失眠等；噪声强度大于120 dB时，可造成听力损失，甚至永久性失聪。

WHO规定，病区较理想的噪声强度，白天应控制在35～40 dB，夜间应控制在30 dB以下。为更好地控制病区噪声，护士在工作中应做到“四轻”，即说话轻、走路轻、操作轻、关门轻。

三、整洁

病区的病室、床单位、患者及工作人员均应保持整洁。保持病区整洁的措施主要有以下几种：

（1）保持病室内空气清新，物品清洁、规格统一、摆放整齐、使用方便。

（2）保持床上用物清洁、平正，若已污染应及时更换；排泄物、污染敷料应及时清除。

（3）保持患者清洁。

（4）医务人员保持仪表端庄，着装整洁、大方。

四、舒适

（一）温度

普通病室的温度以18～22℃为宜，婴儿室、产房、手术室、老年病室以22～24℃为宜。室内温度过高，会抑制患者的神经系统，干扰其消化和呼吸功能，不利于体热散发，从而影响患者的体力恢复；室内温度过低，则会使患者畏缩不安、肌肉紧张、缺乏活动力，且易使患者受凉。

（二）湿度

病室的相对湿度一般以50%～60%为宜。湿度过高，人体蒸发作用减弱，会抑制汗液的排出，易使患者感到潮湿、憋闷，尿量增加，对患有心、肾疾病的患者尤为不利；湿度过低，空气干燥，人体蒸发大量水分，易导致咽痛、口渴等，对患有呼吸道疾病和气管切开的患者尤为不利。

（三）通风

通风是降低室内空气污染、减少呼吸道疾病传播的有效措施。病室内应每日定时通风换气或安装空气调节器，一般每次通风30 min左右即可达到置换室内空气的目的。通风时，护士应注意不要让对流风直吹患者，以免患者着凉。

（四）光线

病室采光有自然光源（阳光）和人工光源两种。适当的阳光照射可促进照射部位的血液循环，有利于改善皮肤和其他组织、器官的营养状况，并可使人感觉舒适、愉快。此外，日光中的紫外线具有杀菌作用，还可促进人体内维生素D的合成。需要注意的是，先兆子痫、破伤风患者病室的光线宜暗。

（五）装饰

病区装饰应根据不同需求进行设计。例如，手术室可选择绿色或蓝色，以使患者感到宁静、舒适；儿科病室可采用卡通图案装饰墙面、被服等，以减轻儿童的恐惧感。

五、安全

医院常见的不安全因素主要有以下几种。

（一）物理性损伤

1．机械性损伤

常见的机械性损伤包括跌倒、坠床等。防范措施如下：① 对意识不清、躁动不安、婴幼儿、偏瘫患者等，应使用床挡、约束带等进行保护；② 对使用镇静剂或麻醉药、视力减退及活动不便的患者，应注意搀扶，以防跌倒；③ 病区内的地面应保持干燥、整洁，并减少障碍物；④ 浴室、洗手间应做好地面防滑，并设置扶手和呼叫系统。

2．温度性损伤

常见的温度性损伤包括烫伤、烧伤、灼伤、冻伤等。防范措施如下：① 在应用冷、热

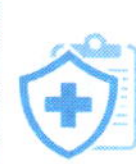

疗法时，严格掌握操作要领，注意观察患者局部皮肤的变化，防止患者发生冻伤、烫伤；② 注意易燃易爆物品的安全使用和保管。

3. 压力性损伤

常见的压力性损伤包括长期受压所致的压疮和高压氧舱治疗不当所致的气压伤。防范措施如下：① 定时为危重患者和长期卧床患者翻身、按摩等，以促进受压部位的血液循环；② 应用高压氧舱治疗时，应严格掌握适应证和禁忌证，治疗时逐渐加压或减压，并注意观察患者的不良反应。

4. 放射性损伤

常见的放射性损伤包括由放射性诊断或治疗引起的放射性皮炎、皮肤溃疡等。防范措施如下：严格掌握照射剂量和时间，尽量减少患者身体不必要的暴露，同时也应做好自身防护。

（二）化学性损伤

化学性损伤是指由药物剂量过大或浓度过高、用药次数过多或方法不合理、配伍不当、用错药等导致的损伤。防范措施如下：具备一定的药理知识，掌握常用药物的保管原则和药疗原则。

（三）生物性损伤

生物性损伤是指由微生物和昆虫等导致的损伤。防范措施如下：① 严格执行医院预防、控制感染的各项制度；② 有效实施灭蚊、灭虱、灭蝇、灭鼠等防范措施。

（四）医源性损伤

医源性损伤是指由医务人员言语、行为不当而导致的患者心理或生理上的损伤。防范措施如下：① 尊重患者，与患者交谈时注意沟通技巧；② 操作时动作轻稳，并严格执行操作规程；③ 加强工作责任心。

第三讲　铺床法

一、铺备用床法

【目的】

（1）保持病室整洁、美观。

（2）准备接收新患者。

铺床法

【评估】

（1）病室内患者有无进食或接受治疗。

（2）床单位及床旁设施是否完好、安全。

【计划】

（1）环境准备：病室内无患者接受治疗、护理或进食。

（2）护士准备：着装整洁，洗手，戴口罩。

（3）用物准备：床褥、棉胎、枕芯、被套、大单、枕套、床刷及床刷套、护理车。

【实施】

铺备用床的操作方法如表 3-2 所示。

表 3-2　铺备用床的操作方法

<table>
<tr><th>操作流程</th><th colspan="2">操作内容</th></tr>
<tr><td>1. 携用物至床旁</td><td colspan="2">将用物按铺床的先后顺序（自下而上放置枕芯、枕套、棉胎、被套、大单、床褥）放置于护理车上，推护理车至床旁</td></tr>
<tr><td>2. 铺前准备</td><td colspan="2">（1）调整床至合适高度
（2）移开床旁桌，距床约 20 cm；移床旁椅至床尾正中，距床尾约 15 cm
（3）将用物放置于床旁椅上</td></tr>
<tr><td>3. 翻扫床垫</td><td colspan="2">检查床垫并清扫，根据需要翻转床垫或更换床垫，避免床垫局部长期受压而发生凹陷</td></tr>
<tr><td>4. 铺床褥</td><td colspan="2">将床褥齐床头铺于床垫上</td></tr>
<tr><td>5. 铺大单</td><td colspan="2">（1）展开大单：站在床的右侧，将大单放于床褥上，使大单的纵、横中线分别对齐床褥的纵、横中线；展开大单，正面向上
（2）铺床头角：① 右手将床头的床垫托起，左手伸过床头中线，将大单平塞于床垫下；② 在距床头约 30 cm 处，向上提起大单边缘，使其与床沿垂直，呈一等腰三角形，以床沿为界分为上、下两部分；③ 先将三角形上半部分暂时覆盖于床上，将下半部分塞于床垫下，再将上半部分翻下塞于床垫下
（3）铺床尾角：左手将床尾的床垫托起，右手伸过床尾中线将大单平塞于床垫下，同铺床头角法，铺好床尾角
（4）铺床中部：双手将大单中部拉紧，掌心向上将大单平塞于床垫下
（5）铺对侧：转至床对侧，以同样的方法铺好对侧大单</td></tr>
<tr><td>6. 铺盖被
（被套式）</td><td>“S”形法
（被套正面向外）</td><td>（1）展开被套：将被套齐床头放置于床上，分别向床尾、近侧、对侧展开，开口向床尾，中线与床中线对齐
（2）放棉胎：将被套开口端上层打开至 1/3 处，将折好的“S”形棉胎放入被套开口处
（3）展开棉胎：拉棉胎上缘至被套封口端，将竖折的棉胎分别向两侧展开，对好两上角
（4）逐层拉平：至床尾，自下向上逐层拉平被套及棉胎；系带</td></tr>
</table>

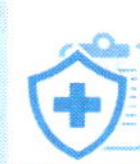

续表

<table>
<tr><th>操作流程</th><th colspan="2">操作内容</th></tr>
<tr><td>6. 铺盖被
（被套式）</td><td>卷筒法
（被套正面向内）</td><td>（1）展开被套：同“S”形法
（2）铺棉胎：将棉胎平铺在被套上，使上缘与被套封口边对齐
（3）卷被筒：将棉胎与被套一并从床头卷至床尾
（4）翻转展平：从开口处开始，将棉胎和被套一起翻转至床头；于床尾处拉平棉胎及被套；系带</td></tr>
<tr><td>7. 折被筒</td><td colspan="2">将盖被上端与床头平齐；两侧向内反折，与床沿平齐；尾端向内反折，与床尾平齐</td></tr>
<tr><td>8. 套枕套</td><td colspan="2">（1）在床尾处将枕套套于枕芯上
（2）拍松枕头，使四角充实
（3）将枕头平放于床头盖被上，枕套开口背门</td></tr>
<tr><td>9. 桌椅归位</td><td colspan="2">将床旁桌、床旁椅移回原处</td></tr>
<tr><td>10. 操作后处理</td><td colspan="2">整理用物，洗手</td></tr>
</table>

【注意事项】

（1）病室内有患者接受治疗时，应暂缓铺床。

（2）操作中，动作要轻稳，不宜过大，避免过多的抖动、拍打等动作，以免尘埃飞扬。

（3）操作中要注意节力：① 操作前应备齐物品，并按使用顺序放置，以减少无效动作。② 铺床前，对能升降的床，应将其调至方便铺床的高度，避免腰部过度弯曲或伸展。③ 铺床时，身体尽量靠近床边；上身直立，两膝稍弯曲；两脚根据活动情况前后或左右分开，以扩大支撑面，降低重心，增加身体的稳定性；尽量使用肘部的力量。

二、铺暂空床法

【目的】

（1）保持病室整洁、美观。

（2）迎接新入院患者。

（3）供暂时离床的患者使用。

【评估】

（1）新入院患者的病情和诊断等。

（2）住院患者的病情，以及是否为暂时离床。

（3）其余同铺备用床法。

【计划】

同铺备用床法，必要时备橡胶单和中单。

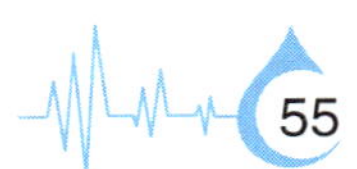

【实施】

铺暂空床的操作方法如表 3-3 所示。

表 3-3　铺暂空床的操作方法

操作流程	操作内容
1. 整理盖被	（1）移床旁椅至床尾处，将枕头放置于床旁椅上 （2）站在床的右侧，将盖被在床头处向内反折 1/4，再扇形三折于床尾 （3）将枕头平放回床头，将床旁椅移回原处
2. 酌情铺橡胶单和中单（根据病情需要选用，以防床褥被排泄物或分泌物污染）	（1）将橡胶单置于床上，使其纵中线与床面的纵中线对齐，上端距床头 45～50 cm（若需铺在床中部），然后逐层打开；同法，打开中单 （2）将橡胶单和中单下垂部分一并平塞入床垫下 （3）转至床对侧，将两单下垂部分拉紧平塞入床垫下
3. 操作后处理	整理用物，洗手

【注意事项】

同铺备用床法。

三、铺麻醉床法

【目的】

（1）便于接收和护理麻醉手术后的患者。

（2）保证患者安全、舒适，预防并发症。

（3）避免床上用物被血液、呕吐物、分泌物、排泄物等污染，且便于更换。

【评估】

（1）患者的诊断、病情、手术名称和麻醉方式。

（2）术后需要的抢救或治疗物品等。

（3）其余同备用床法。

【计划】

（1）环境准备和护士准备：同铺备用床法。

（2）用物准备：① 床褥、棉胎、枕芯、被套、大单、枕套、床刷及床刷套、护理车，另备橡胶单和中单各两条；② 无菌巾内放置开口器、压舌板、舌钳、牙垫、治疗碗、镊子、纱布（数块）、吸氧管、吸痰管、通气导管，无菌巾外放置血压计、听诊器、手电筒、治疗巾、弯盘、胶布、棉签、护理记录单和笔等；③ 输液架、污衣袋，必要时备吸痰器、胃肠减压器和氧气筒，按需备毛毯、热水袋（加布套）等。

【实施】

铺麻醉床的操作方法如表 3-4 所示。

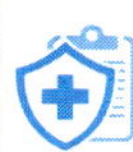

表 3-4　铺麻醉床的操作方法

操作流程	操作内容
1．准备	（1）将用物放置于护理车上，推护理车至患者床旁，固定脚轮，移开床旁桌、床旁椅，核对患者的床头（尾）卡 （2）撤下床上原有的被套、枕套、各单，并置于污衣袋内 （3）洗手
2．铺单	按铺备用床的方法铺好近侧大单
3. 铺橡胶单和中单	（1）同铺暂空床法，将橡胶单和中单铺在床中部 （2）将另两条橡胶单和中单铺在床头或床尾（若铺在床头，则应将两单中线与床中线对齐，上端与床头平齐，下端压在床中部的橡胶单和中单上；若铺在床尾，则应将下端与床尾平齐，上端压在床中部的橡胶单和中单上） （3）转至对侧，用同样的方法铺好大单、橡胶单和中单
4．铺盖被	（1）同铺备用床法，套好被套 （2）将盖被两侧向内反折，与床沿平齐；上端与床头平齐；尾端内折，与床尾平齐 （3）将盖被纵向呈扇形三折于床的一侧（接收患者的对侧），开口向门 （4）天冷时可加热水袋。将热水袋加套后放于床中部或床尾部盖被内，使患者感到温暖、舒适
5．套枕套	（1）套好枕套，并拍松、整理枕头 （2）将枕头横立于床头，枕套开口背门
6．移回桌椅	移回床旁桌，将床旁椅放在盖被折叠同侧，方便手术后的患者由平车移至床上
7．放麻醉护理盘	将麻醉护理盘放置于床旁桌上，其他物品按需放置，便于抢救、护理患者时及时取用
8．操作后处理	整理用物，洗手

【注意事项】

（1）铺麻醉床时，应更换清洁的被单，保证术后患者舒适，避免感染的发生。

（2）根据患者的麻醉方式和手术部位，按需铺橡胶单和中单（非全麻手术患者只须在床中部铺橡胶单和中单）。

（3）中单应完全遮盖住橡胶单，避免橡胶单外露，接触患者皮肤。

（4）其余同铺备用床法。

项目学习效果测试

一、单项选择题

1．门诊部预检分诊的内容不包括（　　）。

A．询问病史　　B．观察病情　　C．初步判断　　D．健康宣教

2．各种抢救物品和设备要做到“五定”，“五定”是指（　　）。

A．定数量品种、定人使用、定点安置、定期消毒灭菌和定期检查维修

B．定数量品种、定期使用、定点安置、定期消毒灭菌和定期检查维修

C．定数量品种、定人保管、定点安置、定期消毒灭菌和定期检查维修

D．定数量品种、定期更换、定点安置、定期消毒灭菌和定期检查维修

3．病区护士为住院患者安排病床时，要注意与同病室其他患者的病床保持（　　）。

A．至少 0.5 m　　B．至少 1 m　　C．至少 1.5 m　　D．至少 2 m

4．新生儿病室最适宜的温度和湿度分别是（　　）。

A．18～22℃，50%～60%　　B．16～18℃，40%～50%

C．18～20℃，40%～50%　　D．22～24℃，50%～60%

5．白天，病室较理想的噪声强度应控制在（　　）。

A．50 dB 以下　　B．45 dB 以下　　C．40 dB 以下　　D．35 dB 以下

二、案例分析题

患者，男，60 岁，因患胃溃疡需住院治疗。该患者之前从未住过院，因担心不适应医院环境、不熟悉医院规章制度而焦虑不安。

请思考：

作为该患者的责任护士，在接待该患者入院时你应做好哪些工作？

项目综合实践活动

【活动背景】

医院环境如何，患者最有发言权。患者对医院环境的满意度是病区环境是否需要调控以及如何调控的依据。

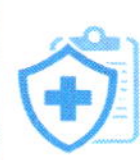

【活动要求】

为提高当地医院的医疗服务质量，营造更好的就医环境，请以小组为单位，自选当地一家医院，通过发放调查问卷及现场访谈等方式获取相关信息，书写一份医院环境调查报告。具体要求如下：

（1）问卷题目需结合本项目所学知识设置。

（2）问卷调查和现场访谈采取匿名制，以保护患者隐私。

（3）调查和访谈时需态度温和，向被调查者解释说明调查的目的，以取得配合，并告知被调查者根据就诊感受如实作答，不要有任何顾虑。

（4）报告内容要包含对医院环境的评价，并找出其中的薄弱环节，提出改进意见。

项目学习成果评价

表 3-5　项目学习成果评价表

考核内容	评价标准	分值	评价得分		
			自评	互评	师评
知识考核	了解医院的任务、类型、组织机构及医疗部门，入院护理程序，患者入病区初步护理措施	10			
	熟悉医院常见不安全因素及防范措施	20			
	掌握病区环境的调控，铺备用床法、铺暂空床法及铺麻醉床法的目的、操作要点及注意事项	30			
技能考核	能够正确为患者调控其所需的病区环境	20			
素质考核	能够培养“以患者为中心”的服务理念和展现爱岗敬业、认真细致的工作态度	20			
总评	自评×20%＋互评×20%＋师评×60%				
自我评价					
教师评价					

项目四

入院和出院护理

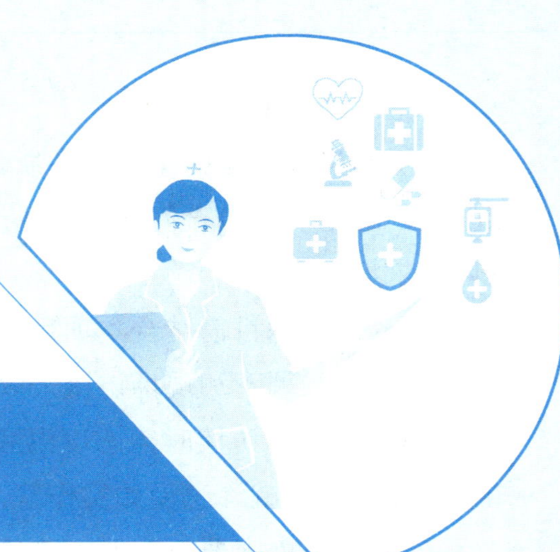

知识目标

- 了解患者入院和出院的基本程序和主要护理工作内容。
- 熟悉住院病历单眉栏和体温单入出院时间的填写方法。
- 掌握分级护理的适用对象及护理内容，轮椅与平车运送患者的适应证、操作方法及注意事项。

技能目标

- 能够正确协助患者办理入院和出院，并做好相应的护理工作。
- 能够根据患者的具体情况，判断其适用的护理级别并实施相应的护理。
- 能够正确地使用平车和轮椅护送患者。

素质目标

- 具有强烈的职业认同感、高尚的职业道德和慎独严谨的品行。
- 具有高度的爱心、责任心与同情心，重视对患者的人性化关怀。

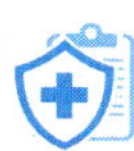

项目导入

护士生小李在外科实习，在其带教老师的指导下接待了一位因患急性阑尾炎而急需入院手术的患者。

请思考：

（1）该患者的入院程序有哪些？

（2）该患者入院时，护士生小李应给予患者哪些护理？

第一讲　入院护理

患者经门诊或急诊医生诊察后确定需要住院，并且医生签发住院证后，由护士为患者提供的一系列护理工作，称为入院护理。

入院护理的目标包括：① 使患者及其家属感到被关心和受尊重；② 促使患者尽快熟悉医院的环境，消除紧张、焦虑等不良情绪，适应患者角色；③ 满足患者的合理要求，以调动患者配合治疗、护理的积极性；④ 做好健康教育工作，满足患者及其家属对疾病知识的需求。

一、患者进入病区前的护理

（一）办理入院手续

患者或家属持门诊或急诊医生签发的住院证，到住院处办理相应的入院手续，如缴纳住院保证金、填写入院登记表等。住院处护士为患者办理入院手续后，立即电话通知相关病区的值班护士。值班护士根据患者的病情做好接收新患者的准备。若该病区无空余床位，对于一般患者，应协助其办理待床手续；对于急诊患者，则应设法与病区的主管医师联系，调整空床位，安排入院。

（二）实施卫生处置

根据患者的病情和身体情况，对其实施个人卫生处置，如理发、沐浴、更衣等。对于急、危、重症患者，可酌情暂免卫生处置。对于传染病患者或疑似传染病患者，应将其送至隔离病室进行卫生处置。患者换下的衣物和暂不需要的物品，可交给家属带回或暂存于住院处。传染病患者的衣物应消毒后再带回或存放。

（三）护送患者入病区

护士应根据患者的病情需要，携带患者的病历的同时选用步行、搀扶、轮椅推送、平车或担架运送等方式护送患者进入病区。在护送患者途中，应协助患者取适宜体位，并注意患者的保暖和安全，如果有治疗，则应保证治疗的连续性。护送患者入病室后，住院处护士应与病区值班护士交代有关问题，如患者病情、已经采取或需继续的治疗及护理措施、个人卫生情况及物品交接等。

二、患者进入病区后的初步护理

（一）一般患者入病区后的初步护理

1. 准备床单位

病区护士接到住院处通知后，应根据患者的病情需要安排病室和床位，将备用床改为暂空床，酌情加铺橡胶单和中单。

2. 迎接新患者

患者进入病区后，护士应以热情的态度、亲切的语言迎接患者，将其引领至指定的床位，向患者及其家属做自我介绍，说明自己将为患者提供的服务内容及工作职责，并向患者介绍同室病友，以增强患者的安全感和对护士的信任感。

3. 执行入院护理常规

（1）通知主管医生诊察患者，必要时协助医生为患者检查。

（2）为患者测量生命体征、身高和体重，并记录于体温单上。

（3）建立住院病历，填写有关表格：① 用蓝黑或黑色水笔逐页填写住院病历及各种表格眉栏项目；② 在体温单 40℃至 42℃之间的相应时间栏内，用红色水笔纵行填写入院时间；③ 填写入院登记本、诊断卡、床头（尾）卡等。

（4）介绍与指导：向患者及其家属介绍病区环境、病区规章制度、作息时间等，指导患者常规标本留取的方法和时间，并告知其注意事项。

（5）做入院护理评估，并填写入院护理评估单（在患者入院 24 h 内完成）。

（6）实施护理。

（二）急诊患者入病区后的初步护理

病区护士接到住院处通知后，应根据患者情况立即做好以下工作：

（1）通知医生。

（2）准备床单位：立即在危重病室或抢救室准备床单位。若为急诊手术后患者，则应铺好麻醉床。

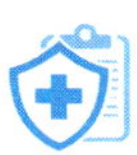

（3）做好急救准备：准备好急救器材和药物。

（4）配合急救：密切观察患者的病情变化，必要时配合医生急救，并做好护理记录。

（5）暂留护送人员：对存在意识障碍或语言障碍的患者、婴幼儿等，需暂留陪送人员，以便询问患者的病史等相关情况。

三、分级护理

分级护理是指根据患者病情的轻、重、缓、急和患者自理能力的不同，给予患者不同级别的护理。分级护理的实施有利于临床护理工作的开展及护理质量的提高。

护理级别可分为四级，即特级护理、一级护理、二级护理和三级护理，各级护理的适用对象及相应的护理内容如表 4-1 所示。患者入院后，由医生根据病情决定护理等级，下达医嘱，并分别在住院患者一览表和患者床头（尾）卡上设不同标记，提示护士根据医嘱和标记具体落实，护士长进行督促检查。特级护理和一级护理采用红色标志，二级护理采用黄色标志，三级护理采用绿色标志。

表 4-1　分级护理

护理级别	适用对象	护理内容
特级护理	（1）病情危重，病情随时可能发生变化需要进行急救的患者 （2）各种复杂或者大手术后的患者 （3）严重创伤或大面积烧伤的患者 （4）使用呼吸机辅助呼吸，并需要严密监测生命体征的患者 （5）实施连续性肾脏替代治疗（CRRT），并需要严密监测生命体征的患者 （6）其他有生命危险，需要严密监测生命体征的患者	（1）24 h 专人守护，严密观察患者的病情变化；24 h 监测生命体征 （2）根据医嘱正确实施治疗、给药措施 （3）根据医嘱准确测量和记录出入量 （4）根据患者的病情，正确实施基础护理和专科护理，如口腔护理、压疮护理、气道护理及管路护理等 （5）实施安全措施，如使用约束带、床挡等 （6）保持患者的舒适和功能体位 （7）实施床旁交接班
一级护理	（1）病情趋向稳定的重症患者 （2）手术后或治疗期间需严格卧床休息的患者 （3）生活完全不能自理且病情不稳定的患者 （4）生活部分自理，病情随时可能发生变化的患者	（1）每小时巡视一次患者，观察患者的病情变化 （2）根据患者的病情测量生命体征 （3）根据医嘱正确实施治疗、给药措施 （4）根据患者的病情，正确实施基础护理和专科护理，如口腔护理、压疮护理、气道护理及管路护理等 （5）实施安全措施，如使用约束带、床挡等 （6）提供护理相关的健康指导

续表

护理级别	适用对象	护理内容
二级护理	（1）病情稳定，仍需卧床的患者 （2）生活部分自理的患者	（1）每 2 h 巡视一次患者，观察患者的病情变化 （2）根据患者的病情测量生命体征 （3）根据医嘱正确实施治疗、给药措施 （4）根据患者的病情，正确实施基础护理措施和安全措施 （5）提供护理相关的健康指导
三级护理	（1）生活完全自理且病情稳定的患者 （2）生活完全自理且处于康复期的患者	（1）每 3 h 巡视一次患者，观察患者的病情变化 （2）根据患者的病情测量生命体征 （3）根据医嘱正确实施治疗、给药措施 （4）提供护理相关的健康指导

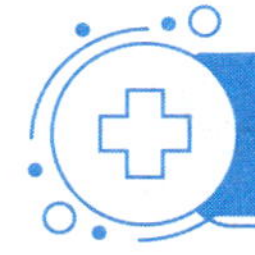

第二讲　出院护理

出院护理是协助患者离开医院而进行的一系列护理工作。出院护理的目标包括：① 对患者进行出院指导，协助其尽快适应原工作和生活，嘱其按时接受治疗或定期复诊；② 指导患者办理出院手续；③ 清洁、消毒、整理床单元，准备迎接新患者。

一、出院的方式

（一）医生同意出院

医生同意出院是指患者经过治疗和护理已痊愈或好转，医生认为患者可回家休养或继续门诊治疗。这种方式一般由医生通知患者，或由患者自己提出但经过医生同意，医生开出“出院”医嘱。

（二）自动出院

自动出院是指患者仍需住院治疗，但因经济、家庭、个人等方面的因素，患者或其家属向医生提出出院要求。在这种情况下，须由患者或其家属填写“自动出院”字据，再由医生开出“自动出院”医嘱。

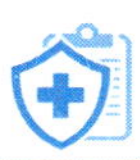

（三）转院

转院是指根据患者的病情，需将其转往其他医院继续诊治，由医生告知患者及其家属，并开出“出院”医嘱。

（四）死亡

死亡是指患者由于病情过重，经全力治疗、抢救仍无效而死亡，由医生开出“死亡”医嘱。

二、出院前的护理

（一）通知患者及其家属

医生根据患者康复情况同意患者出院并定好出院日期后，开出“出院”医嘱，护士根据“出院”医嘱将出院日期提前通知患者及其家属，协助其做好出院准备。

（二）进行健康教育

分析患者出院后的生理、心理、社会需要，根据病情对患者进行相关的健康教育。告知患者出院后在休息、饮食、用药、功能锻炼及定期复查等方面的注意事项，必要时可为患者及其家属提供疾病相关资料，便于患者及其家属掌握有关的护理知识、护理技能和护理要点。

（三）征求意见

征求患者及其家属对医院医疗护理工作的意见和建议，以不断提高医疗护理工作的质量。

三、出院时的护理

（一）处理有关文件

（1）在体温单 40～42℃之间的相应日期和时间栏内，用红色水笔纵向填写出院时间。

（2）条件允许时，测量患者体重并记录于体温单有关栏目内。

（3）整理病历，与出院证一起送至出院处结算。

（二）结算住院费用

通知患者或其家属到住院处办理出院手续，结算患者住院期间的药物、检查、治疗、护理等费用。

（三）准备出院用物

（1）患者出院后如果需继续服药治疗，护士可凭医嘱处方到药房领取药物，交给患者或其家属带回，并给予用药指导。

（2）归还患者寄存的物品，协助患者及其家属整理好个人用物。

护理小贴士

注意收回患者在住院期间所借的物品，并消毒处理。

（四）护送患者出院

患者办完手续离院时，护士可根据病情需要用轮椅、平车或步行等方式将患者送至病区外或医院门口。

（五）停止医嘱

（1）注销该患者所有治疗、护理执行单（如服药单、治疗单、注射单等）。

（2）撤去诊断卡和床头（尾）卡。

（3）填写出院患者登记本。

四、出院后的护理

1. 整理床单元

（1）撤去病床上的污被服，放入污衣袋，送被服间进行消毒、清洗。

（2）对患者用过的床垫、床褥、棉胎、枕芯等，用紫外线照射或臭氧机消毒，或在日光下暴晒6 h消毒。

（3）用消毒剂擦拭病床、床旁桌和床旁椅，用消毒剂浸泡非一次性面盆、痰杯、便器等。

（4）铺好备用床，准备迎接新患者。

2. 清理、消毒病室

（1）病室开窗通风，并用紫外线灯等进行空气消毒。

（2）对于传染性疾病患者的床单位及病室，严格按传染病终末消毒法处理。

护理小贴士

患者离开病室出院后方可整理床单元，避免给患者造成心理上的不适。

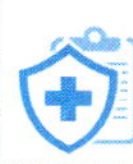

第三讲　运送患者

对于行动不便或不能行走的患者，在入院、出院、接受检查或治疗、室外活动时，均需护士酌情选用不同的工具进行运送，如轮椅、平车或担架等。在运送过程中，护士应将人体力学原理正确应用于操作中，减轻双方疲劳，提高工作效率，保证患者舒适与安全。

一、轮椅运送

【目的】

（1）运送能坐起但不能行走的患者入院、出院、检查、治疗或进行室外活动。

（2）帮助患者下床活动，促进其血液循环及体力恢复。

【评估】

（1）患者的病情、体重、躯体活动能力、意识状态、肢体损伤部位、心理状态及配合程度。

（2）轮椅各部件的性能是否良好。

（3）室外的温度。

【计划】

（1）环境准备：地面平整，环境宽敞，便于轮椅通行。

（2）护士准备：着装整洁，洗手，戴口罩。

（3）用物准备：轮椅（各部件性能良好），根据患者的病情及气温酌情准备软枕、毛毯、别针等。

【实施】

轮椅运送的操作方法如表 4-2 所示。

表 4-2　轮椅运送的操作方法

操作流程	操作内容
上轮椅法	
1. 推送轮椅	推轮椅至患者床旁
2. 核对、解释	核对患者的床号、姓名和腕带，向患者及其家属解释轮椅运送的目的、方法和注意事项，取得患者的理解和配合
3. 放置轮椅	（1）将椅面朝向床头，椅背与床尾平齐，固定车闸，翻起脚踏板 （2）天气寒冷时应在轮椅上铺毛毯，毛毯上端高过患者颈部 15 cm 左右
4. 患者准备	（1）扶患者坐起，嘱患者用手撑住床面以维持坐姿 （2）协助患者穿衣、穿鞋 （3）询问患者有无眩晕等不适，确保患者安全

续表

操作流程	操作内容
5. 协助坐椅	（1）对能自行下床的患者，站在轮椅后固定轮椅，协助患者坐于轮椅上 （2）对不能自行下床的患者，可环抱患者，协助患者坐于轮椅上 （3）翻下脚踏板，嘱患者将双脚置于脚踏板上，双手扶住两侧扶手
6. 毛毯包裹	（1）将毛毯上端边缘向外翻折 10 cm 左右，围在患者颈部并用别针固定 （2）用毛毯两侧围裹患者双臂并用别针在腕部固定，注意露出双手 （3）用毛毯余下部分围裹患者的胸腹部和双下肢
7. 整理	整理床单位，铺暂空床
8. 护送患者	确定患者无不适后，松开车闸，推送患者至目的地
下轮椅法	
1. 固定轮椅	推轮椅至病床床尾，椅背与床尾平齐；固定车闸，翻起脚踏板
2. 协助回床	（1）解除患者身上固定的毛毯和别针 （2）对能自行下轮椅的患者，可固定轮椅，协助患者坐于床边 （3）对不能自行下轮椅的患者，站于患者身前，两腿稍分开，屈膝屈髋，将患者双手放于自己肩上，双手扶住患者的腰部，协助患者站起并慢慢坐回床沿 （4）帮助患者脱去鞋和外衣
3. 安置患者	（1）协助患者取舒适卧位，盖好盖被 （2）询问患者有无其他需要
4. 整理、归位	（1）整理床单位，放回轮椅 （2）洗手，记录

【注意事项】

（1）使用前应仔细检查轮椅的性能，以确保患者的安全。患者上、下轮椅时，应固定好车闸。

（2）对身体不能保持平衡者，应系安全带。

（3）运送前，嘱患者勿前倾或自行下轮椅；若患者有下肢水肿、溃疡或关节疼痛，则可在脚踏板上垫上软枕，以抬高双脚；运送患者时速度要慢，随时观察、询问患者，确保患者安全。

（4）下坡时应减慢速度，并嘱患者抓紧扶手，身体尽量向后靠；过门槛时，翘起前轮，避免过大的震动，保证患者的安全。

（5）注意为患者保暖。

二、平车运送

【目的】

运送不能起床的患者入院、出院、检查、治疗、手术或转运等。

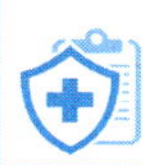

【评估】

（1）患者的病情、体重、躯体活动能力、意识状态、肢体损伤部位、心理状态及配合程度。

（2）平车各部件的性能是否良好。

【计划】

（1）环境准备：地面整洁、平坦，通道宽敞，便于平车通行。

（2）护士准备：着装整洁，洗手，戴口罩。

（3）用物准备：平车（各部件性能良好，车上置大单、橡胶单、垫子和枕头）、毛毯或盖被。此外，若为骨折患者，则平车上应垫木板；若为颈椎、腰椎骨折或病情危重患者，则应备帆布中单或布中单。

【实施】

平车运送的操作方法如表 4-3 所示。

表 4-3　平车运送的操作方法

<table>
<tr><th>操作流程</th><th colspan="2">操作内容</th></tr>
<tr><td>1. 推送平车</td><td colspan="2">推平车至患者床旁</td></tr>
<tr><td>2. 核对、解释</td><td colspan="2">核对患者的床号、姓名和腕带，向患者及其家属解释平车运送的目的、方法和注意事项</td></tr>
<tr><td>3. 安置导管</td><td colspan="2">妥善安置好患者身上的各种导管及输液装置，避免导管脱落、受压或液体逆流</td></tr>
<tr><td rowspan="2">4. 搬运患者</td><td>挪动法
（适用于病情允许且能在床上配合的患者）</td><td>（1）移桌椅、松被：移开床旁桌、床旁椅，松开盖被
（2）移患者：协助患者移至床边
（3）放置平车：平车平行于床放置，头端（大轮端）靠床头，紧靠床边；调整平车或病床使其高度一致，并将车闸制动
（4）挪动上车：用身体抵住平车，协助患者依次将其上半身、臀部、下肢挪至平车
（5）挪动下车：患者由平车回床时，应协助其先挪动下肢，再挪动臀部和上半身</td></tr>
<tr><td>单人搬运法
（适用于病情允许且体重较轻的患者）</td><td>（1）移椅、松被：移床旁椅至对侧床尾，松开盖被
（2）患者准备：协助患者穿衣
（3）放置平车：将平车推至床尾，使平车头端与床尾呈钝角，然后将车闸制动
（4）搬运患者：① 两脚前后分开站在钝角内的床边，稍屈膝；② 一手自患者近侧腋下伸至对侧肩部外侧，另一手伸至患者大腿下；③ 嘱患者双臂交叉依附于自己颈后；④ 抱起患者，移步转向平车，将患者轻轻放于平车中央</td></tr>
</table>

续表

<table>
<tr><th>操作流程</th><th colspan="2">操作内容</th></tr>
<tr><td rowspan="3">4. 搬运患者</td><td>两人搬运法（适用于病情较轻、自己不能活动且体重较重的患者）</td><td>步骤（1）～（3）同单人搬运法
（4）移动患者：甲、乙两人站在病床同侧，将患者双手交叉置于胸腹前，移患者至床边
（5）搬运患者：① 甲一手托住患者的头、颈、肩部，另一手托住患者的腰部；乙一手托住患者的臀部，另一手托住患者的腘窝处。② 两人同时抬起患者，使患者的身体向自身一侧倾斜，移步转身至平车前，将患者轻轻放于平车中央</td></tr>
<tr><td>三人搬运法（适用于病情较轻、自己不能活动且体重较重的患者）</td><td>步骤（1）～（3）同单人搬运法
（4）移动患者：甲、乙、丙三人站在病床同侧，将患者双手交叉置于胸腹前，协助其移至床边
（5）搬运患者：① 甲双手托住患者的头、颈、肩背部，乙双手托住患者的腰部和臀部，丙双手托住患者的腘窝和小腿；② 三人同时抬起患者，使患者的身体向自身一侧倾斜，稳步向平车移动，将患者轻轻放于平车中央</td></tr>
<tr><td>四人搬运法（适用于病情危重或颈椎、腰椎骨折的患者）</td><td>（1）移桌椅、松被：移开床旁桌、床旁椅，松开盖被
（2）放置平车：平车平行于床放置，头端靠床头，紧靠床边；调整平车或病床使其高度一致，并将车闸制动
（3）准备：在患者的腰部和臀部下方铺帆布中单或布中单，将患者的双手交叉置于胸腹前
（4）搬运患者：① 甲站在床头，托住患者的头和颈肩部；乙站在床尾，托住患者的双腿；丙、丁分别站在病床两侧，抓紧帆布中单或布中单的四角。② 由一人喊口令，四人合力同时用力抬起，将患者轻轻移放于平车中央</td></tr>
<tr><td>5. 安置患者</td><td colspan="2">依据患者的病情安置患者于舒适卧位，用盖被包裹患者</td></tr>
<tr><td>6. 整理</td><td colspan="2">整理床单位，铺暂空床</td></tr>
<tr><td>7. 运送患者</td><td colspan="2">松开平车制动车闸，平稳地护送患者到指定地点</td></tr>
<tr><td>8. 洗手、记录</td><td colspan="2"></td></tr>
</table>

【注意事项】

（1）搬运前：仔细检查平车的性能，以确保患者的安全。

（2）搬运过程中：① 身体尽量靠近患者，同时两腿分开并屈膝，以扩大支撑面，降低重心，增加稳定性；② 多人搬运时，按身高顺序排列，个高者托患者的上半身，使患者的头部处于高位，且搬运时应动作轻稳、协调一致，以保证患者舒适、安全。

（3）运送过程中：① 患者头部应位于平车头端，以减轻由转动过频或震荡所引起的不适；② 对于颈椎损伤或怀疑颈椎损伤者，搬运时要保持患者的头部处于中立位，以防受到二次损伤，确保患者安全；③ 护士应站在患者头侧推车，以利于随时观察病情变化；④ 上、

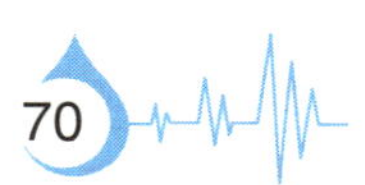

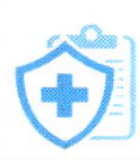

下坡时，患者的头部应始终处于高位，以免引起不适；⑤ 若患者身上置有多种导管及输液装置，应保持通畅，防止受压、扭曲和脱落；⑥ 若为骨折患者，则车上须垫木板，并将骨折部位固定好；⑦ 保持车速平稳；⑧ 进、出门时，应先将门打开，不可用车撞门，以免震动患者及损坏设施；⑨ 冬季要注意保暖，以免着凉。

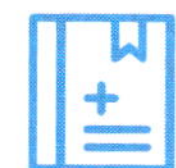

项目学习效果测试

一、单项选择题

1．住院处为患者办理入院手续的主要依据是（　　）。

A．门诊病历　　B．转院证明　　C．单位介绍信　　D．住院证

2．为了保持病室整洁，准备接收患者，应准备（　　）。

A．暂空床　　B．备用床　　C．麻醉床　　D．普通床

3．患者，男，25 岁，患肺炎入院治疗。患者进入病区后，护士的初步护理工作不包括（　　）。

A．迎接患者　　B．通知病区医生　C．测量生命体征　D．准备急救物品

4．患者，男，40 岁，建筑工人，不慎自脚手架摔下，造成严重颅脑损伤，需随时观察、抢救，应给予其的护理等级是（　　）。

A．特级护理　　B．一级护理　　C．三级护理　　D．二级护理

5．患者，男，65 岁。脑血管意外后恢复期，右侧肢体活动障碍，体重 79 kg，现需做 CT 检查。护士采用平车运送患者，宜选用的方法是（　　）。

A．挪动法　　B．一人搬运法　C．两人搬运法　D．三人搬运法

二、案例分析题

患者，女，60 岁，体重 68 kg，因腹痛入院就诊。经医生检查，初步诊断为急性阑尾炎，需住院治疗。住院后第 2 天，患者行全麻下腹腔镜阑尾切除手术，术后返回病室，检查导尿管、腹腔引流管引流通畅。

请思考：

（1）住院处的护士应如何运送患者进入病区？

（2）如果你是患者的责任护士，患者入病区后，你需要为患者做哪些护理工作？

（3）手术当天，患者床单元应怎样准备？

（4）患者从手术室回病室后，应采用哪种搬运法将其搬运至床上？

（5）患者康复出院时，需要为患者做哪些护理工作？

项目综合实践活动

【活动背景】

胡某，女，37 岁，因上消化道出血急诊入院。患者消瘦、面色苍白、烦躁不安、手足厥冷，血压 70/48 mmHg，脉搏 110 次/min。

【活动要求】

以 4 人为一组，分饰患者、患者家属、急诊科护士和病区护士，结合本项目所学知识，对上述场景进行适当拓展，完成对患者的入院护理和身体康复后的出院护理模拟演练。

项目学习成果评价

表 4-4　项目学习成果评价表

<table>
<tr><th rowspan="2">考核内容</th><th rowspan="2">评价标准</th><th rowspan="2">分值</th><th colspan="3">评价得分</th></tr>
<tr><th>自评</th><th>互评</th><th>师评</th></tr>
<tr><td rowspan="3">知识考核</td><td>了解患者入院和出院的基本程序和主要护理工作内容</td><td>10</td><td></td><td></td><td></td></tr>
<tr><td>熟悉住院病历单眉栏和体温单入出院时间的填写方法</td><td>15</td><td></td><td></td><td></td></tr>
<tr><td>掌握分级护理的适用对象及护理内容，轮椅与平车运送患者的适应证、操作方法及注意事项</td><td>25</td><td></td><td></td><td></td></tr>
<tr><td rowspan="3">技能考核</td><td>能够正确协助患者办理入院和出院，并做好相应的护理工作</td><td>5</td><td></td><td></td><td></td></tr>
<tr><td>能够根据患者的具体情况，判断其适用的护理级别并实施相应的护理</td><td>15</td><td></td><td></td><td></td></tr>
<tr><td>能够正确地使用平车和轮椅护送患者</td><td>10</td><td></td><td></td><td></td></tr>
<tr><td rowspan="2">素质考核</td><td>具有强烈的职业认同感、高尚的职业道德和慎独严谨的品行</td><td>10</td><td></td><td></td><td></td></tr>
<tr><td>具有高度的爱心、责任心与同情心，重视对患者的人性化关怀</td><td>10</td><td></td><td></td><td></td></tr>
<tr><td>总评</td><td>自评×20%＋互评×20%＋师评×60%</td><td colspan="4"></td></tr>
<tr><td>自我评价</td><td colspan="5"></td></tr>
<tr><td>教师评价</td><td colspan="5"></td></tr>
</table>

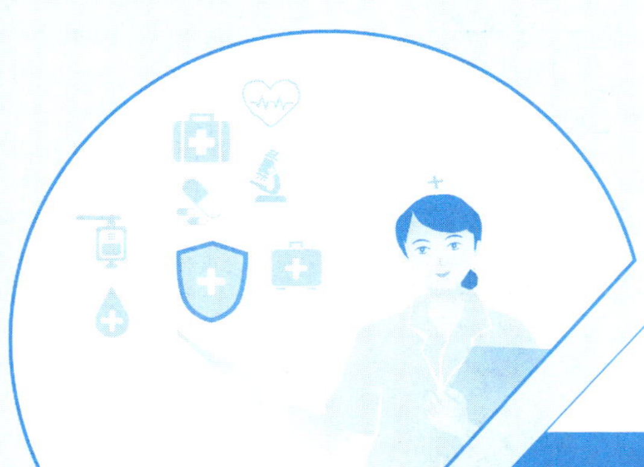

项目五

卧位与安全护理

知识目标

- 了解舒适卧位的基本要求、卧位的分类及其对患者疾病治疗的重要性。
- 熟悉常用卧位的操作方法、使用保护具的注意事项。
- 掌握常用卧位的适用对象，更换卧位的目的、操作方法及注意事项，常用保护具的适用范围、使用原则及使用方法。

技能目标

- 能够根据患者病情和治疗需要，正确为患者安置或变换卧位。
- 能够根据患者的情况，为患者使用适当的保护具。

素质目标

- 培养责任之心和体察之心，能够务实护理、暖心服务。
- 关注患者安全，紧密编织医院安全网，提升患者安全感，保障患者健康权益。

项目导入

患者张某，男，70 岁，经医生诊断为肝癌晚期。该患者有心绞痛病史，近日由于上呼吸道感染而合并左心衰，现呼吸困难、焦虑不安，时常诉疼痛难忍。

请思考：

（1）该患者适合取何种卧位？

（2）可为该患者有哪些安全隐患？应采取哪些安全护理措施？

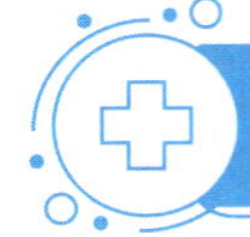

第一讲　卧位护理

卧位是指患者休息、治疗和检查时所采取的卧床姿势。正确的卧位对增进患者舒适感、有效治疗疾病、减轻症状、预防并发症、便于进行各项检查等，均具有积极的作用。因此，护士在临床护理工作中应熟悉各种卧位的基本要求，协助或指导患者采取正确、舒适、安全的卧位。

一、概述

（一）舒适卧位的基本要求

舒适卧位是指患者在卧床时，身体各部位均处于合适的位置，感到轻松自在。护士应根据患者的病情需要，协助或指导患者采取正确而舒适的卧位。

（1）卧床姿势：尽量符合人体力学的要求，使体重平均分布于身体的各个部位，关节维持在功能位置，体内脏器在体腔内拥有最大的空间。

（2）体位变换：至少每 2 h 变换一次体位。

（3）身体活动：患者身体各部位每天均应活动，改变卧位时应做关节活动范围练习。有禁忌证的患者除外，如关节扭伤者等。

（4）受压部位：加强受压部位的皮肤护理，预防压力性损伤的发生。

（5）保护隐私：在护理操作中，根据需要适当地遮盖患者身体，注意保护患者隐私，促进患者身心舒适。

（二）卧位的分类

根据卧位的自主性，可将卧位分为主动卧位、被动卧位和被迫卧位三种。

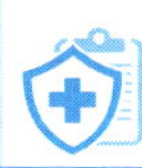

1．主动卧位

患者身体活动自如，并能根据自己的意愿和习惯随意采取和改变的卧位，称为主动卧位。常见于轻症、术前及恢复期患者。

2．被动卧位

患者自身无力变换卧位而采取的他人安置的卧位，称为被动卧位。常见于昏迷、瘫痪、极度衰弱的患者。

3．被迫卧位

患者意识清晰，也有变换卧位的能力，但由于疾病的影响或治疗的需要而被迫采取的卧位，称为被迫卧位。例如，哮喘急性发作患者因呼吸极度困难而被迫采取端坐位。

二、常用的卧位

（一）仰卧位

仰卧位又称平卧位，基本姿势为患者仰卧，头下放一枕，两臂放于身体两侧，两腿自然放平。根据病情或检查、治疗的需要，仰卧位又可调整为以下卧位。

1．去枕仰卧位

（1）适用范围：① 昏迷或全身麻醉未清醒的患者（防止其呕吐物误入气管而引起窒息或吸入性肺炎等并发症）；② 椎管内麻醉或脊髓腔穿刺后 6～8 h 内的患者（预防由颅内压降低引起的头痛）。

（2）操作方法：患者去枕仰卧，头偏向一侧，两臂放于身体两侧，两腿自然放平，将枕头横立于床头，如图 5-1 所示。

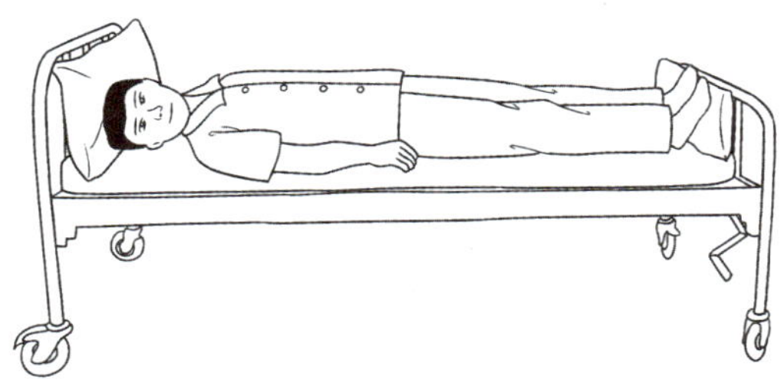

图 5-1　去枕仰卧位

集思广议

所有麻醉术后患者都需要采用去枕仰卧位吗？

2．中凹卧位（休克卧位）

（1）适用范围：休克患者（抬高头胸部可使膈肌下降，胸腔扩大，有利于保持气道通

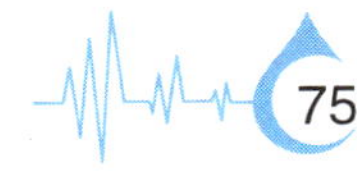

畅，改善通气功能，从而改善缺氧症状；抬高下肢有利于静脉血回流，增加心输出量，从而使休克症状得到缓解）。

（2）操作方法：抬高患者头胸部 10°～20°，抬高下肢 20°～30°，如图 5-2 所示。

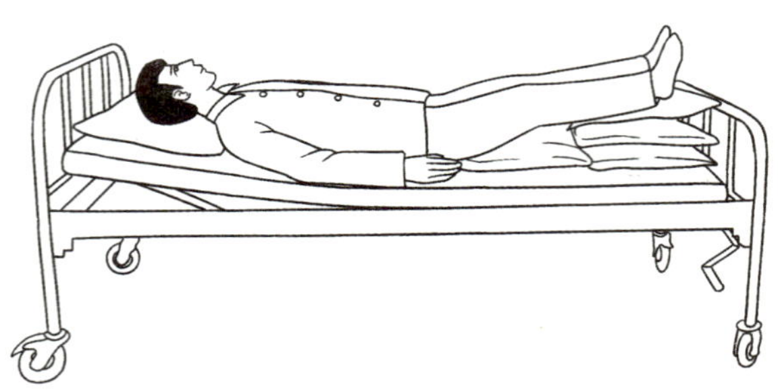

图 5-2 中凹卧位（休克卧位）

3. 屈膝仰卧位

（1）适用范围：接受胸腹部检查，导尿术及会阴冲洗等的患者。

（2）操作方法：患者自然仰卧，头下垫一枕头，两臂放于身体两侧，双腿屈曲，并稍向外分开，使腹肌放松，如图 5-3 所示。检查或操作时注意保暖及保护患者隐私。

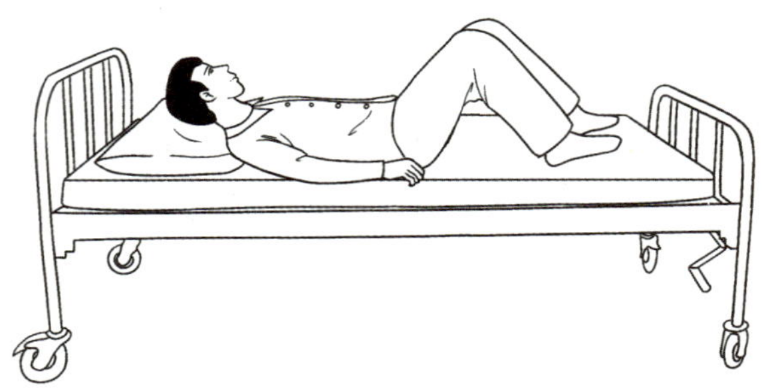

图 5-3 屈膝仰卧位

（二）侧卧位

（1）适用范围：① 接受胃镜检查、灌肠、肛门检查、臀部肌内注射等的患者；② 侧卧位与仰卧位交替，便于护理患者局部受压部位，预防压力性损伤；③ 单侧肺部病变者，可视病情采取患侧卧位或健侧卧位。

（2）操作方法：患者侧卧，臀部稍往后移，两臂屈肘，一手放于胸前，一手放于枕旁，下腿稍伸直，上腿弯曲。对于无力支持体位的患者，可在两膝之间、后背、胸腹前各放置一软枕，以增加稳定性，促进患者的舒适和安全，如图 5-4 所示。

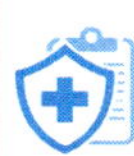

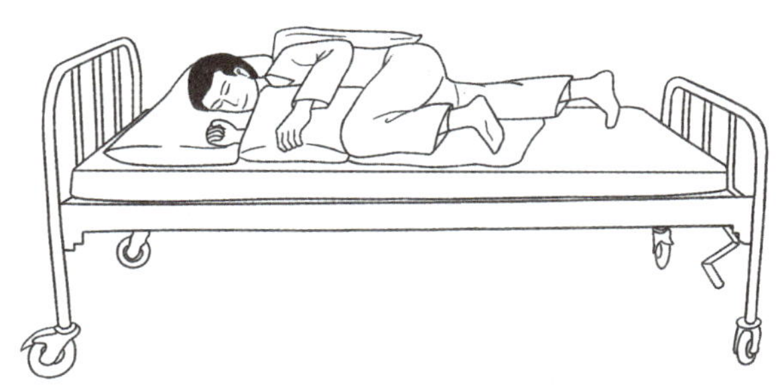

图 5-4　侧卧位

护理小贴士

臀部肌内注射时，患者应下腿弯曲、上腿伸直，以使被注射部位肌肉放松。

（三）斜坡卧位

（1）适用范围：① 某些面部及颈部手术后患者；② 心肺疾病引起呼吸困难的患者；③ 腹腔、盆腔手术后或有炎症的患者；④ 疾病恢复期体质虚弱的患者。

（2）操作方法：患者仰卧于床上，先摇起床头支架使上半身抬高，与床成 30° ～50° ，再摇起膝下支架，以防患者下滑，如图 5-5 所示。必要时，床尾可置一软枕，垫于患者足底。放平时，先将膝下支架摇平，再将床头支架摇平。

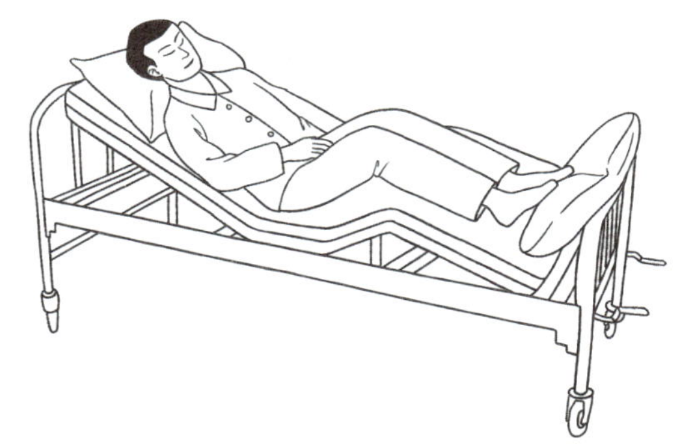

图 5-5　斜坡卧位

（四）端坐位

（1）适用范围：急性肺水肿、左心衰竭、心包积液、支气管哮喘发作的患者等。

（2）操作方法：扶患者坐起，身体稍向前倾，床上放一过床小桌，桌上放一软枕，让患者伏桌休息；将床头摇起或床头支架抬高 70° ～80° ，并在患者背后放一软枕，使其能向后倚靠；将膝下支架摇起 15° ～20° ，如图 5-6 所示。必要时加床挡，以保证患者安全。

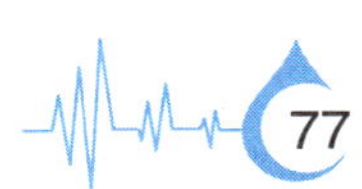

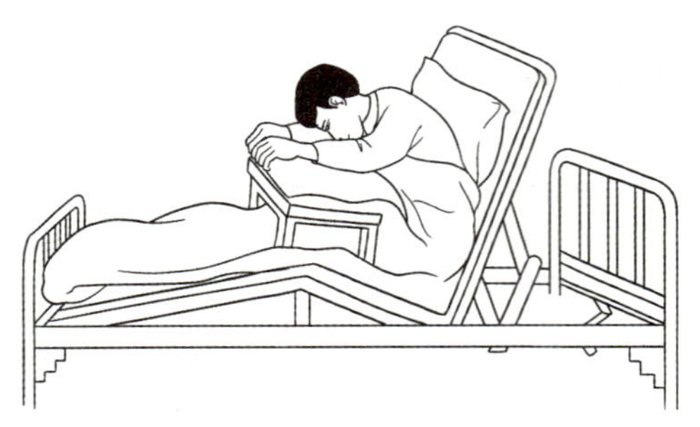

图 5-6　端坐位

（五）俯卧位

（1）适用范围：① 接受腰、背部检查或胰、胆管造影检查的患者；② 脊椎手术后或腰、背、臀部有伤口，不能仰卧或侧卧的患者；③ 胃肠胀气导致腹痛的患者。

（2）操作方法：患者俯卧，头偏向一侧，两臂屈肘放于头部两侧，两腿伸直，胸下、髋部及踝部各放一软枕，如图 5-7 所示。

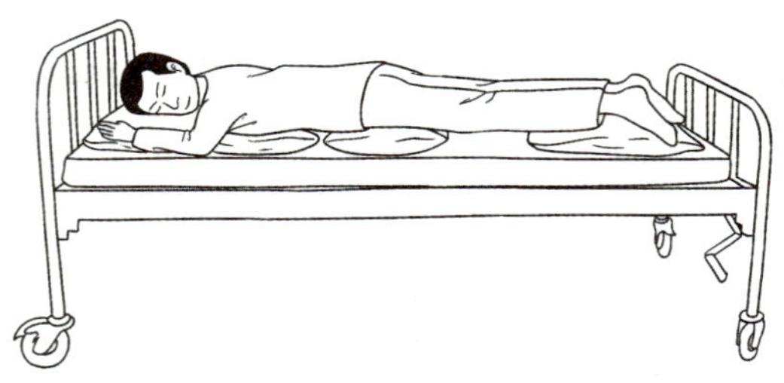

图 5-7　俯卧位

（六）头低足高位

（1）适用范围：① 肺部分泌物引流的患者（使痰液易于排出）；② 十二指肠引流的患者（有利于胆汁引流）；③ 妊娠时胎膜早破的患者（防止脐带脱垂）；④ 跟骨或胫骨结节骨折行牵引时，将人体重力作为反牵引力，防止下滑。

（2）操作方法：患者仰卧，将一软枕横立于床头，以防碰伤头部；床尾用支托物垫高 15～30 cm（或根据病情需要而定），如图 5-8 所示。该卧位易使患者感到不适，使用时间不宜过长，且颅内高压者禁用。如果为电动床，则可直接调节整个床面的倾斜度。

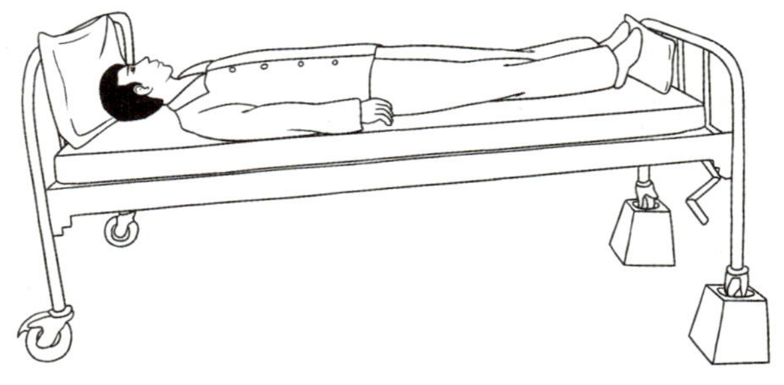

图 5-8　头低足高位

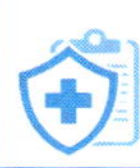

（七）头高足低位

（1）适用范围：① 颈椎骨折患者（进行颅骨牵引时，用作反牵引力）；② 颅脑疾病或颅脑手术后的患者（可减轻颅内压，预防脑水肿）。

（2）操作方法：患者仰卧，床头用支托物垫高 15～30 cm（或根据病情需要而定），床尾横立一软垫，减少足部不适，如图 5-9 所示。如果为电动床，则可直接调节整个床面的倾斜度。

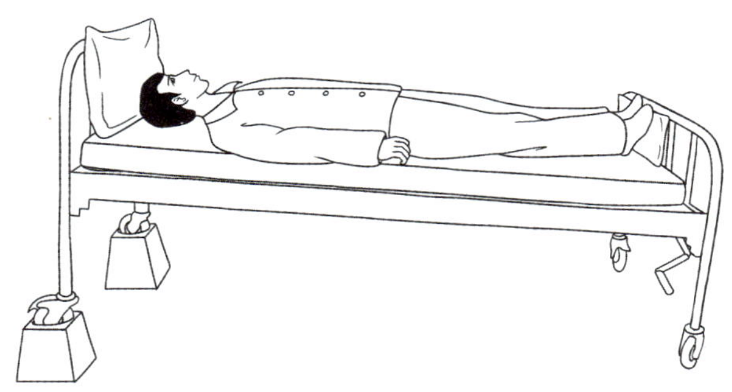

图 5-9　头高足低位

（八）膝胸卧位

（1）适用范围：① 接受肛门、直肠、乙状结肠镜检查及治疗的患者；② 矫正胎位不正或子宫后倾；③ 促进产后子宫复原。

（2）操作方法：患者跪卧，两小腿平放于床上，稍分开，大腿与床面垂直；胸贴床面，腹部悬空，臀部抬起，头转向一侧；两臂屈肘，放于头的两侧，如图 5-10 所示。

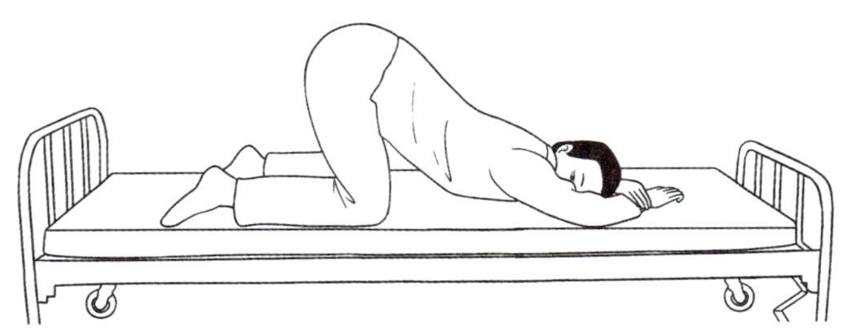

图 5-10　膝胸卧位

（九）截石位

（1）适用范围：接受会阴、肛门部位检查、治疗或手术（如膀胱镜检查、妇产科检查、阴道灌洗或产妇分娩等）的患者。

（2）操作方法：患者仰卧于检查床上，两腿分开，放于支腿架上（支腿架上可放软垫），臀部齐床边，两手放在胸前或身体两侧，如图 5-11 所示。采取此卧位时，护士需注意为患者遮挡和保暖。

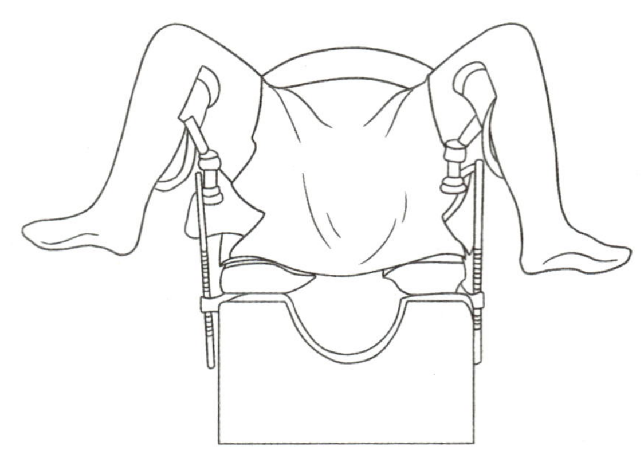

图 5-11 截石位

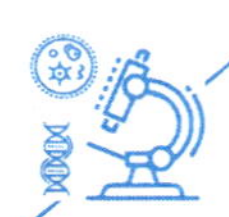

护理智库

胃及十二指肠溃疡患者的正确卧位

胃及十二指肠溃疡患者多忽略睡觉时的正确体位。事实上，大多数胃及十二指肠溃疡患者，由于其幽门的“开关”功能不同程度的失控，因此当患者采取左侧卧位或仰卧位时，消化液会从十二指肠反流入胃，刺激溃疡面而使患者疼痛加剧。若患者长期坚持睡觉时取右侧卧位或半卧位，由于重力的作用，消化液反流的可能性会大大减少，因此有利于溃疡面的愈合。

三、更换卧位

长期卧床的患者，若不经常变换卧位，则呼吸道分泌物不易排出，易造成坠积性肺炎；局部组织持续受压，易造成血液循环障碍，并产生压力性损伤。此外，患者还易出现精神萎靡、食欲不振、消化不良、便秘、肌肉萎缩、关节僵硬、下肢静脉血栓等并发症。因此，护士应定时协助患者变换卧位，鼓励和帮助患者进行肢体功能锻炼，防止各种并发症的发生。

更换卧位的方法很多，本项目主要介绍协助患者翻身侧卧法。

【目的】

（1）协助不能起床的患者变换卧位，增进其舒适感。

（2）预防并发症，如压疮、坠积性肺炎等。

（3）满足患者治疗与护理的需要。

【评估】

患者的年龄、体重、病情、治疗情况、心理状态及配合程度。

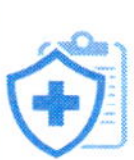

【计划】

（1）环境准备：室温适宜，必要时进行遮挡。

（2）护士准备：着装整洁，洗手。

（3）用物准备：根据病情准备软枕等。

【实施】

协助患者翻身侧卧的操作方法如表 5-1 所示。

表 5-1　协助患者翻身侧卧的操作方法

<table>
<tr><th>操作流程</th><th colspan="2">操作内容</th></tr>
<tr><td>1. 核对、解释</td><td colspan="2">（1）核对患者的床号、姓名和腕带
（2）向患者及其家属解释翻身侧卧的目的、方法和注意事项，以取得合作</td></tr>
<tr><td>2. 安置导管</td><td colspan="2">固定床脚轮，妥善安置好患者身上的各种导管及输液装置</td></tr>
<tr><td>3. 安置患者</td><td colspan="2">协助患者仰卧，双手放于腹部，双腿屈曲</td></tr>
<tr><td rowspan="2">4. 翻身</td><td>一人协助翻身法
（适用于体重较轻的患者）</td><td>（1）先将枕头移向近侧，再将患者的肩部和臀部移向近侧，最后将患者的双下肢移近
（2）一手托肩，一手扶膝，轻轻将患者转向对侧，使其背向自己</td></tr>
<tr><td>两人协助翻身法
（适用于体重较重或病情较重的患者）</td><td>（1）两名护士站在床的同侧，先将枕头移向近侧，然后一人托住患者的颈肩部和腰部，另一人托住患者的臀部和腘窝处，两人同时抬起患者移向近侧
（2）两名护士分别扶托患者的肩部、腰部、臀部和膝部，轻轻将患者翻向对侧，使其背向自己</td></tr>
<tr><td>5. 放置软枕</td><td colspan="2">按侧卧位要求，在患者的背部、胸前及两膝间垫上软枕</td></tr>
<tr><td>6. 安置、检查</td><td colspan="2">（1）安置患者的肢体，保持各关节处于功能位，必要时加用床挡
（2）检查各导管是否通畅</td></tr>
<tr><td>7. 洗手、记录</td><td colspan="2">（1）整理床单位，洗手
（2）记录翻身时间、皮肤状况等，做好交接班</td></tr>
</table>

【注意事项】

（1）帮助患者更换卧位时，应先将患者的身体稍抬起，再行翻身，不可推、拖、拉、拽，以免擦伤患者的皮肤。

（2）根据患者的病情及皮肤受压情况，确定翻身间隔时间（一般每 2 h 翻身一次），同时做好交接班记录。

（3）协助各种特殊情况的患者更换卧位时，应注意以下几点：① 对于手术后的患者，翻身前先检查敷料是否脱落或潮湿。若有脱落或潮湿现象，应先换药，再翻身。② 对于有颈椎和颅骨牵引的患者，翻身时不可放松牵引。③ 对于颅脑手术后的患者，应协助其取健侧卧位或仰卧位，翻身时不可剧烈翻转其头部，以免引起脑疝，导致患者猝死。④ 对于有石膏固定或伤口较大的患者，翻身后应将患处放于适当位置，以防受压。

（4）注意节力原则：应保持身体稳定，双脚前后分开并屈膝，以扩大支撑面，降低重心；翻身时尽量使患者靠近护士，动作轻稳、协调一致。

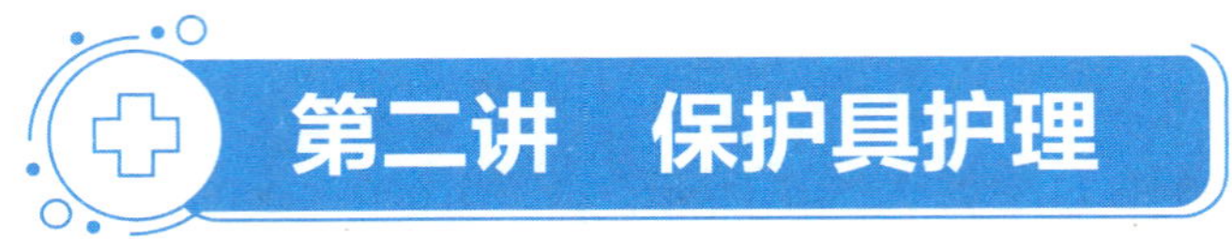

第二讲 保护具护理

保护具是指用来限制患者身体全部或某部位的活动，或者保护患者的受压部位，以达到维护患者安全与治疗效果的各种器具。

一、保护具的适用范围

保护具的适用范围包括以下几个方面：

（1）儿科患者：儿童因认知及自我保护能力尚未发育完善，尤其是 6 岁以下的儿童，易发生坠床、撞伤等意外或不配合治疗等行为。

（2）跌倒或坠床高危患者：如麻醉后未清醒、意识不清、躁动不安、失明或视力障碍、年老体弱者等。

（3）精神疾患患者：如躁狂症患者、有自我伤害倾向的患者等。

（4）其他患者：如长期卧床、极度消瘦、虚弱及其他易发生压力性损伤的患者。

二、保护具的使用原则

使用保护具时应遵循以下原则：

（1）为患者应用保护具前，应向患者及其家属说明使用保护具的原因、目的和方法，在取得患者和（或）家属的同意后方可使用。

（2）保护性约束器具只可短期使用，且使用时必须保持患者的肢体关节处于功能位，保证患者的舒适和安全。

（3）应预防被约束部位发生血液循环障碍或皮肤受损。例如，在身体受压部位放置软衬垫，定时观察受约束肢体的末梢循环情况，定时放松约束带，等等。

（4）确定患者可随时与医务人员联系，如将呼叫器放在患者易取处，或由专门人员陪护，以保障患者安全。

（5）要记录使用保护具的原因、目的、起止时间，每次观察的结果，护理措施等。

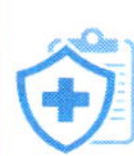

三、常用的保护具及其使用方法

（一）床挡

床挡主要用于预防患者坠床。医院常用的床挡根据不同设计可分为多种样式，如多功能床挡（见图 5-12）和半自动床挡（见图 5-13）。此外，儿科病床配有高位床挡，以符合患儿的安全需要。

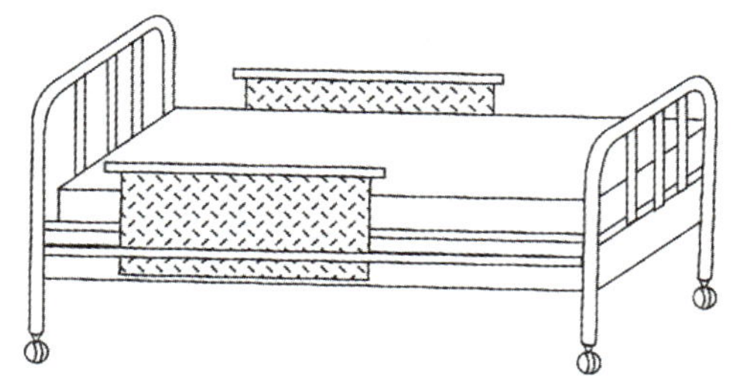

图 5-12　多功能床挡

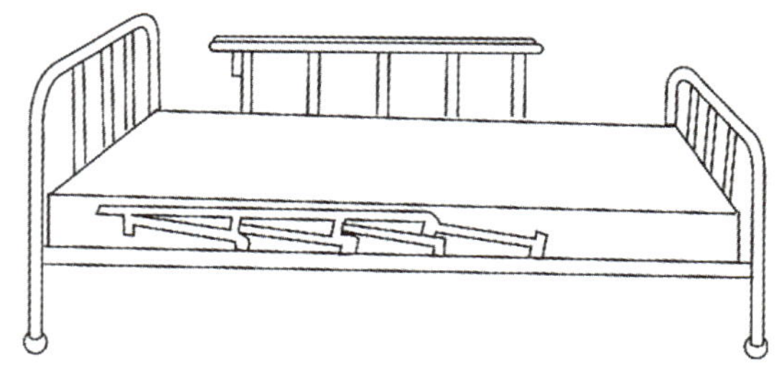

图 5-13　半自动床挡

（1）多功能床挡：使用时插入两侧床沿，不用时插于床尾。必要时可将床挡取下垫于患者背部，在进行胸外心脏按压时使用。

（2）半自动床挡：平时折叠于两侧床沿，可按需升降。

使用床挡时，护士应勤巡视，及时满足患者的需求；注意保护患者的肢体，需要时可用软枕隔挡。

（二）约束带

约束带常用于保护躁动的患者，限制其失控的身体或肢体活动。临床常用的约束带有以下几种。

1．宽绷带

宽绷带常用于固定手腕或踝部。使用时，先用棉垫包裹手腕或踝部；然后把宽绷带打成双套结（见图 5-14），将其套在棉垫外稍拉紧，使之不易脱出，松紧度以不影响肢体血液循环为宜，如图 5-15 所示；最后将绷带固定于床沿上。

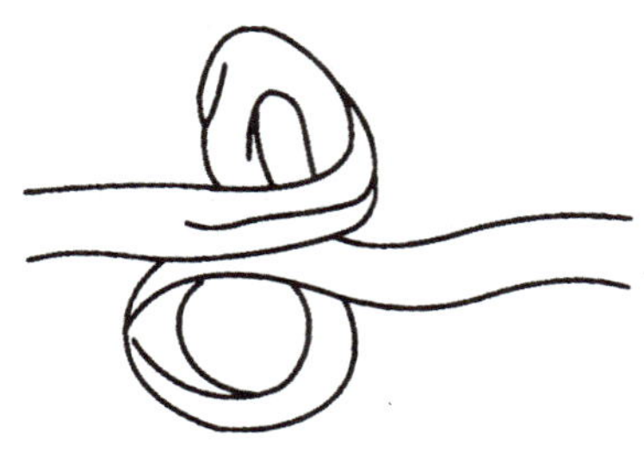

图 5-14　打双套结

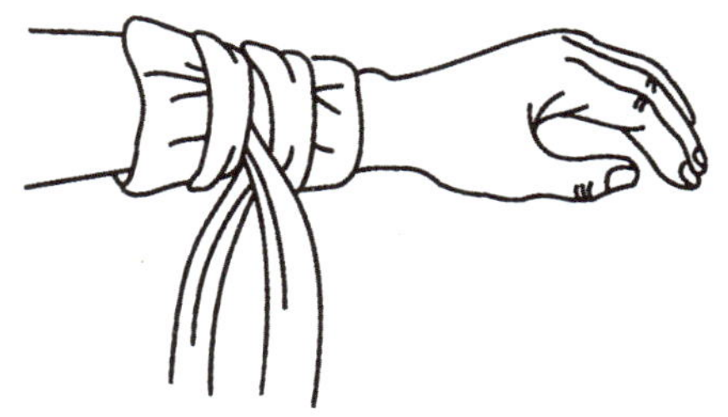

图 5-15　拉紧双套结

2. 肩部约束带

肩部约束带（见图 5-16）可用于固定肩部，限制患者坐起。使用时，先将患者两侧肩部套进袖筒，腋窝衬棉垫；然后将两袖筒上的细带在胸前打结固定，将下面两条较宽的长带系于床头横栏上，如图 5-17 所示。

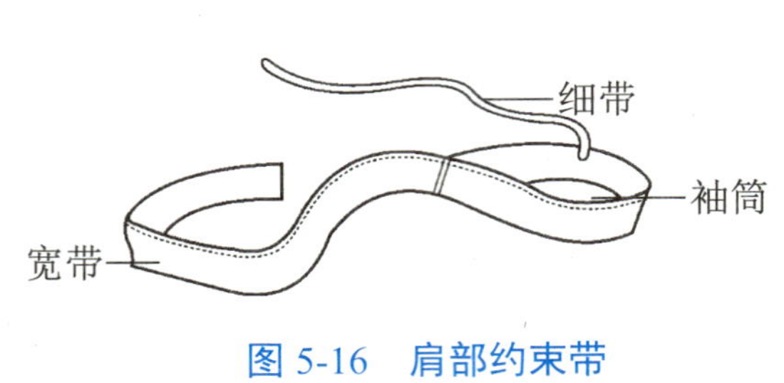

图 5-16　肩部约束带

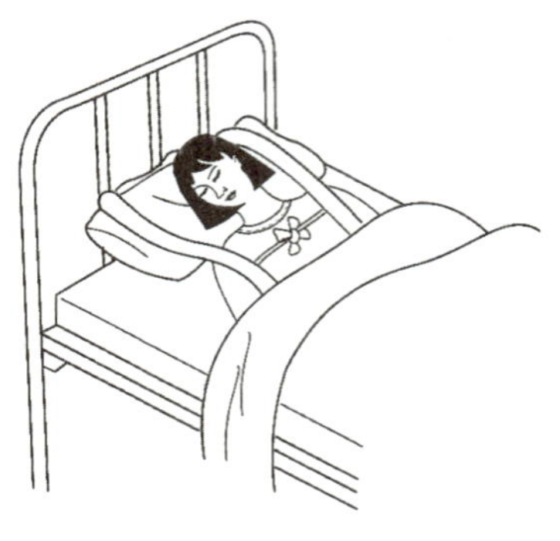

图 5-17　肩部约束带固定法

肩部约束带还可以斜折成长条的大单代替。使用时，先将枕头横立在床头，将折好的大单条横放在患者的肩背部下方；然后将大单条的两端由腋下经肩前绕至肩后，从横在肩下的大单条上方穿出；最后将大单条的两端反折向上系于床头横栏上，如图 5-18 所示。

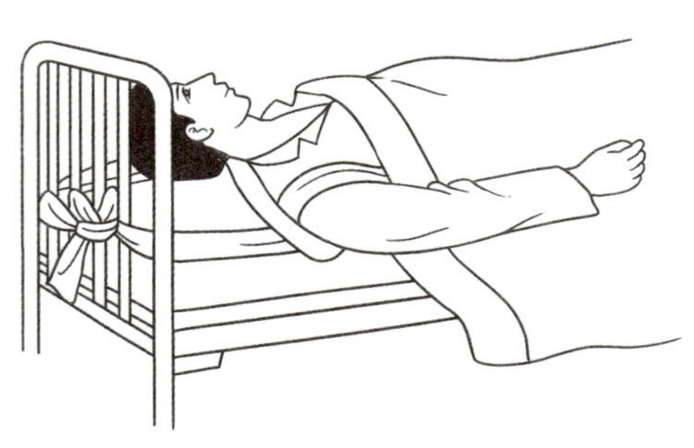

图 5-18　肩部大单固定法

3. 膝部约束带

膝部约束带（见图 5-19）常用于固定膝部，限制患者下肢活动。使用时，先在两膝和腘窝处衬棉垫；然后将约束带横放于两膝上，用宽带下的双头带各固定一侧膝关节；最后将宽带系于床沿，如图 5-20 所示。

膝部约束带也可用斜折成长条的大单代替。使用时，先将折好的大单条横放在两膝下，将大单条的两端分别向内侧压盖在膝上；然后向下穿过膝下的大单条，并拉向外侧，使之压住膝部；最后固定大单条于床沿两侧，如图 5-21 所示。

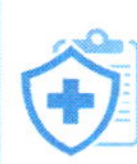

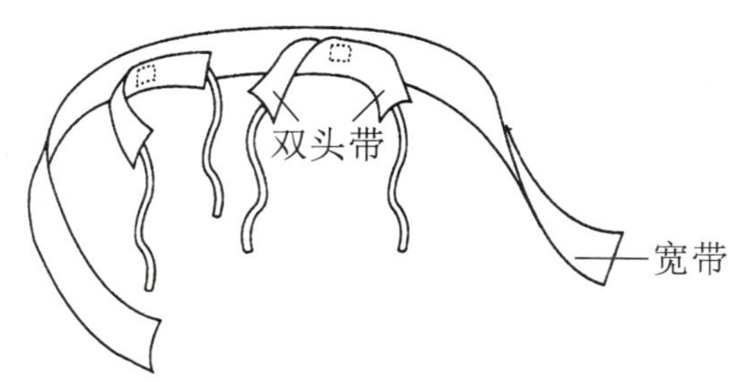

图 5-19　膝部约束带

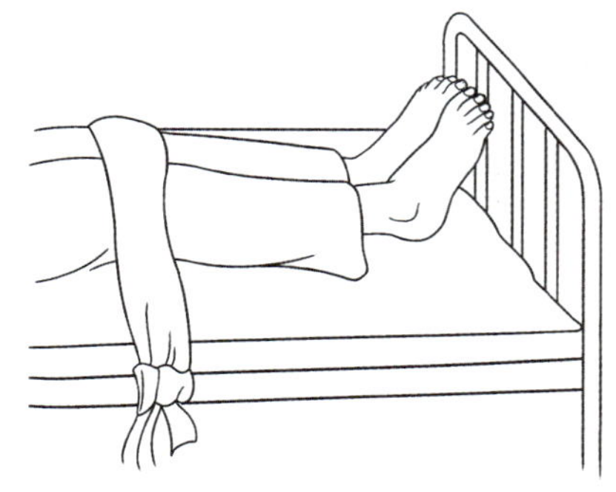

图 5-20　膝部约束带固定法

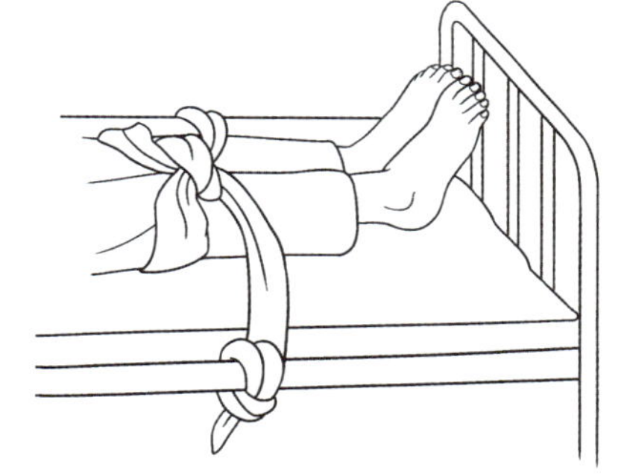

图 5-21　膝部大单固定法

4．尼龙搭扣约束带

尼龙搭扣约束带（见图 5-22）用于手腕、上臂、膝部和踝部的固定。使用时，先在被约束部位衬棉垫；然后将约束带置于关节处，对合尼龙搭扣，松紧度调整适宜后将带子系于床沿。

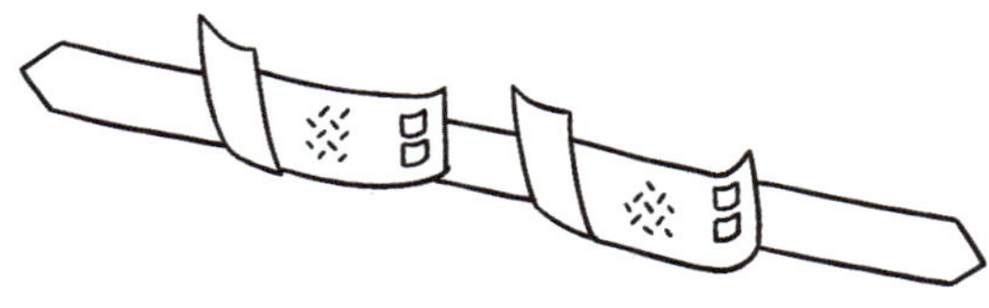

图 5-22　尼龙搭扣约束带

使用约束带时，护士应在患者被约束部位处应放衬垫，并保证约束带松紧适宜（以能伸入 1～2 根手指为宜）；注意观察患者受约束部位的血液循环情况（每 15～30 min 观察一次），包括皮肤的颜色、温度及感觉等，发现异常及时处理；每 2 h 松解一次，必要时进行局部按摩，以促进血液循环。

（三）支被架

支被架主要用于肢体瘫痪或昏迷的患者，防止盖被压迫肢体而造成不舒适或足下垂、足尖压力性损伤等，也可用于烧伤患者进行暴露疗法治疗时的保暖。使用时，将支被架罩于防止受压的部位，然后将盖被盖于支被架上，如图 5-23 所示。

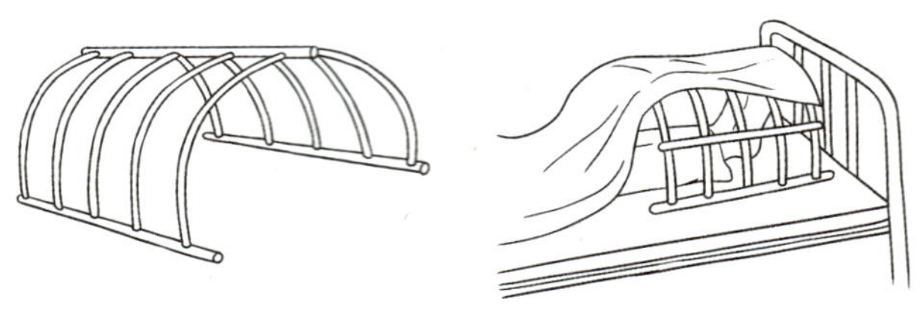

图 5-23　支被架

使用支被架时，护士应注意患者的保暖；局部有创面时，须遵循无菌技术操作原则。

项目学习效果测试

一、单项选择题

1．下列患者不适于取端坐位的是（　　）。

A．心力衰竭患者　　B．心包积液患者

C．休克患者　　D．支气管哮喘患者

2．胎膜早破的孕妇宜取（　　）。

A．头低足高位　　B．去枕平卧位

C．头高足低位　　D．屈膝仰卧位

3．颅内压增高的患者宜取的卧位是（　　）。

A．仰卧位　　B．端坐位

C．头高足低位　　D．半坐卧位

4．对于使用约束带的患者，最应该重点观察的是（　　）。

A．体位是否舒适　　B．约束带是否松开

C．局部皮肤颜色及温度　　D．意识是否清楚

5．患者，男，36 岁，躯干烧伤。对该患者进行暴露疗法时，宜选用的保护具是（　　）。

A．床挡　　B．宽绷带

C．支被架　　D．肩部约束带

二、案例分析题

患者，男，40 岁，因支气管哮喘急性发作，呼吸极度困难不能平卧而焦虑不安。

请思考：

（1）应帮助该患者取何种卧位？

（2）说明采用上述卧位的原因及操作方法。

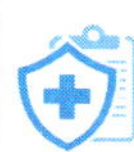

项目综合实践活动

【活动背景】

世界患者安全日是由 WHO 确定的一个全球公共卫生日，于 2019 年 5 月由第七十二届世界卫生大会设立。大会核准在每年的 9 月 17 日纪念这一活动日。世界患者安全日的总体目标是提高全球对患者安全的认识，增加公众对医疗安全的参与程度，促进全球行动，提高患者安全并减少患者伤害。

【活动要求】

请以“用心服务，规范护理，守护患者安全”为主题，结合本项目所学知识，写一份演讲稿，并在班内组织演讲比赛。

项目学习成果评价

表 5-2　项目学习成果评价表

考核内容	评价标准	分值	评价得分		
			自评	互评	师评
知识考核	了解舒适卧位的基本要求、卧位的分类及其对患者疾病治疗的重要性	5			
	熟悉常用卧位的操作方法、使用保护具的注意事项	15			
	掌握常用卧位的适用对象，更换卧位的目的、操作方法及注意事项，常用保护具的适用范围、使用原则及使用方法	30			
技能考核	能够根据患者病情和治疗需要，正确为患者安置或变换卧位	15			
	能够根据患者的情况，为患者使用适当的保护具	15			
素质考核	具有责任之心和体察之心，能够务实护理、暖心服务	10			
	关注患者安全，紧密编织医院安全网，提升患者安全感，保障患者健康权益	10			
总评	自评×20%＋互评×20%＋师评×60%				
自我评价					
教师评价					

项目六

医院感染的预防与控制

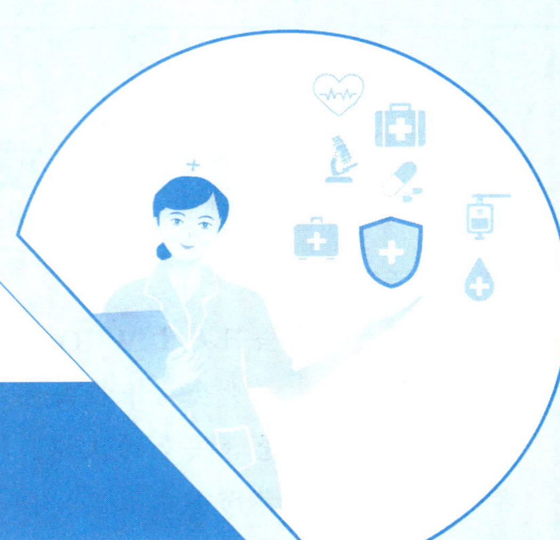

知识目标

- 了解医院感染的促发因素、类型及管理措施，隔离区域的划分，消毒供应中心的设置。
- 熟悉医院感染的形成和预防措施，常用的物理、化学消毒灭菌的种类和方法，隔离的种类和措施，消毒供应中心的工作内容。
- 掌握医院感染的概念，清洁、消毒及灭菌的概念，无菌技术的概念、操作原则及基本操作方法，隔离的概念、原则及基本操作方法，消毒供应中心在预防和控制医院感染中的作用，护理职业防护的措施。

技能目标

- 能够正确使用常用的物理、化学消毒灭菌方法。
- 能够规范、熟练地使用常用的无菌操作技术。
- 能够规范、熟练地使用常用的隔离技术。
- 能够采取正确的护理职业防护措施。

素质目标

- 具备无菌观念和自我保护意识。
- 热爱护理事业，严谨对待护理工作，具有高度的责任心，能为患者的生命安全保驾护航。

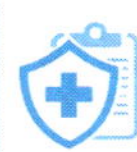

项目导入

某医院有多名剖宫产患者发生手术切口感染，病原菌为快速生长型分枝杆菌。调查发现，该医院在院内感染防控方面存在严重问题。例如：该院手术器械等清洗不彻底，存有血迹；手术用剪刀、换药用剪刀等用戊二醛浸泡，不能达到灭菌效果；对部分手术器械的灭菌效果，未实施有效检测；手术用的外科手消毒剂不达标；等等。

请思考：

该医院应从哪些方面控制院内感染较为合理？

第一讲　医院感染

一、医院感染的概念与分类

（一）医院感染的概念

医院感染又称医院获得性感染、医院内感染，是指住院患者在医院内获得的感染，包括在住院期间发生的感染和在医院内获得而出院后发生的感染，但不包括入院前已开始或入院时已处于潜伏期的感染。此外，医院工作人员在医院内获得的感染也属医院感染。

（二）医院感染的分类

按照传染源的不同，医院感染可分为内源性感染和外源性感染两类。

1. 内源性感染

内源性感染又称自身感染，是指由患者自身存在的病原体（主要来自患者体内的正常菌群）在患者抵抗力降低的情况下引起的感染。

2. 外源性感染

外源性感染又称交叉感染，是指由来自患者自身以外（如其他患者、患者陪伴人员、医务人员、医院环境等）的病原体通过某种途径侵入患者人体而引起的感染。

二、医院感染的形成

医院感染的形成必须具备三个基本条件，即传染源、传播途径和易感人群。当这三者同时存在并互相联系时，就会构成感染链，从而导致医院感染。

（一）传染源

传染源是指病原体自然生存、繁殖并排出的场所或宿主（人或动物），主要包括以下几种：① 患者体内的正常菌群、动物（如鼠、蚊、蝇、蟑螂等）、医院环境等；② 已感染者及病原体携带者（如携带病原体的患者、医务人员、探视者、陪护者等），是医院中的主要传染源。

（二）传播途径

传播途径是指病原体从传染源传到易感宿主的途径，主要包括以下几种。

1. 接触传播

接触传播是外源性感染的主要传播途径。

（1）直接接触传播：指已感染的患者与易感人群直接接触，将病原体传递给易感人群的方式，如沙眼衣原体、肝炎病毒等的传播。

（2）间接接触传播：指病原体通过传播媒介传递给易感人群的方式。最常见的传播媒介是医务人员的手，其次是医疗器械、水和食物等。

2. 空气传播

空气传播是指带有病原微生物的微粒子（≤5 μm），如飞沫、菌尘等，通过空气流动导致疾病的传播方式。例如，开放性肺结核患者排出结核杆菌通过空气传播给易感人群。

3. 飞沫传播

飞沫传播是指带有病原微生物的飞沫核（>5 μm）在空气中短距离（1 m 内）移动到易感人群的口、鼻黏膜或眼结膜等导致感染的传播方式。例如，严重急性呼吸综合征（SARS）主要就是通过飞沫传播的。

（三）易感人群

易感人群是指对某种疾病或传染病缺乏免疫力的人群。医院感染中，易感人群主要包括婴幼儿、老年人、人体免疫功能受损者、营养不良者、长期使用抗生素者、接受免疫抑制疗法者、接受各种侵入性诊疗操作者等。

三、医院感染发生的促发因素

医院感染的促发因素包括以下几项：

（1）医务人员对医院感染的危害性认识不足，不能严格地遵循无菌技术操作原则和隔离原则。

（2）医院感染管理制度不健全。例如，医院缺乏健全的门诊（急诊）预检、分诊制度，住院部缺乏健全的入院卫生处置制度，等等。

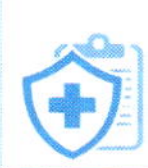

（3）介入性诊治手段（如内窥镜、气管切开、气管插管等）增多。这些诊治手段不仅容易把外界的微生物导入体内，还容易损伤人体的防御屏障，使病原体易侵入人体。

（4）抗生素的广泛应用易导致患者体内的正常菌群失调，耐药菌株增加，致使病程延长，感染机会增多。

（5）住院患者中慢性疾病、恶性疾病、老年患者所占比例增加，而这些人往往抵抗力低下，容易感染。此外，使用激素或免疫抑制剂者，接受化疗、放疗者，自身免疫机能下降者也是易感人群。

（6）医院布局不合理、卫生设施不完善、隔离设施不健全或污染物处理不当。

四、医院感染的预防与控制

为保障医疗安全、提高医疗质量，各级各类医院都必须将医院感染管理纳入医院管理工作中，有效预防和控制医院感染。

（一）健全医院感染管理组织

各级医院都应有医院感染预防与控制管理机构，如医院感染管理委员会等。在医院感染管理委员会的领导下，根据医院的规模设置医院感染管理科或办公室，由专职人员负责医院感染管理工作。在医院感染管理科的指导下，各临床科室建立由科主任、护士长、主治医师及护师组成的医院感染管理小组，在科主任领导下开展工作。

（二）健全各项规章制度

（1）管理制度：如健全清洁卫生制度、消毒灭菌制度、隔离制度和医院感染管理报告制度等。

（2）监测制度：包括对灭菌效果、消毒剂使用效果、一次性医疗器材及常用器械的监测；对感染高发科室，如血透室、手术室、分娩室、重症监护室、换药室等消毒卫生标准的监测。

（3）消毒质量控制标准：各种消毒应符合国家卫生行政部门所规定的医院消毒卫生标准。使用一次性无菌医疗用品之后，必须毁形、消毒，并按当地卫生行政部门的规定进行无害化处理。

（三）落实医院感染管理措施

预防与控制医院感染必须做到控制传染源、切断传播途径和保护易感人群。具体措施包括以下几个方面：环境布局合理，设施有利于消毒隔离；做好清洁、消毒、灭菌工作及效果监测；合理使用抗生素；加强重点环节的监测，如对内镜、接触血液的医疗器械、医院污物的处理等；对易感人群实施保护性隔离；等等。

（四）开展医院感染知识教育

明确各类人员在医院感染管理中的职责，对各级医务人员、患者、探陪人员等不断加强医院感染知识教育，增强预防与控制医院感染的自觉性。

（五）履行医院感染控制的职责

护士在医院感染管理中应履行以下职责：

（1）严格执行无菌技术操作规程及医院感染管理的各项规章制度。

（2）掌握抗感染药物的合理应用原则，做到合理用药。

（3）掌握医院感染的诊断标准。

（4）若发现医院感染病例或疑似病例，则应及时查找传染源，切断感染途径，保护易感人群，积极治疗患者，并如实填表报告；若发现法定传染病病例，则应按《传染病防治法》的规定报告处理。

（5）参加预防与控制医院感染的知识培训。

（6）掌握职业防护知识和技能，正确进行各项技术操作，避免职业伤害。

第二讲　清洁、消毒与灭菌

一、清洁、消毒与灭菌的概念

清洁、消毒、灭菌是预防与控制医院感染的重要措施。

清洁是指去除物体表面有机物、无机物和可见污染物的全过程。其目的是去除或减少微生物。常用的清洁方法有水洗、机械去污、去污剂去污、超声清洗等。

消毒是指杀灭或清除传播媒介上的病原微生物，使其达到无害化的过程。只要是接触皮肤、黏膜的医疗器械、器具和物品，必须达到消毒水平。

灭菌是指杀灭或清除医疗器械、器具和物品上一切微生物（包括细菌芽孢）的过程。只要是进入人体组织、无菌器官的医疗器械、器具和物品，必须达到灭菌水平。

二、常用的物理消毒灭菌法

常用的消毒灭菌方法有两大类：物理消毒灭菌法和化学消毒灭菌法。物理消毒灭菌法是利用物理因素（如热力、辐射、过滤、微波等）清除或杀灭病原微生物的方法，包括热力消毒灭菌法、光照消毒灭菌法、电离辐射灭菌法、微波消毒灭菌法等。

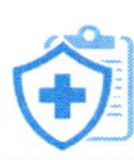

（一）热力消毒灭菌法

热力消毒灭菌法是指利用热力作用破坏微生物的蛋白质、核酸、细胞壁和细胞膜而导致其死亡的方法。常用的方法有干热法和湿热法。干热法由空气传导热力，导热较慢，该法主要包括燃烧灭菌法和干烤灭菌法；湿热法由空气、水和水蒸气传导热力，导热快，穿透力强，该法主要包括煮沸消毒灭菌法和压力蒸汽灭菌法。

1. 燃烧灭菌法

燃烧灭菌法是指将物品直接在火焰上燃烧消毒的方法，是一种简单、迅速、彻底的灭菌方法。该法主要包括焚烧法和烧灼法。

（1）焚烧法

焚烧法是指将污染物品直接置于焚烧炉内焚烧灭菌的方法，常用于无保留价值的污纸、某些特殊感染（如破伤风、气性坏疽、铜绿假单胞菌感染等）的敷料及病理标本的消毒灭菌处理。

（2）烧灼法

烧灼法是指直接用火焰灭菌的方法，常用于某些急用的金属器械和搪瓷类物品的消毒灭菌处理。例如，将金属器械放在火焰上烧灼 20 s；在搪瓷容器中倒入少量 95%以上的乙醇，轻轻转动使乙醇分布均匀，然后点燃烧至自然熄灭。此外，烧灼法也常用于微生物实验室接种环的消毒灭菌。

护理小贴士

应用燃烧灭菌法时应注意：

（1）锐利的刀剪及贵重器械禁用此法灭菌，以免使刀刃变钝或器械损坏。

（2）须远离氧气、乙醇、汽油等易燃、易爆物品。

（3）燃烧中途不可添加乙醇，也不可用嘴吹灭明火。

2. 干烤灭菌法

干烤灭菌法一般在专业密闭的烤箱内进行，其热力传播和穿透主要依靠空气对流和介质传导，灭菌效果可靠。该法适用于耐热、不耐湿、蒸汽或气体不能穿透物品的灭菌，如玻璃、油脂、粉剂和金属等物品。灭菌所需的温度和时间应根据物品种类和烤箱的类型来确定，一般灭菌参数如下：160℃，2 h；或者 170℃，1 h；或者 180℃，30 min。

应用干烤灭菌法时应注意：① 干烤前，器械和玻璃器皿应洗净并干燥；② 物品包装不宜过大，放入的物品勿超过烤箱高度的 2/3，且物品之间应留有空隙，以利于热空气的对流；③ 灭菌时，物品不应与烤箱底部和四壁直接接触；④ 灭菌途中不宜打开烤箱或添加新的待消毒物品；⑤ 灭菌后应待温度降至 40℃以下再打开烤箱，以防玻璃器皿等物品炸裂；⑥ 本法不适用于纤维织物、塑料制品、橡胶制品等的灭菌。

3. 煮沸消毒法

煮沸消毒灭菌法是应用最早的消毒灭菌方法之一，其操作简单，既经济又方便，是家庭和基层医疗机构常用的消毒方法。该法适用于耐湿、耐热物品的消毒，如金属、搪瓷、玻璃和橡胶类物品等的消毒。

（1）操作方法

① 将物品刷洗干净，全部浸没在水中，加热煮沸；② 水沸后开始计时，5～10 min 可杀灭细菌繁殖体，但对被细菌芽孢和真菌污染的物品，煮沸时间应延长到 15 min 至数小时，例如，破伤风杆菌芽孢需煮沸 60 min 方可被杀灭，而肉毒梭菌芽孢则需煮沸 3 h 才能被杀灭；③ 消毒金属物品时，在水中加入 1%～2%碳酸氢钠，可将沸点提高到 105℃，既可增强杀菌作用，又能对金属起到去污防锈的作用；④ 煮沸后，用无菌钳取出物品，放入无菌容器保存。

护理小贴士

在紧急情况下，煮沸消毒灭菌法也可用于诊疗器材的灭菌，但煮沸时间应不少于 60 min。

（2）注意事项

① 物品应完全浸没在水中，充分打开器械的轴节或容器的盖，大小相同的容器不能重叠，空腔导管需先在腔内灌满水；② 物品不宜放置过多，放入的总物品不超过容器容量的 3/4，水面应至少高于物品最高处 3 cm；③ 玻璃类物品应用纱布包好，放入冷水或温水中，橡胶制品则应放入沸水中；④ 若在煮沸中途添加物品，则消毒时间应从再次水沸后重新计算；⑤ 由于水的沸点受气压影响，因此海拔高的地区需适当延长消毒时间，一般海拔每增高 300 m，消毒时间需延长 2 min。

4. 压力蒸汽灭菌法

压力蒸汽灭菌法是热力消毒灭菌法中效果最可靠、临床应用最广泛的一种方法。该法主要利用饱和蒸汽在一定压力下释放的潜热（100℃水蒸气内在的热能），杀灭包括芽孢在内的一切微生物。该法适用于各类器械、敷料、搪瓷类、橡胶、玻璃制品等耐高温、耐高压、耐湿的医疗器械和物品的灭菌，但不能用于凡士林等油脂类和粉剂的灭菌。

（1）压力蒸汽灭菌器的分类

根据排放冷空气的方式和程度不同，压力蒸汽灭菌器可分为下排气式压力蒸汽灭菌器和预真空式压力蒸汽灭菌器两大类：① 下排气式压力蒸汽灭菌器包括手提式和卧式两种；② 根据一次性或多次抽真空的不同，预真空式压力蒸汽灭菌器又分为预真空和脉动真空两种，后者因多次抽真空，空气排除更彻底，效果更可靠。

下排气式和预真空式压力蒸汽灭菌器的灭菌参数如表 6-1 所示。

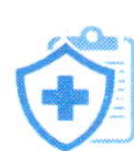

表 6-1 压力蒸汽灭菌器的灭菌参数

设备类型	物品种类	灭菌设定温度/℃	最短灭菌时间/min	压力参考范围/kPa
下排气式	器械	121	20	102.8～122.9
	敷料		30	
预真空式	器械、敷料	132	4	184.4～210.7
		134	4	201.7～229.3

（2）注意事项

压力蒸汽灭菌法的注意事项包括以下几个方面：① 灭菌前将物品彻底清洗干净，并擦干或晾干。② 灭菌包裹不宜过大、过紧，下排气式压力蒸汽灭菌包的体积不宜超过 30 cm×30 cm×25 cm，装载量不得超过柜室容积的 80%；预真空式压力蒸汽灭菌包的体积不宜超过 30 cm×30 cm×50 cm，装载量不得超过柜室容积的 90%，但不得小于柜室容积的 10%（脉动真空式不得小于 5%）。③ 灭菌物品合理放置，物品分类包装，各包之间要留有空隙；布类物品放于金属、搪瓷类物品之上，以免蒸汽遇冷凝成水珠，使布包受潮；若盛装物品的容器有孔，则灭菌前应将容器孔打开，以利于蒸汽进入，灭菌完毕时迅速将容器孔关闭。④ 随时观察灭菌器的压力和温度，严格遵守操作规程。⑤ 定期监测灭菌效果。

（3）监测灭菌效果的方法

监测灭菌效果的方法的主要包括以下几种：① 物理监测法：每次灭菌应连续监测并记录灭菌时灭菌器的温度、压力和时间等灭菌参数，结果应符合灭菌的要求。② 化学监测法：进行包外、包内化学指示物（化学指示胶带或化学指示卡）监测，根据化学指示物颜色或形态等的变化，判定是否达到灭菌合格要求，如图 6-1 所示。使用时，将化学指示胶带粘贴在需要灭菌物品的包装外面，或者将化学指示卡置于待灭菌包裹的中心位置，按照灭菌器工作指数严格操作，灭菌后对比标准色，色块颜色达到黑色或灰黑色，即表示达到灭菌效果。③ 生物监测法：这是最可靠的监测法，即将耐热力较强的非致病性嗜热脂肪杆菌芽孢作为生物指示物，待灭菌周期结束后取出培养，若指示菌片上无细菌生长，则表示灭菌合格。生物监测应至少每周实施一次。

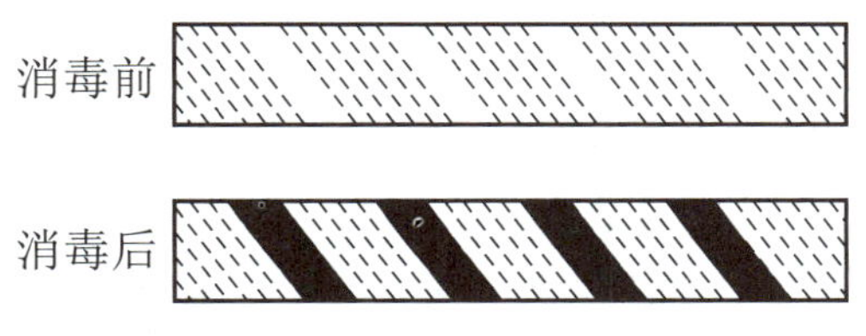

图 6-1 化学指示胶带

（二）光照消毒法

光照消毒法又称辐射消毒，主要利用紫外线照射，使菌体蛋白质发生光解、变性而致细菌死亡。

1. 日光暴晒法

日光暴晒法是利用日光的热量和紫外线的作用而杀菌。

适用范围：床垫、棉胎、毛毯、书籍、衣服等物品的消毒。

操作方法：将物品放在直射日光下暴晒 6 h，定时翻动，使物品各面均能受到日光照射。

2. 紫外线灯管消毒法

紫外线根据波长不同可分为 A 波、B 波、C 波和真空紫外线。消毒使用的是 C 波紫外线，杀菌作用最强的波长为 253.7 nm。

适用范围：空气、物体表面和液体的消毒。

操作方法：① 消毒空气时，若室内有人，则首选紫外线空气消毒器，一般开机消毒 30 min 即可达到消毒合格。若室内无人，则可使用紫外线消毒灯直接照射。紫外线灯的数量≥1.5 W/m^3，有效照射距离不超过 2 m，照射时间为 30～60 min。② 消毒物体表面时，将物品摊开或挂起并定时翻动，有效照射距离为 25～60 cm，每个表面照射时间为 20～30 min。③ 消毒剂体时，可用水内照射法或水外照射法。紫外光源应装有石英玻璃保护罩，紫外线灯管固定于液面上方 1 cm 处，被消毒的水层厚度应小于 2 cm，并根据紫外线的辐照强度确定水流速度。

注意事项：① 保持紫外线灯表面清洁，一般每两周用无水乙醇棉球擦拭一次；② 保持室内清洁、干燥，温度在 20～40℃，相对湿度在 40%～60%；③ 紫外线对人体不利，照射时人员应尽量离开房间，必要时戴防护镜、穿防护衣，或用纱布遮盖眼睛、用被单遮盖暴露的肢体，避免直接照射皮肤、黏膜和眼睛；④ 正确计算消毒时间，从灯亮 5～7 min 后开始计时，照射完毕后应开窗通风；⑤ 定期检测消毒效果，紫外线灯管的照射强度低于 70 μW/cm^2，或使用时间累计超过 1 000 h 时，应及时更换。

3. 臭氧灭菌灯消毒法

臭氧灭菌灯内装有臭氧发生管，通电后能将空气中的氧气转换成高纯臭氧，主要依靠臭氧强大的氧化作用杀菌，可杀灭细菌繁殖体、病毒、芽孢、真菌，并可破坏肉毒杆菌毒素。

适用范围：空气、污水、诊疗用品、物体表面等的消毒。

操作方法：① 消毒空气时，在封闭空间内、无人状态下，用 20 mg/m^3 浓度的臭氧持续作用 30 min，可杀灭 90%以上的自然菌；② 消毒水时，根据不同场所，按厂家产品使用说明书要求使用；③ 消毒物体表面时，在相对湿度≥70%的密闭空间中，用 60 mg/m^3 浓度的臭氧持续作用 60～120 min 可达到消毒效果。

注意事项：① 高浓度的臭氧对人体有害，消毒时所有人员必须离开，消毒结束后，开

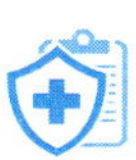

窗通风至少 30 min 后，方可进入；② 臭氧为强氧化剂，可对多种物品造成损坏，例如，可使铜片出现绿色锈斑、橡胶老化变色、织物漂白或褪色等，且浓度越高，对物品的损害越重，因此应注意物品的保护；③ 臭氧稳定性差，温湿度、pH 值、水的浑浊度及色度等，均可影响臭氧的杀菌作用，使用时应对上述情况加以控制。

（三）电离辐射灭菌法

电离辐射灭菌法是利用 X 射线、γ 射线或电子加速器产生的高能电子束的穿透性进行辐射灭菌。由于是在常温下灭菌，故又称冷灭菌。

适用范围：橡胶、塑料、高分子聚合物（如一次性注射器、输液器和输血器等）、精密医疗仪器、生物医学制品、节育用品等不耐热物品的灭菌。

操作方法：将物品均匀填满辐射容器，并根据物品包装的尺寸、密度及物品在包装内的分部等确定辐射剂量的大小和位置。

注意事项：① 由于放射线对人体有伤害，故应用机械传送物品；② 灭菌应在有氧环境下进行，以增强射线的杀菌作用；③ 湿度越高，杀菌效果越好。

（四）微波消毒灭菌法

微波是一种波长短、频率高、穿透力强的电磁波，可杀灭芽孢在内的所有微生物。

适用范围：食物、餐具、医疗药物、耐热非金属材料和器械的消毒灭菌（禁用于金属物品的消毒）。

操作方法：直接将物品放入微波器皿中，按照使用说明书和物品的性质选择适宜的消毒灭菌时间。

注意事项：① 微波对人体有一定的伤害，应避免小剂量长期或大剂量照射；② 水是微波的强吸收介质，用湿布包裹物品会提高消毒效果；③ 被消毒的物品应小而薄。

医护史话

我国古代对消毒防病所累积的知识极为丰富，《吕氏春秋》中即有提倡饮用开水的表述；贾思勰在《齐民要术》中提到用茱萸叶消毒井水；孙思邈在《备急千金要方》中指出一切肉类均需煮熟方可食用；李时珍在《本草纲目》中提到过用蒸汽来消毒传染病患者的衣物；等等。

三、常用的化学消毒灭菌法

化学消毒灭菌法是指使用化学药物抑制微生物生长、繁殖或杀灭微生物的一类消毒灭菌方法。凡是不适用物理消毒灭菌法的物品，均可选用化学消毒灭菌法。能使微生物和病原体的蛋白质变性，失去正常功能而死亡的化学药物称为化学消毒剂（以下简称“消毒剂”）。

（一）化学消毒剂的使用原则

由于每种消毒剂都有局限性，因此在使用中应遵循以下几项原则：

（1）合理使用，能不用则不用，即能采用物理消毒灭菌法的，尽量不采用化学消毒灭菌法。

（2）根据物品的性能和不同微生物的特性，选择合适的消毒剂。

（3）严格掌握消毒剂的有效浓度、消毒时间及使用方法，且应尽量现配现用。

（4）消毒剂应定期更换，易挥发的应加盖保存并定期检测，以确保有效浓度。

（5）待消毒的物品要洗净、擦干，去除油脂及血、脓等有机物。

（6）消毒剂中不能放置纱布、棉花等物，以免降低其消毒效力。

（7）消毒灭菌后的物品必须用无菌生理盐水或蒸馏水冲洗干净后再用，以免残留的消毒剂刺激人体组织。

（8）熟悉常用消毒剂的毒副作用，做好个人防护。

（二）化学消毒剂的使用方法

1. 浸泡法

浸泡法是指将被消毒的物品洗净、擦干后浸没在标准浓度的消毒液中，使其在有效时间内达到消毒灭菌目的的方法。用此法时需打开物品的轴节或套盖，管腔内要灌满消毒液，物品应全部浸没在消毒液中，按规定的浓度和时间进行浸泡，并注意加盖以保持其密封性。该法常用于耐湿、不耐热物品和器械的消毒，如锐利器械、精密仪器、化学纤维制品等。

2. 擦拭法

擦拭法是指用规定浓度的化学消毒灭菌剂擦拭被污染物品的表面或皮肤、黏膜，使其在有效时间内达到消毒灭菌目的的方法。该法常用于墙壁、地面、桌椅和皮肤等的消毒。

3. 喷雾法

喷雾法是指用喷雾器将一定浓度的化学消毒灭菌剂均匀地喷洒于空间或物品表面，使其在有效时间内达到消毒灭菌目的的方法。该法常用于地面、墙壁、周围环境等的消毒。

4. 熏蒸法

熏蒸法是指在密闭空间内加热一定浓度的消毒灭菌剂或在消毒灭菌剂中加入氧化剂，使其产生气体，并在规定时间内对污染的物品或空间进行消毒灭菌的方法。该法常用于换药室、手术室、病室的空气消毒；在消毒间或密闭容器内，也可用于被污染物品的消毒灭菌。

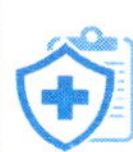

（三）常用的化学消毒剂

常用化学消毒剂的种类、适用范围、使用方法及注意事项如表 6-2 所示。

表 6-2　常用化学消毒剂的种类、适用范围、使用方法及注意事项

名称	消毒剂种类	适用范围与使用方法	注意事项
戊二醛	灭菌	（1）适用范围：不耐热诊疗器械、器具及其他物品的消毒灭菌 （2）使用方法：用 2%溶液浸泡，消毒处理需 20～45 min，灭菌处理需 10 h	（1）应置于阴凉、干燥、通风处密封、避光储存 （2）浸泡金属类物品时，应加入 0.5%亚硝酸钠防锈 （3）内镜连续使用时，需每人次间隔消毒 10 min。每天使用前后各消毒 30 min，消毒后用冷开水冲洗 （4）碱性戊二醛稳定性差，应现配现用；使用过程中应定期测定浓度，配制好的消毒剂最多可连续使用 14 d （5）对皮肤、黏膜、眼睛有刺激性，对人体有毒性，应在通风良好的环境中配制，并加强个人防护 （6）医疗器械灭菌后以无菌方式取出，用无菌水反复冲洗干净，用无菌纱布擦干
环氧乙烷	灭菌	（1）适用范围：精密仪器、化纤织物、器械的消毒灭菌 （2）使用方法：物品量小时，可放入丁基橡胶袋中消毒；物品量大时，可放入环氧乙烷灭菌柜	（1）应置于阴凉（温度低于 40℃）、通风、远离火源处储存 （2）环氧乙烷易燃、易爆，且对人体有一定毒性，工作人员须经过培训后严格按照操作程序执行 （3）灭菌后的物品在清除环氧乙烷残留量后方可使用
过氧乙酸	灭菌	（1）适用范围：皮肤、一般物体表面、室内空气、耐腐蚀物品等的消毒与灭菌 （2）使用方法：0.2%溶液用于手消毒，浸泡 1～2 min；0.2%～0.5%溶液用于物体表面的消毒，擦拭或浸泡 30～60 min；0.5%溶液用于餐具的消毒，浸泡 30～60 min	（1）应置于阴凉、通风处储存，以防高温引起爆炸 （2）过氧乙酸易氧化分解，用前应测定有效含量，原液浓度低于 12%时不应使用 （3）须现配现用，配制时忌与碱或有机物相混合 （4）高浓度溶液有刺激性及腐蚀性，配制时须戴口罩和橡胶手套 （5）对金属有腐蚀性，对织物有漂白作用

续表

名称	消毒剂种类	适用范围与使用方法	注意事项
过氧化氢	高效	（1）适用范围：丙烯酸树脂制成的外科埋置物，不耐湿、不耐热的塑料制品及餐具、服装及饮用水等的消毒，也常用于漱口及外科冲洗伤口 （2）使用方法：3%～6%溶液用于丙烯酸树脂制成的外科埋置物的消毒；10%～25%溶液用于不耐热的塑料制品的消毒	（1）过氧化氢稀释液不稳定，应置于阴凉处储存，并现用现配 （2）对金属有腐蚀性，对纺织物有漂白作用 （3）易受有机物影响，在消毒被血液或脓液污染的物品时，应适当延长消毒时间
含氯消毒剂（常用的有液氯、漂白粉等）	中、高效	（1）适用范围：餐具、环境、水、疫源地等的消毒 （2）使用方法：对细菌繁殖体污染的物品，用含有效氯 0.05%的消毒剂浸泡 10 min 以上；对大件物品或其他不能用浸泡法消毒的物品，用含有效氯 0.05%的消毒剂擦拭消毒；对一般的污染物品，均匀喷洒含有效氯 0.04%～0.07%的消毒剂，作用 30 min 以上	（1）应置于阴凉、干燥、通风处密封储存，以减少有效氯的丧失 （2）配制的溶液性质不稳定，应现配现用 （3）有腐蚀和漂白作用，不宜用于金属制品、有色织物及油漆家具的消毒 （4）及时更换消毒剂
碘酊	中效	（1）适用范围：手术部位、注射和穿刺部位皮肤，以及新生儿脐带部位皮肤的消毒 （2）使用方法：先用 2%碘酊溶液涂擦，待稍干后，再用 70%～80%乙醇溶液脱碘	（1）可挥发，应置于阴凉、干燥、通风处密封储存 （2）不适用于黏膜及敏感部位皮肤的消毒 （3）对碘或乙醇过敏者禁用
碘伏	中效	（1）适用范围：皮肤、黏膜及伤口的消毒 （2）操作方法：对外科手术及注射部位的皮肤消毒，可用 1%碘伏溶液擦拭两遍；对口腔黏膜及创面消毒，可用 0.1%～0.2%碘伏溶液擦拭	（1）应置于阴凉、干燥、通风处密封、避光储存 （2）对二价金属制品有腐蚀性，不可用于相应金属制品的消毒 （3）稀释后稳定性较差，宜现用现配 （4）消毒皮肤后不可用乙醇脱碘 （5）碘过敏者慎用

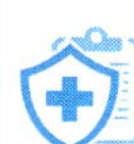

续表

名称	消毒剂种类	适用范围与使用方法	注意事项
乙醇	中效	（1）适用范围：皮肤、环境表面及医疗器械的消毒等 （2）使用方法：对皮肤或物品表面，可用70%～80%乙醇溶液擦拭两遍；对医疗器械等物品，可用70%～80%乙醇溶液加盖浸泡30 min，或进行表面擦拭消毒	（1）易发挥，须密封保存，并定期检测，保持有效浓度≥70%；易燃，忌明火 （2）有刺激性，不宜用于黏膜及创面消毒
苯扎溴铵（新洁尔灭）	低效	（1）适用范围：皮肤、黏膜的消毒 （2）使用方法：0.1%～0.2%溶液用于皮肤消毒，0.05%溶液用于黏膜消毒	（1）对肥皂、碘、高锰酸钾等阴离子表面活性剂有拮抗作用，不宜合用 （2）纱布、棉花有吸附作用，会降低药效，故溶液内不能投入纱布、棉花等物 （3）对铝制品有破坏作用，不可用铝制容器盛装
胍类消毒剂（氯己定）	低效	（1）适用范围：外科手消毒，手术、注射部位皮肤及黏膜的消毒 （2）使用方法：外科手消毒用有效含量≥2 g/L 的氯己定-乙醇（70%）溶液；对手术、注射部位的皮肤消毒，用有效含量≥2 g/L的氯己定-乙醇（70%）溶液局部擦拭2～3遍；对阴道及伤口黏膜创面消毒，用有效含量≥2 g/L的氯己定-乙醇（70%）水溶液冲洗	（1）应置于阴凉、干燥处密封、避光储存 （2）对肥皂、碘、高锰酸钾等阴离子表面活性剂有拮抗作用，不宜合用 （3）有机物可降低消毒效果，使用前应先对消毒部位进行清洁 （4）黏膜消毒仅限于诊疗过程中使用

注：1．灭菌，指能杀灭或清除医疗器械、器具等物品上的一切微生物。
2．高效，指能杀灭一切细菌繁殖体、分枝杆菌、病毒、真菌及其孢子，对细菌芽孢也有一定的杀灭作用。
3．中效，指能杀灭细菌繁殖体、分枝杆菌、真菌和病毒。
4．低效，指仅能杀灭一般细菌繁殖体和亲脂病毒。

护理小贴士

微生物对消毒因子的敏感性由高到低为：亲脂病毒>细菌繁殖体>真菌>亲水病毒>分枝杆菌>细菌芽孢>朊病毒。

集思广议

碘伏和碘酊有什么区别？用碘酊消毒时为何要脱碘？

第三讲　无菌技术

无菌技术是预防医院感染的一项基本而重要的技术，其操作规程是根据科学原则制定的，在进行各种无菌技术操作的过程中，每个医护人员都必须熟练掌握并严格遵守。

一、基本概念

（1）无菌技术：指在医疗、护理操作过程中，防止一切微生物侵入人体和防止无菌物品、无菌区域被污染的技术。

（2）无菌区：指经灭菌处理且未被污染的区域。

（3）无菌物品：指灭菌后保持无菌状态的物品。

（4）非无菌区：指未经灭菌处理，或虽经灭菌处理但又被污染的区域。

（5）非无菌物品：指灭菌处理后又被污染，或未经灭菌处理的物品。

二、无菌技术的操作原则

（一）操作前的准备原则

（1）操作环境应清洁、宽敞、明亮；操作台面应清洁、干燥、平坦，物品布局合理；无菌操作前 30 min 应停止清洁工作，减少走动，以免尘埃飞扬。

（2）操作者应着装整洁，修剪指甲，洗手，戴口罩，必要时穿无菌衣、戴无菌手套等。

（二）操作中的无菌原则

（1）操作者应面向无菌区域，手臂须保持在腰部或治疗台面以上，不可跨越无菌区域，不可面对无菌区谈笑、咳嗽、打喷嚏；未经消毒的用物、手、手臂不可触及无菌物品。

（2）取用无菌物品时，应使用无菌持物钳（镊）。无菌物品一经取出，即使未用，也不可再放回无菌包（容器）内。

（3）一套无菌物品只供一位患者使用一次。

（4）操作过程中，若无菌物品疑似被污染或已被污染，则不可再使用，应予以更换或重新灭菌。

（三）无菌物品的保管原则

（1）无菌物品应放在清洁、干燥、固定、通风处，与非无菌物品分开放置，并有明显的标志。

（2）无菌物品应存放于无菌包或无菌容器内，不可过久地暴露于空气中。

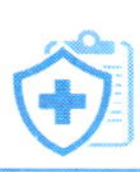

（3）无菌包或无菌容器外须注明无菌物品的名称和灭菌日期，并按失效期先后顺序摆放。

（4）无菌物品必须在有效期（一般为 7～14 d）内使用，可疑污染、污染或过期物品应重新灭菌。

三、常用无菌操作技术

无菌持物钳的使用方法

（一）无菌持物钳（镊）的使用

1. 无菌持物钳（镊）的类别

常用的无菌持物钳（镊）有三叉钳、卵圆钳和镊子三种，如图 6-2 所示。

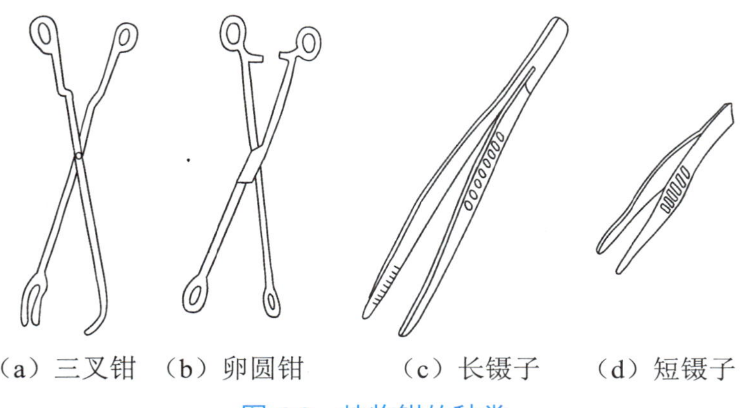

（a）三叉钳　（b）卵圆钳　（c）长镊子　（d）短镊子

图 6-2　持物钳的种类

2. 无菌持物钳（镊）的存放

无菌持物钳（镊）应存放在无菌有盖容器内，每一容器内只能放置一把无菌持物钳（镊），以免在取放时互相碰撞造成污染。

无菌持物钳（镊）的存放有湿式保存法和干式保存法两种存放方法。

（1）湿式保存法：即无菌持物钳（镊）经压力蒸汽灭菌后，浸泡在盛有消毒液的带盖无菌容器内，要求容器深度与钳（镊）的长度比例适合，消毒液面浸没持物钳轴节以上 2～3 cm（见图 6-3）或镊子长度的 1/2。每周消毒 1～2 次，同时更换消毒液。

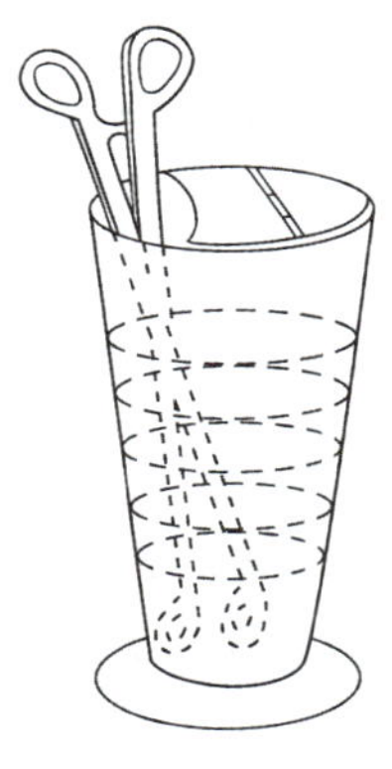

图 6-3　无菌持物钳的湿式保存法

（2）干式保存法：即将盛有无菌持物钳（镊）置于带盖的无菌容器内，其无菌状态的保持与室内的空气环境、使用频率等有关，一般每 4 h 更换一次。目前临床主要使用此法。

3．无菌持物钳使用法

【目的】

取放和传递无菌物品，保持无菌物品的无菌状态。

【评估】

操作环境是否整洁、宽敞，操作台是否清洁、干燥、平坦。

【计划】

（1）环境准备：清洁、宽敞、明亮、已定期消毒，符合操作要求。

（2）护士准备：着装整洁，修剪指甲，洗手，戴口罩。

（3）用物准备：根据夹取的物品种类选择合适的无菌持物钳（镊）和盛放无菌持物钳（镊）的容器。

【实施】

无菌持物钳（镊）使用的操作方法如表 6-3 所示。

表 6-3　无菌持物钳（镊）使用的操作方法

操作流程	操作内容
1．检查	检查并核对无菌持物钳（镊）及容器的名称、灭菌标识和灭菌日期，确保在灭菌有效期内使用
2．取钳	（1）将盛放无菌持物钳（镊）的容器的盖打开 （2）手持无菌持物钳（镊）的上 1/3，闭合钳（镊）端，将其移至容器中央，垂直取出（不可触及容器口边缘及液面以上的容器内壁，以免造成污染）；取出后，关闭容器盖
3．用钳	使用时保持钳（镊）端始终向下（不可将其倒转向上，不可随意甩动），并在腰部以上视线范围内活动
4．放钳	使用完毕后，闭合钳（镊）端，打开容器盖，快速将无菌持物钳（镊）垂直放回容器中；打开钳端，关闭容器盖

【注意事项】

（1）首次打开盛放无菌持物钳（镊）的容器时，须注明开启日期和时间，再次使用时应检查有效时间。

（2）无菌持物钳（镊）只能用于夹取无菌物品，但不能夹取无菌油纱布，以防油粘于钳（镊）端而影响消毒效果；也不能用来换药或消毒皮肤，以防污染钳（镊）端。

（3）无菌持物钳（镊）一经污染或怀疑被污染，应重新灭菌。

（4）如果到远处夹取无菌物品，应同时搬移无菌持物钳（镊）和盛放容器，以防无菌持物钳（镊）在空气中暴露过久而被污染。

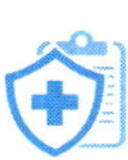

（二）无菌容器的使用

经灭菌处理盛放无菌物品的器具称为无菌容器，常用的无菌容器有无菌盒、无菌罐、无菌盘等。

无菌容器的使用方法

【目的】

盛放无菌物品并保持其无菌状态。

【评估】

操作环境是否整洁、宽敞，操作台是否清洁、干燥、平坦。

【计划】

（1）环境准备：清洁、宽敞、已定期消毒，符合操作要求。

（2）护士准备：着装整洁，修剪指甲，洗手，戴口罩。

（3）用物准备：无菌持物钳及其盛放容器、盛放无菌物品的无菌容器（如无菌盒、无菌罐、无菌盘等）。

【实施】

无菌容器使用的操作方法如表 6-4 所示。

表 6-4　无菌容器使用的操作方法

操作流程	操作内容
1. 检查	检查并核对无菌容器的名称、灭菌日期、有效期和灭菌标识（同时查对无菌持物钳）
2. 开盖	打开容器盖，将盖的内面向上置于桌面等稳妥处或拿在手中
3. 取物	用无菌持物钳从无菌容器内夹取无菌物品（无菌持物钳和无菌物品均不可触及容器边缘）
4. 关盖	取物完毕后，将容器盖翻转（内面向下），移至容器口上小心盖严（避免容器内的无菌物品在空气中暴露过久）

【注意事项】

（1）手持无菌容器时，应托住无菌容器底部，手指不可触及容器的边缘和内面。

（2）不得在无菌容器上方翻转容器盖，以防灰尘落于容器内造成污染；手不可触及盖的边缘和内面，以免造成污染。

（3）无菌容器应定期消毒灭菌；一经打开，应记录开启日期、时间并签名（24 h 内有效）。从无菌容器内取出的物品，即使未使用，也不可再放回无菌容器中。

（三）无菌包的使用

无菌包多由质厚、致密、未脱脂的纯棉布制成，目前临床上亦使用一次性无纺布作为无菌包布。

无菌包的使用方法

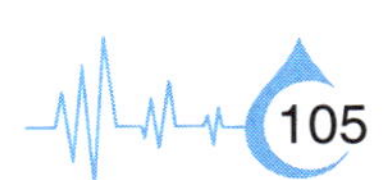

【目的】

（1）用无菌包布包裹无菌物品，以保持物品的无菌状态。

（2）从无菌包内取出无菌物品，以供无菌操作使用。

【评估】

操作环境是否整洁、宽敞，操作台是否清洁、干燥、平坦。

【计划】

（1）环境准备：清洁、宽敞、已定期消毒，符合操作要求。

（2）护士准备：着装整洁，修剪指甲，洗手，戴口罩。

（3）用物准备：无菌持物钳及其盛放容器、无菌包布、消毒物品（如治疗巾、敷料、治疗碗等）、灭菌指示卡、消毒指示胶带、标签贴、盛放无菌物品的容器、笔等。

【实施】

无菌包使用的操作方法如表 6-5 所示。

表 6-5 无菌包使用的操作方法

操作流程	操作内容
包扎法	
1．放物	将待消毒物品和灭菌指示卡放于包布中央
2．包扎	先将近侧的包布一角上折覆盖物品；然后内折左右两角（尖角端向外翻折）；最后将远侧的一角下折包裹物品，用消毒指示胶带粘贴封包
3．标记	贴上标签，注明物品名称、灭菌日期，送灭菌处理
开包法	
1．检查	取出无菌包，检查并核对无菌包的名称、灭菌日期、消毒指示胶带的颜色、包布外观（有无潮湿、破损或霉变等）等，若灭菌不符合要求或已过期，则须重新灭菌
2．放置	将无菌包放在清洁、干燥、平坦的操作台面上
3．开包	（1）台上开包：揭开消毒指示胶带，用一手拇指和示指先揭开上层包布，再揭开左右两角，最后揭开内角（手只能接触包布外面，且不可跨越无菌区域） （2）手上开包：若需将包内物品一次全部取出，则可一手托住无菌包，另一手逐层打开包布后抓住四角，然后稳妥地将包内物品投入无菌区域（投放时，包布的无菌面朝向无菌区域）
4．取物	检视灭菌指示卡的颜色，用无菌持物钳取出所需物品，放在准备好的无菌区内
5．还原	如果包内物品一次未用完，则应按原折痕包好，注明开包日期和时间并签名

【注意事项】

（1）包扎玻璃物品时，应先用棉垫将其包裹后再用包布包扎，以免其碰撞后损坏。

（2）无菌包应定期消毒灭菌；如果无菌包内的物品超过有效期或被污染，或包布受潮、破损，则须重新灭菌。

（3）已打开的包内物品 24 h 内有效。

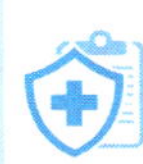

（四）无菌溶液的取用

【目的】

倒取无菌溶液供医疗或护理操作使用，保证无菌溶液在一定时间内处于无菌状态。

无菌溶液的取用

【评估】

操作环境是否整洁、宽敞，操作台是否清洁、干燥、平坦。

【计划】

（1）环境准备：清洁、宽敞、已定期消毒，物品布局合理。

（2）护士准备：着装整洁，修剪指甲，洗手，戴口罩。

（3）用物准备：无菌溶液、无菌容器、启瓶器、弯盘、棉签、笔等。

【实施】

无菌溶液取用的操作方法如表 6-6 所示。

表 6-6　无菌溶液取用的操作方法

操作流程	操作内容
1. 清洁瓶身	取盛有无菌溶液的密封瓶，擦净瓶身
2. 核对、检查	核对瓶签上的药名、剂量、浓度和有效期；检查瓶盖有无松动，瓶身、瓶底有无裂痕，溶液有无沉淀、浑浊、变色等，确定溶液正确、质量可靠后方可使用
3. 消毒、开瓶	用启瓶器撬开瓶外盖，消毒瓶塞，待干后打开瓶塞（手不可触及瓶口和瓶塞内面，防止瓶塞被污染）
4. 冲洗瓶口	手握密封瓶（瓶签面朝向掌心，以免沾湿瓶签），倒出少量溶液于弯盘内，以冲洗瓶口
5. 倒出溶液	从已经冲洗的瓶口处倒出所需液量至无菌容器内（倒溶液时，高度要适中，勿使液体溅出或瓶口接触容器口周围）
6. 盖好瓶盖	倒液完毕后立即塞好瓶塞，必要时消毒瓶塞后再塞好
7. 记录	在瓶签上注明开瓶日期和时间

【注意事项】

（1）任何物品不可伸入无菌溶液瓶内蘸取溶液，也不可直接接触瓶口倒取溶液。

（2）已倒出的溶液不可再倒回瓶内，以免污染剩余溶液；剩余溶液只可用于清洁操作。

（3）已开启的无菌溶液瓶内的溶液，24 h 内有效。

（五）铺无菌盘法

【目的】

利用治疗巾在治疗盘内形成无菌区域，放置无菌物品供治疗、护理使用。

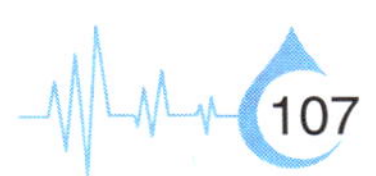

铺无菌盘法

【评估】

操作环境是否整洁、宽敞，操作台是否清洁、干燥、平坦。

【计划】

（1）环境准备：清洁、宽敞、已定期消毒，物品布局合理。

（2）护士准备：着装整洁，修剪指甲，洗手，戴口罩。

（3）用物准备：无菌持物钳，无菌包（内置无菌治疗巾），无菌物品（治疗碗、持物镊），治疗盘（清洁、干燥），记录纸，笔、手消毒剂。

【实施】

铺无菌盘的操作方法如表 6-7 所示。

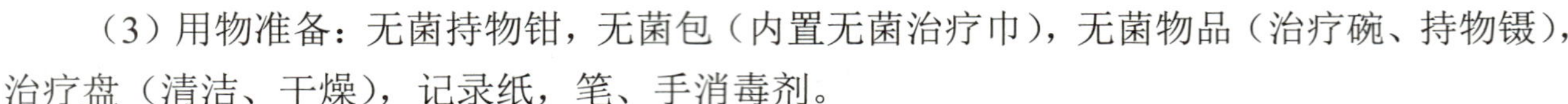
表 6-7　铺无菌盘的操作方法

操作流程	操作内容
1．取无菌包	取无菌包，检查其名称、有效期、消毒指示胶带是否变色，无菌包有无潮湿、松散、破损
2．开无菌包	（1）解开无菌包系带，挽活结 （2）用手依次打开无菌包外层包布的外、左、右角 （3）取无菌持物钳，用手打开外层包布的内角，用无菌持物钳依次打开内层包布的外、左、右、内角 （4）检查灭菌指示卡有无变色
3．取巾铺盘	（1）用无菌持物钳夹取一块无菌治疗巾放于内层包布边缘，以一手一钳轻轻打开无菌治疗巾，由对侧向近侧平铺于治疗盘上 （2）用无菌持物钳依次还原内层包布的内、右、左、外角，用手还原无菌包外层包布内角
4．备无菌物品	（1）取无菌物品（治疗碗、持物镊）放于无菌盘内 （2）再次打开无菌包，同法取另一无菌治疗巾由近侧向对侧覆盖第一张无菌治疗巾，四边对齐，错位不超过 2 cm
5．还原无菌包	（1）用无菌持物钳依次还原内层包布的内、右、左、外角，将无菌持物钳放回无菌容器内 （2）用手还原无菌包外层包布的内、右、左、外角，按“一”字形包好无菌包 （3）记录开包日期、时间及责任人
6．铺无菌盘	（1）按序依次向上折叠无菌盘中治疗巾多余的边缘 （2）记录备盘日期、时间、内容物、责任人
7．操作后处理	正确处理用物；洗手，取下口罩

【注意事项】

（1）铺无菌盘的区域必须清洁、干燥，避免无菌治疗巾被打湿或被污染。

（2）手、衣物等非无菌物品不可触及无菌面。

（3）铺好的无菌盘应尽早使用，有效期为 4 h。

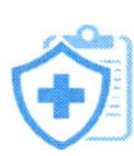

（六）戴、脱无菌手套

戴、脱无菌手套法

【目的】

在进行医疗、护理操作时，预防病原微生物通过医务人员的手传播疾病和污染环境。

【评估】

操作环境是否整洁、宽敞、安全。

【计划】

（1）环境准备：清洁、宽敞、已定期消毒，物品布局合理。

（2）护士准备：着装整洁，修剪指甲，洗手，戴口罩。

（3）用物准备：一次性无菌手套、医疗废物容器（黄色医疗垃圾袋）。

【实施】

戴、脱无菌手套的操作方法如表 6-8 所示。

表 6-8　戴、脱无菌手套的操作方法

<table>
<tr><th>操作流程</th><th colspan="2">操作内容</th></tr>
<tr><td>1．检查</td><td colspan="2">选择尺码合适的无菌手套，检查无菌手套的号码、灭菌日期，检查外包装袋有无破损、潮湿等</td></tr>
<tr><td>2．开手套袋</td><td colspan="2">将手套袋平放于清洁、干燥的桌面上并打开</td></tr>
<tr><td rowspan="2">3．戴手套</td><td>分次取、戴法</td><td>（1）右手掀开右手套袋开口处外层，左手捏住右手套的翻折部分（手套内面）取出右手套，右手对准五指戴好
（2）左手掀开左手套袋开口处外层，已戴手套的右手手指插入左手套的翻折内面（手套外面）取出左手套，左手对准五指戴好</td></tr>
<tr><td>一次取、戴法</td><td>两只手同时掀开手套袋开口处外层，用一只手的拇指和示指同时捏住两只手套的翻折部分，取出手套；另一只手对准其中一只手套的五指戴好手套，再以戴好手套的手指插入另一只手套的翻折内面，以同样的方法戴好另一只手套</td></tr>
<tr><td>4．调整手套</td><td colspan="2">双手对合交叉调整手套的位置，将手套的翻边扣套在工作服的衣袖外面</td></tr>
<tr><td>5．脱手套</td><td colspan="2">（1）用戴手套的手捏住另一只手套污染面（外面）的边缘，将手套翻转脱下
（2）用戴手套的手握住脱下的手套，用脱下手套的手捏住另一只手套清洁面（内面）的边缘，将手套翻转脱下</td></tr>
<tr><td>6．处理用物</td><td colspan="2">按要求处理用物（若为一次性手套，则用手捏住手套的内面将其放入黄色医疗垃圾袋内），洗手</td></tr>
</table>

【注意事项】

（1）戴手套前应注意修剪指甲，以防刺破手套。

（2）戴手套时，手套外面（无菌面）不可触及任何非无菌物品。

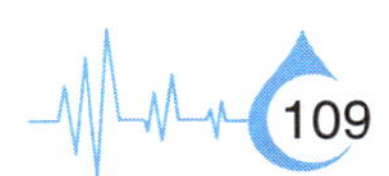

（3）戴手套后，双手应保持在腰部以上或操作台面以上视野范围内；若发现手套有破损或可疑污染，则应立即更换；已戴手套的手不可触及未戴手套的手及另一手套的内面（非无菌面）。

（4）脱手套时，应将手套翻转脱下，不可强行拉扯；手套外面（污染面）不可触及皮肤或其他清洁物品。

（5）诊疗、护理不同患者时应更换手套；一次性手套应一次性使用；戴手套不能替代洗手，必要时进行手消毒。

第四讲　隔离技术

一、隔离的概念

隔离是指将处于传染期的患者、可疑患者或病原体携带者与其他人群分开，防止病原体从患者及携带者传播给他人的措施。

二、隔离区域的划分

（一）清洁区

清洁区是指传染病诊治病区中不易受到患者的血液、体液和病原微生物等物质污染，传染病患者不应进入的区域，包括医务人员的更衣室、值班室、卫生间、浴室，配餐间，储物间等。

（二）潜在污染区

潜在污染区，又称半污染区，是指传染病诊治病区中位于清洁区与污染区之间，有可能被患者的血液、体液和病原微生物等物质污染的区域，包括医务人员的办公室、治疗室、护士站、病区内走廊等。

（三）污染区

污染区是指传染病诊治病区中传染病患者和疑似传染病患者接受诊疗的区域，包括被患者的血液、体液、分泌物、排泄物污染物品的暂存和处理场所，如病室、处置室、污物间等。

（四）两通道

两通道是指传染病诊治病区中的医务人员通道和患者通道。医务人员的通道和出入口设在清洁区一端，患者的通道和出入口设在污染区一端。

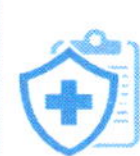

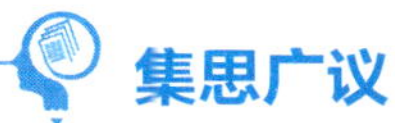

集思广议

请以小组为单位，根据所学知识，并查阅相关资料，画一幅医院隔离区域的简图（可用不同颜色来表示不同区域）。

三、隔离原则

（一）一般消毒隔离原则

（1）病室门口和病床应根据隔离种类设隔离标志；病室门口放置用消毒剂浸湿的脚垫、手消毒用品、隔离衣悬挂架（柜或壁橱）及避污纸等。

（2）工作人员进入隔离区时，应按规定戴帽子、口罩，穿隔离衣，必要时换隔离鞋；穿隔离衣前，备齐所需物品，各种护理操作应有计划并集中执行，以减少穿脱隔离衣的次数和洗刷手的频率；穿好隔离衣后，不得进入清洁区，只能在规定范围内活动；离开隔离区时要脱隔离衣、鞋，消毒双手。

（3）隔离病室内应每日进行一次空气消毒，可用紫外线照射消毒或用消毒剂喷洒消毒；每日晨间护理后，用消毒剂擦拭病床、床旁桌和床旁椅；接触患者或污染物品后、离开隔离区前，必须消毒双手。

（4）病室内污染的物品必须先经过消毒后再进行清洁处理。患者接触过的物品或落地的物品应视为污染物，经过消毒灭菌后方可再使用；患者的信件、书籍、证件等须经熏蒸消毒后才能重新使用，衣服、床单、被套等消毒后再清洗；患者的生活用品各人专用，每周消毒；排泄物、分泌物、呕吐物须经消毒处理后方可排放；需送出病区处理的物品应放置于有明显标记的污物袋内。

（5）严格执行探视和陪伴制度。必须探视和陪伴时，应向患者、探视者、陪伴者宣传和解释有关知识，根据隔离种类对其采取相应的隔离措施，并使其遵守隔离要求和制度。

（6）在执行隔离要求的同时，要注意了解患者的心理状态，加强隔离患者的心理护理。多关心、帮助患者，向患者及其家属解释隔离的必要性和暂时性，以取得其信任与合作。

（7）患者的传染性分泌物经三次培养，结果均为阴性或确定已度过隔离期，经医生开出医嘱后，方可解除隔离。

（二）终末消毒处理隔离原则

（1）患者的终末处理：患者出院或转科前应沐浴、更衣；个人用物须消毒后才能带离隔离区；若患者死亡，则尸体须用消毒剂擦拭，并用浸有消毒剂的棉球填塞口、鼻、耳、肛门等腔道，最后用一次性尸单包裹后，送到指定的太平间。

（2）病室和物品的终末处理：关闭病室门窗，打开室内柜门、抽屉，摊开床上用品，进行熏蒸或紫外线照射消毒。消毒后开窗通风换气，用消毒剂擦拭家具、地面；将被服类放入污物袋并标记，先消毒再清洗。

四、隔离的种类、适用范围及措施

隔离的种类、适用范围及措施如表 6-9 所示。

表 6-9　隔离的种类、适用范围及措施

种类	适用范围	措施
严密隔离	传染性强或传播途径不明的烈性传染病患者，如霍乱、鼠疫、SARS 患者等	（1）患者应住单间隔离病室，通向过道的门窗须关闭，室内用具力求简单、耐消毒，室外悬挂明显的隔离标志，禁止患者出病室，并禁止探视与陪护 （2）进入隔离病室前必须戴口罩、帽子，穿隔离衣、隔离鞋，戴手套，必要时戴护目镜 （3）患者的分泌物、呕吐物和排泄物应严格消毒处理 （4）将污染敷料装袋，标记后焚烧处理 （5）室内空气、地面、物品表面用消毒剂喷洒或紫外线照射消毒，每日一次
呼吸道隔离	病原体经呼吸道传播的疾病患者，如肺结核、流行性脑脊髓膜炎、百日咳、腮腺炎、麻疹患者等	（1）相同病原体引起感染的患者可同居一室，通向走廊的门窗须关闭，室外悬挂明显的隔离标志；有条件时尽量使隔离病室远离其他病室；室内用紫外线照射或消毒剂喷洒消毒，每日一次 （2）进入隔离病室前必须戴口罩、帽子，穿隔离衣，必要时戴手套；接触患者或污染物品后、护理另一患者前、离开隔离病室前，均须消毒双手 （3）患者口鼻及呼吸道分泌物须经消毒处理后方可丢弃；为患者准备专用的痰杯，用后须严格消毒处理
消化道隔离	病原体通过污染食物、食具、手、水源而传播的疾病患者，如伤寒、细菌性痢疾、甲型肝炎患者等	（1）患者最好分室居住。若同病种患者必须同居一室，应做好床边隔离，每一病床应加隔离标志，告知患者不得交换物品；隔离病室应有防蝇设备，并做到无蟑螂、无鼠 （2）接触不同病种患者时须分别穿隔离衣、戴手套；接触患者或污染物品后、护理另一患者前、离开隔离病室前，均须消毒双手 （3）患者的食具、便器各自专用，严格消毒，剩余的食物或排泄物均应消毒处理后方能倒掉 （4）被粪便污染的物品要随时装袋，做好标记后进行消毒或焚烧处理

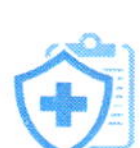

续表

种类	适用范围	措施
接触隔离	病原体经皮肤或黏膜进入体内的疾病患者，如破伤风、气性坏疽、新生儿带状疱疹、狂犬病、铜绿假单胞菌感染患者等	（1）患者应住单间隔离病室，不可接触他人，室外悬挂明显的隔离标志 （2）进入隔离病室前必须戴口罩、帽子，穿隔离衣；工作人员的手或皮肤有破损时，应避免接触患者，必要时戴手套；接触可能被污染的物品时应戴手套 （3）患者接触过的一切物品，如被单、衣物、换药器械等，均应先灭菌，再进行清洁、消毒、灭菌 （4）患者污染的敷料应装袋，标记后焚烧处理
血液、体液隔离	病原体通过血液、体液（引流物、分泌物）等传播的疾病患者，如乙型肝炎、艾滋病、梅毒患者等	（1）设专门的隔离病室，室外悬挂明显的隔离标志；同种病原体感染者可同室隔离，卫生状况差、不能自理、出血不易控制者应住单间隔离病室 （2）有可能接触血液、体液时须穿隔离衣、戴手套；进行易致血液、体液飞溅的操作（如吸痰、内镜检查等）时，须戴口罩和护目镜；护理患者前后应严格洗手或手消毒，若手已被血液、体液污染或可能污染，则应立即用消毒剂洗手 （3）被血液或体液污染的室内物品的表面，应立即用消毒剂擦拭或喷洒消毒；被血液或体液污染的物品，应装袋标记后消毒或焚烧；患者用过的针头应放入防水、防刺破并有标记的容器内焚烧处理
昆虫隔离	病原体通过蚊、蚤、虱等昆虫传播的疾病患者，如流行性乙型脑炎、流行性出血热、疟疾、斑疹伤寒患者等	（1）对于疟疾、流行性乙型脑炎等由蚊传播的疾病患者，其隔离病室应设有蚊帐及其他防蚊设施，并定期采取灭蚊措施 （2）斑疹伤寒由虱传播，患者入院时，应经灭虱处理后方能住进同病种隔离病室
保护性隔离	抵抗力低下或极易感染的患者，如严重烧伤者、早产儿、白血病患者、器官移植患者及免疫缺陷患者等	（1）患者应住单间隔离病室，室外悬挂明显的隔离标志。病室内空气、地面、家具等均应严格消毒 （2）凡进入病室的人员应穿戴灭菌后的隔离衣、帽子、口罩、手套及拖鞋；未经消毒处理的物品不可带入隔离区；接触患者前、护理另一位患者前，均应洗手 （3）患者的引流物、排泄物，被血液及体液污染的物品，应及时分装密封，标记后送指定地点处理 （4）有呼吸道疾病者或咽部带菌者（包括工作人员），均应避免接触患者

医护史话

漫话古代疫病

古人为了控制疾病传播，阻断疾病传染途径，会对具有传染性质的患者实行隔离措施。秦汉时期，已经有了对感染疫病的患者初步检查再隔离的制度。湖北省云梦县出土的秦简《封诊式》记载：某里的里典甲向上级报告，怀疑本里人丙患有传染性疾病“疠”，于是官府开始调查，不仅询问丙本人，还派医者对丙做进一步检验，最后确诊丙患有“疠”后将丙送到“疠迁所”隔离医治。该病例的记载说明，秦朝的管理制度中对某种传染病的管理已经形成包括报告、鉴定、诊断、隔离、治疗在内的一套完整流程。汉朝还出现了集中收治患者的“隔离点”。据《汉书》记载，汉朝官府会专门腾出空房子来安置病患，起到隔离的作用。之后，历代均有采取隔离以治疫病措施的记载。

资料来源：甄雪燕，《漫话古代疫病“隔离”》，
《中国卫生人才》2020 年 4 月 5 日，有改动

五、常用的隔离技术

隔离技术是指为了达到隔离预防目的而采取的一系列操作和措施。医务人员应正确采用隔离防护技术，包括手的清洁和消毒，合理使用帽子、口罩、隔离衣等隔离防护用品。

（一）手的清洁和消毒

手的清洁和消毒法

【目的】

（1）洗手法：清除手上的污垢和大部分暂居菌，切断通过手传播疾病的途径。

（2）卫生手消毒法：清除致病性微生物，预防感染与交叉感染；避免污染无菌物品和清洁物品。

【评估】

手污染的程度、患者的病情及目前采取的隔离种类。

【计划】

（1）环境准备：清洁、宽敞。

（2）护士准备：着装整洁，修剪指甲。

（3）用物准备：

- 洗手法：流动水洗手池设备、清洁剂（肥皂或含杀菌成分的洗手液）、纸巾（或毛巾、干手器），必要时备护手液。

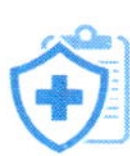

卫生手消毒法：流动水洗手池设备、清洁剂（肥皂或含杀菌成分的洗手液）、手消毒剂、纸巾（或毛巾、干手器）。

【实施】

手清洁和消毒的操作方法如表 6-10 所示。

表 6-10　手清洁和消毒的操作方法

操作流程	操作内容
洗手法	
1. 淋湿双手	打开水龙头，调节至合适水流；在流动水下，使双手充分淋湿
2. 取清洁剂	关上水龙头，取适量洗手液（或肥皂）于掌心，均匀涂抹至整个手掌、手背、手指和指缝
3. 揉搓双手	按七步洗手法认真揉搓双手（全过程至少 15 s）： （1）掌心相对，手指并拢（内），相互揉搓 （2）掌心对掌背（外），沿指缝相互揉搓，双手交替进行 （3）掌心相对，双手交叉（夹），沿指缝相互揉搓 （4）弯曲手指（弓），将指关节放在另一手掌心旋转揉搓，双手交替进行 （5）一手握住另一手大拇指（大）旋转揉搓，双手交换进行 （6）将五个手指尖并拢放在另一手掌心（立）旋转揉搓，双手交替进行 （7）一手握住另一手手腕（腕），回旋式揉搓手腕部及腕上 10 cm，双手交替进行
4. 冲洗双手	打开水龙头，在流动水下彻底冲洗双手（冲洗双手时注意指尖向下，避免水溅到身上或地上）
5. 擦干双手	关闭水龙头，用纸巾或毛巾擦干双手，或在干手器下烘干双手；必要时取适量护手液护肤
卫生手消毒法	
1. 涂消毒剂	（1）洗手：按洗手法的步骤洗手并保持手干燥 （2）涂抹：取适量手消毒剂于掌心，均匀涂抹至整个手掌、手背、手指和指缝
2. 揉搓待干	按七步洗手法的步骤揉搓双手，直至手部自然干燥

【注意事项】

（1）洗手方法正确，注意指尖、指缝、拇指、指关节等处的清洗；擦手用的纸巾或毛巾应保持清洁、干燥，每日消毒。

（2）洗手时身体应与洗手池保持一定的距离，以免工作服沾湿或污染水池边缘。

（3）当手部有血液或其他体液等肉眼可见的污染时，应用清洁剂和流动水洗手；当手部没有肉眼可见的污染时，宜使用手消毒剂进行卫生手消毒。

（4）卫生手消毒前先洗手并保持手干燥。

（5）消毒时，手的各个部位均应揉搓到位。

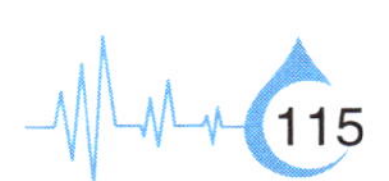

（二）帽子和口罩的使用

【目的】

（1）戴帽子可防止护士的头屑飘落，也可防止头发被污染。

（2）戴口罩可保护患者和护士，既可防止感染和交叉感染，又可防止飞沫污染伤口、无菌物品或清洁物品。

【评估】

（1）口罩的种类、有效期。

（2）患者的病情及目前采取的隔离种类。

【计划】

（1）环境准备：整洁、宽敞。

（2）护士准备：着装整洁，修剪指甲，洗手。

（3）用物准备：符合需要的帽子和口罩、医疗垃圾袋。

【实施】

帽子和口罩使用的操作方法如表 6-11 所示。

表 6-11　帽子、口罩使用的操作方法

<table>
<tr><th>操作流程</th><th colspan="2">操作内容</th></tr>
<tr><td>1. 戴帽子</td><td colspan="2">戴帽子时应将头发全部遮住，前帽沿齐眉，后帽沿齐枕，两侧帽沿在耳上；帽子应大小合适，能遮住全部头发</td></tr>
<tr><td rowspan="3">2. 戴口罩</td><td>戴纱布口罩</td><td>将口罩遮住鼻、口和下巴，口罩下方系带系于颈后，上方系带系于头顶中部</td></tr>
<tr><td>戴外科口罩</td><td>（1）将口罩遮住鼻、口和下巴，下方系带系于颈后，上方系带系于头顶中部
（2）将双手指尖放在鼻夹上，从中间位置开始，用手指向内按压，并逐步向两侧移动，根据鼻梁的形状塑造鼻夹（注意：不应用一只手的两个手指按压鼻夹）
（3）调节系带的松紧度，检查闭合性，确保不漏气</td></tr>
<tr><td>戴医用防护口罩</td><td>（1）一只手托住口罩，使有鼻夹的一面背向外；将口罩罩住鼻、口和下巴，鼻夹部位向上紧贴面部
（2）另一只手将下方系带拉过头顶至颈后双耳下，再将上方系带拉至头顶中部
（3）将双手指尖放在鼻夹上，从中间位置开始，用手指向内按压鼻夹，并分别向两侧移动和按压，根据鼻梁的形状塑造鼻夹
（4）用双手完全盖住口罩，快速呼气，检查密合性。若鼻夹附近有漏气，则应调整鼻夹；若四周有漏气，则应调整系带到不漏气为止</td></tr>
</table>

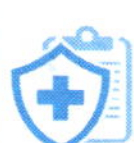

续表

操作流程	操作内容
3. 摘口罩	（1）洗手，先解开口罩下面的系带，再解开上面的系带。取下时不可接触口罩外面（污染面） （2）用手指捏住系带将口罩取下，放入医疗垃圾袋内
4. 摘帽子	洗手，取下帽子

【注意事项】

（1）进入污染区和洁净环境前，进行无菌操作时，均应戴帽子；一次性帽子应一次性使用；布制帽子应保持清洁，每次或每天更换，用后应清洗、消毒。

（2）外科口罩和医用防护口罩应一次性使用；佩戴医用防护口罩进入工作区域前，应进行密合性检查。

（3）应始终保持口罩的清洁、干燥，不可用污染的手触摸口罩，口罩潮湿后应及时更换。

（4）帽子和口罩在被患者的血液、体液污染后应及时更换。

（5）离开污染区前，应将使用后的一次性口罩和一次性帽子放入医疗垃圾袋内，以便集中处理。

（三）穿、脱隔离衣

【目的】

（1）保护患者和医务人员，避免其受病原体的侵袭。

（2）防止病原体传播，避免交叉感染。

【评估】

（1）患者的病情、目前采取的隔离种类。

（2）穿隔离衣的环境。

【计划】

（1）环境准备：清洁、宽敞、安全。

（2）护士准备：穿好工作服，卷袖过肘，洗手，戴帽子和口罩。

（3）用物准备：隔离衣（大小合适，无破损）、挂衣架、清洁剂、手消毒剂、洗手池、污物袋等。

【实施】

穿、脱隔离衣的操作方法如表 6-12 所示。

表 6-12　穿、脱隔离衣的操作方法

操作流程	操作内容
穿隔离衣	
1. 取隔离衣	（1）检查隔离衣是否干燥、完好，大小是否合适，是否穿过 （2）手持衣领取下隔离衣，两手将衣领的两端向外折齐，对齐肩缝；使内面朝向操作者，并露出袖子内口
2. 穿衣袖	一手持衣领，另一手伸入一侧袖内，持衣领的手向上拉衣领，将衣袖穿好；换手持衣领，以同样的方法穿好另一侧袖，举双手将袖抖上，露出手腕（注意衣袖不可触及面部）
3. 系衣领	两手分别由衣领中央开始，顺着边缘由前向后整理，顺势将衣领带子系好（或将领扣扣好），污染的袖口不可触及衣领、面部和帽子
4. 系袖口	扣好袖扣或系上袖带
5. 系腰带	（1）解开腰带活结，将隔离衣一边（约在腰下 5 cm 处）逐渐向前拉，见到衣边后用同侧手捏住其边缘，同法捏住另一侧边缘 （2）双手在背后将两侧边缘对齐，向一侧折叠；一手按住折叠处，另一手将腰带拉至背后，压住折叠处 （3）换手拉另一侧腰带，双手将两侧腰带在背后交叉，再绕到前面打一活结系好
脱隔离衣	
1. 解腰带	解开腰带，在前面打一活结
2. 解袖口	解开袖口，将衣袖向上拉，在肘部将部分衣袖塞入工作衣袖内（注意不要使衣袖外面塞入袖内），露出双手
3. 消毒双手	用手消毒剂按七步洗手法洗手
4. 解领带	解开领带（或领扣），保持衣领清洁
5. 脱衣袖	一手伸入另一侧袖口内，拉下衣袖过手（遮盖手）；再用衣袖遮盖的手在另一衣袖外面拉下衣袖过手，两手在袖内使袖子对齐，双臂逐渐退出
6. 挂隔离衣	一手自衣内握住肩缝，随即用另一手拉住衣领，将隔离衣外面向内、两边对齐挂在衣架上（若为不再穿的隔离衣，则将清洁面向外，衣领及衣边卷至中央，卷好后投入污物袋中）
7. 操作后处理	（1）正确处理用物 （2）洗手，取下口罩

【注意事项】

（1）穿隔离衣前应计划好工作内容，准备好操作时所需要的物品。

（2）隔离衣的长短要合适，须全部遮盖内面工作服；若有破损，则不可使用。

（3）隔离衣的衣领和内面视为清洁面；穿、脱隔离衣的过程中，要避免污染面部和清洁面。

（4）穿好隔离衣后，双臂应保持在腰部以上、视线范围内；不得进入清洁区，避免接

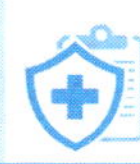

触清洁物品。

（5）消毒手时，不能溅湿隔离衣，隔离衣也不可触及其他物品。

（6）隔离衣应每日更换一次。若有潮湿或污染，则应立即更换。

（7）脱下的隔离衣若挂在潜在污染区，则清洁面向外；若挂在污染区，则清洁面向内。

（四）避污纸的使用

避污纸是备用的清洁纸片，常用绳串起来挂在门口墙上供工作人员使用。进行简单的隔离操作时，用避污纸垫着拿取物品，可保持双手或物品不被污染，以减少消毒手的次数。取避污纸时，应从上面抓取，不可掀页撕取和接触下面的纸片。避污纸用后应丢进医疗污物桶内，集中焚烧处理。

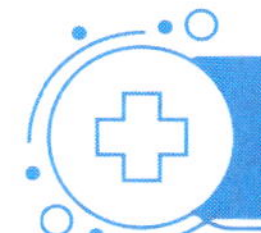

第五讲　消毒供应中心

一、消毒供应中心的设置

消毒供应中心的设置应符合以下要求：

（1）周围环境清洁、无污染源，有净化及污水排放设施；室内光线充足，自然通风良好；地面、墙面光滑，以避免落尘、便于冲洗。

（2）为避免消毒灭菌器材的污染，消毒供应中心应分为污染区、清洁区、灭菌区三区，清洁、消毒物品的运行路线只能由污到洁，而不能逆行，以确保物品消毒灭菌后不被污染。

二、消毒供应中心的工作内容

消毒供应中心的主要任务是全院医疗器材的清洁、包装、灭菌、存放和供应，以及各种敷料的加工、物品的保养等。

三、消毒供应中心在预防和控制医院感染中的作用

消毒供应中心是医院集中完成物品的回收、清洗、消毒、灭菌、保管、发放的地方，是最容易造成医院感染的媒介之一，其工作质量与医院感染、热原反应的发生、微粒污染密切相关，直接影响医疗护理质量和患者的生命安危。保证无菌物品的质量是消毒供应中心工作的核心，更是降低医院感染发生率、预防热原反应、减少微粒污染和提高医疗护理质量的重要环节。

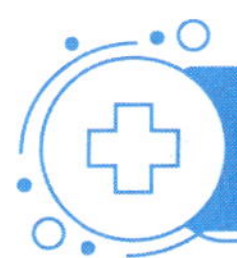

第六讲 护理职业防护

一、锐器伤的职业防护措施

锐器伤是指护士在工作时间内，由注射器针头、缝针、各种穿刺针、手术刀、剪刀、碎玻璃、安瓿等一切锐器所造成的使皮肤出血的意外伤害。其防护措施包括以下几个方面。

（一）增强自我防护意识

（1）在进行有可能接触患者血液、体液的一切治疗和护理操作时，必须戴无菌手套。操作完毕，脱去手套后，必须立即洗手，必要时进行手的消毒。

（2）手部皮肤发生破损时，必须戴双层手套。

（3）在进行侵袭性诊疗、护理操作时，要保证光线充足。

（4）传递器械时，要做到娴熟、规范。

（二）锐器使用时注意防护

（1）抽吸药液前，要认真检查注射器；抽吸药液时，要严格保持针头无菌；抽吸药液后，若需要回套针帽，则必须采用单手回套法。

（2）使用安瓿时，先用砂轮均匀划痕再掰安瓿；掰安瓿时可垫无菌棉球或纱布。

（三）严格管理医疗废物

（1）严格执行医疗废物分类标准，将锐器放置在特定的场所，不可与其他医疗垃圾混放。

（2）使用后的锐器应直接放入坚固、耐刺、防渗漏的锐器盒内；锐器盒的装放量不得超过容积的 3/4，以防刺伤。

（3）封好的锐器盒在搬离科室前应有明确的标志，以便于监督执行。

（四）纠正危险行为

（1）禁止徒手分离已被污染的针头和注射器。

（2）禁止徒手直接接触使用过的针头、刀片等锐器。

（3）禁止徒手弄直或折弯针头。

（4）禁止徒手回套护针帽。

（5）禁止直接传递锐器（手术中的锐器使用弯盘或托盘传递）。

（6）禁止用消毒剂浸泡针头。

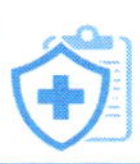

（7）禁止徒手携带裸露的针头等锐器。

（8）禁止直接接触医疗废物。

（五）和谐沟通，相互配合

为不配合、昏迷或躁动的患者进行治疗时，应请他人协助或对患者采取必要的约束措施，尽量避免锐器误伤自己或患者。

（六）加强健康管理

（1）医院应定期为护士安排查体，以及相应疫苗的接种，并建立规范的护士健康档案。

（2）医院应建立损伤后的登记上报制度，并做好落实工作。

（3）医院应建立受伤护士监控体系，追踪伤者的健康状况。

（七）合理安排工作时间

根据科室特点合理安排休息时间，同时营造人性化的工作环境，以减轻护士的身心压力，提高其工作效率，减少锐器伤的发生。

二、化疗药物损伤的职业防护措施

化疗药物损伤是指护士在接触、处理化疗药物的过程中，因操作不慎或长期接触而造成的对人体的潜在危害。其防护措施包括以下几个方面。

（一）配置化疗药物时的防护措施

（1）使用安瓿前应轻弹其颈部，使附着的药液或粉剂降落至瓶底；掰开安瓿时应垫纱布，以免药物、玻璃碎片飞溅及手部划伤。

（2）溶解粉剂药物时，应将溶媒沿瓶壁缓慢注入瓶底，待药粉浸透后再搅动，以防粉末散出。

（3）瓶装药液稀释后应立即抽出瓶内空气，以防瓶内压力过高，使药液从针眼处溢出。

（二）抽吸化疗药物时的防护措施

（1）抽吸药物时，以不超过注射器容量的 3/4 为宜，以防活塞从针筒中意外滑落。

（2）从密封瓶中吸取药液后，先用无菌纱布或棉球裹住瓶塞再撤针头，以防拔出针头的瞬间药液外溢。

（3）操作完毕脱去手套后，用流动水和洗手液彻底洗手并行沐浴，以达到减轻药物毒副作用的目的。

三、负重伤的职业防护措施

负重伤是指护士在工作中不合理用力或在搬动、移动重物时负重过度，引起的肌肉、骨骼或关节损伤。其防护措施包括以下几个方面：

（1）通过合理的锻炼来提高身体素质，增强人体的适应能力。

（2）加强对搬运技巧的学习，掌握相关力学原理，注意节力原则，采用省力的搬运方法，同时保持正确的工作姿势，避免造成运动功能损伤。

（3）促进下肢血液循环。

（4）养成良好的生活、饮食习惯：① 尽量睡硬板床，选择厚度适宜的床垫，以减少腰部负荷；② 注意营养的科学调配，保证合理的膳食供给，以增强人体免疫力。

四、职业崩溃感的职业防护措施

职业崩溃感是指护士因持续的工作压力产生“严重紧张”反应而出现的一种综合征。其防护措施包括以下几个方面：

（1）积极参加教育与培训，提高护理工作的价值感。

（2）合理安排劳动时间，创造健康的职业环境。

（3）培养积极乐观的生活态度，提高自身综合素质。

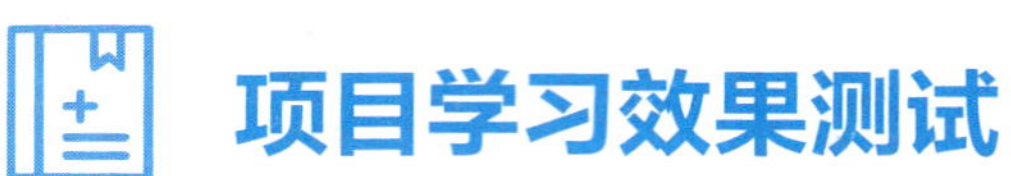

项目学习效果测试

一、单项选择题

1．不属于医院感染的是（　　）。

A．住院患者导尿后发生尿路感染

B．新生儿脐带发炎

C．新生儿经胎盘获得感染

D．护理 SARS 患者时护士获得的感染

2．物理消毒灭菌的方法中，最可靠的是（　　）。

A．高压蒸汽灭菌法　　B．煮沸法

C．日光暴晒法　　D．烤箱烘烤法

3．干燥保存的无菌持物钳的有效期一般是（　　）。

A．4 h　　B．24 h　　C．3 d　　D．5 d

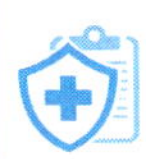

4. 打开无菌包时，下列操作不正确的是（　　）。

A. 查看灭菌日期

B. 无菌包应放在清洁、干燥处

C. 手不可触及包布的内面

D. 用清洁的手取出所需物品

5. 无菌溶液打开未用完，消毒瓶口盖好盖子后，其保存有效期是（　　）。

A. 4 h　　B. 24 h　　C. 3 d　　D. 7 d

6. 无菌盘在未污染的情况下，有效期是（　　）。

A. 1 h　　B. 4 h　　C. 8 h　　D. 12 h

7. 下列属于潜在污染区的是（　　）。

A. 医生值班室　　B. 病室　　C. 护士更衣室　　D. 医生办公室

8. 传染病区护士脱下隔离衣后，正确的处置措施是（　　）。

A. 挂在治疗室，污染面向外　　B. 挂在值班室，污染面向外

C. 挂在内走廊，污染面向外　　D. 挂在内走廊，清洁面朝外

二、案例分析题

患者，男，35岁。近2周来自觉乏力、食欲缺乏，间断咳白色黏痰，伴有午后低热、夜间盗汗。门诊拟诊断为“肺结核”收住入院。查体：面色苍白，呼吸急促，肺部可闻及细湿啰音。胸部X线检查示“两侧肺野密布粟粒状阴影，急性粟粒性肺结核”。

请思考：

（1）该患者应采取何种隔离种类？

（2）该患者需采取哪些隔离措施？

（3）护士帮助患者输液后，应如何进行手卫生消毒？

项目综合实践活动

【活动背景】

某地暴发霍乱，2个月内约上千人死亡，十万多名疑似病例，其中一半为儿童。

【活动要求】

（1）请运用所学知识，帮助当地政府制订预防和控制霍乱的方案。

（2）以小组为单位，模拟演练医院接收霍乱患者后的隔离措施。

项目学习成果评价

表 6-13　项目学习成果评价表

<table>
<tr><th rowspan="2">考核内容</th><th rowspan="2">评价标准</th><th rowspan="2">分值</th><th colspan="3">评价得分</th></tr>
<tr><th>自评</th><th>互评</th><th>师评</th></tr>
<tr><td rowspan="3">知识考核</td><td>了解医院感染的促发因素、类型，隔离区域的划分，消毒供应中心的设置</td><td>10</td><td></td><td></td><td></td></tr>
<tr><td>熟悉医院感染的形成和预防措施，常用的物理、化学消毒灭菌的种类和方法，隔离的种类和措施，消毒供应中心的工作内容</td><td>20</td><td></td><td></td><td></td></tr>
<tr><td>掌握医院感染的概念，清洁、消毒及灭菌的概念，无菌技术的概念、操作原则及基本操作方法，隔离的概念、原则及基本操作方法，消毒供应中心在预防和控制医院感染中的作用，护理职业防护的措施</td><td>30</td><td></td><td></td><td></td></tr>
<tr><td rowspan="4">技能考核</td><td>能够正确实施常用的物理、化学消毒灭菌方法</td><td>5</td><td></td><td></td><td></td></tr>
<tr><td>能够规范、熟练地完成常用的无菌操作技术</td><td>5</td><td></td><td></td><td></td></tr>
<tr><td>能够规范、熟练地完成常用的隔离技术</td><td>5</td><td></td><td></td><td></td></tr>
<tr><td>能够正确实施护理职业防护措施</td><td>5</td><td></td><td></td><td></td></tr>
<tr><td rowspan="2">素质考核</td><td>具有无菌观念和自我保护意识</td><td>10</td><td></td><td></td><td></td></tr>
<tr><td>热爱护理事业，严谨对待护理工作，具有高度的责任心，能为患者的生命安全保驾护航</td><td>10</td><td></td><td></td><td></td></tr>
<tr><td>总评</td><td>自评×20%＋互评×20%＋师评×60%</td><td colspan="4"></td></tr>
<tr><td>自我评价</td><td colspan="5"></td></tr>
<tr><td>教师评价</td><td colspan="5"></td></tr>
</table>

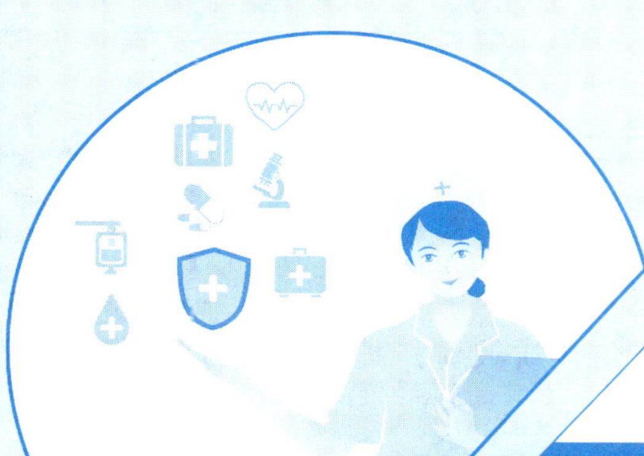

项目七

清洁护理

知识目标

- 了解口腔的解剖和功能、皮肤护理的概念与适用对象。
- 熟悉灭虱、灭虮法的常用药物，压疮的发生原因、好发部位，淋浴、盆浴及床上的目的、操作方法及注意事项。
- 掌握口腔护理的目的、操作方法及注意事项，床上梳发与洗发的目的、操作方法及注意事项，压疮的分期、临床表现及预防与护理的方法，晨、晚间护理的内容。

技能目标

- 能够正确地为患者进行特殊口腔护理、床上梳发和洗发、床上擦浴等操作。
- 能够准确识别患者的压疮分期，并提供适当的护理方法。
- 能够适时完成晨、晚间护理。

素质目标

- 在护理过程中注意保护患者隐私，尊重、关心、爱护患者，与患者建立良好的护患关系。

项目导入

患者，女，70岁，因上呼吸道感染入院。入院当日，责任护士对患者进行入院评估时发现，患者头发和皮肤有异味且污垢较多，双手指甲较长，甲床下有污垢，与之交谈时发现她有明显口臭。目前患者病情尚稳定，意识清楚，但体质较弱，护士决定为患者进行全身床上清洁护理。

请思考：

（1）该患者在身体清洁方面存在哪些护理问题？

（2）如何为该患者进行床上口腔、头发和皮肤护理？

（3）为该患者进行口腔、头发和皮肤护理之前应评估哪些相关的内容？

清洁卫生是人类的基本需求之一，可满足和维持个人的舒适。当人患病时，受疾病的影响，自我照护能力下降，往往无法满足自身清洁的需要，对清洁的需求会更加明显，若需求无法得到满足，将会对生理和心理产生一定的影响。因此，为使患者在住院期间身心均处于最佳状态，护士应做好患者的清洁卫生工作。

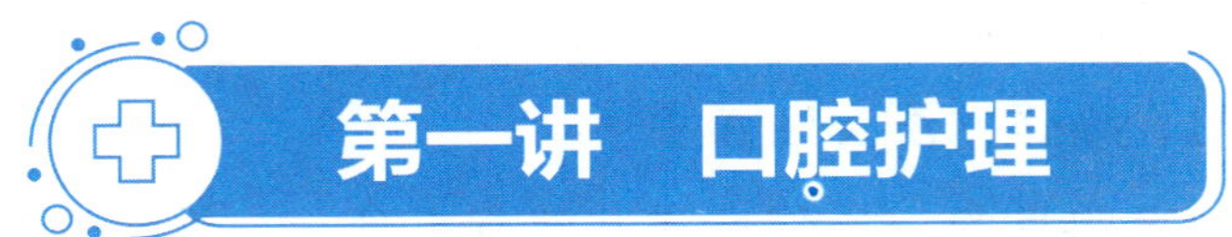

第一讲　口腔护理

一、口腔护理概述

口腔由牙齿、牙龈、颊、硬腭、软腭与舌组成，具有摄取、咀嚼、吞咽食物及感觉、消化等功能。口腔护理是指护士根据患者的病情及其口腔卫生情况，指导或协助患者进行的口腔清洁。口腔的温度、湿度及所含的食物残渣都是微生物生长繁殖的适宜条件，因此人的口腔中存在大量微生物。此外，口腔与外界相通，也便于病原微生物进入。

在健康状态下，人体抵抗力较强，且唾液中的溶菌酶具有杀菌作用，同时漱口、刷牙、饮水、进食等活动也可有效地减少和清除部分致病菌，因此，一般不会出现口腔健康问题。但当人体患病时，人体的抵抗力下降，唾液分泌减少，上述活动减少，为口腔内的细菌繁殖创造了条件，易导致口腔炎症、口腔溃疡等疾病的发生，同时还可引起口臭。这既会影响人的食欲和消化功能，也会影响人与人之间的交往。由此可见，及时有效的口腔护理对保持患者的身心健康十分重要。

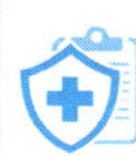

集思广议

为提高全球对口腔疾病预防和控制的认识，世界牙科联盟将每年 3 月 20 日设立为“世界口腔健康日”。2023 年世界口腔健康日的主题是“健康口腔 健康体魄”。

请以小组为单位，讨论“健康口腔”的标准，以及健康口腔与健康体魄的关系。

二、口腔护理的方法

（一）一般口腔护理

一般口腔护理适用于能自己完成口腔清洁的患者，护理重点为口腔清洁指导。

1．指导患者养成良好的口腔卫生习惯

嘱患者养成早晚按时刷牙及餐后漱口的习惯，指导患者学习口腔保健的相关知识（如睡前不进食对牙齿有刺激性或腐蚀性的食物等），嘱患者当口腔干燥时应多饮水，等等。

2．指导患者正确刷牙

刷牙方法包括颤动法和竖刷法，每次刷牙时间以 3 min 为宜。

3．指导患者正确使用牙线

刷牙无法彻底清除牙齿间的食物残渣、牙结石和牙菌斑，应配合使用牙线，做好牙齿的彻底清洁。建议患者每日使用牙线剔牙两次，最好餐后立即进行。

4．指导患者正确清洁和护理义齿

活动义齿应在白天佩戴，晚上取下，以使牙床得到休养；取下的牙齿按刷牙的方法用牙膏或义齿清洁剂刷洗，然后用清水冲洗干净，漱口后再戴上；若暂时不戴义齿，则应将义齿浸泡于冷水杯内加盖保存，并每日更换一次清水。需要注意的是，不可将义齿泡在热水或乙醇等消毒溶液中，以免其变色、变形和老化。

（二）特殊口腔护理

特殊口腔护理主要适用于禁食、鼻饲、昏迷、危重、大手术后、高热及有口腔疾病等口腔自理能力存在缺陷的患者。

特殊口腔护理

【目的】

（1）保持口腔清洁、湿润，使患者舒适，预防口腔感染等并发症。

（2）去除口腔异味，防止口臭，增强食欲，保持口腔的正常功能。

（3）观察口腔黏膜和舌苔的变化，辨别特殊气味，以提供病情变化动态信息，协助诊断和治疗。

【评估】

患者的年龄、病情、意识、口腔卫生状况（如有无异常气味、溃疡、出血等）、口腔卫生知识了解情况、心理状态及配合程度。

【计划】

（1）环境准备：整洁、安静、宽敞、明亮。

（2）护士准备：着装整洁，修剪指甲，洗手，戴口罩。

（3）用物准备：治疗盘，内置治疗碗（内盛漱口液浸湿的无菌棉球、弯止血钳、镊子、压舌板）、漱口杯（内盛漱口液）、弯盘、吸水管、手电筒、棉签、治疗巾、橡胶单，必要时备开口器；治疗盘外备常用漱口液（见表 7-1）、口腔外用药（按需备，如液状石蜡、锡类散、冰硼散等）、手消毒剂。

表 7-1　口腔护理常用的漱口液及其作用

名称	作用
0.9%氯化钠溶液	清洁口腔，预防感染
0.02%呋喃西林溶液	清洁口腔，广谱抗菌
复方硼砂溶液（朵贝尔溶液）	轻度抑菌，除臭
1%～3%过氧化氢溶液	抗菌、防臭，用于口腔感染有溃烂、坏死组织者
1%～4%碳酸氢钠溶液	用于真菌感染
2%～3%硼酸溶液	清洁口腔，防腐、抑菌
0.1%乙酸溶液	用于铜绿假单胞菌感染
0.08%甲硝唑溶液	用于厌氧菌感染

【实施】

特殊口腔护理的操作方法如表 7-2 所示。

表 7-2　特殊口腔护理的操作方法

操作流程	操作内容
1. 核对、解释	携用物至患者床旁，核对患者的姓名、床号和腕带，向患者及其家属解释口腔护理的目的、方法、注意事项及配合要点
2. 安置体位	协助患者取侧卧位（或仰卧位，头偏向护士一侧）
3. 铺巾、置盘	取治疗巾铺于患者颌下，置弯盘于患者口角旁
4. 湿润口唇	用棉签蘸温水湿润患者口唇
5. 观察口腔	嘱患者张口，一手持手电筒，一手用压舌板轻轻撑开颊部（对牙关紧闭者或昏迷患者，可用开口器打开），观察口腔有无异常；若有活动的义齿，则应取下
6. 协助漱口	协助患者用吸水管吸取温开水漱口（漱口水吐于弯盘内），并拭去患者口角处水渍

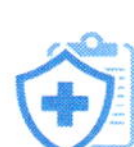

续表

操作流程	操作内容	
7．擦洗口腔	擦洗牙外侧面	嘱患者咬合上下齿，一手用压舌板轻轻撑开左侧颊部，另一手用弯止血钳夹持无菌棉球由内向外（由臼齿向门齿）纵向擦洗左侧牙齿的外面。同法擦右侧牙齿的外面
	擦洗牙内侧面和咬合面	嘱患者张口，依次擦洗牙齿左上内侧面、左上咬合面、左下内侧面和左下咬合面，然后弧形擦洗左侧颊部。同法擦右侧
	擦洗硬腭部、舌面及舌下	由内向外横向擦洗硬腭部、舌面及舌下（勿触及咽部，以免引起患者恶心）
8．再次漱口	擦洗完毕，协助患者再次漱口，用治疗巾拭去口角处水渍，必要时协助其佩戴义齿	
9．观察、涂药	再次观察口腔状况。若口唇干裂，则涂一层液状石蜡或润唇膏；若口腔黏膜有溃疡，则涂药于溃疡处	
10．整理、记录	（1）协助患者取舒适卧位，整理床单位 （2）清理用物，洗手、记录	

【注意事项】

（1）口腔护理时动作应轻柔、细致，擦洗时棉球应包裹弯止血钳尖端，避免损伤口腔黏膜及牙龈，尤其是对凝血功能较差的患者。

（2）对昏迷患者，严禁漱口及使用过湿的棉球，以免引起误吸。对牙关紧闭者，不可暴力助其开口，以防误伤牙齿；需用开口器时，应套橡皮套并从臼齿处放入。

（3）操作前后，须清点棉球数目；操作时夹紧棉球，每次只夹取一个，以防其遗留在口腔内。

（4）对传染病患者，应按隔离原则准备和处理用物、执行相关操作。

（5）对长期使用抗生素的患者，应注意观察其口腔黏膜有无真菌感染。

第二讲　头发与皮肤护理

有效的头发护理可保持头皮清洁，防止细菌感染；还可促进毛囊的血液循环，促进头发的生长。因此，头发护理是患者清洁护理的重要内容之一。

一、床上梳发与洗发

【目的】

（1）按摩头皮，刺激头部的血液循环，促进头发的新陈代谢。

（2）除去污物和头皮屑，使头发清洁、整齐，预防感染。

（3）维护患者的自尊和自信，与患者建立良好的护患关系。

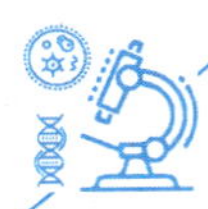

护理智库

按摩头皮的方法

按摩头皮是指用手指对头皮进行揉（摩）、搓（擦）、推（捏）、叩（打）等，使头皮肌肉放松，血液循环通畅。

基本方法：五指分开，手呈弓形，手掌离开头皮，指腹放于头皮上，稍用力向下按，并轻轻揉动，揉动数次后再换另一个部位。

按摩顺序：先从前额到头顶，再从颞部至枕部，反复揉搓至头皮发热。

【评估】

患者的病情、意识、头发（如头发的分布、长度、脆性与韧性、干湿度、清洁情况、光泽度、颜色等）及周围皮肤情况（如是否油腻，有无瘙痒、破损、皮疹或病变等）、梳发习惯、自理能力、心理状态及配合程度。

【计划】

（1）环境准备：整洁，安静，明亮，室温适宜（洗发时调节室温至 22～26℃），必要时关闭门窗。

（2）护士准备：着装整洁，修剪指甲，洗手，戴口罩。

（3）用物准备

- **床上梳发：**治疗盘，内置治疗巾、梳子、纸袋（用于装脱落的头发）、30%乙醇溶液，必要时准备发夹或橡皮圈、手消毒剂。
- **床上洗发：**治疗盘，内置橡胶单、毛巾、浴巾、别针、棉球（以不吸水棉花为宜）、眼罩或纱布、弯盘、洗发液、纸袋、量杯、梳子（可由患者自备）、镜子；治疗盘外备马蹄形垫（或搪瓷杯、脸盆，或洗头车）、水壶、热水桶（内盛 40～45℃的水）、手消毒剂、污水桶等。另外，按需备护肤霜（可由患者自备）、电吹风和屏风。

【实施】

床上梳发（以长发女性患者为例）、洗发的操作方法如表 7-3 所示。

表 7-3　床上梳发、洗发的操作方法

操作流程	操作内容
床上梳发	
1. 核对、解释	携用物至患者床旁，核对患者的姓名、床号和腕带，向患者及其家属解释床上梳发的目的、方法、注意事项及配合要点

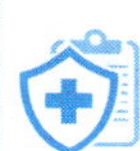

续表

<table>
<tr><th>操作流程</th><th colspan="2">操作内容</th></tr>
<tr><td>2．安置体位</td><td colspan="2">对可坐起的患者，协助患者坐起或半坐，铺治疗巾于患者肩上；对卧床患者，铺治疗巾于枕头上，协助患者将头转向一侧</td></tr>
<tr><td>3．梳理头发</td><td colspan="2">（1）将头发从中间分成两股分别梳理，左手握住一股头发，右手持梳，由发根缓慢梳向发梢。若遇长发或头发打结不易梳理，应沿发梢至发根方向梳理，可将头发置于手指上，并用 30%乙醇溶液湿润打结处，再慢慢梳理
（2）根据患者的需要编发</td></tr>
<tr><td>4．整理、记录</td><td colspan="2">（1）将脱落的头发装入纸袋，撤出治疗巾
（2）协助患者取舒适卧位，整理床单位，清理用物
（3）洗手、记录</td></tr>
<tr><td colspan="3">床上洗发</td></tr>
<tr><td>1．核对、解释</td><td colspan="2">携用物至患者床旁，核对患者的姓名、床号和腕带，向患者及其家属解释床上洗发的目的、方法、注意事项及配合要点</td></tr>
<tr><td>2．安置用物</td><td colspan="2">放平床头，移开床头柜、床旁椅，置用物于方便取用之处，必要时用屏风或床帘遮挡</td></tr>
<tr><td>3．铺巾、松领</td><td colspan="2">（1）移出枕头，将橡胶单和浴巾依次铺于枕头上
（2）松开患者的衣领并向内反折，将毛巾围于患者颈部，用别针固定</td></tr>
<tr><td>4．安置体位</td><td colspan="2">协助患者斜角仰卧，移枕于其肩下，协助其双腿屈膝，在其膝下垫膝枕</td></tr>
<tr><td rowspan="3">5．放洗头器</td><td>马蹄形垫洗发法</td><td>将马蹄形垫放于患者头下，使患者后颈部枕于马蹄形垫的突起处（后颈部垫毛巾），头部在槽中；在槽出口处接污水桶或污水盆</td></tr>
<tr><td>扣杯式洗发法</td><td>取脸盆一个，盆底放置一块毛巾，倒扣搪瓷杯于盆底，杯上垫一块折叠的毛巾，毛巾上裹一层薄膜固定，让患者头部枕于毛巾上；脸盆内置一橡胶管，下接污水桶</td></tr>
<tr><td>洗头车洗发法</td><td>将洗头车置于床头侧边，协助患者斜角仰卧或侧卧，将接水盘置于患者头下，或使患者头部枕于洗头车的头托上</td></tr>
<tr><td>6．保护眼耳</td><td colspan="2">用纱布或眼罩遮盖双眼，用棉球塞住双耳</td></tr>
<tr><td>7．洗净头发</td><td colspan="2">（1）梳理头发；先将少许热水放于患者头部试温，询问患者的感觉，确定水温适宜后，用水壶或喷头冲淋，充分湿润头发
（2）倒适量洗发液于掌心，均匀涂抹于头发；由发际向头顶部再向枕后方向揉搓，同时用手指指腹轻轻按摩头皮
（3）冲洗头发，直到洗净为止（将脱落的头发置于纸袋中）</td></tr>
<tr><td>8．擦干、梳发</td><td colspan="2">（1）洗发毕，解下颈部毛巾，擦去头发上的水分，包住头发；一手托住患者头部，一手撤去马蹄形垫（或洗头盆、洗头车）
（2）取下眼罩或纱布，取出耳道内的棉球，擦干患者面部
（3）将枕头、橡胶单和浴巾一起自肩下移至头部，协助患者仰卧，枕于枕上
（4）解下包头的毛巾，用浴巾擦干或用电吹风吹干头发
（5）梳理头发，撤去上述用物</td></tr>
</table>

续表

操作流程	操作内容
9．整理、记录	（1）协助患者取舒适卧位，整理床单位 （2）清理用物，洗手，记录

【注意事项】

（1）梳发时尽量使用圆钝齿梳子，以防损伤头皮。如果头发较粗或为卷发，可选用齿间距较大的梳子；梳发过程中可同时按摩头皮，以促进头部的血液循环。

（2）梳、洗发时动作宜轻柔，不可过度牵拉和用指甲抓，以防损伤患者的头皮。

（3）洗发时保证室温和水温适宜，注意保暖，及时擦干头发，避免患者着凉。

（4）操作时要注意观察患者的病情变化，若患者的面色、脉搏、呼吸等有异常，则应立即停止操作。

（5）洗发时注意保持患者体位舒适，保护伤口及各种管路；病情危重和极度衰弱的患者不宜洗发。

二、灭虱、灭虮法的常用药物

灭虱、灭虮法的常用药物及其配制方法如表 7-4 所示。如果没有乙酸，可用食醋代替，100%乙酸 1 mL 相当于市售食醋 30 mL。

表 7-4　灭虱、灭虮法的常用药物及其配制方法

常用药物	配制方法
30%含酸百部酊剂	取百部 30 g 放入瓶中，加入 50%乙醇溶液 100 mL，再加入 100%乙酸 1 mL，盖严瓶盖，48 h 后即可使用
30%含酸百部煎剂	取百部 30 g，加水 500 mL 煎煮 30 min，然后以双层纱布过滤，并挤出药渣中的药液；在药渣中再加水 500 mL 煎煮 30 min，以同样的方法过滤、挤出药液；将两次取得的药液合并，煎煮至 100 mL，冷却后加入 100%乙酸 1 mL 即可使用

三、皮肤护理

（一）皮肤护理的概念

皮肤护理是指护士根据患者的病情和皮肤卫生状况，协助患者进行的常规皮肤清洁和护理，如淋浴、盆浴、床上擦浴等。皮肤护理是清洁护理的一项重要内容，不仅可保持皮肤清洁，为患者带来舒适感，还可预防皮肤感染和压疮等并发症的发生。

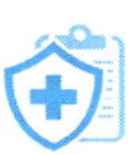

（二）皮肤护理的常用方法

1. 淋浴与盆浴

淋浴或盆浴适用于病情较轻、有自理能力、全身情况良好的患者。患者淋浴或盆浴时，护士应注意以下事项：

（1）嘱患者进食 1 h 后才能进行，以免影响消化。

（2）妊娠 7 个月以上的孕妇禁用盆浴；衰弱、创伤或患心脏病等需卧床休息的患者，均不宜淋浴或盆浴；传染病患者应根据病情和隔离原则进行淋浴或盆浴。

（3）浴室内应配备防跌倒设施，如防滑垫、浴凳、安全扶手等；浴室不宜锁门，可将“正在使用”标牌挂于浴室门上，以便患者发生意外时能随时进入。

（4）注意患者的入浴时间（盆浴时，浸泡时间不可超过 20 min），时间过长时应予以询问，以防患者发生晕厥、滑跌等意外。

（5）若患者发生晕厥，则应立即抬出，并配合医生处理。

2. 床上擦浴

床上擦浴适用于病情较重、长期卧床、不能自理或活动受限的患者。

【目的】

（1）清洁皮肤，提升患者生理和心理上的舒适度。

（2）促进皮肤的血液循环，增强其排泄功能，预防皮肤感染等并发症。

（3）观察患者全身皮肤有无异常，为临床诊治提供依据。

【评估】

患者的年龄、病情、意识和自理能力（是否瘫痪或软弱无力、有无关节活动受限、需要部分协助还是完全协助），患者的皮肤状况（如皮肤的完整性、颜色、温度、湿润度、柔软度、弹性、清洁度等），患者的清洁习惯及对清洁用品的喜好，患者对皮肤清洁相关知识的了解程度，患者的心理状态及配合程度。

【计划】

（1）环境准备：安静、宽敞，调节室温至 24℃左右，关好门窗。

（2）护士准备：着装整洁，修剪指甲，洗手，戴口罩。

（3）用物准备：浴巾（两条），毛巾（两条），清洁衣裤，浴毯，盆数个（分别洗脸和身体、洗脚、洗会阴用），热、冷水桶各一（热水水温为 50～52℃），污水桶，浴皂，护理篮（内盛 50%乙醇溶液、弯盘、指甲剪、小剪刀、梳子、护肤用品等）和便器（按需备）。

【实施】

床上擦浴的操作方法如表 7-5 所示。

表 7-5　床上擦浴的操作方法

操作流程	操作内容
1. 核对、解释	（1）携用物至患者床旁，将用物放于易取、稳妥处 （2）核对患者的姓名、床号和腕带，向患者及其家属解释床上擦浴的目的、方法、注意事项及配合要点，询问患者有无特殊用物需求
2. 浴前准备	（1）用屏风（或床帘）遮挡患者 （2）调整病床的高度（病情允许的情况下放平床头及床尾支架），松开盖被，移至床尾；用浴毯遮盖患者 （3）协助患者移向床沿 （4）将盆放于床头柜上，倒入适量热水和冷水，调试水温
3. 擦洗面颈	（1）将一条浴巾铺于患者枕上，另一条浴巾盖于患者胸部 （2）将一毛巾浸湿后拧干，包裹于右手上成手套状 （3）左手扶托患者头顶部，右手用毛巾的不同部位由内眦至外眦轻轻擦拭患者的眼部 （4）依次擦洗前额、颊部、鼻翼、人中、下颌、耳后、耳郭和颈部 （5）用较干的毛巾再依次擦洗一遍
4. 擦洗上肢	（1）为患者脱去上衣（先脱近侧，后脱远侧。如果有外伤或活动障碍，则应先脱健侧，后脱患侧），盖好浴毯 （2）移去近侧上肢的浴毯，将浴巾铺在患者上肢下面；一手支托患者肘部及前臂，另一手由远心端向近心端擦洗上肢直至腋下。擦洗方法：先用涂浴皂的湿毛巾擦洗，再用湿毛巾擦净皂液两遍，最后用浴巾边按摩边擦干 （3）将浴巾对折放于患者床边，置盆于浴巾上；协助患者将手浸于盆中，洗净并擦干 （4）以上操作完成后移至对侧，同法擦洗对侧上肢
5. 擦洗胸腹部	（1）倾倒污水，换净水，调试水温 （2）将浴巾铺于患者胸腹部，将浴毯向下折叠至患者脐部；一手掀起浴巾，用另一包有毛巾的手擦洗患者的胸部（擦洗女性患者乳房时应环形用力，并注意擦洗乳房下皮肤皱褶处），擦洗方法同上肢 （3）将浴毯向下折叠至会阴部，以同样的方法擦洗患者的腹部（以肚脐为中心，顺结肠走向进行）
6. 擦洗背部	（1）协助患者取侧卧位，背向护士；将浴巾铺于患者身下，将浴毯盖于患者的胸腹部和腿部 （2）依次擦洗后颈部、背部和臀部 （3）擦洗后进行背部按摩
7. 平卧穿衣	（1）协助患者平卧，为患者换上清洁上衣（先穿对侧，后穿近侧；如果有肢体外伤或活动障碍，则应先穿患侧，后穿健侧） （2）将浴毯撤至床中线处，盖于对侧腿上（确保遮盖会阴部）

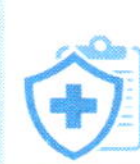

续表

操作流程	操作内容
8. 擦洗下肢	（1）换水并调好水温，协助患者脱下裤子（裤子的脱、穿顺序同上衣），将浴巾半铺半盖于近侧腿部 （2）依次擦洗髋部、大腿及小腿（注意洗净腹股沟等皮肤褶皱处），洗净后用浴巾擦干 （3）同法擦洗另一侧
9. 清洗会阴	（1）换水（调好水温）、盆和毛巾，用浴毯盖好上身和下身，只暴露会阴部 （2）协助患者清洗会阴部（不能自行清洗者，由护士完成）
10. 协助穿裤	协助患者换上清洁的裤子
11. 泡洗双足	（1）准备足盆，加入适量热水并调试水温 （2）协助患者屈膝，将患者裤腿挽至合适位置；将浴巾（或橡胶单、一次性中单）垫于患者脚下，盆放于浴巾上 （3）双手托起患者小腿，将其双脚轻轻放于盆中清洗 （4）洗净后移去足盆，将两脚放于浴巾上擦干
12. 整理、记录	（1）协助患者取舒适体位，整理床单位（按需更换床单） （2）整理用物，洗手，记录

【注意事项】

（1）温水擦浴时易引起患者的排尿和排便反射，应按需要给予患者便器。

（2）注意保暖，擦浴过程中随时为患者盖好浴毯，避免不必要的暴露，防止患者受凉。

（3）动作应轻柔、敏捷，注意擦洗干净皮肤皱褶处。

（4）注意观察病情变化及全身皮肤情况，若患者出现寒战、面色苍白等，则应立即停止擦浴，并给予适当处理。

（5）擦浴过程中，注意保护伤口和引流管，避免伤口受压、引流管打折或扭曲。

第三讲 压疮护理

压疮是指局部组织因长时间受压，血液循环障碍，持续缺血、缺氧、营养不良而出现的溃烂和坏死。

一、压疮的发生原因

压疮的发生原因包括以下几种：

（1）力学因素：引起压疮的力学因素有垂直压力（最主要原因）、摩擦力和剪切力，通常是 2～3 种力联合作用所致。

（2）潮湿因素：患者大小便失禁、大量出汗、各种引流液渗出等使局部皮肤潮湿，抵抗力下降，易破损和感染。

（3）全身营养不良或水肿：营养不良（内因）的患者皮下脂肪少，肌肉萎缩，一旦局部受压，因缺乏肌肉组织和脂肪组织的保护而容易出现血液循环障碍，继而引发压疮；水肿患者血液循环不良，皮肤较薄，抵抗力减弱，局部受压后易破损。

（4）其他：年龄（老年人更易出现压疮）、温度（高热）、精神等因素。

二、压疮的好发部位

压疮好发于受压和缺乏脂肪组织保护、无肌肉包裹或肌层较薄的骨隆突处，并与体位有密切的关系。在不同体位的情况下，压疮的好发部位如下所示：

（1）仰卧位：好发于枕骨粗隆部、肩胛部、肘部、脊椎体隆突处、骶尾部（最容易）、足跟部。

（2）侧卧位：好发于耳郭、肩峰、肋部、髋部、膝关节的内外侧、内外踝处。

（3）俯卧位：好发于面颊部、耳郭、肩峰、肋缘突出部、髂前上棘、膝部、足趾部、女性的乳房和男性的外生殖器。

（4）坐位：好发于坐骨结节处。

三、压疮的分期与临床表现

压疮的发生为渐进性过程，其分期与临床表现如表 7-6 所示。

表 7-6　压疮的分期与临床表现

分期	临床表现
淤血红润期（Ⅰ 期）	受压的局部皮肤出现红、肿、热、麻木或触痛，但皮肤表面无破损，为可逆性改变
炎性浸润期（Ⅱ 期）	红肿部位持续受压，血液循环仍得不到改善，静脉回流受阻，受压皮肤表面颜色转为紫红色，皮下产生硬结，表皮出现水疱，此时水疱极易破溃；此期患者有疼痛感
浅度溃疡期（Ⅲ 期）	静脉血液回流严重受阻，局部淤血致血栓形成，组织缺血、缺氧。全层皮肤破损，可深及皮下组织和深层组织，表皮水疱逐渐扩大、破溃，真皮层疮面有黄色渗出液，感染后表面有脓液覆盖，致使浅层组织坏死，形成溃疡；此期患者疼痛感加剧
坏死溃疡期（Ⅳ 期）	坏死组织侵入真皮下层和肌肉层，脓性分泌物增多，坏死组织发黑，有臭味，感染向周围及深部扩展，可达骨骼，甚至造成败血症

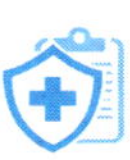

四、压疮的预防

预防压疮的关键在于消除其发生的原因。护士在工作中应做到“六勤一好”，即“勤观察、勤翻身、勤擦洗、勤按摩、勤整理、勤更换和营养好”；交接班时，要严格细致地交接患者的局部皮肤情况及护理措施落实情况。具体的预防措施包括以下几项。

（一）避免局部组织长期受压

（1）经常更换体位：更换体位可减轻组织的压力，鼓励和协助患者经常翻身是预防压疮最简单、有效的方法。对于卧床患者，可视患者的病情及局部受压情况而定，一般每 2 h 翻身一次；对于长期坐轮椅的患者，一般每 15 min 改变一下身体重心。

（2）保护骨隆突处和支撑身体空隙处：协助患者变换卧位后，可在骨隆突处垫上海绵垫、水褥、气垫褥等，还可在身体空隙处垫软枕或海绵垫等，以使支撑体重的面积加大而减少骨隆突处所承受的压力，保护骨隆突处皮肤。

（3）正确使用医疗用具：对使用石膏、绷带、夹板或牵引器等的患者，应保证衬垫平正、柔软、松紧适度、位置合适，尤其是骨隆突处的衬垫；同时应注意观察局部皮肤和肢端皮肤颜色的变化情况，认真听取患者的反馈，适当调节松紧。如果发现石膏、绷带等过紧或凹凸不平，则应及时予以调整。

（二）避免局部受潮湿、摩擦的刺激

（1）保持床单及被褥整洁、平整、干燥、无碎屑，并定期更换。

（2）保持皮肤清洁、干燥。对大小便失禁、呕吐、出汗等患者，应及时擦洗干净，及时更换衣服、被单；对伤口有分泌物等患者，要及时更换敷料。此外，不可让患者直接卧于橡胶单上（橡胶单不透气且摩擦力大）。

（3）在协助患者翻身或搬运患者时，应将患者的身体抬离床面，避免拖、拉、推等动作；患者在床上使用便器时，应保证便器无损坏，且应协助患者抬高臀部，而不可硬塞、硬拉。

（三）促进皮肤的血液循环

（1）对长期卧床患者，可每日进行主动或被动全范围关节运动，以维持关节的活动性和肌肉张力，促进肢体的血液循环。

（2）定期为患者进行温水擦浴和受压部位按摩（用 50%乙醇溶液，骨骼隆起处和皮肤发红处禁忌按摩，以防加重皮肤的损伤）。

（3）在不影响疾病治疗的情况下，鼓励患者积极活动，参与自己力所能及的日常活动，以促进肢体的血液循环。

（四）改善人体的营养状况

对于易发生压疮的患者，在病情允许的情况下，应给予其高能量、高蛋白、富含维生素的饮食，并适当补充硫酸锌，以改善其营养状况，增强人体的抵抗力和组织的修复能力；对于不能正常进食的患者，应考虑胃肠外营养治疗。

五、压疮的护理

压疮各期的护理重点及护理措施如表 7-7 所示。

表 7-7　压疮各期的护理重点及护理措施

压疮分期	护理重点及护理措施
淤血红润期	护理重点：去除病因，加强护理
	护理措施：增加翻身次数，防止局部组织继续受压；保持床铺平整、清洁、干燥、无碎屑；避免摩擦、潮湿和排泄物对皮肤的刺激；加强营养；等等
炎性浸润期	护理重点：保护皮肤，避免感染
	护理措施：对未破的小水疱，可用无菌纱布包扎，以减少摩擦，防止破裂感染，让其自行吸收；对较大的水疱，应先消毒局部，再用无菌注射器抽出里面的液体（不剪表皮），最后表面涂以消毒剂，用无菌敷料包扎
浅度溃疡期	护理重点：清洁创面，促进愈合
	护理措施：① 创面无感染时，用生理盐水清洗伤口，碘伏消毒伤口周围的皮肤，并保持其干燥；创面有感染时，需根据创面细菌培养及药物过敏试验的结果选用合适的冲洗液（如 0.02%呋喃西林溶液、3%过氧化氢溶液等），以达到抑菌或杀菌的目的，从而控制感染和促进伤口愈合；② 根据患者的病情和耐受性、局部伤口坏死组织的情况和血液循环情况选择清创方式（如外科清创、机械性清创、自溶性清创、生物性清创及化学性清创等）；③ 根据渗出液的特点，选择适当的湿性敷料，确定换药频率
坏死溃疡期	护理重点：清洁创面，去腐生新
	护理措施：除继续加强浅度溃疡期的护理措施外，还应采取清创术清除焦痂和腐肉，处理伤口潜行和窦道，以减少无效腔，并保护暴露的骨骼、肌腱和肌肉

第四讲　晨、晚间护理

晨、晚间护理是护士为不能自理的患者，如昏迷、瘫痪、高热、大手术后及年老体弱者等，于晨、晚间进行的基础生活护理。晨、晚间护理不仅可使患者感到舒适，还能加强与患者之间的交流，了解患者的情况，发现护理问题，以便及时给予其对症护理和心理护理，保证其身心舒适。

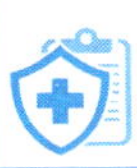

一、晨间护理

晨间护理一般于清晨诊疗工作前完成。晨间护理的内容包括以下几个方面：

（1）问候患者并了解其晚间睡眠情况及需求。

（2）根据患者的病情和自理能力，协助患者排便、刷牙（必要时给予口腔护理）、洗脸、梳发；协助患者翻身并检查患者皮肤的受压情况，用湿热毛巾为患者擦洗背部，并进行背部和受压部位的按摩，最后协助患者取舒适卧位。

（3）整理床单位，根据需要更换衣服或床单。

（4）观察患者的病情，给予必要的心理护理和健康教育。

（5）整理病室，酌情开窗通风，保持病室内空气新鲜。

二、晚间护理

晚间护理应于患者每晚入睡前完成。晚间护理的内容包括以下几个方面：

（1）根据患者的病情和自理能力，协助患者梳发、刷牙（必要时给予口腔护理）、洗脸、洗手、热水泡脚、擦洗背部和臀部、清洗会阴。

（2）协助患者翻身，检查皮肤的受压情况，并根据具体情况进行压疮的护理。

（3）协助卧床患者排便、取舒适卧位；整理床铺，根据情况增减盖被。

（4）创造安静的睡眠环境，酌情关闭门窗，调节室内温度及光线，保持病室安静，使患者易于入睡。

（5）加强夜间巡视，及时了解患者的睡眠情况。对于睡眠质量不佳的患者，应了解其影响因素并给予相应的护理；对于有病情变化的患者，应及时汇报医生，并协助处理。

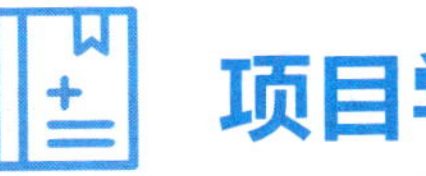

项目学习效果测试

一、单项选择题

1．口腔护理的目的不包括（　　）。

A．保持口腔清洁　　B．清除牙垢

C．预防口腔感染　　D．清除口腔内的一切细菌

2．不需进行特殊口腔护理的患者是（　　）。

A．昏迷患者　　B．禁食患者　　C．高热患者　　D．下肢外伤患者

3．为昏迷患者进行口腔护理时，不需要准备的用物是（　　）。

A．棉球　　B．弯盘　　C．开口器　　D．吸水管

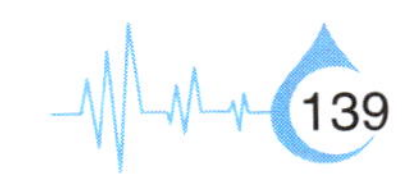

4. 如果护士在口腔护理前观察患者的口腔时，发现其口腔黏膜有一溃烂处，那么应为其选用的漱口液是（　　）。

A. 生理盐水　　B. 朵贝尔溶液　　C. 0.1%醋酸溶液　　D. 3%过氧化氢溶液

5. 为卧床患者进行床上洗发时，水温应调节至（　　）。

A. 22～26℃　　B. 28～32℃　　C. 40～45℃　　D. 50～60℃

6. 下列关于床上擦浴的表述中，不正确的是（　　）。

A. 擦上肢时，由远心端向近心端进行

B. 擦洗眼部时，由外眦向内眦进行

C. 为患者脱上衣时，先脱近侧后脱远侧

D. 为外伤患者脱衣时，先脱健侧后脱患侧

7. 下列不属于晨间护理内容的是（　　）。

A. 洗脸梳头　　B. 协助患者进行口腔护理

C. 协助患者排便　　D. 发放口服药物

二、案例分析题

1. 患者，男，50 岁，昨日入院，生活能自理。今晨查房时，发现患者口腔有异味。且口唇干裂。

请思考：

（1）若要进一步掌握患者的口腔情况，还需要评估哪些内容？

（2）应如何指导该患者进行口腔护理？

2. 患者，男，65 岁，截瘫 3 个月。入院时发现其骶尾部皮肤呈紫红色，触之局部有硬结，并在表面有数个大小不等的水疱。

请思考：

（1）该患者骶尾部的压力性损伤处于哪一期？目前应如何进行护理？

（2）导致该患者发生此并发症的原因是什么？

（3）如何才能预防此并发症的发生？

项目综合实践活动

【活动背景】

张某，男，75 岁，脑血栓致偏瘫。由于家庭贫困，儿子在外地打工，平时家里只有同样高龄的妻子照顾他。张某入院时蓬头垢面，手脚指甲里都是泥垢，且口腔里有异味。

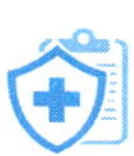

【活动要求】

请以小组为单位，结合上述背景模拟演练，为该患者进行口腔、头发、皮肤护理等的清洁护理。要求态度认真、动作轻柔、方法正确、步骤有序。

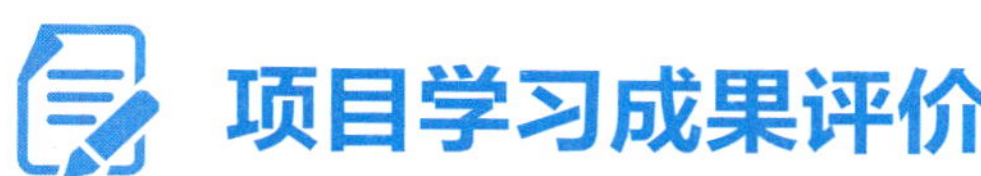

项目学习成果评价

表 7-8　项目学习成果评价表

考核内容	评价标准	分值	评价得分		
			自评	互评	师评
知识考核	了解口腔的解剖和功能、皮肤护理的概念与适用对象	10			
	熟悉灭虱、灭虮法的常用药物，压疮的发生原因、好发部位，淋浴、盆浴及床上的目的、操作方法及注意事项	15			
	掌握口腔护理的目的、操作方法及注意事项，床上梳发与洗发的目的、操作方法及注意事项，压疮的分期、临床表现及预防与护理的方法，晨、晚间护理的内容	20			
技能考核	能够正确地为患者进行特殊口腔护理、床上梳发和洗发、床上擦浴等操作	15			
	能够准确识别患者的压疮分期，并提供适当的护理方法	15			
	能够适时完成晨、晚间护理	10			
素质考核	在护理过程中注意保护患者隐私，尊重、关心、爱护患者，与患者建立良好的护患关系	15			
总评	自评×20%＋互评×20%＋师评×60%				
自我评价					
教师评价					

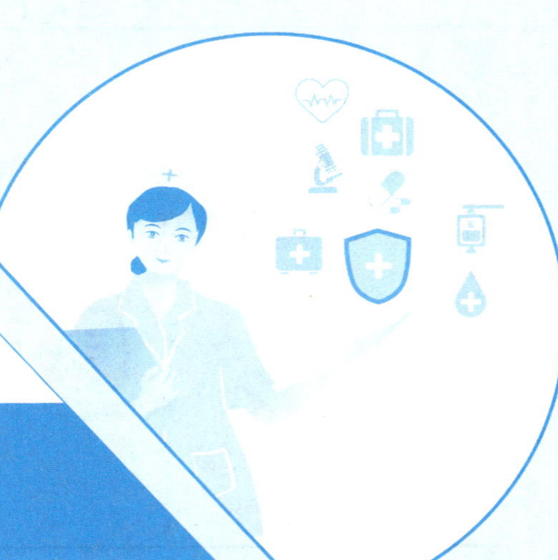

项目八

生命体征的评估与护理

知识目标

- 了解正常人体体温、脉搏、呼吸及血压的产生机制。
- 熟悉体温、脉搏、呼吸及血压的正常指标，体温、脉搏、呼吸及血压的生理性变化，异常体温、脉搏、呼吸及血压的发生原因与病理机制。
- 掌握异常体温、脉搏、呼吸及血压的常见类型、表现及护理措施，体温、脉搏、呼吸及血压的测量方法。

技能目标

- 能够正确评估患者的生命体征，并能对生命体征异常的患者提供合理的护理措施。
- 能够正确测量患者的体温、脉搏、呼吸和血压，并能判断数值是否正常。

素质目标

- 在学习中感受护理职业特点，提高对患者的救护能力，培养爱岗敬业精神。

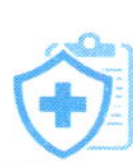

项目导入

患者，男，67 岁，有高血压病史 10 年，因受凉后咳嗽、咳痰 3 d 来医院就诊。

请思考：

作为门诊候诊室的护士，应如何为患者测量生命体征？

生命体征是评价生命活动存在与否及其质量的指标，包括体温、脉搏、呼吸和血压，是体格检查时必须检查的项目之一，对相关护理工作的开展具有重要的价值和意义。

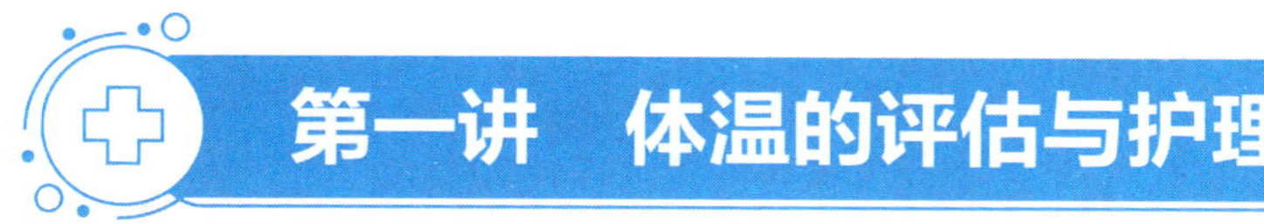

第一讲　体温的评估与护理

一、体温概述

体温是指生物的身体温度，其可分为体核温度（指人体内部心脏、肺、腹腔器官和脑的温度）和体表温度（即皮肤温度，相对不稳定，通常低于体核温度）。

（一）体温的产生

人体不断进行着新陈代谢，糖、脂肪、蛋白质三大营养物质在人体内通过氧化分解释放能量。其中，50%以上的能量迅速转化为热能，用以维持体温，并不断以热能的形式散发到体外；其余不足 50%的能量储存在三磷酸腺苷（ATP）内，以供人体利用，最终经过能量的转换与利用，转化为热能散发到体外。

（二）产热与散热过程

1. 产热过程

人体通过化学方式产热，主要的产热部位是肝脏和骨骼肌。产热的主要方式包括食物氧化、骨骼肌运动、交感神经兴奋、甲状腺素分泌增多等。

2. 散热过程

人体通过物理方式散热，散热的最主要器官是皮肤。此外，人体在呼吸和排泄时也会散发部分热量。人体散热的主要方式包括辐射（是外界温度较低且人体处于安静状态时人体散热的主要方式）、传导（如采用冰袋、冰囊为高热患者降温）、对流（如开窗通风散热等）和蒸发（如乙醇或温水擦浴散热等）四种。

（三）体温的调节

人体的体温调节方式有生理性体温调节和行为性体温调节两种。一般所说的体温调节是指生理性体温调节。

（1）生理性体温调节：在下丘脑体温调节中枢的控制下，通过寒战、发汗等一系列生理反应，调节人体产热和散热，将体温维持在相对稳定的水平。

（2）行为性体温调节：以生理性体温调节为基础，人们根据环境温度和个人对冷、热的不同感觉，产生有意识的行为活动，如开窗通风、增减衣服、搓手跺脚等，以达到调节体温的目的。

二、正常体温及其生理性变化

（一）正常体温

临床上通常将口腔、腋窝和直肠处的温度作为体温。其中，直肠温度最接近人体深部的温度，但在日常工作中腋窝测量最为方便。通常所说的正常体温不是指一个具体的数值，而是一个范围，成人体温在不同测量部位的平均值和正常范围如表 8-1 所示。

表 8-1 成人体温在不同测量部位的平均值和正常范围

单位：℃

部位	平均值	正常范围
口腔	37.0	36.3～37.2
腋窝	36.5	36.0～37.0
直肠	37.5	36.5～37.7

（二）正常体温的生理性变化

在生理状况下，人体的体温可受多种因素的影响而出现生理性变化，但变化范围很小，一般不超过 0.5～1℃。影响体温的生理因素主要有以下几种：

（1）昼夜：人体的正常体温在 24 h 内呈周期性波动，一般凌晨 2～6 时最低，下午 1～6 时较高，这与人体昼夜活动的生物节律有关。

（2）年龄：新生儿尤其是早产儿，体温调节系统尚未发育完善，调节功能差，其体温易受环境温度的影响，所以新生儿必须穿衣适当，避免暴露于过热或过冷的环境中；婴幼儿的代谢率高，体温略高于成人；老年人的代谢率较低，体温略低于成人。

（3）性别：女性的平均体温较年龄相同、体形相近的男性约高 0.3℃。同时，成年女性在月经前期、妊娠早期，体温可略上升，而在排卵期体温较低，这与体内孕激素水平的周期性变化有关。

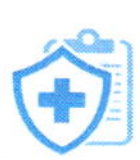

（4）肌肉活动：肌肉活动能使代谢增强，产热增加，从而使体温上升。因此，临床上为患者测量体温时应在其安静状态下进行；为小儿测量体温时，应防止其哭闹。

（5）药物作用：麻醉药物可抑制体温调节中枢并能扩张血管，增加散热，使人体对寒冷环境的适应能力下降，因此手术患者在术中、术后应注意保暖。

（6）其他：除上述因素外，进食、情绪激动、精神紧张等均会使体温略上升，而安静、睡眠、饥饿、服用镇静剂等会使体温略下降。

集思广议

如何在测量体温时排除以上因素的影响？

三、异常体温的评估与护理

（一）发热

发热又称体温过高，是指在感染性或非感染性因素导致体温调节中枢出现功能障碍时，体温调节中枢调定点上移，而引起的调节性体温超出正常范围的现象。体温上升超过正常值0.5℃或一昼夜的体温波动在1℃以上，即为发热。

1. 发热的原因

发热可分为感染性发热和非感染性发热两大类。感染性发热较多见，主要由各种病原体（如细菌、病毒、真菌、螺旋体、支原体、寄生虫等）感染引起；非感染性发热主要由病原体以外的各种物质引起，主要包括无菌性坏死物质的吸收所引起的吸收热、变态反应性发热、体温调节中枢功能紊乱引起的中枢性发热等。

2. 发热的程度

以口腔温度为标准，发热可达以下几种程度：

（1）低热：37.3～38℃。

（2）中度热：38.1～39℃。

（3）高热：39.1～41℃。

（4）超高热：41℃以上。

护理小贴士

人体对体温升高的耐受是有限的，体温若超过一定界限，将危及生命。尤其是脑组织，对温度的变化非常敏感，当脑温超过42℃时，脑功能将严重受损，因此及时降温，防止脑温过度升高至关重要。当体温超过43℃时，体内蛋白质将发生不可逆性变性，人体很少能够存活。

3. 发热的过程

发热的过程一般分为以下三个阶段。

（1）体温上升期

体温上升期的特点是产热大于散热。在各种致热原的作用下，体温调节中枢的调定点上移，引起人体产热增多、散热减少，产热大于散热，导致体温升高。此时人体出现一系列临床症状，如皮肤苍白、干燥无汗、肌肉酸痛、皮肤温度下降、畏寒或寒战等。

体温上升的形式有两种，即骤升和缓升。骤升是指体温在数小时内升至高峰，患者常伴有恶寒和抖动，多见于肺炎球菌性肺炎、疟疾等。渐升是指体温逐渐上升，在数日内达到高峰，多见于伤寒、结核病等患者。

（2）高热持续期

高热持续期的特点是产热和散热在较高水平上趋于平衡，体温维持在较高状态。由于体温升高，人体分解代谢增强，产热增多；同时，由于皮肤血管由收缩转为舒张，血流量增加，散热也相应增多。患者表现为面色潮红、皮肤灼热、皮肤及口唇干燥、呼吸和脉搏加快。因疾病和治疗效果不同，此期的持续时间有所差异。

（3）体温下降期

在体温下降期，病因消除，致热原的作用逐渐减弱以至消失，体温调节中枢的调定点逐渐回降至正常水平。此时，产热相对减少，皮肤血管进一步扩张，汗腺分泌增加，散热大于产热，使得体温下降，直至恢复正常水平。

体温下降的方式有两种，即骤降和渐降。骤降是指体温在数小时内迅速降至正常，患者常伴有大汗淋漓，多见于大叶性肺炎、疟疾等。体温骤降时，人体大量出汗，丧失大量体液，因此，年老体弱或患有心血管疾病的患者易出现血压下降、脉搏细速、四肢冰冷等虚脱现象，应注意加强病情观察。渐降是指体温在数天内逐渐降至正常，多见于伤寒、风湿热等患者。

4. 常见的热型

热型是指将不同时间测得的体温数值分别记录在体温单上，各体温数值点互相连接而构成的体温曲线的不同形态。不同病因所致的热型常不相同，因此热型可协助诊断疾病。常见的热型有以下四种。

（1）稽留热

稽留热是指体温稳定地维持在 39～40℃以上，持续数日或数周，24 h 内体温波动范围不超过 1℃，如图 8-1（a）所示。多见于肺炎球菌性肺炎、伤寒等患者。

（2）弛张热

弛张热是指体温常在 39℃以上，24 h 内波动范围超过 1℃，但最低体温仍高于正常水平，如图 8-1（b）所示。多见于败血症、风湿热、化脓性疾病等患者。

（3）间歇热

间歇热是指体温骤升至高峰，持续数小时后又迅速降至正常，经过 1 d 或数天的无热期

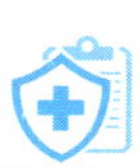

（间歇期）后，又出现体温骤升、骤降，如此，高热期与无热期有规律地反复交替出现，如图 8-1（c）所示。多见于疟疾、急性肾盂肾炎等患者。

（4）不规则热

不规则热是指体温变化不规则，持续时间不定，如图 8-1（d）所示。多见于流行性感冒、肿瘤性发热等患者。

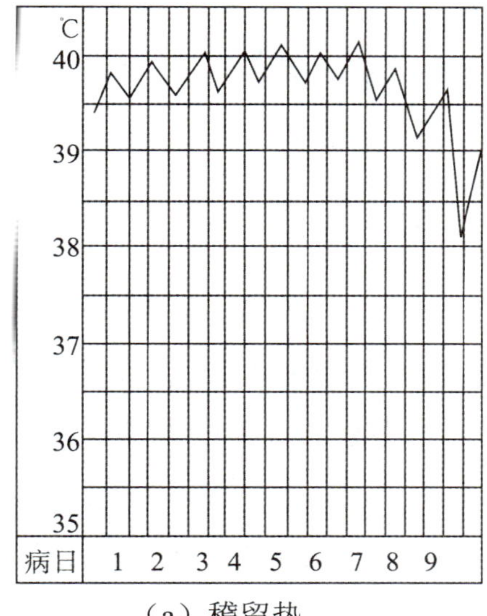

（a）稽留热

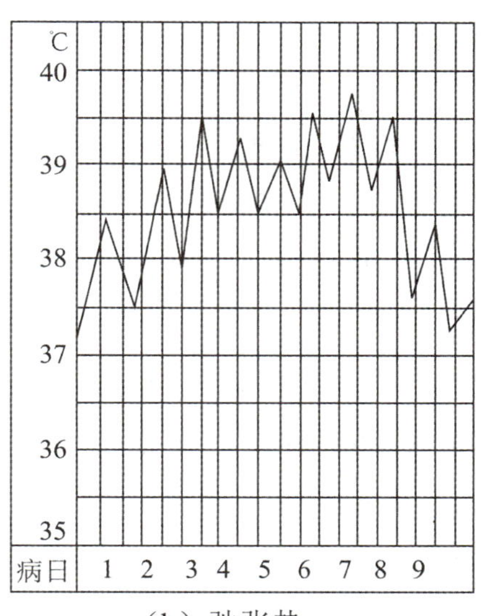

（b）弛张热

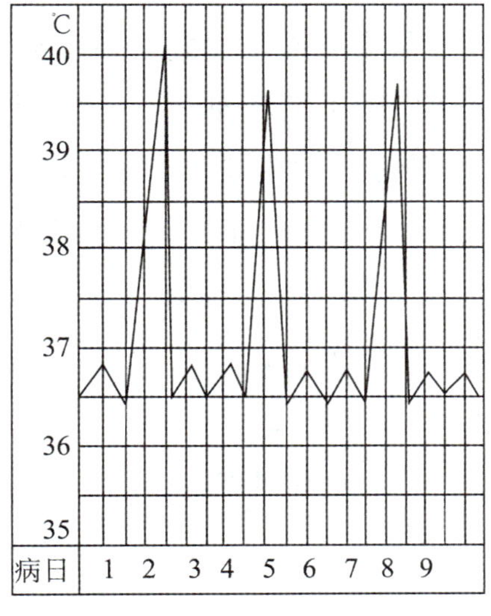

（c）间歇热

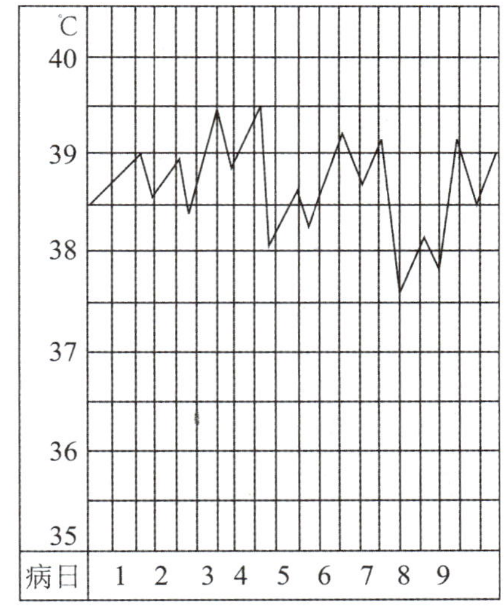

（d）不规则热

图 8-1 常见的热型

5. 发热患者的护理

（1）降温

可根据患者的情况采用物理降温法。当体温超过 39℃时，可实施局部降温，如用冰袋冷敷患者头部及体表大动脉处等；当体温超过 39.5℃时，可考虑实施全身降温，如给予患者乙

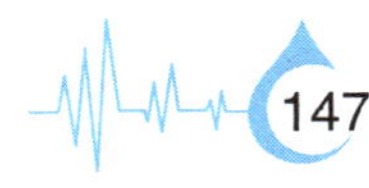

醇或温水擦浴等，也可遵医嘱给予患者药物降温。

施行各种降温措施后，应在 30 min 后测量一次体温，并做好记录和交班。若患者使用退热药物，则应严密观察患者的用药反应（注意防虚脱）。在体温上升期，当患者出现寒战时，应注意保暖。

（2）病情观察

对高热患者，应每隔 4 h 测量一次体温；体温降至 38.5℃（口腔温度）以下时，改为每日测量四次；体温恢复正常持续 3 d 后，改为每日测量两次。发热期间，护士应密切观察患者的面色、脉搏、呼吸和血压，同时关注患者的发热类型、发热程度、出汗情况、伴随症状，以及患者的面色、精神状态等。若有异常，应及时与医生联系。

（3）饮食调整

嘱患者进食高热量、高蛋白、高维生素、低脂肪（即“三高一低”）、易消化的流质或半流质食物，少食多餐，以补充营养物质，提高人体的抵抗力；鼓励患者多饮水，保证每天摄入 2 500～3 000 mL，以补充高热消耗的大量水分，促进体内毒素和代谢产物的排出。

（4）保证休息

嘱高热者卧床休息；低热者酌情减少活动，适当休息。同时，为患者提供舒适的休息环境，如安静、室温和光线适宜、空气流通等。

（5）预防并发症

- **注意口腔护理：**发热时，患者唾液分泌减少，口腔黏膜干燥，加之身体抵抗力和自理能力下降，易导致病原体生长、繁殖，从而引起口腔炎症和黏膜溃疡。因此，护士应在晨起、餐后和睡前分别为患者进行一次口腔护理，以保持患者的口腔清洁。
- **注意皮肤护理：**患者在体温下降期往往会大量出汗，护士应及时帮患者擦干汗液，保持患者皮肤的清洁、干燥，并更换患者的衣服和床单，以防其受凉感冒；对于长期卧床、活动能力下降的发热患者，护士应协助其改变体位，以防压疮、肺炎等并发症的出现。
- **注意安全护理：**高热患者出现躁动不安、谵妄等症状时，护士应注意防止其发生坠床、舌咬伤等，必要时可用床挡、约束带等固定患者。

（6）心理护理

护士应正确评估发热患者的不良心理状态，及时、合理地向患者解释各期的体温变化和伴随症状，以缓解其紧张情绪。

（二）体温过低

体温过低是指由各种原因导致的体温持续低于正常范围的现象。当体温低于 35℃时，称为体温不升。体温过低是一种危险的信号，常提示病情严重和不良预后。

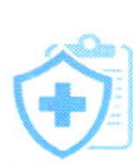

1. 体温过低的原因

（1）散热过多：长时间暴露在低温环境中，使人体散热过多、过快；在寒冷环境中过度饮酒，使血管过度扩张而致人体散失过多热量。

（2）产热减少：重度营养不良、极度衰竭、末梢循环不良等，可导致人体产热减少。

（3）体温调节中枢发育不良或受损：新生儿特别是早产儿，因体温调节中枢尚未发育完善，产热不足，再加上体表面积相对较大，散热较多，易出现体温不升；颅脑外伤、脊髓受损、药物中毒等，也可导致体温调节中枢功能受损，使体温过低。

2. 体温过低的程度

以口腔温度为标准，体温过低可达以下几种程度：

（1）轻度低温：32.1～35℃。

（2）中度低温：30～32℃。

（3）重度低温：＜30℃。此时患者会出现瞳孔散大、对光反射消失等表现。

（4）致死温度：23～25℃。

3. 体温过低的临床表现

患者常表现为体温不升、颤抖、皮肤苍白、四肢冰冷、口唇呈紫色、血压下降、心率及呼吸频率减慢、脉搏细弱、感觉和反应迟钝。当体温下降到一定程度时，可能出现意识障碍。

4. 体温过低患者的护理

（1）提高环境温度：保持室温在24～26℃，避免室内有对流冷空气。

（2）采取保暖措施：通过增加被褥、热水袋热敷、给予电热毯或热饮料等，以提高人体的温度。但应注意加温速度不宜过快，以免引起血管扩张，同时还应注意防止烫伤。

（3）观察病情：至少每小时测量一次体温，直至体温恢复正常且保持稳定，同时注意呼吸、脉搏和血压的变化。若有异常，则应及时与医生联系。

（4）病因治疗：遵医嘱采取积极的治疗措施，去除引起患者体温过低的病因，以使其体温逐渐恢复正常。

（5）随时做好抢救准备：准备好抢救物品，必要时专人护理。

（6）心理护理：对于意识清醒的患者，应及时发现其情绪的变化，做好心理护理。同时应对患者进行饮食调整、保暖等方面的健康指导。

四、体温的测量

体温的测量方法

【目的】

（1）判断体温有无异常。

（2）动态监测体温变化，分析热型，观察伴随症状。

（3）为疾病的诊断、治疗、护理和预防提供依据。

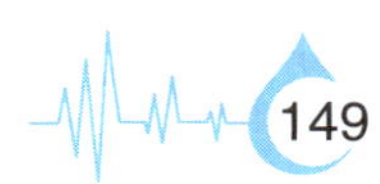

【评估】

（1）患者的年龄、病情、意识、治疗情况、心理状态及配合程度。

（2）有无影响体温测量准确性的因素，如 30 min 内患者有无进食、运动、沐浴、冷敷、热敷、情绪变化等。

【计划】

（1）环境准备：整洁、安静、舒适、明亮。

（2）护士准备：着装整洁，修剪指甲，洗手，戴口罩。

（3）用物准备：治疗盘，内置体温计（无破损、汞柱在 35℃以下，置于带盖方盒内）、弯盘（内铺纱布）、浸有消毒剂的纱布、有秒针的表、笔和记录本。若测量肛温，则除备肛表和以上用物外，还需备润滑剂、棉签和卫生纸。

【实施】

体温测量的操作方法如表 8-2 所示。

表 8-2　体温测量的操作方法

<table>
<tr><th>操作流程</th><th colspan="2">操作内容</th></tr>
<tr><td>1．核对、说明</td><td colspan="2">（1）携用物至患者床旁，核对患者的床号、姓名和腕带
（2）将体温计递到患者手中，向患者说明体温测量的部位和测量方法。必要时，协助患者测量</td></tr>
<tr><td rowspan="3">2．测量体温</td><td>口腔测温法（测量方便，但易引起交叉感染）</td><td>（1）将口表贮汞槽端斜放于患者舌下热窝处
（2）嘱患者闭紧口唇含住体温计（嘱患者勿用牙咬体温计，勿说话，必要时用手扶住体温计），用鼻呼吸，测量 3 min</td></tr>
<tr><td>腋下测温法（安全易接受，但准确性不高）</td><td>将体温计贮汞槽端放于患者腋窝正中处（若腋窝有汗液，则应先擦干），紧贴皮肤；嘱患者屈臂过胸，夹紧体温计，测量 10 min</td></tr>
<tr><td>直肠测温法（测量准确，但不方便）</td><td>（1）为成年患者拉床帘或取屏风遮挡
（2）协助患者取侧卧位、俯卧位或屈膝仰卧位，暴露测量部位
（3）用棉签蘸润滑剂润滑肛表贮汞槽端；用手分开臀部，缓慢地将肛表旋转插入肛门 3～4 cm（婴儿插入约 1.25 cm，幼儿插入约 2.5 cm），用手扶持固定肛表
（4）测量 3 min</td></tr>
<tr><td>3．取表读数、记录</td><td colspan="2">（1）取出水银体温计后，先用浸有消毒剂的纱布擦拭，从手持端擦向贮汞槽端
（2）读取体温值，并将测量结果写在记录本上</td></tr>
<tr><td>4．整理</td><td colspan="2">（1）将体温计放置在弯盘内（将汞柱甩至 35℃以下）
（2）协助患者穿好衣裤，取舒适体位；整理床单位</td></tr>
<tr><td>5．消毒</td><td colspan="2">消毒体温计</td></tr>
<tr><td>6．绘制体温单</td><td colspan="2">洗手，将所测得的体温值绘制于体温单上</td></tr>
</table>

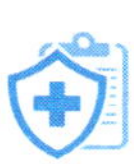

【注意事项】

（1）测温前后，应清点体温计数目，检查有无破损，确认汞柱是否在 35℃以下。

（2）根据病情选择合适的测温方法：① 直肠测温法，适用于婴幼儿、精神异常、意识不清及需要较准确测量体温者，不宜用于有直肠或肛门疾病、手术、腹泻及心肌梗死者；② 口腔测温法，不宜用于婴幼儿、昏迷、精神异常、有口腔疾患、口鼻手术后及呼吸困难者；③ 腋下测温法，不宜用于腋下有创伤、手术或炎症，腋下出汗较多，肩关节受伤或过度消瘦者。

（3）当患者有进食、冷敷、热敷、沐浴、运动、灌肠等情况时，应 30 min 后再测量。

（4）测口温时，若患者不慎咬破体温计，则应立即让其漱口清除玻璃碎屑，以免损伤唇、舌、口腔及消化道黏膜；再让其口服蛋清液或牛奶，以保护消化道黏膜并延缓汞的吸收。若病情允许，则可进食粗纤维食物，促进汞的排出。

（5）回收体温计后，应先消毒（常用的消毒剂有 70%乙醇溶液、1%过氧乙酸溶液、0.5%碘伏溶液等）再清洗，以防交叉感染；不同部位使用的体温计，应分别消毒。切忌用 40℃以上的热水浸泡、冲洗体温计，以防汞过度膨胀引起爆裂。

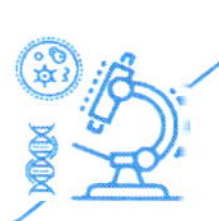

护理智库

关于履行《关于汞的水俣公约》有关事项的通知

2020 年，国家药品监督管理局发布《关于履行〈关于汞的水俣公约〉有关事项的通知》（以下简称《通知》）。《通知》明确要求，自 2026 年 1 月 1 日起，我国将全面禁止生产含汞体温计和含汞血压计产品。具体要求如下：

（1）已经取得医疗器械注册证的含汞体温计和含汞血压计产品，原注册证在证书有效期内继续有效；注册证有效期届满可以申请延续注册，但限定其注册证有效期不得超过 2025 年 12 月 31 日。

（2）已经按照医疗器械受理的含汞体温计和含汞血压计产品，继续按照医疗器械进行审评审批，准予注册的，发给医疗器械注册证，限定其注册证书有效期不得超过 2025 年 12 月 31 日。

（3）自 2026 年 1 月 1 日起，全面禁止生产含汞体温计和含汞血压计产品。

资料来源：国家药品监督管理局官方网站，2020 年 10 月 16 日，有改动。

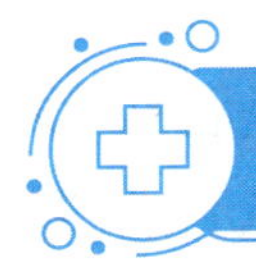

第二讲　脉搏的评估与护理

在每个心动周期中，心脏节律性收缩和舒张，使动脉内的压力和容积发生周期性变化，导致动脉管壁产生有节律的搏动，称为动脉脉搏，简称“脉搏”。

一、正常脉搏及其生理性变化

（一）正常脉搏

脉搏的评估主要从脉率、脉律、脉搏的强弱、脉搏的紧张度与动脉管壁的状态四个方面进行。

1．脉率

脉率是指动脉每分钟搏动的次数。正常成人安静、清醒状态下的脉率为 60～100 次/min。

2．脉律

脉律是指动脉搏动的节律，可反映心脏的节律。正常人脉律均匀规则，间歇时间相等。

护理小贴士

部分正常儿童、青少年和成人可出现随呼吸改变的心律，表现为吸气时增快，呼气时减慢，称为窦性心律不齐，一般无临床意义。

3．脉搏的强弱

脉搏的强弱是指触诊时血流冲击血管壁所产生的主观感觉。正常情况下，每搏强弱相同。脉搏强弱取决于心搏出量、脉压和外周血管阻力，也与动脉管壁的弹性有关。

4．脉搏的紧张度与动脉管壁的状态

脉搏的紧张度与动脉管壁的状态是指触诊时主观感受到的脉管的紧张度和动脉管壁的情况。正常的动脉管壁光滑、柔软，有弹性。

（二）正常脉搏的生理性变化

脉搏可随年龄、性别、活动、情绪、药物和饮食等因素的变化而发生改变。

1．年龄

一般婴幼儿的脉率较快，成人逐渐减慢，老年人稍有增快。

2．性别

女性的脉搏比同龄男性稍快，通常每分钟快 5 次左右。

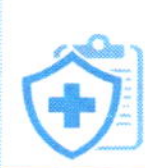

3．活动与情绪

运动和情绪激动时，可出现暂时性脉率加快；休息和睡眠时，则脉率减慢。

4．药物与饮食

使用兴奋剂、饮浓茶或咖啡、进食等可使脉率加快，使用镇静剂和洋地黄类药物、禁食等可使脉率减慢。

二、异常脉搏的评估与护理

（一）常见的异常脉搏

1．脉率异常

（1）速脉：又称心动过速，是指成人在安静状态下的脉率超过 100 次/min。常见于高热、甲状腺功能亢进、心力衰竭、大出血、休克、疼痛患者等。一般体温每升高 1℃，成人脉率约增加 10 次/min，儿童脉率约增加 15 次/min。

（2）缓脉：又称心动过缓，是指成人在安静状态下的脉率低于 60 次/min。常见于颅内压增高、窦房结传导阻滞和甲状腺功能减退的患者等。

2．节律异常

（1）间歇脉：又称过早搏动（简称“早搏”），是指在一系列正常均匀的脉搏中出现一次提前而较弱的脉搏，其后有一较正常延长的间歇（即代偿性间隙）。若每隔一个正常搏动出现一次过早搏动，则称为二联律；若每隔两个正常搏动出现一次过早搏动，则称为三联律。

间歇脉是心脏的异位起搏点过早发出异常冲动所致，常见于各种器质性心脏病（如心肌病、心肌梗死等）或洋地黄中毒的患者。正常人在过度疲劳、精神兴奋和体位改变时可偶尔出现间歇脉。

（2）脉搏短绌：又称绌脉，是指在同一单位时间内，脉率低于心率。其特点是表现为“三个不”：即在同一单位时间内，心律不规则，心率快慢不一，心音强弱不等。这是心肌收缩力强弱不等所致，有些心输出量少的搏动不能引起周围血管搏动，造成脉率低于心率。常见于心房颤动的患者。

3．强弱异常

（1）洪脉：指触脉搏时感觉脉搏强大而有力。这是由心输出量增加，周围动脉阻力较小、动脉充盈度和脉压较大所致。常见于高热、甲状腺功能亢进、主动脉瓣关闭不全的患者等。正常人运动后和情绪激动时，也常可触诊到洪脉。

（2）丝脉：又称细脉，是指触脉搏时感觉脉搏细弱无力，扪之如细丝。这是由心输出量减少，周围动脉阻力较大、动脉充盈度降低所致。常见于心功能不全、大出血、休克的患者等，是一种危险的脉象。

（3）交替脉：指节律规则而强弱交替出现的脉搏。这是由左心室收缩强弱交替出现所致，为左心室衰竭的重要体征之一。常见于高血压性心脏病、冠心病和主动脉瓣关闭不全的患者等。

（4）水冲脉：指脉搏骤起骤落，犹如潮水涨落样，急促有力。这主要是由脉压增大所致。常见于主动脉瓣关闭不全、先天性动脉导管未闭、甲状腺功能亢进、严重贫血的患者等。检查者用手紧握患者的手腕掌面，将其前臂抬高过头，即可明显感知水冲脉。

（5）奇脉：指脉搏在吸气时明显减弱甚至消失。这是由左心室搏出量减少所致，是心脏压塞的重要体征之一。常见于心包积液、缩窄性心包炎的患者等。

（6）脉搏消失：常见于严重休克和多发性大动脉炎患者。前者血压测不到，脉搏随之消失；后者因动脉闭塞，相应部位的脉搏消失。

4．动脉管壁异常

正常动脉被手指压迫时，其远端动脉不能触及，若仍能触及，则提示动脉硬化。早期硬化时，仅可触知动脉管壁弹性消失，呈条索状，犹如按在琴弦上；严重时，动脉管壁呈迂曲状，甚至有结节。

（二）异常脉搏的护理

（1）加强观察：观察患者的脉搏情况及其他生命体征；遵医嘱指导患者按时用药，并观察药物的疗效和不良反应。

（2）充分休息：根据病情，指导患者适当活动，必要时增加卧床休息时间，以减少心肌耗氧量。

（3）急救准备：备齐常用的急救治疗药物，检查各种仪器（如心电图机、除颤器等）是否完好无损，以备急用。根据病情，及时对患者实施氧疗。

（4）心理护理：有针对性地护理患者的心理，如缓解患者的紧张、恐惧情绪等。

（5）健康教育：指导患者饮食宜清淡易消化，保持情绪稳定，戒烟、限酒；嘱患者勿用力排便；教会患者及其家属自我观察药物的不良反应和自我监测脉搏的方法，以及简单的急救技能。

三、脉搏的测量

（一）脉搏测量的部位

凡靠近骨骼的浅表大动脉，均可用于测量脉搏。桡动脉是最常用和最方便的测量部位，其他还有颞动脉、颈动脉、肱动脉、股动脉、腘动脉、足背动脉、胫骨后动脉等。

脉搏的测量方法

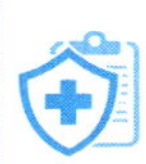

（二）脉搏测量的方法

【目的】

（1）判断脉搏是否异常。

（2）动态监测脉搏的变化，间接了解心脏的情况。

（3）为疾病的诊断、治疗、护理和预防提供依据。

【评估】

（1）患者的年龄、病情、意识、测量部位的皮肤状况、肢体的活动度、心理状态及配合程度等。

（2）有无影响脉搏测量准确性的因素，如 30 min 内患者有无进食、剧烈运动、用药、情绪激动等。

【计划】

（1）环境准备：整洁、安静、舒适、明亮。

（2）护士准备：着装整洁，修剪指甲，洗手，戴口罩。

（3）用物准备：有秒针的表、笔、记录本，必要时备听诊器。

【实施】

脉搏测量的操作方法如表 8-3 所示。

表 8-3　脉搏测量的操作方法

操作流程	操作内容
1. 核对、解释	携用物至患者床旁，核对患者的床号、姓名和腕带，向患者及其家属解释脉搏测量的目的、方法、注意事项及配合要点
2. 安置体位	协助患者取仰卧位或坐位，手臂放于舒适位置，腕部自然伸展、放松
3. 测量脉搏	（1）以示指、中指和无名指的指端按压在桡动脉表面，压力大小以能清楚触及动脉搏动为宜 （2）一般情况下测量 30 s，将所测脉搏数乘以 2 即得脉率，脉搏异常者或危重患者应测量 1 min。若发现脉搏短绌，则应两人同时测量，一人听心率，另一人测脉率，由听心率者发出“起”和“停”口令，计时 1 min
4. 准确记录	将测量数值记录在记录本上（脉搏短绌时，记录格式为“心率/脉率/min”）
5. 安置患者	为患者整理衣被，安置患者于舒适体位
6. 绘制体温单	洗手，将测得的脉搏绘制在体温单上

【注意事项】

（1）不可用拇指诊脉，因拇指小动脉搏动较强，易与患者的脉搏相混淆。

（2）当脉搏细弱而触摸不清时，可用听诊器测心率 1 min 代替诊脉。

（3）为偏瘫或肢体有损伤的患者测脉搏时，应选择健侧肢体，以免患侧肢体血液循环不良而影响测量结果的准确性。

（4）测量脉率的同时，还应注意脉搏的节律和强弱、动脉管壁的弹性等情况。若发现异常，则应及时报告医生并详细记录。

第三讲　呼吸的评估与护理

人体在新陈代谢过程中，需要不断地从外界环境中摄取氧气，排出二氧化碳，这种人体与环境之间进行气体交换的过程，称为呼吸。

一、正常呼吸及其生理性变化

（一）正常呼吸

正常成人在安静状态下，呼吸频率为16～20次/min，节律规则，深浅度均匀，无声且不费力。一般呼吸频率与脉率之比为1比4～1比5。一般情况下，儿童和成年男性以腹式呼吸为主，成年女性以胸式呼吸为主。

（二）正常呼吸的生理性变化

（1）年龄：年龄越小，呼吸频率越快，老年人稍慢。

（2）性别：年龄相同的情况下，女性呼吸频率比男性稍快。

（3）活动：剧烈运动时，呼吸加深、加快；休息和睡眠时，呼吸减慢。

（4）情绪：强烈的情绪变化可使呼吸系统的活动发生改变。例如，紧张、恐惧、愤怒、悲伤等情绪，可刺激呼吸中枢，导致屏气或呼吸加快。

（5）血压：血压大幅度变化时，可反射性地影响呼吸。例如，血压升高，可使呼吸减慢、减弱；血压降低，可使呼吸加快、加强。

（6）其他：环境温度升高，可使呼吸加深、加快。此外，气压的变化也会影响呼吸，例如，人体处于高山或高空等低氧环境中时，吸入的氧气不足以维持人体的耗氧量，会使呼吸代偿性加深、加快。

二、异常呼吸的评估与护理

（一）异常呼吸的评估

1．频率异常

（1）呼吸过速：又称气促，指成人呼吸频率超过24次/min。常见于高热、疼痛、甲状

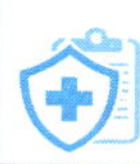

腺功能亢进、贫血的患者等。一般体温每升高 1℃，呼吸频率约增加 3～4 次/min。

（2）呼吸过缓：指成人呼吸频率低于 12 次/min。常见于颅内压增高、麻醉剂或镇静剂过量、巴比妥类药物中毒的患者等。

2. 节律异常

（1）潮式呼吸：又称陈-施呼吸，是一种周期性的呼吸异常，表现为呼吸由浅慢逐渐变成深快，然后再由深快变成浅慢，暂停数秒钟后又开始上述变化，周而复始像潮水涨退样，周期可长达 30～120 s。潮式呼吸是呼吸中枢兴奋性降低的表现，常见于中枢神经系统疾病患者，如脑炎、脑膜炎、颅内压增高、巴比妥类药物中毒的患者等。

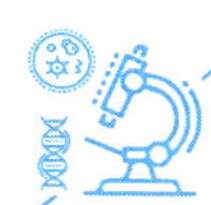

护理智库

潮式呼吸的产生机制

潮式呼吸的产生机制是呼吸中枢的兴奋性降低。当缺氧严重时，CO_2 潴留至一定程度，可刺激呼吸中枢，促使呼吸恢复和加强；当积聚的 CO_2 呼出后，呼吸中枢失去有效的刺激，兴奋性降低，使呼吸又再次减弱进而暂停，引起 CO_2 潴留。如此反复，形成呼吸的周期性变化。

（2）间停呼吸：又称比奥呼吸，表现为有规律地呼吸几次后突然停止呼吸，间隔一段时间（时间较短）后又重新开始呼吸，如此反复交替。其产生机制与潮式呼吸一样，但提示呼吸中枢功能衰竭更严重，预后更为不良，常在临终前发生。

（3）叹息样呼吸：表现为在一段正常呼吸节律中插入一次深大呼吸，并伴有叹息声。常见于神经衰弱、精神紧张或抑郁症患者，反复发作则为临终前的表现。

3. 深浅度异常

（1）深快呼吸：又称库斯莫尔呼吸，表现为呼吸快速、深大但规则。常见于尿毒症、糖尿病等引起代谢性酸中毒的患者。

（2）浅快呼吸：表现为呼吸快速、浅表且不规则，有时呈叹息样。常见于呼吸肌麻痹、某些肺与胸膜疾病（如肺炎、胸膜炎等）、肋骨骨折、严重腹胀或腹水患者，也可见于濒死的患者。

4. 声音异常

（1）蝉鸣样呼吸：表现为吸气时产生一种极高音调的音响，似蝉鸣样，多由声带附近受压使空气吸入困难导致。常见于喉头水肿、喉头有异物的患者等。

（2）鼾声呼吸：表现为呼吸时发出粗大的鼾声，由大气管内有较多的分泌物蓄积导致。常见于昏迷患者。

5. 呼吸困难

呼吸困难表现为呼吸频率、节律和深浅度均出现异常，导致气体交换不足，人体缺氧。临床上，呼吸困难可分为以下几种：

（1）吸气性呼吸困难：由上呼吸道部分梗阻使气流进入肺部不畅，引起肺内负压增高导致。表现为吸气费力，吸气时间显著长于呼气时间，辅助呼吸肌收缩增强，出现明显的“三凹征”（吸气时胸骨上窝、锁骨上窝和肋间隙凹陷）。常见于喉头水肿或气管、喉头有异物的患者等。

（2）呼气性呼吸困难：由下呼吸道部分梗阻使气流呼出不畅导致。表现为呼气费力，呼气时间显著长于吸气时间。常见于支气管哮喘和阻塞性肺气肿的患者等。

（3）混合性呼吸困难：由广泛性肺部病变使呼吸面积减少，影响肺换气功能导致。表现为呼气和吸气均费力，呼吸浅而快。常见于重症肺炎、广泛性肺纤维化、大片肺不张、胸腔大量积液、气胸的患者等。

（二）异常呼吸的护理

（1）协助治疗：根据医嘱给药；给予患者氧气吸入或使用呼吸机，促进其气体交换，以提高动脉血中的氧含量，从而改善其呼吸困难。

（2）改善环境：调节室内温度和湿度，保持空气清新、湿润，以减轻患者呼吸道的不适感；提供安静环境，以利于患者休息，减少其耗氧量。

（3）监测呼吸：观察患者的呼吸状况、伴随症状及其他体征，若有异常情况，则及时通知医生。

（4）保持呼吸道通畅：及时清除患者的呼吸道分泌物，指导其有效咳嗽，并进行体位引流。对痰液黏稠的患者，给予雾化吸入以稀释痰液，必要时采取机械吸痰等措施，以保持其呼吸道通畅。

（5）心理护理：多与患者接触、沟通，及时发现其情绪变化，并给予其心理支持。针对病情给予患者合理的解释和心理安慰。

（6）健康教育：向患者及其家属强调呼吸监测的重要性；告知患者戒烟、限酒，养成规律的生活习惯；教会患者有效咳痰、腹式呼吸等呼吸训练方法。

三、呼吸的测量

【目的】

（1）判断呼吸有无异常。

（2）监测呼吸变化，间接了解呼吸系统的功能状态。

（3）为疾病的诊断、治疗、护理和预防提供依据。

呼吸的测量方法

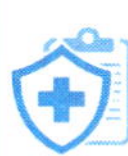

【评估】

（1）患者的年龄、病情、治疗情况、心理状态及配合程度等。

（2）有无影响呼吸测量准确性的因素，如患者在 30 min 内有无剧烈运动、情绪激动等。

【计划】

（1）环境准备：整洁、安静、舒适、明亮。

（2）护士准备：着装整洁，修剪指甲，洗手，戴口罩。

（3）用物准备：有秒针的表、记录本、笔，必要时备棉花。

【实施】

呼吸测量的操作方法如表 8-4 所示。

表 8-4　呼吸测量的操作方法

操作流程	操作内容
1. 备物、核对	携用物至患者床旁，核对患者的床号、姓名和腕带
2. 安置体位	协助患者取舒适体位，并嘱其放松（尽量在患者放松的状态下测量）
3. 测量呼吸	（1）在测量脉搏后，仍保持诊脉姿势，将手放在患者的诊脉部位似诊脉状，观察患者胸部或腹部的起伏（一起一伏为呼吸 1 次）；或在测量心率后，将听诊器继续放置于患者胸部，接着观察呼吸 （2）计数 30 s，将所得数值乘以 2 即为呼吸频率；危重患者或婴幼儿应测量 1 min （3）患者呼吸微弱而不易观察时，可将少许棉花置于患者鼻孔前，观察棉花纤维被吹动的次数，计数 1 min
4. 准确记录	将测量数值记录在记录本上
5. 安置患者	整理床单位，安置患者于舒适体位
6. 绘制体温单	洗手，将测得的呼吸频率绘制在体温单上

【注意事项】

（1）婴幼儿宜先测量呼吸，再测量其他生命体征，以防其因哭闹不配合而影响呼吸的测量。

（2）测量呼吸的同时应观察呼吸的深度和节律，注意有无异常声音等，以准确评估患者的整体呼吸状况。

（3）由于呼吸受意识控制，故测量时要分散患者的注意力，使其呼吸状态自然，以保证测量的准确性。

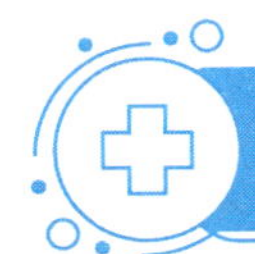

第四讲　血压的评估与护理

血压是血液在血管内流动时对血管壁产生的侧压力，分为动脉血压和静脉血压，若无特别标注，则一般指动脉血压。循环系统内有足够的血液充盈是产生血压的前提条件，心脏射血和外周阻力是形成血压的两个基本因素，此外，大动脉的管壁弹性对血压的产生也有重要作用。

血压随着心室的收缩和舒张而发生有规律的变化。当心室收缩时，血液射入主动脉，此时动脉管壁所受到的压力的最高值称为收缩压；当心室舒张时，动脉管壁弹性回缩，此时动脉管壁所受到的压力的最低值称为舒张压。收缩压和舒张压的差值称为脉压。

一、正常血压及其生理性变化

（一）正常血压

正常血压一般以肱动脉血压为标准。安静状态下，正常成人的血压范围如下：收缩压90～139 mmHg（12.0～18.5 kPa），舒张压 60～89 mmHg（8.0～11.8 kPa），脉压 30～40 mmHg（4.0～5.3 kPa）。

（二）正常血压的生理性变化

正常人的血压经常在较小范围内波动，并保持着相对的恒定，但可受以下各种因素的影响而有所改变，并以收缩压的改变为主。

（1）年龄：血压随年龄增长而逐渐升高，收缩压和舒张压均有升高趋势，但以收缩压升高更为显著。

（2）性别：青春期前，男女血压的差异较小；女性更年期前血压略低于同龄男性，更年期后与同龄男性无明显差别。

（3）昼夜和睡眠：正常人的血压存在昼夜波动的节律，一般在凌晨 2～3 时最低，上午6～10 时和下午 4～8 时各有一个高峰，下午 8 时以后逐渐降低，即表现为“双峰双谷”。过度劳累或睡眠不佳时，血压可稍升高。

（4）环境：在寒冷环境中，由于末梢血管收缩，血压可略升高；在高温环境中，由于皮肤血管扩张，血压可略降低。

（5）体位：一般情况下，立位血压高于坐位血压，坐位血压高于卧位血压，这与重力代偿机制有关。长期卧床、贫血或使用降压药物的患者，若由卧位变成立位，则可出现头晕、心慌等直立性低血压的表现。

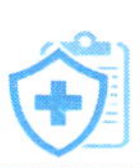

（6）身体部位：一般下肢血压比上肢血压高 20～40 mmHg，右上肢血压比左上肢血压高 10～20 mmHg。

（7）其他：情绪变化、疼痛、进食、剧烈运动、吸烟、饮酒等因素，也都会对血压产生一定的影响。

集思广议

如何在测量血压的过程中排除以上因素的影响？

二、异常血压的评估与护理

（一）异常血压的评估

正常人血压的波动范围较小，保持在相对恒定的状态。超过正常范围的血压，称为异常血压。

1．高血压

高血压是指在未使用降压药的情况下，安静状态下，1～4 周内至少 3 次非同日测量血压，18 岁以上成人收缩压≥140 mmHg 和（或）舒张压≥90 mmHg。

成人高血压分类标准如表 8-5 所示。

表 8-5　成人高血压分类标准

单位：mmHg

分类	标准
正常血压	收缩压＜120 且舒张压＜80
正常高值	收缩压 120～139 或舒张压 80～89
高血压	收缩压≥140 或舒张压≥90
1 级高血压（轻度）	收缩压 140～159 或舒张压 90～99
2 级高血压（中度）	收缩压 160～179 或舒张压 100～109
3 级高血压（重度）	收缩压≥180 或舒张压≥110
单纯收缩期高血压	收缩压≥140 且舒张压＜90

注：患者收缩压与舒张压属于不同级别时，应按两者中较高的级别分类。

2．低血压

一般认为，收缩压低于 90 mmHg，舒张压低于 60 mmHg 为低血压。当血压低于正常范围时，患者会有明显的血容量不足的表现，如脉搏细速、心悸、头晕等。常见于休克、大量失血、急性心力衰竭、心肌梗死等患者。

3．脉压异常

（1）脉压增大：指脉压高于 40 mmHg。常见于主动脉硬化、主动脉瓣关闭不全、动脉导管未闭、甲状腺功能亢进等患者。

（2）脉压减小：指脉压低于 30 mmHg。常见于主动脉瓣狭窄、心包积液、心力衰竭等患者。

（二）异常血压的护理

（1）监测血压：密切观察患者的血压变化，对血压持续升高者，需每日测血压 2～3 次；遵医嘱合理用药，注意药物疗效及不良反应的监测，同时观察有无并发症的发生。

（2）合理饮食：选择低盐、低脂、低胆固醇、富含纤维素、易消化的饮食，避免辛辣刺激性食物。

（3）休息与活动：高血压初期，不限制一般的体力活动，但避免重体力活动，可以进行散步、打太极拳等；患者血压较高时，应嘱其卧床休息，并针对病因给予应急处理；患者血压过低时，应迅速安置患者于仰卧位，并针对病因给予应急处理。

（4）心理护理：结合患者的性格及有关心理因素进行疏导，向患者说明疾病的过程，训练患者的自我控制力，消除其紧张、压抑的心理，使其保持最佳心理状态，主动配合治疗与护理。

（5）健康教育：指导患者养成健康的生活方式（如适当运动、戒烟、限酒等），保持大便通畅；指导患者要按时服药，学会用血压计自我监测血压。

三、血压的测量

【目的】

（1）判断血压有无异常。

（2）动态监测血压变化，间接了解循环系统的功能状况。

（3）为疾病的诊断、治疗、护理和预防提供依据。

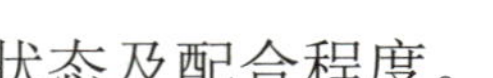
血压的测量方法

【评估】

（1）患者的年龄、病情、意识、治疗情况、基础血压值、心理状态及配合程度。

（2）有无影响血压测量准确性的因素，如患者在 30 min 内有无运动、吸烟、饮酒、情绪变化等。

【计划】

（1）环境准备：整洁、安静、舒适、明亮。

（2）护士准备：着装整洁，修剪指甲，洗手，戴口罩。

（3）用物准备：治疗盘内置汞柱式血压计（需检查血压计的汞柱有无裂隙、是否保持

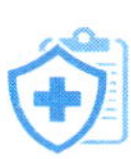

在“0”点处，橡胶管和输气球有无漏气，玻璃管上端是否与大气相通）、听诊器（检查是否完好）、记录本和笔。

【实施】

汞柱式血压计测量血压的操作方法如表 8-6 所示。

表 8-6　汞柱式血压计测量血压的操作方法

<table>
<tr><th>操作流程</th><th colspan="2">操作内容</th></tr>
<tr><td>1. 核对、解释</td><td colspan="2">携用物至患者床旁，核对患者的床号、姓名和腕带，向患者及其家属解释测量血压的目的、方法、注意事项及配合要点</td></tr>
<tr><td rowspan="2">2. 测量血压</td><td>上肢肱动脉测量法</td><td>（1）安置体位：协助患者取舒适的坐位或仰卧位，调整被测量肢体（一般选择右上臂）的位置，使其与心脏处于同一水平（坐位时，平第四肋软骨；仰卧位时，平腋中线）
（2）准备测量部位：卷袖（必要时脱袖，以免袖口过紧阻断血流，影响测量值的准确性），露臂，手掌向上，肘部伸直
（3）准备血压计：将血压计平放于被测上臂旁，开启汞槽开关
（4）缠袖带：驱尽袖带内的空气，缠绕于上臂中部，袖带下缘距肘窝 2～3 cm，松紧以能塞入一指为宜
（5）均匀充气：戴好听诊器，将听诊器的胸件置于肱动脉搏动最明显处；一手稍加固定胸件（勿将胸件塞入袖带内，以免影响测得的血压值），另一手握输气球，关闭气门充气，肱动脉搏动音消失后，继续充气至压力再升高 20～30 mmHg（充气不可过快、过猛，以防汞溢出）
（6）缓慢放气：汞柱的下降速度以 4 mmHg/s 为宜，注意肱动脉搏动音的变化，同时双眼平视汞柱所指刻度
（7）判断测压值：当听诊器中出现第一声搏动音时，汞柱所指的刻度即为收缩压读数；当搏动音突然变弱或消失时，汞柱所指的刻度即为舒张压读数</td></tr>
<tr><td>下肢腘动脉测量法</td><td>（1）安置体位：协助患者取仰卧位、侧卧位或俯卧位
（2）准备测量部位：协助患者脱去一侧裤子，露出大腿部，保持卧位舒适
（3）缠袖带：将袖带缠于大腿下部，下缘距腘窝 3～5 cm
（4）置听诊器：将听诊器的胸件置于腘动脉搏动最明显处
其余操作同上肢血压测量法</td></tr>
<tr><td>3. 整理、记录</td><td colspan="2">（1）整理：测量结束后解下袖带，排尽袖带内余气，将袖带折叠整齐后放入盒内；将血压计盒盖右倾 45°，使汞全部流回汞槽内，关闭汞槽开关，盖上盒盖，平稳放置
（2）记录：将所测得的血压值以“收缩压/舒张压 mmHg”的方式记录在记录本上；如果舒张压的变音与消失音之间有差异，两个读数都应记录，记录为“收缩压/变音/消失音 mmHg”</td></tr>
<tr><td>4. 安置患者</td><td colspan="2">协助患者穿衣，取舒适卧位，整理床单位</td></tr>
<tr><td>5. 洗手、记录</td><td colspan="2">将用物携回，洗手，将测得的血压值记录在体温单上和（或）相应的记录单上</td></tr>
</table>

【注意事项】

（1）应在患者平静状态下测量，若患者有剧烈活动或情绪激动，则须休息 30 min，待身心平静后测量；应密切观察患者，测血压时应做到“四定”：定时间、定部位、定体位、定血压计。

（2）对偏瘫、肢体有损伤、一侧肢体正在输液的患者，测血压时应选择健侧肢体。

（3）排除以下影响血压的因素：① 袖带的宽窄。袖带过窄，会使测得的血压值偏高；袖带过宽，会使测得的血压值偏低。② 袖带的松紧。缠绕过松，会使测得的血压值偏高；缠绕过紧，会使测得的血压值偏低。③ 放气的速度。放气太慢，会使静脉充血，舒张压偏高；放气太快，易引起误听和误读，导致读数不准确。④ 视线水平。放气的过程中，视线要平行于汞柱液面。若视线低于汞柱液面，则血压读数偏高；若视线高于汞柱液面，则血压读数偏低。⑤ 患者的体位。若肱动脉位置高于心脏水平，则所测血压值偏低；反之，则偏高。

（4）若没有看清刻度、未听清肱动脉搏动音的变化或测得的血压值异常，则应保持镇静，以免引起患者的紧张和焦虑，并重测一次，以确定血压值；若需重测血压，则测量前应先将袖带内的气体排尽，使汞柱液面降至“0”点，稍等片刻再进行第 2 次测量；若仍有异常，则应通知医生，并协助采取相应措施。

（5）定期消毒袖带，防止交叉感染。

项目学习效果测试

一、单项选择题

1．生理情况下，可使体温略有降低的是（　　）。

A．女性排卵期　　B．焦虑时　　C．进食时　　D．妊娠早期

2．发热的过程分为 3 个阶段，其中体温上升期的特点是（　　）。

A．产热和散热趋于平衡　　B．产热和散热在较高水平上趋于平衡

C．散热大于产热　　D．产热大于散热

3．肿瘤性发热的常见热型是（　　）。

A．弛张热　　B．稽留热　　C．超高热　　D．不规则热

4．正常成人的脉率是（　　）。

A．20～40 次/min　　B．40～60 次/min

C．60～120 次/min　　D．60～100 次/min

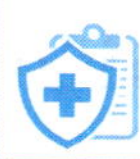

5．单位时间内脉率少于心率，多见于（　　）。

A．颅内压增高　　B．心房颤动　　C．心肌炎　　D．洋地黄中毒

6．下列各类异常呼吸中，属于节律性异常的是（　　）。

A．呼吸过速　　B．浅快呼吸　　C．潮式呼吸　　D．深度呼吸

7．呼吸过缓是指成人每分钟呼吸次数少于（　　）。

A．8 次　　B．12 次　　C．16 次　　D．24 次

8．下列选项中，可使血压测得值偏低的是（　　）。

A．患者情绪激动　　B．所测肢体位置高于心脏水平

C．缠袖带过松　　D．在寒冷环境中测量

二、案例分析题

患者，女，45 岁，诊断为肺炎。体温在 39.1～40℃波动，持续 2 周，日差不超过 1℃；脉搏 106 次/min，呼吸 28 次/min。患者神志清楚，面色潮红，口唇干裂，精神不振，食欲差。

请思考：

（1）该患者的发热属于何种热型？发热程度属于哪个分级？

（2）针对该患者的情况，应为其采取哪些护理措施？

项目综合实践活动

【活动背景】

患者李某，女，29 岁，因心房颤动入院。门诊测得心率 200 次/min，脉搏 100 次/min，且心律完全不规则，心率快慢不一，心音强弱不等。

【活动要求】

两人为一组，分饰患者李某和病室责任护士，完成以下任务：

（1）护士对李某的脉搏做出初步判断。

（2）接送李某入病室后，护士进行初步护理查体，为李某测量体温、脉搏、呼吸和血压，并在记录本记录。

（3）护士根据李某的病情和生命体征测量结果，对李某进行宣教。

项目学习成果评价

表 8-7　项目学习成果评价表

<table>
<tr><th rowspan="2">考核内容</th><th rowspan="2">评价标准</th><th rowspan="2">分值</th><th colspan="3">评价得分</th></tr>
<tr><th>自评</th><th>互评</th><th>师评</th></tr>
<tr><td rowspan="3">知识考核</td><td>了解正常人体体温、脉搏、呼吸及血压的产生机制</td><td>10</td><td></td><td></td><td></td></tr>
<tr><td>熟悉体温、脉搏、呼吸及血压的正常指标，体温、脉搏、呼吸及血压的生理性变化，异常体温、脉搏、呼吸及血压的发生原因与病理机制</td><td>20</td><td></td><td></td><td></td></tr>
<tr><td>掌握异常体温、脉搏、呼吸及血压的常见类型、表现及护理措施，体温、脉搏、呼吸及血压的测量方法</td><td>30</td><td></td><td></td><td></td></tr>
<tr><td rowspan="2">技能考核</td><td>能够正确评估患者的生命体征，并能对生命体征异常的患者提供合理的护理措施</td><td>15</td><td></td><td></td><td></td></tr>
<tr><td>能够正确测量患者的体温、脉搏、呼吸和血压，并能判断数值是否正常</td><td>15</td><td></td><td></td><td></td></tr>
<tr><td>素质考核</td><td>在学习中感受护理职业特点，提高对患者的救护能力，培养爱岗敬业精神</td><td>10</td><td></td><td></td><td></td></tr>
<tr><td>总评</td><td>自评×20%＋互评×20%＋师评×60%</td><td colspan="4"></td></tr>
<tr><td>自我评价</td><td colspan="5"></td></tr>
<tr><td>教师评价</td><td colspan="5"></td></tr>
</table>

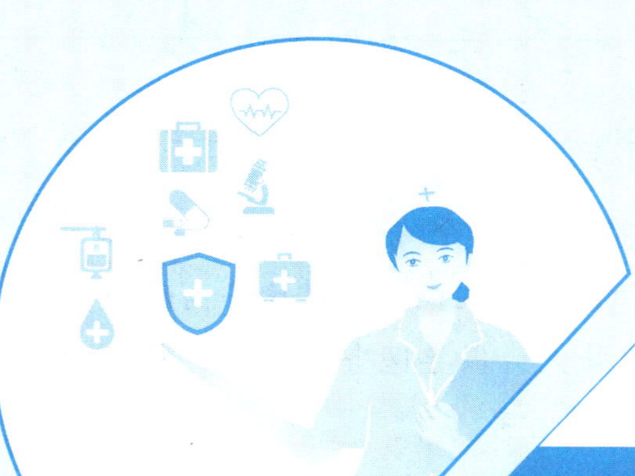

项目九 饮食与营养护理

知识目标

- 了解基本饮食、治疗饮食、试验饮食、要素饮食及鼻饲法的基本概念，患者饮食的影响因素及护理措施。
- 熟悉病区饮食的管理措施。
- 掌握基本饮食、治疗饮食、试验饮食的种类、适用范围、饮食原则及参考量，管饲饮食的目的、适应证、操作方法及注意事项，要素饮食的适应证、禁忌证及注意事项。

技能目标

- 能够根据患者的情况，合理选择饮食类型，并能做好相应的饮食指导。
- 能够对患者的营养状况进行正确评估。
- 能够正确实施鼻饲插管，规范进行经胃管注食。
- 能够选用合理的方法为患者提供特殊饮食护理。

素质目标

- 具有尊重、关心和爱护患者，一丝不苟为患者服务的精神。
- 具有“因人、因病、因时制宜”的科学饮食理念。

项目导入

2015年，我国将每年5月的第3周设立为“全民营养周”。一个“全民营养周”，既反映了我国人民群众营养健康理念的进步，也体现了党和国家对人民群众健康的高度关注。如今，“全民营养周”的影响力也在医疗机构中日益壮大：倡导医务人员学习营养知识，改善患者饮食行为，注意患者的吃动平衡和合理预防疾病。

请思考：

在日常护理工作中，应如何评估患者的营养状况？如何指导患者合理饮食？

饮食是人体摄取营养素的根本途径，充分、合理的营养是人体维持健康的重要物质基础。科学、均衡的饮食调配不仅能让人体得到足够的营养以满足生理需求，还能促进疾病康复。此外，一些特殊的饮食还能协助临床诊断和治疗。

第一讲　医院饮食

一、基本饮食

医院基本饮食包括普通饮食、软质饮食、半流质饮食和流质饮食四种，各基本饮食的适用范围、饮食原则及参考量如表9-1所示。基本饮食是医院一切饮食的基本形式，其他各种饮食均由此四种基本饮食变化而来。

表9-1　基本饮食的种类、适用范围、饮食原则及参考量

种类	适用范围	饮食原则	参考量
普通饮食	消化功能正常、无饮食限制、体温正常、病情较轻或疾病恢复期的患者	营养均衡，以易消化、无刺激性的食物为主	每日3餐；总热量为9.20～10.88 MJ/d（2 200～2 600 kcal/d），蛋白质为70～90 g/d
软质饮食	消化功能不良、咀嚼困难、低热、术后恢复期的患者，以及老、幼患者	（1）营养均衡，以易消化、易咀嚼（烂、软、碎）、无刺激性的食物为主，如软饭、面条、切碎煮熟烂的菜和肉等 （2）限制煎炸、粗纤维多及有强烈刺激性的食物	每日3～4餐；总热量为9.20～10.04 MJ/d（2 200～2 400 kcal/d），蛋白质为60～80 g/d

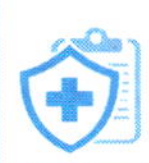

续表

种类	适用范围	饮食原则	参考量
半流质饮食	口腔和消化道疾病、咀嚼和吞咽困难、中等发热、体弱及术后的患者	（1）营养丰富，以易咀嚼、易吞咽、易消化、无刺激性、纤维少、呈半流质状的食物为主，如馄饨、米粥、面条等 （2）宜少食多餐	每日 5～6 餐；总热量约为 7.53 MJ/d（1 800 kcal/d），蛋白质为 50～70 g/d
流质饮食	口腔疾病、吞咽困难、大手术后、急性消化道疾病、高热及病情危重或全身衰竭的患者	（1）以易吞咽、易消化、无刺激性、呈液体状的食物为主，如乳类、豆浆、米汤、菜汁、果汁等 （2）此类饮食所含能量与营养素不足，故只能短期食用	每日 6～7 餐，每餐液体量为 200～300 mL；总热量约为 3.35 MJ/d（800 kcal/d），蛋白质为 40～50 g/d

注：1．以成人为例。

2．1 MJ＝239 kcal，1 kcal＝4.184 kJ。

二、治疗饮食

治疗饮食是指根据疾病治疗的需要，在基本饮食的基础上适当调整总热量和某种营养素的摄入量，以达到治疗或辅助治疗的目的，从而促进患者康复的一类饮食。常见治疗饮食的种类、适用范围、饮食原则及参考量如表 9-2 所示。

表 9-2　常见治疗饮食的种类、适用范围、饮食原则及参考量

种类	适用范围	饮食原则及参考量
高热量饮食	高热、甲状腺功能亢进、大面积烧伤、结核病、肝炎患者，以及产妇等	（1）在基本饮食的基础上加餐两次，可进食牛奶、豆浆、鸡蛋、蛋糕、巧克力等 （2）总热量约为 12.55 MJ/d（3 000 kcal/d）
高蛋白饮食	结核病、恶性肿瘤、严重贫血、大面积烧伤、营养不良、肾病综合征、大手术后及癌症晚期患者等	（1）在基本饮食的基础上增加富含蛋白质的食物，尤其是优质蛋白，如肉类、蛋类、乳类、豆类等 （2）蛋白质为 1.5～2.0 g/（kg・d），总量不超过 120 g/d；总热量为 10.46～12.55 MJ/d（2 500～3 000 kcal/d）
低蛋白饮食	急性肾炎、尿毒症、肝性脑病患者等	（1）蛋白质总量不超过 40 g/d，视病情可减至 20～30 g/d （2）肾功能不全者应多摄入优质动物性蛋白，禁用豆制品；肝性脑病患者应以植物性蛋白为主

续表

种类	适用范围	饮食原则及参考量
低脂肪饮食	肝、胆、胰疾病，高脂血症，动脉硬化，冠心病，肥胖症及腹泻患者等	（1）清淡、少油，禁用肥肉、蛋黄、动物脑等 （2）高脂血症和动脉硬化者不必限制植物油（椰子油除外）的摄入 （3）脂肪少于 50 g/d，肝、胆、胰疾病患者少于 40 g/d，尤其要限制动物性脂肪的摄入
低胆固醇饮食	高胆固醇血症、高脂血症、动脉硬化、高血压、冠心病患者等	（1）限制胆固醇含量高的食物，如动物内脏、鱼子、蛋黄、肥肉、动物油等 （2）胆固醇少于 300 mg/d
低盐饮食	急、慢性肾炎，心脏病，肝硬化伴腹水，重度高血压但水肿较轻的患者	（1）禁食腌制食物，如咸菜、皮蛋、火腿、香肠、咸肉等 （2）食盐的总摄入量少于 2 g/d 或酱油少于 10 mL/d，但不包括食物内自然存在的氯化钠
无盐低钠饮食	适用范围同低盐饮食，但一般用于水肿较重的患者	（1）烹调时不放食盐 （2）除无盐外，还需控制摄入食物中自然存在的钠量，一般应少于 0.5 g/d （3）禁食腌制食物、含钠高的食物（如油条、面条、汽水等）和药物（如碳酸氢钠等）
高膳食纤维饮食	便秘、肥胖症、高脂血症、糖尿病患者等	选择含膳食纤维多的食物，如韭菜、芹菜、卷心菜、粗粮等
少渣或无渣饮食	伤寒、痢疾、腹泻、肠炎、食管-胃底静脉曲张、咽喉部或消化道手术后的患者等	禁用或限用含膳食纤维多的食物，不用强刺激性调味品及坚硬、带碎骨的食物

注：以成人为例。

三、试验饮食

试验饮食又称诊断饮食，是指在特定的时间内，通过饮食内容的调整来协助疾病的诊断和提高实验室检查结果正确性的一种饮食。常见试验饮食的种类、适用范围、饮食原则及参考量如表 9-3 所示。

表 9-3 常见试验饮食的种类、适用范围、饮食原则及参考量

种类	适用范围	饮食原则及参考量
隐血试验饮食	用于粪便隐血试验（协助诊断有无消化道出血）前的准备	试验期为 3 d。试验期间，主食不受限制，但禁止食用易造成隐血试验假阳性结果的食物，如畜肉类、禽类、含铁丰富的药物或食物、绿色蔬菜等，可进食牛奶、豆制品、土豆、米饭、面条、馒头等

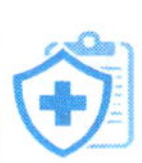

续表

种类	适用范围	饮食原则及参考量
胆囊造影饮食	用于协助进行胆囊造影以检查胆囊、胆管等有无结石、慢性炎症及其他疾病	（1）造影前 1 d，午餐时进食高脂肪饮食，刺激胆囊排空，以利于造影剂进入胆囊；晚餐时进食无脂肪、低蛋白、高糖类饮食；晚餐后口服造影剂，禁食、禁饮、禁烟至次日上午 （2）检查当日早晨禁食，若第一次 X 线片的胆囊显影良好，则可进食高脂肪餐（油煎荷包蛋 2 个，脂肪含量 25～50 g）
肌酐试验饮食	用于协助检查、测定肾小球的滤过功能	（1）试验期为 3 d。试验期间，禁食畜肉类、禽类、鱼类，禁饮茶和咖啡；限制蛋白质的摄入，蛋白质总摄入量少于 40 g/d；全日主食量在 300 g 以内 （2）蔬菜、水果和植物油不受限，热量不足时可添加藕粉或含糖的点心等
尿浓缩功能试验饮食	用于做尿浓缩功能试验的患者	（1）试验期为 1 d。试验期间，将饮食中的水分总量控制在 500～600 mL，可选择含水分少的食物，如米饭、馒头、面包、土豆、豆腐干等，烹调时尽量不加水或少加水 （2）避免食用过甜、过咸或含水量高的食物，禁饮水 （3）蛋白质供给量为 1 g/（kg・d）
甲状腺 ^{131}I 试验饮食	用于协助测定甲状腺的功能	试验期为 14 d。试验期间，禁食含碘食物，如海带、海蜇、紫菜、海参、海虾、海鱼、加碘食盐等，禁用含碘消毒剂

注：以成人为例。

集思广议

请为患有下列疾病的患者确定正确的饮食种类和原则：

① 高热；② 便秘；③ 胆结石；④ 急性肾炎；⑤ 大面积烧伤；⑥ 肝硬化伴腹水。

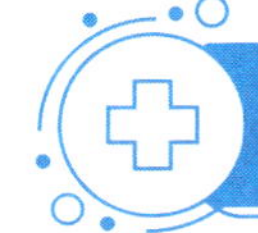

第二讲　一般饮食护理

一、病区的饮食管理

患者入院后，由病区负责医生根据患者的病情开出饮食医嘱，确定患者所需的饮食种类。护士根据医嘱填写入院饮食通知单送交营养室，并填写病区饮食单，同时将饮食种类填写在

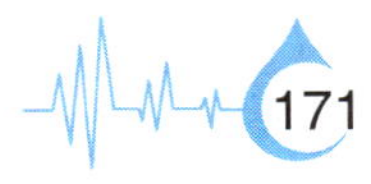

患者的床尾卡上并做好相应的标记，作为分发饮食和查对的依据。

因病情需要而更改饮食时，如半流质饮食改为软质饮食、手术前需要禁食、病愈出院需要停止饮食等，需由医生开出医嘱后，护士再按医嘱填写饮食更改通知单（或饮食停止通知单）递交订餐人员或营养室，由其做相应处理。

二、患者的饮食护理

（一）患者进食前的护理

1. 做好患者的饮食教育

良好的饮食教育能使患者理解并愿意实施饮食计划。护士应根据患者所需的饮食种类对患者进行解释和指导，说明所选饮食对治疗和诊断的意义，使患者明确可选用、不宜选用或禁用的食物，每天进食的次数和时间等，以取得患者的合作。

2. 创设良好的进食环境

进食环境的创设应以整洁、卫生、安静、空气清新、气氛轻松为原则。具体要求如下：① 进食前暂停非紧急的治疗、检查及护理工作；② 饭前半小时整理床单位，帮助患者大小便并及时撤去便器、开窗通风，以清除不良气味，避免不良视觉印象；③ 若室内有病危或呻吟的患者，则可用床帘或屏风遮挡；④ 鼓励同病室的患者一起进食，若条件允许，则可鼓励患者在病区餐厅共同进食，以增加轻松、愉快的气氛。

3. 提高患者的舒适度

（1）协助患者洗手及清洁口腔。

（2）协助患者采取舒适的进食姿势：① 若病情允许，则可协助患者下床进食；② 对不便下床者，可安排坐位或半坐卧位，放置床上桌及餐具；③ 对卧床者，可安排侧卧位（给予适当支托）或仰卧位（头转向一侧）。

（3）尽量减少或消除不适因素：① 对疼痛者，应给予其适当的镇痛措施；② 对高热患者，应适时降温；③ 对包扎敷料者，应适当调整包扎的松紧度；④ 对因特定卧位而疲劳者，应帮助其更换卧位或对相应部位予以按摩。

（4）必要时，在征得患者的同意后，将治疗巾或餐巾围于患者胸前，以保持衣服和被单的清洁。

（5）对焦虑、忧郁的患者，提前给予心理疏导，以免其食欲受到影响。

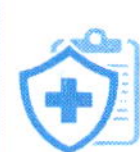

护理小贴士

患者饮食的影响因素

1．生理因素

（1）年龄：不同年龄的患者对食物的需求量、种类、质地有不同的要求。例如，处于生长发育期的婴幼儿、青少年需要摄入足够的蛋白质、维生素和微量元素；老年人新陈代谢减慢，每日所需的能量减少，但对钙的需求有所增加。此外，婴幼儿的咀嚼和消化功能尚不完善、老年人的咀嚼和消化功能减退，均应给予质软、易消化的食物。

（2）身高和体重：一般情况下，体格健壮、高大的人对能量和营养素的需求量较大。

（3）活动量：日常活动量大的人所需要的热能和营养素一般高于活动量小的人。

（4）特殊生理状况：例如，妊娠期和哺乳期妇女对营养素的需求量增加，并常会有饮食习惯的改变。

2．病理因素

（1）疾病：疾病会影响人的食欲、进食量，以及食物在体内的消化、吸收和代谢的过程。例如，患有高代谢性疾病（如发热、甲状腺功能亢进症等）时，人体对营养素的需求量会增加。

（2）药物：某些药物可增强或抑制食欲，从而影响食物的消化和吸收。例如，胰岛素、类固醇类等药物可增强食欲；而非肠溶性红霉素等药物可抑制食欲。

（3）食物：有些人会对某些食物有过敏反应或不耐受。例如，有人对牛奶、海产品等过敏，食用后会出现腹泻、哮喘、荨麻疹等，从而影响营养的摄入和吸收；有人缺乏乳糖酶，对乳制品不耐受，一旦食用可出现腹泻等。

（4）饮酒：长期过量饮酒可致食欲减退，影响营养的摄入。

3．心理因素

一般情况下，焦虑、忧郁、恐惧、悲哀等不良情绪会使人食欲减退，甚至厌食；而愉快、轻松的心理状态则会增强食欲。此外，食物的色、香、味及进食的环境等也会影响人的心理状态，进而影响食欲。

4．社会文化因素

患者的饮食还受经济状况、生活方式、文化背景、地域环境、宗教信仰等的影响。

（二）患者进食时的护理

1．分发食物

核对患者的姓名、床号和饮食单，督促和协助配餐人员及时将饭菜准确无误地分发给每位患者。对禁食、延食或限量饮食者，应告知原因以取得合作，同时在床尾挂上标记以做好交接班。

2．协助进食

（1）对能自行进食的患者，应鼓励其自行进食，并将食物、餐具等放在患者易取处，必要时给予其相应的帮助。

（2）对不能自行进食的患者，应予以喂食。喂食时应根据患者的进食习惯耐心喂食，并注意喂食的速度、每次喂食的量、食物的温度及进食顺序（饭和菜、固体和液体食物，应轮流喂食）。此外，应避免催促患者，以防发生呛咳或烫伤等意外。

（3）对双眼被遮盖或双目失明的患者，除遵守上述喂食要求外，还应在喂食前告知其所喂食物的类型和名称，以增加其进食的兴趣。若患者要求自己进食，可按时钟平面图放置食物，并告知方位和食物名称，以利于患者按顺序取用进食。

3．加强巡视

在患者进食期间，护士应加强巡视病室，观察患者的进食情况，同时鼓励患者进食；应检查治疗饮食、试验饮食的实施情况，并适时给予督促；对家属带来的食物，须进行检查，符合治疗护理原则的方可食用；应随时征求患者对饮食制作的意见，并及时向营养室反映。

（三）患者进食后的护理

1．清洁、整理

及时撤去餐具，清理食物残渣，整理床单位，督促和协助患者饭后洗手、漱口，或为患者做口腔护理，以保持餐后的清洁和舒适。

2．评价、记录

进食后根据需要做好记录，如食物的种类和数量、患者进食过程中和进食后的反应等，以评价患者的进食是否满足营养需求。

3．按需交班

对暂需禁食或延迟进食的患者，做好交接班。

第三讲　特殊饮食护理

对于病情危重、存在消化道功能障碍、不能经口或不愿正常进食的患者，为保证其营养素的摄取、消化和吸收，维持并改善其营养状态，促进其康复，临床上常根据患者的不同情况采取特殊的饮食护理。本讲主要介绍管饲饮食和要素饮食。

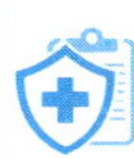

一、管饲饮食

管饲饮食的操作方法

管饲饮食是指将导管（包括口胃管、鼻胃管、鼻肠管或胃造瘘管等）插入胃肠道，为患者提供流质食物、营养液、水分、药物等的方法。本部分主要以鼻饲法为例，介绍管饲饮食的操作方法。

鼻饲法是指将导管经鼻腔插入胃肠道，从管内输注流质食物、水分和药物等，以满足患者对营养和治疗的需求的方法。

【目的】

满足下列患者对营养和治疗的需求：

（1）不能经口进食的患者，如昏迷、口腔疾病、口腔手术后的患者；不能张口的患者，如破伤风患者等；有吞咽和咀嚼功能障碍的患者，如舌咽神经麻痹的患者等。

（2）其他患者，如早产儿、病情危重者、拒绝进食者等。

需要注意的是，食管-胃底静脉曲张、食管癌、食管梗阻患者不可使用此法。

【评估】

患者的年龄、病情、意识、营养状况、治疗情况、鼻腔的通畅性、心理状态及配合程度。

【计划】

（1）环境准备：安静、整洁、明亮、无异味。

（2）护士准备：着装整洁，修剪指甲，洗手，戴口罩。

（3）用物准备：① 插管用物，包括一次性使用胃管包（内有胃管、纱布、弯盘或置物盘、手套、镊子、灌注器或注射器、压舌板、石蜡油棉球、治疗巾）、鼻饲液、温开水、棉签、胶布、调解夹或止血钳、别针、听诊器、水温计、治疗巾、手电筒、餐巾纸、漱口用物或口腔护理用物；② 拔管用物，包括棉签、纱布、治疗巾、餐巾纸、弯盘、漱口用物或口腔护理用物、无菌手套、75%乙醇溶液和松节油（按需备）。

【实施】

鼻饲的操作方法如表 9-4 所示。

表 9-4　鼻饲的操作方法

操作流程	操作内容
插管法	
1. 核对、解释	携用物至患者床旁，核对患者的床号、姓名和腕带，向患者及其家属解释鼻饲的目的、方法、注意事项及配合要点
2　安置体位	（1）根据病情，协助患者取半坐卧位或坐位（无法坐起者取右侧卧位，昏迷患者取去枕仰卧位） （2）如果患者戴眼镜或义齿，应协助取下并妥善放置

续表

操作流程	操作内容
3．铺巾、置盘	将治疗巾围于患者颌下，弯盘置于患者口角旁，餐巾纸放于便于取用处
4．清洁鼻腔	选择通畅一侧的鼻腔，用蘸取生理盐水的棉签进行清洁
5．准备胃管	（1）备胶布 2～3 条 （2）打开胃管包 （3）戴手套，取出胃管（或用镊子夹持），用注射器注入少量空气，检查其是否通畅 （4）测量胃管插入的长度（一般成人插入长度为 45～55 cm），并做好标记。测量方法：测量自前额发际至剑突的距离或自鼻尖经耳垂至剑突的距离，或参照胃管上的刻度，保证胃管前端能到达胃内 （5）用镊子夹取石蜡油棉球润滑胃管前端，用止血钳或调节夹夹闭胃管末端
6．规范插管	（1）左手持纱布托住胃管，右手持镊子夹住胃管前端，沿选定侧鼻孔先稍向上平行，再向后下缓缓插入 （2）对于清醒的患者，插入胃管 10～15 cm（至咽喉部）时，嘱患者做吞咽动作（可让不能配合做吞咽动作的患者饮少量温开水，以利于胃管顺利进入食管），顺势将胃管轻轻插入至预定长度。若遇阻力，则可将胃管抽回一小段后再小心插入 （3）对于昏迷的患者，待胃管插入约 15 cm 时，左手将患者的头托起，使其下颌靠近胸骨柄，右手缓缓插入胃管至预定长度
7．检查、固定	（1）检查胃管是否在胃内：① 连接注射器于胃管末端，若回抽可见胃内容物，则表示胃管在胃内；② 置听诊器于胃部，用注射器快速向胃管内注入 10 mL 空气，若能听到气过水声，则表示胃管在胃内；③ 将胃管末端置于盛水的治疗碗中，若无气泡逸出，则表示胃管在胃内（若有大量气泡逸出，则表示误入气管） （2）确认胃管在胃内后，用胶布将胃管固定在鼻翼及同侧面颊部 （3）脱去手套
8．注入食物	（1）连接注射器于胃管末端，注入少量温开水（不少于 10 mL），以润滑管腔 （2）遵医嘱缓慢注入鼻饲液或药液（注入速度不可过快，每次鼻饲量不超过 200 mL，间隔时间＞2 h） （3）鼻饲完毕后，再次注入少量温开水，以冲净胃管
9．封管、固定	将胃管末端反折，用纱布包好，再用橡皮筋扎紧或夹子夹紧，然后用别针固定于大单、枕旁或患者衣领处
10．清洁、整理	（1）洗净鼻饲用的注射器，放于治疗盘内，用纱布盖好备用 （2）协助患者清洁口腔、鼻腔；撤去用物，整理床单位，嘱患者维持原卧位 20～30 min
11．洗手、记录	（1）洗手 （2）记录插管时间、鼻饲液的种类及量、患者的反应等
拔管法（用于停止鼻饲或长期鼻饲需要更换胃管时）	
1．核对、解释	核对患者的床号、姓名和腕带，向患者及其家属解释拔管的原因、方法、注意事项及配合要点

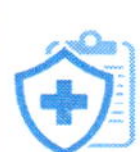

续表

操作流程	操作内容
2. 取掉胶布	将弯盘置于患者颌下，夹紧胃管末端置于弯盘内，轻轻揭去固定的胶布
3. 实施拔管	戴手套，用纱布包裹近鼻孔处的胃管；嘱患者深呼吸，在患者呼气时拔管，边拔边用纱布擦拭；待胃管到达咽喉处时，快速拔出
4. 清洁、整理	（1）将胃管放入弯盘，移出患者的视线 （2）清洁患者的口、鼻和面部，擦去胶布痕迹（可用松节油擦去胶布痕迹，再用乙醇溶液将松节油擦去），协助患者漱口 （3）脱手套，协助患者采取舒适卧位 （4）整理床单位，清理用物
5. 洗手、记录	（1）洗手 （2）记录拔管时间和患者的反应

【注意事项】

（1）插管时动作应轻柔，尤其是通过食管的三个狭窄部位（环状软骨水平处、平气管分叉处、食管通过膈肌处）时，避免损伤食管黏膜。

（2）插管过程中，应注意观察患者的反应，并做出相应的处理：① 若患者出现恶心、呕吐反应，则可暂停插管并嘱患者做深呼吸，待症状缓解后再插入；② 若患者出现呛咳、呼吸困难、脸色发绀等，则表明胃管误入气管，应立即停止插入并撤出胃管，待患者休息片刻后再重新插入；③ 若插管不畅，则可用手电筒及压舌板检查患者的咽部，了解胃管是否盘在口咽部，或将胃管抽出少许，再小心插入。

（3）每次用注射器抽吸鼻饲液前后应反折胃管末端，以防胃内容物反流或空气进入造成腹胀；注入过程中应随时询问患者的感受，以调节注入速度。

（4）长期鼻饲者应每日进行两次口腔护理，并定期更换胃管：普通胃管每周更换一次，硅胶胃管每月更换一次。一般于末次注入饮食后的晚间拔管，次日清晨再从另一侧鼻腔插管。

（5）鼻饲液应现配现用，以防变质；鼻饲液温度应保持在 38～40℃，避免过热或过冷引起胃黏膜烫伤或胃部不适。

护理小贴士

（1）新鲜果汁与奶液应分别注入，防止产生凝块。

（2）鼻饲药物应尽可能使用液体制剂，如为固体片剂，应研成粉末状，并在温水中充分地摇匀、溶解后注入胃管。需要注意的是，有些药物不能研碎，如缓释片、控释片、肠溶衣片、胶囊、胶丸等；管饲一种以上的药物时，应分开注入，两药之间至少用 5 mL 温开水冲洗鼻饲管。

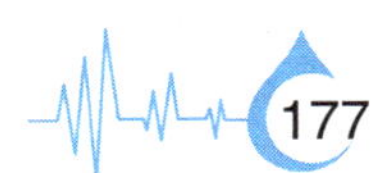

二、要素饮食

要素饮食是一种人工精制、营养素齐全、由无渣小分子物质组成的水溶性营养合成剂。其主要特点是营养成分明确，营养价值高，无须经过消化过程即可直接被肠道吸收和利用。

（一）适应证与禁忌证

1. 适应证

（1）超高代谢患者，如严重烧伤、严重创伤、严重化脓性感染、多发性骨折患者等。

（2）手术前后需营养支持的患者。

（3）肿瘤或其他消耗性疾病引起慢性营养不良的患者。

（4）肠炎及其他腹泻患者、慢性胰腺功能不全等消化和吸收功能不良的患者。

（5）其他，如脑外伤、免疫功能低下的患者等。

2. 禁忌证

（1）消化道出血患者和 3 个月内的婴儿应禁用。

（2）糖尿病、胃切除术后的患者应慎用。

（二）注意事项

（1）由医生、责任护士和营养师共同商议，根据患者的具体病情决定每一种要素饮食的具体营养成分、浓度、用量和滴注速度。一般原则是从低浓度、小剂量、低速度开始，逐步增加，待患者耐受后，再稳定配餐标准、用量和速度；计划停用要素饮食时，要逐渐减量，不可骤停，以防引起低血糖反应。

（2）配制要素饮食时，应严格遵循无菌技术操作原则，所有配制用具均须在消毒灭菌后使用。

（3）要素饮食应尽量新鲜配制，已配制好的饮食应存放于 4℃的冰箱内，并于 24 h 内用完，以防放置时间过长而变质。

（4）要素饮食的口服温度为 38℃左右，鼻饲、经造瘘口注入的温度为 41～42℃。

（5）要素饮食滴注前后，应用温开水或生理盐水冲净管腔，以防食物积滞在管腔中而腐败变质。

（6）滴注过程中应经常巡视患者，若患者出现恶心、呕吐、腹胀、腹泻等症状，则应及时查明原因，并视情况调整浓度、温度或速度，反应严重者可暂停滴注。

（7）应用要素饮食期间，应定期检查血糖、尿糖、电解质、血尿素氮、肝功能等，同时观察尿量、大便次数及性状，及时做好患者营养状况的评估。

（8）对长期应用要素饮食者，应补充维生素和矿物质。

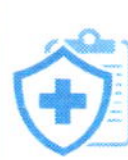

项目学习效果测试

一、单项选择题

1．下列属于医院基本饮食的是（　　）。

A．高能量饮食　　B．糖尿病饮食

C．高蛋白饮食　　D．流质饮食

2．下列关于食物摄取影响因素的表述中，错误的是（　　）。

A．非肠溶性红霉素可促进食欲

B．愉快和轻松的心理状态会促进食欲

C．经济状况的好坏会影响个人的对食物的摄入

D．妊娠期妇女对营养素的需求量增加，并会有饮食习惯的改变

3．低盐饮食要求成人每日食盐量不超过（　　）。

A．5 g　　B．4 g　　C．3 g　　D．2 g

4．肝昏迷患者应给予（　　）。

A．低盐饮食　　B．低蛋白饮食

C．高蛋白饮食　　D．无盐低钠饮食

5．下列关于一般饮食护理的表述中，错误的是（　　）。

A．尊重患者的饮食习惯

B．提供良好的就餐环境

C．患者进食时避免催促患者

D．解除疼痛，必要时餐前 60 min 给予镇痛药

6．给患者插胃管时，胃管插入长度是（　　）。

A．从眉心至胸骨柄　　B．从眉心至剑突

C．从前额发际至剑突　　D．从前额发际至胸骨柄

7．对使用要素饮食的患者，下列护理措施有误的是（　　）。

A．必须新鲜配制

B．可口服或鼻饲

C．可从造瘘口处滴入

D．灌注食物时，鼻饲液的温度应保持在 32～38℃

二、案例分析题

1. 患者，男，40 岁，因消瘦、烦躁 3 个月入院，入院诊断为甲状腺功能亢进。

请思考：

（1）患者入院后应给予哪种饮食？为什么？

（2）若患者需要进一步做 ^{131}I 试验，则患者在试验前应禁食哪些食物？

（3）若患者行甲状腺大部切除术，则麻醉清醒后患者应采用哪种饮食？这种饮食的标准和参考量是怎样的？

2. 患者，男，62 岁，因脑卒中昏迷入院。现需鼻饲喂食以维持其营养需求。

请思考：

（1）给该患者插胃管时，应注意什么？

（2）如何确定胃管已插入胃内？

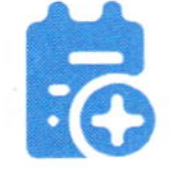

项目综合实践活动

【活动背景】

患者林某，男，55 岁，身高 175 cm，体重 65 kg，有高血压病史 10 年，因消化性溃疡入院。

情景一：护士甲对林某进行了营养状况评估，为其选择了适宜的饮食类型，并给予相应的饮食指导。

情景二：林某询问入院前大便呈黑色柏油样是否正常，医生建议其做粪便隐血试验。其在护士乙的饮食调整指导下完成了此试验。

情景三：林某正准备出院，却因突发脑出血昏迷而继续住院。昏迷第 3 天，医生决定使用鼻饲法以维持其营养需要。护士丙遵医嘱为其实施鼻饲插管。

【活动要求】

请结合所学知识，以三人为一小组，分别扮演上述情景的护士甲、乙、丙，进行模拟演练。要求：护士甲和护士乙的护理措施可通过口述实施，护士丙在模拟人身上进行操作演练。

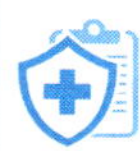

项目学习成果评价

表 9-5　项目学习成果评价表

考核为容	评价标准	分值	评价得分		
			自评	互评	师评
知识考核	了解基本饮食、治疗饮食、试验饮食、要素饮食及鼻饲法的基本概念，患者饮食的影响因素及护理措施	10			
	熟悉病区饮食的管理措施	10			
	掌握基本饮食、治疗饮食、试验饮食的种类、适用范围、饮食原则及参考量，管饲饮食的目的、适应证、操作方法及注意事项，要素饮食的适应证、禁忌证及注意事项	20			
技能考核	能够根据患者的情况，合理选择饮食类型，并能做好相应的饮食指导	10			
	能够对患者的营养状况进行正确评估	10			
	能够正确实施鼻饲插管，规范进行经胃管注食	10			
	能够选用合理的方法为患者提供特殊饮食护理	10			
素质考核	具有尊重、关心和爱护患者，一丝不苟为患者服务的精神	10			
	具有“因人、因病、因时制宜”的科学饮食理念	10			
总评	自评×20%+互评×20%+师评×60%				
自我评价					
教师评价					

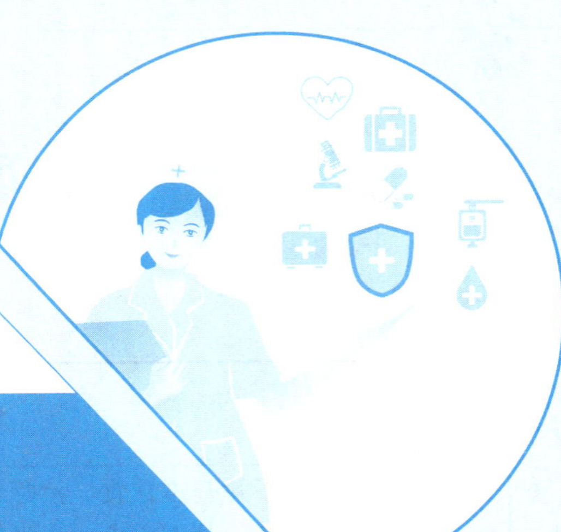

项目十

药物疗法与过敏试验法

知识目标

- 了解药物的领取方法、给药途径、给药的次数和时间、常用给药的外文缩写和中文译意、口服给药的操作步骤和注意事项。
- 熟悉药物的保管方法、安全给药指导、给药原则、注射原则。
- 掌握皮内注射法、皮下注射法、肌内注射法、静脉注射法的目的、操作方法及注意事项，静脉穿刺失败的常见原因及处理方法，常用药物过敏试验液的配制、试验方法、结果的判断和注意事项，药物过敏反应的临床表现与预防措施，过敏性休克的抢救方法，脱敏注射法的操作方法和注意事项。

技能目标

- 能够规范完成口服给药。
- 能够规范、熟练地进行各种注射药液的抽吸和各种注射法的操作。
- 在做药物过敏试验过程中，能够准确配置药液，规范注射，认真观察患者反应，正确判断结果，并随时做好急救准备。

素质目标

- 学会站在患者的角度思考问题，具有同理心与换位思考的能力，能够建立良好的护患关系。
- 自觉培养严谨细致的工作作风，以科学严谨、一丝不苟的态度对待工作。

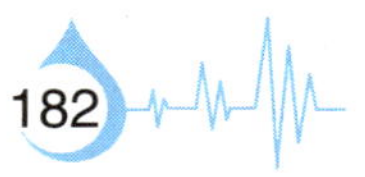

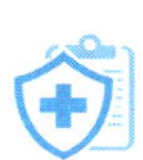

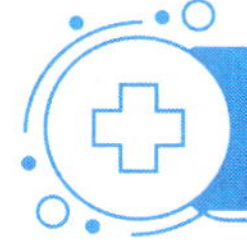

项目导入

患者，女，30岁，因午后低热、咳痰、咳嗽、咳血入院。经检查，诊断为结核病。医嘱：肌内注射链霉素。

请思考：

（1）为患者首选的注射部位为哪些？应如何定位？

（2）肌内注射前需进行链霉素过敏试验，应如何配制试验液？

第一讲　给药的基本知识

一、药物的领取和保管

（一）药物的领取

药物的领取必须凭医嘱进行。通常，门诊患者按医嘱自行领取；而住院患者药物领取的方法，各医院的规定不一，大致包括以下几种情况：

（1）病区常用药物：病区内设药柜存放一定基数的常用药物，由专人定期根据消耗量领取和补充；患者使用的贵重药物和特殊药物，须凭处方领取；剧毒药和麻醉药在病区有固定基数，使用后凭处方和空安瓿领取、补充。

（2）中心药房药物：患者的日常治疗用药由中心药房的护士依据医嘱配备、核对，再由病区护士核对、领取。

（二）药物的保管

1. 药柜放置

药柜应放在通风、干燥、光线充足处，但应避免阳光直射；专人负责，保持清洁，定期检查药物的质量。

2. 分类放置

将药物按内服药、外用药、注射药、剧毒药等分类放置，并根据有效期的先后顺序排列，方便后期有计划地使用，以防失效；贵重药、麻醉药和剧毒药应加锁保管，专人负责，专本登记，并实行严格的交班制度；患者个人用的特殊药物，应注明床号和姓名，并单独存放。

3. 标签明确

药瓶上应贴有明显的标签（内服药药瓶上应贴蓝色边的标签，外用药应贴红色边的标签，剧毒药应贴黑色边的标签），且标签应字迹清晰，注明药物的名称（中、英文对照）、浓度、剂量、规格。标签脱落或辨认不清时，应及时处理。

4. 定期检查

须定期检查药物的质量，若发现药物有沉淀、浑浊、异味、潮解、霉变等现象，则应立即停止使用。

5. 妥善保管

根据药物的不同性质，采用相应的保管方法：

（1）对于易挥发、易潮解或易风化的药物（如乙醇、过氧乙酸、碘酊、糖衣片等），应装瓶密闭保存，用后盖紧瓶盖。

（2）对于易氧化和见光易变质的药物（如维生素 C、氨茶碱、盐酸肾上腺素、硝酸甘油等），应装在有色密闭瓶中，或放在黑色遮光的药盒内，并置于阴凉处。

（3）对于受热易破坏的某些生物制品（如抗毒血清、疫苗、胎盘球蛋白等）和抗生素等，应根据其性质和贮藏要求，置于干燥、阴凉（约 20℃）处或于冰箱内冷藏（2～10℃）保存。

（4）对于易燃、易爆的药物（如乙醇、乙醚、环氧乙烷等），必须密封并单独存放于阴凉、低温处，远离明火，以防意外。

（5）各类中药均应置于阴凉、干燥处，芳香性中药应密封保存。

二、给药原则

（一）根据医嘱给药

给药是一种非独立性的护理操作，必须严格根据医嘱给药。若护士对医嘱有疑问，则应及时向医生提出，切不可盲目执行或擅自更改医嘱。

（二）严格执行查对制度

只有严格执行“三查八对一注意”，才能做到“五个准确”。其中，“三查”是指操作前查、操作中查和操作后查（查“八对”的内容），“八对”是指对床号、姓名、药名、药物浓度、药物剂量、给药方法、给药时间和药物有效期，“一注意”是指注意用药后反应。“五个准确”是指将准确的药物，按准确的剂量，用准确的方法，在准确的时间，给予准确的患者。

（三）安全正确给药

（1）按照正确的给药时间、给药途径、剂型等给药，才能保证药物在人体内及时发挥最大疗效而又不至于引起毒性反应。

（2）备好的药物应及时分发和使用，避免久置引起药物污染或药效降低。

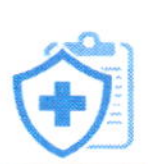

（3）对于易引起过敏反应的药物，使用前应先了解患者的用药史、过敏史和家族史，并按照要求做药物过敏试验，结果为阴性者方可使用，同时应在用药过程中加强观察。

（4）当联合使用两种或两种以上药物时，应注意核查有无配伍禁忌，避免发生药源性疾病。

（四）密切观察

给药后，护士要密切观察患者的病情变化，动态评价药物的疗效，及时发现不良反应。对于易引起过敏反应或毒副反应较大的药物，更应密切观察，并做好记录。

（五）发现给药错误时及时采取措施

发现给药错误时，应立即报告护士长和医生，并协助做好紧急处理，同时密切观察患者的病情变化，以减少或消除不良后果。此外，应向患者及其家属做好解释，还应填写意外事件报告，用以作为该事件的法律证明。

三、给药途径

给药途径通常根据患者的病情需要、药物的性质和剂型、人体组织对药物的吸收情况而定。不同的给药途径可影响药效的强弱和起效的快慢。常用的给药途径有口服给药、舌下给药、直肠给药、注射给药（包括皮内注射给药、皮下注射给药、肌内注射给药、静脉注射给药和动脉注射给药）、呼吸道吸入给药等。

四、给药的次数和时间

给药的次数和时间取决于药物的半衰期和人体的生理状况，应以维持人体内有效的血药浓度和发挥最大药效为宜。

五、常用的与给药相关的外文缩写和中文译意

临床常用的与给药相关的外文缩写和中文译意如表 10-1 所示。

表 10-1　临床常用的与给药相关的外文缩写和中文译意

外文缩写	中文译意	外文缩写	中文译意
qm	每晨 1 次	gtt	滴、滴剂
qn	每晚 1 次	Caps	胶囊
qod	隔日 1 次	Sup	栓剂
qd	每日 1 次	Syr	糖浆剂
bid	每日 2 次	Ung	软膏

续表

外文缩写	中文译意	外文缩写	中文译意
tid	每日 3 次	Tr	酊剂
qid	每日 4 次	Pulv	粉剂
qh	每小时 1 次	Pil	丸剂
q2h	每 2 h 1 次	Mist	合剂
q4h	每 4 h 1 次	Tab	片剂
q6h	每 6 h 1 次	Co	复方
ac	饭前	po	口服
pc	饭后	ID	皮内注射
hs	临睡前	H	皮下注射
am	上午	IM 或 im	肌内注射
pm	下午	IV 或 iv	静脉注射
St	立即	ivgtt	静脉滴注
DC	停止	OD	右眼
prn	需要时（长期）	OS	左眼
sos	需要时 （限用 1 次，12 h 内有效）	OU	双眼
12n	中午 12 时	AS	左耳
12mn	午夜 12 时	AD	右耳
aa	各	AU	双耳

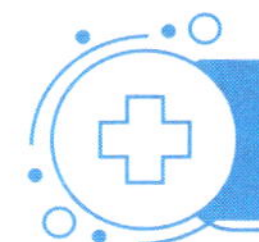

第二讲　口服给药

一、安全给药指导

（一）一般用药指导

（1）需吞服的药物宜用 40～60℃温开水送服，不可用茶水、牛奶、果汁等替代。

（2）缓释片、肠溶片和胶囊必须整个吞服，不可嚼碎。

（3）舌下含片应放在舌下或两颊黏膜与牙齿之间，待其自然溶化。

（4）对于慢性病患者和出院后需要继续服药的患者，应使其了解用药的相关知识和服药的注意事项，以使其主动配合治疗，减少不良反应。

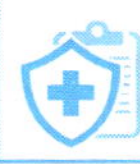

（二）特殊药物用药指导

（1）抗生素及磺胺类药物必须准时服用，以维持药物在血液中的有效浓度。

（2）促进食欲的药物宜饭前服用；助消化药和对胃黏膜有刺激性的药物宜饭后服用，以便药物和食物均匀混合，减少药物对胃黏膜的刺激。

（3）服用强心苷类药物前应先测脉率（心率）和脉律（心律），若成人脉律低于 60 次/min 或节律异常，应暂停服药并报告医生。

（4）服用磺胺类药物和发汗类药物后宜多饮水。因为前者由肾脏排出，尿少时易析出结晶，堵塞肾小管；后者起发汗降温作用，多饮水有利于增强疗效。

（5）对牙齿有腐蚀作用或使牙齿染色的药物（如酸剂、铁剂等），服用时可用吸管，以避免药物与牙齿接触，并在服药后立即漱口。

（6）止咳糖浆对呼吸道黏膜有安抚作用，服后不宜立即饮水，以免冲淡药液，降低药效。此外，服用多种药物时，应最后服用止咳糖浆。

二、口服给药法

【目的】

（1）减轻症状，维持正常的生理功能。

（2）协助诊断、治疗和预防疾病。

【评估】

患者的年龄、病情、意识、治疗情况、自理能力、吞咽能力（有无口腔或食管疾患等）、心理状态、对所用药物的认知及配合程度。

【计划】

（1）环境准备：整洁、安静、舒适、安全。

（2）护士准备：着装整洁，修剪指甲，洗手，戴口罩。

（3）用物准备：各种常用药物、服药本、小药卡、药盘、药杯、药匙、量杯、滴管、研钵、湿纱布、包药纸、治疗巾、小水壶（内盛温开水）和吸水管。

【实施】

口服给药的操作方法如表 10-2 所示。

表 10-2　口服给药的操作方法

<table>
<tr><th>操作流程</th><th colspan="2">操作内容</th></tr>
<tr><td>1．核对、备物</td><td colspan="2">核对医嘱、服药本和小药卡，按照床号顺序依次将小药卡和药杯放入药盘内</td></tr>
<tr><td rowspan="2">2．配药
（一般先配固体药，再配液体药）</td><td>固体药
（片剂、丸剂、胶囊等）</td><td>（1）打开药瓶
（2）一手持药瓶，使瓶签朝向自己（核对）；另一手用药匙取出所需药量，放入药杯（核对，同一患者同一时间内服用的多种药片可放入同一药杯内；粉剂、含化剂及特殊要求的药物，需用纸包好放在药杯内）
（3）将药瓶放回药柜（核对）</td></tr>
<tr><td>液体药
（水剂、油剂等）</td><td>（1）检查药液的质量
（2）摇匀药液，打开瓶盖（核对）
（3）一手持量杯，拇指置于所需刻度处，举起量杯，使所需刻度与视线齐平；另一手持药瓶（瓶签一面朝上），倒药液至所需刻度处
（4）将药液倒入药杯（核对）。油剂、按滴计算（一般情况下，以 15 滴/mL 计算）的药液或药液量不足 1 mL 时，应先在药杯内倒入少许温开水，再用滴管吸取所需药液量，以滴管尖与药液水平面成 45° 角，将药液滴入药杯内
（5）用湿纱布擦净瓶口，将药瓶放回药柜原处（核对）
（6）更换药液品种时，先洗净量杯，再按上述步骤取药液</td></tr>
<tr><td>3．对药</td><td colspan="2">（1）摆药完毕，将物品放回原处
（2）根据服药本再核对一遍后，将药盘盖上治疗巾备用</td></tr>
<tr><td>4．发药</td><td colspan="2">（1）发药前须经两人再次核对药物，以确保用药安全
（2）洗手，在规定的时间内携带服药本、药盘和温开水，送药至患者床前。若患者不在或因特殊检查、手术等须禁食，则暂不发药，将药物带回保管，适时再发或交班
（3）再次核对患者的床号、姓名和腕带，药物的名称、浓度、剂量、给药时间和给药方法。当患者提出疑问时，应重新核对后再发药
（4）取药：同一患者的药物应一次取出，不同患者的药物不可同时取出，以免发生差错。增加、减少或停用药物时，应及时告知患者
（5）协助患者取舒适体位，向患者或家属解释服药的目的、方法及注意事项
（6）协助患者服药（对危重患者及不能自行服药的患者，应喂服），待患者服药后方能离开</td></tr>
<tr><td>5．整理、记录</td><td colspan="2">（1）患者服药后，收回药杯，并再次核对
（2）协助患者取舒适卧位，整理床单位
（3）发药完毕，推车回治疗室；整理、清洁药盘，将药杯消毒备用（一次性药杯集中消毒处理后销毁），小药卡放回药柜
（4）洗手，必要时记录</td></tr>
</table>

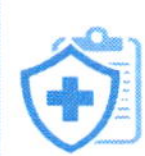

【注意事项】

（1）需吞服的药物宜用温开水送服，不可用茶水、牛奶、果汁等替代。

（2）缓释片、肠溶片和胶囊不可嚼碎后吞服。

（3）舌下含片应放在舌下或两颊黏膜与牙齿之间，待其自然溶化。

（4）对于婴幼儿、上消化道出血者、鼻饲或口服固体药物困难者所用的固体药（须整个吞服的除外），发药前需将其研碎，发药时用水溶解后再让患者服用。鼻饲患者给药时，应从胃管注入，再用少量温开水冲净胃管。

（5）发药后应随时观察患者服药后的反应。若有异常，则及时与医生联系。

（6）注意药物之间的配伍禁忌。

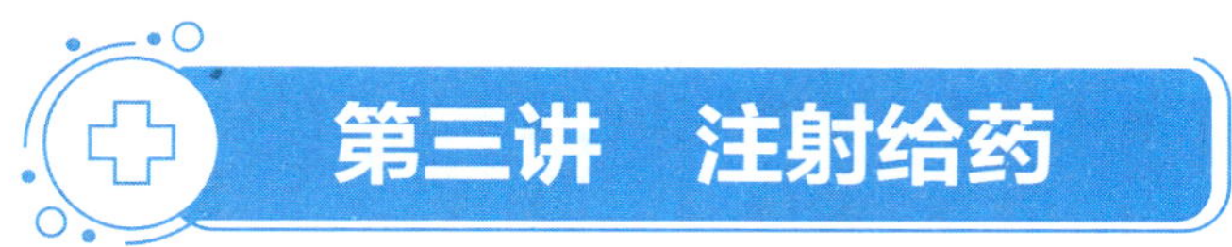

第三讲　注射给药

注射给药是指将一定量的无菌药液或生物制剂注入体内，达到预防、诊断和治疗目的的给药方法。临床常用的注射给药法有皮内注射、皮下注射、肌内注射、静脉注射。注射给药的优点是药物吸收快，血药浓度升高迅速，吸收剂量较准确，适用于需要药物迅速发挥作用、因各种原因不能口服给药的患者。但注射给药可能会造成一定程度的组织损伤，引起疼痛、感染等并发症，加之药物吸收快，某些药物的不良反应出现迅速，处理相对困难，故应密切观察和及时处理。

一、注射原则

（一）严格执行查对制度

（1）严格执行“三查八对”，确保用药安全。

（2）仔细检查药物的质量，如果发现药物变质、变色、浑浊、沉淀、过期，安瓿、密封瓶有裂痕，密封瓶瓶盖松动等现象，均不可使用。

（3）需要同时注射多种药物时，应注意药物之间有无配伍禁忌。

（二）严格遵循无菌技术操作原则

（1）操作环境清洁，无尘埃飞扬，遵循无菌技术操作原则。

（2）护士注射前洗手、戴口罩，着装整洁，必要时戴手套。

（3）注射器必须保持无菌。

（4）按要求进行注射部位的皮肤消毒，并保持无菌。皮肤常规消毒方法如下：用无菌棉签蘸取 0.5%碘伏或安尔碘原液，以注射点为中心，由内向外螺旋式均匀涂擦两遍，直径应在 5 cm 以上，待干后方可注射；也可用 2%碘酊同法涂擦一遍，待干后，用 75%乙醇溶液以同法涂擦脱碘（范围大于碘酊消毒面积），待乙醇挥发后方可注射。

（三）严防交叉感染

（1）注射时，要做到一人一套物品（包括注射器、针头、止血带、垫巾等），避免交叉感染。

（2）所用用物（包括一次性物品）须遵循隔离原则和医疗废物处理规范处置，不可随意丢弃。

（3）注射前后必须消毒双手，避免交叉感染。

（四）选择合适的注射器和针头

根据药液的量、黏稠度和刺激性的强弱，以及注射途径，选择合适的注射器和针头。目前临床多采用一次性使用无菌注射器，应确保其包装密封且在有效期内。

（五）选择合适的注射部位

（1）选择注射部位时，应避开神经和血管（静脉注射和动脉注射除外）处，不可在有炎症、瘢痕、硬结、皮肤受损及皮肤病的部位进针。

（2）对需长期注射的患者，应经常更换注射部位。

（六）严格掌握进针角度和深度

不同的注射法有不同的进针角度和深度要求，注射时应规范执行。此外，进针时不可将针梗全部刺入注射部位，以防不慎断针时，处理的难度增加。

（七）注射药液现配现用

药液应按规定的注射时间即时抽取，即时注射，即现抽现用或现配现用，以防放置时间过长导致药物效价降低或被污染。

（八）注射前排尽空气

注射前必须排尽注射器内的空气，以防气体进入血管形成空气栓塞。排气时，也应避免浪费药液。

（九）注药前检查回血

进针后推注药液前，应先抽动注射器活塞检查有无回血。静脉注射时，必须见回血后才能推注药物；皮下、肌内注射时，应无回血，若有回血，则应拔出针头，更换针头重新注射。需要注意的是，皮内注射无须抽回血。

（十）应用无痛注射技术

（1）做好解释工作，解除患者的思想顾虑。

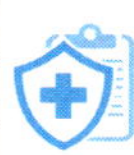

（2）指导患者取舒适体位，使肌肉松弛，以便于进针。

（3）注射时应做到“二快一慢加均匀”，即进针快，拔针快，推药速度慢且均匀。

（4）注射刺激性较强的药物时，应选用细长针头，且进针要深；同时注射多种药物时，一般先注射无刺激性或刺激性较弱的药物，再注射刺激性强的药物。

二、药液抽吸法

【目的】

遵医嘱从安瓿或密封瓶中准确抽吸药液，为注射做准备。

药液抽吸法

【评估】

药物的名称、有效期，有无外包装破损、沉淀、浑浊、变色等现象。

【计划】

（1）环境准备：整洁、安静、明亮，符合无菌操作的基本要求。

（2）护士准备：着装整洁，修剪指甲，洗手，戴口罩。

（3）用物准备：无菌盘、无菌治疗巾、消毒剂、无菌纱布、无菌棉签、砂轮或启瓶器、注射卡、一次性无菌注射器和针头（根据注射方法和注射剂量选择），药液（遵医嘱备）。

【实施】

药液抽吸的操作方法如表 10-3 所示。

表 10-3　药液抽吸的操作方法

操作流程	操作内容	
1．备盘、查对	（1）在无菌盘内铺无菌治疗巾 （2）按注射卡查对药物，检查药物的质量及有效期	
2．抽吸药液	自安瓿内抽吸药液	（1）消毒及折断安瓿：轻弹安瓿顶端，将药液弹至体部，用消毒砂轮在安瓿颈部凹陷处锯痕；消毒安瓿颈部，拭去玻璃细屑，用无菌纱布包裹颈部折断安瓿（若安瓿颈部有蓝色标记，则不需划痕，直接消毒后折断） （2）抽吸药液：左手持安瓿，右手持注射器，将针尖斜面向下置入安瓿内的药液中；手持活塞柄，抽动活塞抽吸药液
	自密封瓶内抽吸药液	（1）开瓶消毒：用启瓶器去除密封瓶铝盖中心部分，消毒瓶塞及周围，待干 （2）注入空气：抽吸与所需药液等量的空气，将针头穿过瓶盖中心刺入瓶内，注入空气 （3）抽吸药液：倒转药瓶，使针尖在液面下，稍抽动活塞，使药液流入注射器；抽吸药液至所需量后转正药瓶，以示指固定针栓，拔出针头

续表

操作流程	操作内容
3. 排尽空气	（1）将针头垂直向上，轻拉活塞，使针头内的药液流入注射器，并使气泡集于乳头根部 （2）轻推活塞，驱出气体
4. 保持无菌	排气完毕，将针头套入空安瓿或插入空密封瓶，再次核对无误后置于无菌治疗巾内备用；也可套上针头保护套，但须保留空安瓿或空密封瓶，以备查对
5. 处理用物	处理用物，洗手

【注意事项】

（1）针头出入安瓿时不可触及安瓿口外缘。

（2）抽吸结晶、粉剂药物时，应用无菌生理盐水、注射用水或专用溶剂将其充分溶解后再抽吸；混悬剂应摇匀后立即抽吸；油剂可稍加温或双手对搓药瓶（受热易破坏者除外）后，用稍粗的针头抽吸。

（3）药液应现用现抽吸，避免药液污染和疗效降低。

（4）排气时不可浪费药液，以免影响药量的准确性。

三、常用的注射法

（一）皮内注射法

常用注射法

皮内注射法（ID）是指将少量无菌药液或生物制品注射于表皮与真皮之间的方法。

【目的】

（1）进行药物过敏试验，以观察有无过敏反应。

（2）预防接种。

（3）用于局部麻醉的起始步骤。

【评估】

患者的年龄、病情、意识、用药史、过敏史、家族史、注射部位的皮肤情况、心理状态及配合程度。

【计划】

（1）环境准备：整洁、安静、舒适、明亮。

（2）护士准备：着装整洁，修剪指甲，洗手，戴口罩。

（3）用物准备：除药液抽吸法用物（消毒剂为 75%乙醇溶液）外，还需备锐器盒、手消毒剂、生活垃圾桶和医疗垃圾桶。若为药物过敏试验，还需另备 0.1%盐酸肾上腺素和 2 mL

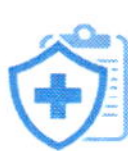

注射器。

【实施】

皮内注射的操作方法如表 10-4 所示。

表 10-4　皮内注射的操作方法

操作流程	操作内容
1. 抽吸药液	在治疗室内铺无菌盘，核对注射卡，按医嘱抽吸药液，放入无菌盘
2. 核对、解释	携用物至患者床旁，核对患者的床号、姓名和腕带，向患者及其家属解释皮内注射的目的、方法、注意事项及配合要点
3. 选择部位	根据注射目的选择部位：① 药物过敏试验的注射部位为前臂掌侧下段（该处皮肤较薄，易于注射，且此处肤色较浅，如果有局部反应，易于辨认）；② 预防接种的注射部位为上臂三角肌下缘；③ 局部麻醉的注射部位为实施局部麻醉处
4. 消毒皮肤	用 75%乙醇溶液消毒注射部位的皮肤，待干
5. 二次核对、排气	二次核对，并排尽注射器内的空气
6. 进针、推药	（1）左手绷紧局部皮肤，右手以平执式持注射器，将针尖斜面向上、与皮肤成 5° 角刺入皮内，待针尖斜面完全进入皮内后，放平注射器 （2）用左手拇指固定针栓，右手缓慢推注药液 0.1 mL，使局部隆起形成一皮丘（标准皮丘：圆形隆起，皮肤变白，毛孔变大）
7. 拔针、计时	注射完毕，迅速拔针，看表计时
8. 交代、观察	（1）再次核对，嘱患者勿按揉注射部位，且 20 min 内不可离开病室或注射室、不可剧烈活动；如果有不适，及时报告护士或医生 （2）20 min 后观察局部反应，并做出判断
9. 整理、记录	（1）协助患者取舒适卧位，整理床单位 （2）清理用物，洗手，记录皮试结果

【注意事项】

（1）皮试结果不确定时，可做对照实验：用另一注射器及针头在另一侧前臂相应部位注入 0.1 mL 生理盐水，20 min 后对照结果。

（2）做药物过敏试验前，护士应详细询问患者的“三史”（用药史、过敏史和家族史）。若患者对需要注射的药物有过敏史，则不可进行皮试，应及时与医生联系，更换其他药物，并做好标记。此外，还要备好急救药物，以防发生意外。

（3）禁用含碘消毒剂，以防脱碘不彻底或患者对碘过敏，影响对局部反应的观察。

（4）进针角度不宜太大，以免将药液注入皮下，影响药物作用的效果及对局部反应的观察和判断。

（二）皮下注射法

皮下注射法（HD）是指将少量无菌药液或生物制剂注入皮下组织的方法。

【目的】

（1）注射需要在一定时间内发生药效而不宜或不能口服的药物。

（2）预防接种。

（3）局部给药，如局部麻醉、封闭疗法。

【评估】

患者的年龄、病情、意识、治疗情况、肢体活动能力、注射部位的皮肤状况、心理状态、对皮下给药的认知及配合程度。

【计划】

（1）环境准备：整洁、安静、舒适、明亮。

（2）护士准备：着装整洁，修剪指甲，洗手，戴口罩。

（3）用物准备：同皮内注射法。

【实施】

皮下注射的操作方法如表 10-5 所示。

表 10-5　皮下注射的操作方法

操作流程	操作内容
1. 抽吸药液	在治疗室内铺无菌盘，核对注射卡，按医嘱抽吸药液，放入无菌盘
2. 核对、解释	携用物至患者床旁，核对患者的床号、姓名和腕带，向患者及其家属解释皮下注射的目的、方法、注意事项及配合要点
3. 选择部位	协助患者取舒适体位，选择并暴露注射部位（常用的注射部位为上臂三角肌下缘、腹部、后背、大腿前侧和外侧等）
4. 消毒皮肤	常规消毒注射部位的皮肤，待干
5. 二次核对、排气	二次核对，并排尽注射器内的空气
6. 进针、推药	（1）左手绷紧局部皮肤；右手以平执式持注射器，示指固定针栓，使针尖斜面向上，将针头与皮肤成 30°～40° 角快速刺入皮下至针梗的 1/2～2/3 （2）松开左手，抽动活塞，若无回血，则缓慢推注药液
7. 拔针、按压	注射完毕，用无菌干棉签轻压针刺处，快速拔针后按压至不出血
8. 再次核对	
9. 整理、记录	（1）协助患者取舒适卧位，整理床单位 （2）清理用物 （3）洗手，记录注射时间，药物的名称、浓度和剂量，以及患者的反应

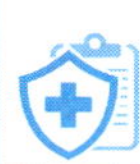

【注意事项】

（1）刺激性强的药物不宜进行皮下注射。

（2）进针角度不宜超过 45°，以免刺入肌层；对过于消瘦者，可捏起局部组织，并适当减小穿刺角度。

（3）对长期注射者，应有计划地更换注射部位，以免局部产生硬结，影响药物的吸收。

（三）肌内注射法

肌内注射法（IM）是指将一定量的无菌药液注入肌肉组织的方法。

【目的】

注入药物，并迅速发挥药效（药物不宜或不能口服或静脉注射，而又要求比皮下注射更迅速发挥药效时采用，或注射刺激性较强或剂量较大的药物时采用）。

【部位】

一般选择肌肉较厚，远离大神经和大血管的部位，其中最常用的部位是臀大肌，其次为臀中肌、臀小肌、股外侧肌及上臂三角肌。各部位的定位方法如下：

（1）臀大肌注射定位法：① 十字法。从臀裂顶点向左侧或右侧画一水平线，从髂嵴最高点向下作一垂线，将一侧臀部分为四个象限，外上象限除去内角（髂后上棘至股骨大转子连线内侧）的其他区域即为注射区。② 连线法。髂前上棘与尾骨连线的外上 1/3 处为注射部位。

（2）臀中肌和臀小肌注射定位法：① 构角法。将示指指尖和中指指尖分别置于髂前上棘和髂嵴下缘处，在髂嵴、示指和中指之间构成一个三角形区域，此区域即为注射部位。② 三指法。髂前上棘外侧三横指处（以患者的手指宽度为准）为注射部位。

（3）股外侧肌注射定位法：一般成人可取大腿中段外侧膝关节上 10 cm、髋关节下 10 cm、宽约 7.5 cm 的范围。

（4）上臂三角肌注射定位法：上臂外侧肩峰下 2～3 横指处即为注射部位。

在选择以上部位时应注意以下事项：① 2 岁以下婴幼儿不宜选用臀大肌进行注射，因为其臀大肌尚未发育好，注射有损伤坐骨神经的危险；② 臀中肌和臀小肌处血管、神经较少，且脂肪组织也较薄，可用于小儿、危重或不能翻身的患者，目前使用日趋广泛；③ 股外侧肌处大血管、神经干很少通过，且注射范围较广，适用于多次注射；④ 上臂三角肌处肌肉较薄，只可进行小剂量注射。

【评估】

患者的年龄、病情、意识、治疗情况、肢体活动能力、注射部位的皮肤状况、心理状态、对肌内注射给药的认知及配合程度。

【计划】

（1）环境准备：整洁、安静、舒适、明亮。

（2）护士准备：着装整洁，修剪指甲，洗手，戴口罩。

（3）用物准备：同皮内注射法，另按需备屏风。

【实施】

肌内注射的操作方法如表 10-6 所示。

表 10-6　肌内注射的操作方法

操作流程	操作内容
1. 抽吸药液	在治疗室内铺无菌盘，核对注射卡，按医嘱抽吸药液，放入无菌盘
2. 核对、解释	携用物至患者床旁，核对患者的床号、姓名和腕带，向患者及其家属解释肌内注射的目的、方法、注意事项及配合要点
3. 选择部位	（1）拉开床帘（或用屏风遮挡），协助患者取适宜体位 （2）选择注射部位并充分暴露
4. 消毒皮肤	正确定位后常规消毒皮肤，待干
5. 二次核对、排气	二次核对，并排尽注射器内的空气
6. 进针、推药	（1）左手拇指和示指分开绷紧局部皮肤；右手以执笔式持注射器，中指固定针栓，用前臂带动腕部的力量，将针头迅速垂直刺入肌肉 2.5～3 cm（约相当于针梗的 2/3，消瘦者及小儿略减） （2）松开左手，抽动活塞，若无回血，则缓慢推注药液
7. 拔针、按压	注射完毕，用无菌干棉签轻压针刺处，快速拔针后按压至不出血
8. 再次核对	
9. 整理、记录	（1）协助患者穿好衣裤，取舒适卧位，整理床单位 （2）清理用物 （3）洗手，记录注射时间，药物的名称、浓度、剂量，以及患者的反应

【注意事项】

（1）多种药物同时注射时，应注意药物间的配伍禁忌。

（2）对于需长期注射者，应交替更换注射部位，并选用细长针头，以避免或减少硬结的产生。

（3）勿将针梗全部刺入，以免发生断针时难以取出。若针梗折断，则先稳定患者情绪，并嘱患者保持原位不动；一手固定局部组织，以防断针移位；另一手尽快用无菌止血钳夹住断端取出。若断端全部埋入肌肉，则应迅速请外科医生处理。

（4）臀部肌内注射时，为使局部肌肉放松，应嘱患者侧卧时上腿伸直，下腿稍弯曲；俯卧时足尖相对，足跟分开，头偏向一侧。此外，危重患者及不能翻身者可取仰卧位。

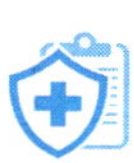

（四）静脉注射法

静脉注射法（IV）是指自静脉注入无菌药液的方法。

1. 静脉注射的操作

【目的】

（1）注入药物，并迅速发挥药效（药物不宜口服、皮下或肌内注射，或需迅速发挥药效时采用）。

（2）注入药物，以进行某些诊断性检查（如肝、肾、胆囊等 X 线摄片）。

（3）输液或输血。

（4）静脉营养治疗。

【部位】

（1）四肢浅静脉：上肢常用肘部（包括贵要静脉、正中静脉和头静脉）、腕部及手背的浅静脉，下肢常用大隐静脉、小隐静脉及足背静脉。

（2）股静脉：位于股三角区，在股动脉内侧 0.5 cm 处。

【评估】

患者的年龄、病情、治疗情况、意识、肢体活动能力、注射部位的皮肤状况、静脉充盈度及管壁弹性、心理状态、对静脉注射给药的认知及配合程度。

【计划】

（1）环境准备：整洁、安静、舒适、明亮。

（2）护士准备：着装整洁，修剪指甲，洗手，戴口罩。

（3）用物准备：同皮内注射法，另备小垫枕、止血带、输液贴（或胶带）、无菌纱布。若为股静脉注射，视情况备一次性无菌手套。

【实施】

静脉注射的操作方法如表 10-7 所示。

表 10-7　静脉注射的操作方法

操作流程	操作内容
四肢浅静脉注射	
1. 抽吸药液	在治疗室内铺无菌盘，核对注射卡，按医嘱抽吸药液，放入无菌盘
2. 核对、解释	携用物至患者床旁，核对患者的床号、姓名和腕带，向患者及其家属解释静脉注射的目的、方法、注意事项及配合要点
3. 选择静脉	选择合适的静脉（粗、直、弹性好、易于固定，避开关节处和静脉瓣），用手指探明静脉的走向及深浅，在穿刺部位的下方放置小垫枕
4. 扎止血带、消毒皮肤	在穿刺部位上方（近心端）约 6 cm 处扎紧止血带（末端向上，以防污染无菌区域），常规消毒皮肤，待干。若为上肢注射，则嘱患者握拳

续表

操作流程	操作内容
5. 二次核对、排气	二次核对药物，并排尽注射器内的空气
6. 穿刺静脉	（1）以左手拇指绷紧静脉下端皮肤，使静脉固定 （2）右手持注射器，示指固定针栓，使针尖斜面向上，将针头与皮肤成15°～30°角自静脉上方或侧方刺入皮下，再沿静脉走向滑行刺入静脉 （3）见回血，再顺静脉走向进针少许；如果未见回血，则平稳地将针头退至刺入口下方，略改变方向，再尝试穿刺；一旦出现局部血肿，应立即拔出针头，按压局部，另选其他静脉注射
7. 缓注药液	（1）松开止血带，嘱患者松拳，固定针头 （2）缓慢注入药液（推注药液的过程中，若出现局部疼痛和肿胀、抽吸无回血等，则提示针头脱出静脉，应拔出针头，更换部位重新穿刺）
8. 拔针、按压	注射完毕，将无菌干棉签放于穿刺点上方，快速拔出针头，按压片刻或嘱患者屈肘夹住棉签
9. 再次核对	
10. 整理、记录	（1）协助患者取舒适卧位，整理床单位 （2）清理用物 （3）洗手，记录注射时间，药物的名称、浓度和剂量，以及患者的反应等
股静脉注射（常用于抢救危重患者时注入药物或置管加压输血、输液，或采集血标本）	
1. 抽吸药液 2. 核对、解释	同四肢浅静脉注射的步骤1～2
3. 安置体位	协助患者取仰卧位，下肢伸直并稍外展，暴露注射部位，必要时臀下放置小垫枕
4. 定位、消毒	（1）确定注射部位，常规消毒皮肤，待干 （2）施术者消毒左手示指和中指
5. 二次核对、排气	
6. 穿刺、推药	（1）于腹股沟扪及股动脉搏动最明显处作为股动脉的定位点，并用左手示指或中指加以固定；右手持注射器，使针头和皮肤成90°或45°角，在股动脉内侧0.5 cm处刺入 （2）抽动活塞见暗红色血，提示针头已进入股静脉；如果抽出鲜红色血，则提示刺入股动脉，应立即拔出针头，用无菌纱布用力按压穿刺处5～10 min至不出血为止，然后改换另一侧穿刺 （3）固定针头，缓慢推注药液
7. 拔针、按压	注射完毕，拔出针头，局部用无菌纱布加压止血3～5 min，然后用胶布固定
8. 再次核对	同四肢浅静脉注射的步骤9
9. 整理、记录	同四肢浅静脉注射的步骤10

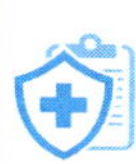

【注意事项】

（1）根据患者的年龄、病情及药物性质，掌握推注药液的速度，并随时听取患者的主诉，密切观察局部情况及病情变化。

（2）对长期静脉给药者，应按由细到粗、由远心端到近心端的顺序选择静脉。

（3）注射对组织有强烈刺激性的药物时，应另备抽有生理盐水的注射器。注射穿刺成功后先注入少量生理盐水，证实针头确在静脉内，再换上抽有药液的注射器推药，以免药液外渗导致组织损伤及坏死。此外，刺激性较强的药物禁止从头皮静脉注射。

2．静脉穿刺失败的常见原因及处理方法

静脉穿刺失败的常见原因如下：

（1）针头未刺入血管：针头刺入过浅，或静脉滑动致使针头未刺入血管。表现为抽吸无回血，推注药液后局部隆起、有痛感。

（2）针头未完全进入血管：针头刺入较浅，使针尖斜面部分在血管内、部分尚在皮下。表现为抽吸有回血，但推注药液时，药液溢至皮下，局部隆起并有痛感。

（3）针头刺破对侧血管壁：针头刺入较深，使针尖斜面一半刺破对侧血管壁。表现为抽吸有回血，推注少量药液时，局部隆起不明显或无隆起，但因部分药液溢至深层组织，患者有痛感。

（4）针头穿透对侧血管壁：针头刺入过深，穿透对侧血管壁。表现为抽吸无回血，推注药液时，局部无隆起，药液注入深层组织，有痛感。

静脉穿刺失败的处理方法：以上任何一种情况发生而致使静脉注射失败时，均应立即拔针，以无菌棉签或棉球压迫止血，然后更换部位重新注射。

第四讲　药物过敏试验

临床上使用某些药物时，常可发生不同程度的药物过敏反应，甚至发生过敏性休克，危及生命。因此，在使用某些致敏性高的药物之前，除须详细询问患者用药史、过敏史和家族史外，还必须做药物过敏试验，并随时做好急救准备。

一、药物过敏试验概述

（一）药物过敏反应的临床表现

1．过敏性休克

过敏性休克是药物过敏反应中最严重的一种，可发生在药物过敏试验或药物注射过程中。一般于用药数秒或数分钟内闪电式发生，也有的在用药半小时后迟缓发作，极少数患者发生于连续用药的过程中。其主要临床表现如下：

（1）呼吸系统症状：由喉头水肿、支气管痉挛和肺水肿引起，患者表现为胸闷、气促、哮喘、呼吸困难等。

（2）循环系统症状：由周围血管扩张所致的有效循环血量不足引起，患者表现为面色苍白、出冷汗、发绀、脉细弱、血压下降等。

（3）中枢神经系统症状：由脑组织缺氧导致，患者表现为头晕眼花、四肢麻木、意识丧失、抽搐、大小便失禁等。

（4）皮肤过敏反应：瘙痒、荨麻疹等。

2. 血清病型反应

血清病型反应一般于用药后 7～12 d 发生，临床表现与血清病相似，如发热、关节肿痛、腹痛、皮肤瘙痒、荨麻疹、全身淋巴结肿大等。

3. 各器官或组织的过敏反应

药物过敏还可出现瘙痒、荨麻疹等皮肤过敏反应，过敏性哮喘或原有哮喘发作等呼吸道过敏反应，过敏性紫癜（以皮肤紫癜、腹痛、便血为主要症状）等消化道过敏反应。

（二）药物过敏反应的预防措施

（1）用药前，应详细询问患者的“三史”。已知有过敏史者，禁止做过敏试验；无过敏史者，须做过敏试验，且试验结果为阴性时方可用药。

（2）对试验结果为可疑阳性者，应做对照试验（在对侧手臂相同部位注射等量生理盐水），如果出现相同的结果，则说明不是阳性。

（3）正确实施药物过敏试验，准确判断试验结果，严格遵守操作规程。

（4）做药物过敏试验时，药液必须现配现用，以减少过敏反应的发生。

（5）提前备好急救药物和设备，用药过程中严密观察患者的反应。注射后留观不少于 20 min（尤其是首次注射药物者），确定患者无不良反应后再让其离开，以防药物过敏迟缓反应的发生。

（6）患者空腹时不宜进行药物过敏试验或药物注射，以免将个别患者因空腹用药而出现的头晕、恶心、面色苍白等反应，与药物过敏反应相混淆。此外，不能在同一时间内，在同一手臂上做两种及以上的药物过敏试验，以免影响结果判断。

（三）过敏性休克的抢救

过敏性休克的抢救原则是迅速、及时、分秒必争、就地抢救。具体抢救措施如下：

（1）立即停药，协助患者平卧，注意保暖，报告医生，就地抢救。

（2）遵医嘱皮下注射 0.1%盐酸肾上腺素（抢救过敏性休克患者的首选药物，具有收缩

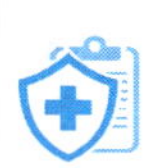

血管、增加外周血管阻力、兴奋心肌、增加心输出量及松弛支气管平滑肌的作用）0.5～1 mL（患儿剂量酌减）；若症状不缓解，可每隔 30 min 皮下注射该药 0.5 mL，直至脱离危险期。

（3）改善呼吸功能：给予氧气吸入，改善缺氧症状；出现呼吸抑制时，应立即进行口对口人工呼吸，并遵医嘱肌内注射尼可刹米或洛贝林等呼吸兴奋药；出现喉头水肿影响呼吸时，应立即配合医生行气管插管或气管切开术。

（4）抗过敏：根据医嘱，立即给予地塞米松 5～10 mg 静脉注射，或氢化可的松 200～400 mg 加入 5%～10%葡萄糖溶液 500 mL 静脉滴注；及时纠正酸中毒，遵医嘱应用抗组胺类药物，如盐酸异丙嗪 25～40 mg 或苯海拉明 20 mg 等肌内注射，以对抗过敏反应。

（5）维护循环功能：遵医嘱静脉滴注 10%葡萄糖溶液或平衡溶液，以扩充血容量。若血压仍不回升，则可用多巴胺或间羟胺等升压药物；若发生心搏骤停，则立即进行心肺复苏。

（6）密切观察患者的生命体征、尿量及其他病情变化，并做好病情动态记录，为进一步处置提供依据。

二、常用的药物过敏试验法

（一）青霉素过敏试验法

在使用青霉素及其他半合成青霉素类药物（如苄星青霉素、阿莫西林、氨苄西林、哌拉西林及青霉素类复方制剂）前，必须做过敏试验，试验结果为阴性时方可给患者使用，以保证用药安全。

【目的】

确定患者对青霉素是否过敏，并将试验结果作为临床应用青霉素治疗的依据。

【评估】

患者的病情、治疗情况、意识、用药史、过敏史及家族过敏史、进食情况、心理状态、对青霉素过敏试验的认知及配合程度。

【计划】

（1）环境准备：整洁、安静、舒适、明亮，符合无菌操作要求。

（2）护士准备：着装整洁，修剪指甲，洗手，戴口罩。

（3）用物准备：同皮内注射法（所用药物为青霉素）。

【实施】

（1）配制试验液：青霉素试验液以每毫升含青霉素 200～500 U 为标准。现以每瓶含青霉素 80 万 U 为例进行配制，其具体配置方法如表 10-8 所示。

表 10-8　青霉素试验液的配制方法

步骤	用量	加生理盐水的量/mL	青霉素含量/（$U \cdot mL^{-1}$）	要求
溶解药液	80 万 U 青霉素钠	4	20 万	充分溶解
1 次稀释	取上液 0.1 mL	0.9	2 万	混匀
2 次稀释	取上液 0.1 mL	0.9	2 000	混匀
3 次稀释	取上液 0.1 mL 或 0.25 mL	0.9 或 0.75	200 或 500	混匀

（2）试验方法：确定患者无青霉素过敏史后，按照皮内注射法于患者前臂掌侧下段注射 0.1 mL 青霉素试验液（含青霉素 20 U 或 50 U）。

（3）判断结果：20 min 后观察试验结果，判断并记录。① 阴性，表现为局部皮丘无改变，周围无红肿、红晕，患者无自觉症状；② 阳性，表现为局部皮丘隆起，并出现红晕、硬结，皮丘直径大于 1 cm，或红晕周围有伪足和痒感，严重时可有头晕、心慌、恶心等，甚至出现过敏性休克。

【注意事项】

（1）首次用药、停药 3 d 以上，以及用药过程中更换批号时，均须做过敏试验。对青霉素有过敏史者禁止做过敏试验。

（2）使用的青霉素试验液应现用现配，配制试验液或稀释青霉素用的生理盐水应专用。

（3）配制试验液时，抽吸的药液量要准确，每次抽吸后应充分混匀，以确保试验液浓度的准确性。

（4）注射完成后，应嘱患者切勿按揉注射部位，不可剧烈活动，并且不能离开观察区，若出现心慌、胸闷、注射部位瘙痒等不适症状，应立即告知医务人员。

（5）试验结束后，须严密观察患者的反应，并及时、准确记录。

（6）对试验结果为阳性者，禁用青霉素，并在医嘱单、体温单、病历、注射卡和床尾卡上醒目注明“青霉素阳性”，同时告知患者本人及其家属。

（二）头孢菌素类药物过敏试验法

头孢菌素类药物可致荨麻疹、皮疹、药物热，甚至过敏性休克等过敏反应（处理方法与青霉素相同），此外，头孢菌素类与青霉素之间有部分交叉过敏现象（对青霉素过敏者约有 10%～30%对头孢菌素过敏，而对头孢菌素过敏者绝大多数对青霉素过敏），因此用药前必须做药物过敏试验。

【目的】

确定患者对头孢菌素是否过敏，并将试验结果作为临床应用头孢菌素治疗的依据。

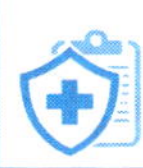

【评估】

患者的病情、治疗情况、意识、用药史、过敏史及家族过敏史、进食情况、心理状态、对头孢菌素过敏试验的认知及配合程度。

【计划】

（1）环境准备：整洁、安静、舒适、明亮，符合无菌操作要求。

（2）护士准备：着装整洁，修剪指甲，洗手，戴口罩。

（3）用物准备：同皮内注射法（所用药物为头孢菌素）。

【实施】

（1）配制试验液：头孢拉定试验液以每毫升含 500 μg 头孢拉定为标准。现以每瓶含头孢拉定 0.5 g 为例进行配制，具体配制方法如表 10-9 所示。

表 10-9　头孢拉定试验液的配制方法

步骤	用量	加生理盐水的量/mL	头孢拉定的含量	要求
溶解药液	0.5 g 头孢拉定	2	250 mg/mL	充分溶解
1 次稀释	取上液 0.2 mL	0.8	50 mg/mL	混匀
2 次稀释	取上液 0.1 mL	0.9	5 mg/mL	混匀
3 次稀释	取上液 0.1 mL	0.9	500 μg/mL	混匀

（2）试验方法：确定患者无头孢拉定过敏史后，按照皮内注射法于患者前臂掌侧下段注射 0.1 mL 头孢拉定试验液（含头孢拉定 50 μg）。

（3）判断结果：同青霉素过敏试验法。

【注意事项】

（1）青霉素过敏性休克者绝对禁忌头孢菌素。

（2）试验前后，短时间内禁止为患者使用抗组胺药或糖皮质激素类药，以防出现假阳性，干扰试验结果的判断。

（3）即使试验结果为阴性，仍有可能发生过敏反应，故皮试后须严密观察患者的反应。

（三）链霉素过敏试验法

链霉素本身具有毒性，也可导致发热、荨麻疹、皮疹等过敏反应，因此使用链霉素前必须做药物过敏试验。

【目的】

确定患者对链霉素是否过敏，并将试验结果作为临床应用链霉素治疗的依据。

【评估】

患者的病情、治疗情况、意识、用药史、过敏史及家族过敏史、进食情况、心理状态、对链霉素过敏试验的认知及配合程度。

【计划】

（1）环境准备：整洁、安静、舒适、明亮，符合无菌操作要求。

（2）护士准备：着装整洁，修剪指甲，洗手，戴口罩。

（3）用物准备：同皮内注射法（所用药物为链霉素）。

【实施】

（1）配制试验液：链霉素试验液以每毫升含链霉素 2 500 U 为标准。现以每瓶含链霉100 万 U 为例进行配制，具体配制方法如表 10-10 所示。

表 10-10　链霉素试验液的配制方法

步骤	用量	加生理盐水的量/mL	链霉素含量/（U·mL^{-1}）	要求
溶解药液	100 万 U 链霉素	3.5	25 万	充分溶解
1 次稀释	取上液 0.1 mL	0.9	2.5 万	混匀
2 次稀释	取上液 0.1 mL	0.9	2 500	混匀

（2）试验方法：确定患者无链霉素过敏史后，按照皮内注射法于患者前臂掌侧下段注射 0.1 mL 链霉素试验液（含链霉素 250 U）。

（3）判断结果：同青霉素过敏试验法。

【注意事项】

（1）即使试验结果为阴性，患者仍有可能会发生过敏反应，所以在使用过程中要密切观察患者的反应。

（2）链霉素过敏反应的处理措施与青霉素基本相同。此外，可遵医嘱静脉缓慢推注 10%葡萄糖酸钙或 5%氯化钙，以减轻中毒症状；若患者有肌肉无力、呼吸困难，则可遵医嘱皮下注射或静脉注射新斯的明。

（四）破伤风抗毒素过敏试验法与脱敏注射法

破伤风抗毒素（TAT）在临床上常用于破伤风疾病的预防和救治，但注射 TAT 可能会引起发热、速发型或迟缓型血清病，甚至过敏性休克等过敏反应，抢救不及时可导致死亡，故用药前必须做过敏试验。

1. TAT 过敏试验法

【目的】

确定患者对 TAT 是否过敏，并将试验结果作为临床应用 TAT 治疗的依据。

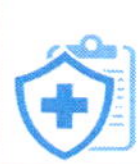

【评估】

患者的病情、治疗情况、意识、用药史、过敏史及家族过敏史、进食情况、心理状态、对 TAT 过敏试验的认知及配合程度。

【计划】

（1）环境准备：整洁、安静、舒适、明亮，符合无菌操作要求。

（2）护士准备：着装整洁，修剪指甲，洗手，戴口罩。

（3）用物准备：同皮内注射法（所用药物为 TAT）。

【实施】

（1）配制试验液：TAT 试验液以每毫升含 150 IU TAT 为标准。具体配制方法如下：取含 1 500 IU 的 TAT 药液 1 支（1 mL），抽吸 0.1 mL，再抽吸生理盐水至 1 mL 后混匀，即制成试验液。

（2）试验方法：确定患者无 TAT 过敏史后，按照皮内注射法于患者前臂掌侧下段注射 0.1 mL（含 15 IU）TAT 试验液。

（3）判断结果：20 min 后观察试验结果，判断并记录。① 阴性，表现为局部皮丘无变化，全身无异常反应。② 阳性，表现为局部皮丘红肿、有硬结，硬结直径大于 1.5 cm，红晕直径超过 4 cm，有时可出现伪足或有痒感，严重时可出现全身过敏性反应、血清病型反应（与青霉素过敏反应相似）。若试验结果为阴性，则可一次性将所需剂量注射完；若试验结果为阳性，则需采用脱敏注射法。

【注意事项】

（1）曾注射过 TAT 但停药时间超过 7 d 者，如果需要再次注射，应重新做过敏试验。

（2）进行试验液配制时，抽吸的药液量要准确，以确保试验液浓度的准确性。

2. TAT 脱敏注射法

脱敏注射法是指当患者试验结果为阳性，但又必须注射时，可少量、短时间、连续多次注射，注射剂量逐渐增加，直至达到治疗量的方法。

TAT 脱敏注射的方法如表 10-11 所示。

表 10-11　TAT 脱敏注射的方法

次数	抗毒血清的量/mL	加生理盐水的量/mL	注射途径
1	0.1	0.9	肌内注射
2	0.2	0.8	肌内注射
3	0.3	0.7	肌内注射
4	余量	稀释至 1 mL	肌内注射

每隔 20 min 注射 TAT 一次，每次注射后均须密切观察患者的反应，如果发现患者出

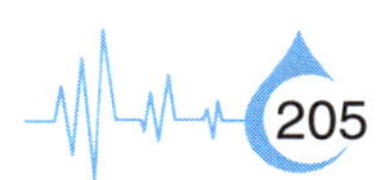

现轻微反应（如皮肤瘙痒），则可待反应消退后，酌情减少注射剂量、增加注射次数，并全程密切观察，直至顺利完成全量注射；如果患者出现严重反应，如面色苍白、气促、发绀、头晕、荨麻疹或过敏性休克，则应立即停止注射，并配合医生进行抢救。

（五）普鲁卡因过敏试验法

普鲁卡因是一种常用的局部麻醉药，注射后偶可引起轻重不一的过敏反应，极少数患者可突然出现胸闷、休克等过敏反应。首次应用普鲁卡因或注射普鲁卡因青霉素（还须做青霉素过敏试验）者，均须做过敏试验，试验结果为阴性者方可使用。

【目的】

确定患者对普鲁卡因是否过敏，并将试验结果作为临床应用普鲁卡因的依据。

【评估】

患者的病情、治疗情况、意识、用药史、过敏史及家族过敏史、进食情况、心理状态、对普鲁卡因过敏试验的认知及配合程度。

【计划】

（1）环境准备：整洁、安静、舒适、明亮，符合无菌操作要求。

（2）护士准备：着装整洁，修剪指甲，洗手，戴口罩。

（3）用物准备：同皮内注射法（所用药物为普鲁卡因）。

【实施】

（1）配制试验液：普鲁卡因试验液以每毫升含普鲁卡因 2.5 mg（0.25%）为标准。如果药液为 1%的普鲁卡因溶液，则取 0.25 mL 稀释至 1 mL 即可；如果为 2.5%的普鲁卡因溶液，则取 0.1 mL 稀释至 1 mL 即可。

（2）试验方法：试验时，取普鲁卡因试验液 0.1 mL（含普鲁卡因 2.5 mg）进行皮内注射，20 min 后观察试验结果并记录。结果的判断方法和过敏反应的处理方法与青霉素过敏试验法相同。

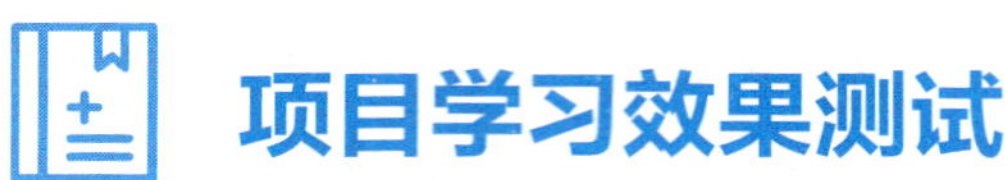

项目学习效果测试

一、单项选择题

1. 下列行为不符合给药原则的是（　　）。

   A. 执行“三查八对”　　B. 给药时间要准确

   C. 注意用药不良反应　　D. 发现医嘱有误时应及时更正

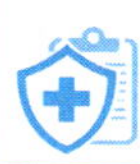

2. 下列中文译意与外文缩写对应正确的是（　　）。

A. 每日 1 次　qod　　B. 口服　po

C. 片剂　pil　　D. 皮内注射　IM

3. 剧毒药瓶上的标签颜色是（　　）。

A. 蓝色　　B. 红色　　C. 黑色　　D. 绿色

4. 下列关于口服给药法的表述中，不正确的是（　　）。

A. 先备液体药，再备固体药　　B. 患者不在时，暂不发药

C. 同一患者的药物应一次取出　　D. 停用药物时，应及时告知患者

5. 股静脉的穿刺部位为（　　）。

A. 股动脉内侧 0.5 cm　　B. 股动脉外侧 0.5 cm

C. 股神经内侧 0.5 cm　　D. 股神经外侧 0.5 cm

二、案例分析题

1. 患者，女，60 岁。近一周来发热伴恶心、食欲下降，门诊拟发热待查入院。护士遵医嘱给予肌内注射。

请思考：

（1）进行臀大肌注射时，应如何定位注射部位？

（2）为减轻患者注射时的疼痛，护士可采取哪些措施？

2. 患者，女，40 岁，因咽喉疼痛入院，诊断为化脓性扁桃体炎。在做青霉素皮试约 2 min 后，患者突然出现胸闷气促、面色苍白、脉细弱、出冷汗的症状，血压 70/50 mmHg。

请思考：

（1）此患者最可能出现了什么反应？

（2）应该如何抢救该患者？

项目综合实践活动

【活动背景】

患者，男，50 岁，因发热、咳嗽、咽喉肿痛 2 d 就诊。经检查，诊断为上呼吸道感染。医嘱：肌内注射青霉素钠。

情景一：肌内注射前，护士给该患者做青霉素过敏试验。

情景二：试验结果为阴性，护士为该患者行肌内注射。

【活动要求】

三人为一组，针对以上情景进行模拟演练，可通过抽签方式决定各自的演练内容。具体

要求：① 护士口述青霉素过敏试验的结果判断方法，以及出现过敏反应时的处理方法；② 肌内注射时，为患者取适宜体位，并尽量减轻患者疼痛。

项目学习成果评价

表 10-12 项目学习成果评价表

考核内容	评价标准	分值	评价得分		
			自评	互评	师评
知识考核	了解药物的领取方法、给药途径、给药的次数和时间、常用给药的外文缩写和中文译意、口服给药的操作步骤和注意事项	5			
	熟悉药物的保管方法、安全给药指导、给药原则、注射原则	15			
	掌握皮内注射法、皮下注射法、肌内注射法、静脉注射法的目的、操作方法及注意事项，静脉穿刺失败的常见原因及处理方法，常用药物过敏试验液的配制、试验方法、结果的判断和注意事项，药物过敏反应的临床表现与预防措施，过敏性休克的抢救方法，脱敏注射法的操作方法和注意事项	30			
技能考核	能够规范完成口服给药	10			
	能够规范、熟练地进行各种注射药液的抽吸和各种注射法的操作	10			
	在做药物过敏试验过程中，能够准确配置药液，规范注射，认真观察患者反应，正确判断结果，并随时做好急救准备	10			
素质考核	学会站在患者的角度思考问题，具有同理心与换位思考的能力，能够建立良好的护患关系	10			
	自觉培养严谨细致的工作作风，以科学严谨、一丝不苟的态度对待工作。	10			
总评	自评×20%＋互评×20%＋师评×60%				
自我评价					
教师评价					

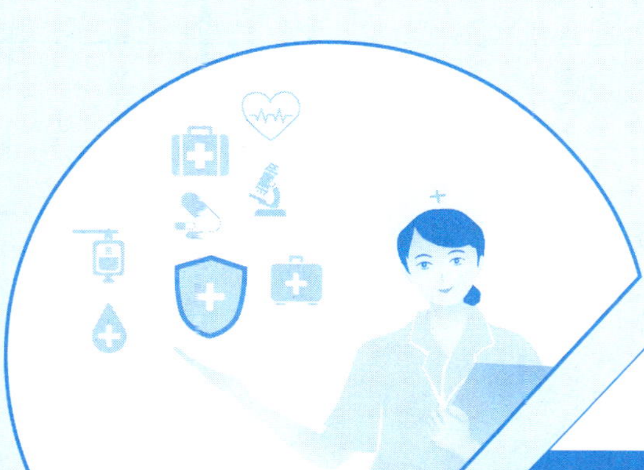

项目十一

静脉输液与输血

知识目标

- 了解输液微粒的定义、危害及消除措施，血型的类型和相容性检查的方法。
- 熟悉静脉输液的目的、静脉输液常用溶液的种类及其作用、输液速度与时间的计算方法、血液制品的种类及作用、血液质量的判断方法、静脉输血的目的。
- 掌握静脉输液法目的、操作方法及注意事项，常见输液故障及其排除方法，常见输液反应及其防护措施，静脉输血法的目的、操作方法及注意事项，三查八对的内容，自体输血的适应证、禁忌证及方法，常见输血反应及其护理措施。

技能目标

- 能够正确判断与处理常见的输液故障。
- 能够正确实施静脉输液法和静脉输血法。
- 能够正确判断与处理常见的输液反应和输血反应，并进行相应护理。

素质目标

- 具有尊重生命、敬畏生命的护理精神，养成细心严谨的工作作风。
- 具有独立思考、分析问题和解决问题的能力，能沉稳应对护理操作过程中出现的突发和意外情况，具备初步的现场处理及协调能力。

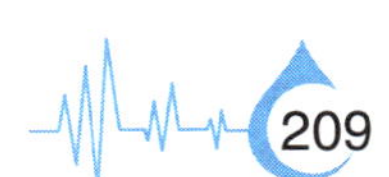

项目导入

患者，男，66 岁，因病情需要行加压静脉输液。当护士到治疗室处理完一些工作再回到患者床前时，发现患者呼吸困难，有严重发绀。患者自述胸闷、胸骨后疼痛、眩晕，护士用听诊器听诊患者心前区，可闻及水泡声。

请思考：

（1）此患者可能出现了什么反应？其发生原因可能是什么？

（2）如何才能避免此类事件的发生？

第一讲　静脉输液

静脉输液是指利用大气压和液体静压共同形成的输液系统内压高于人体静脉压的原理，将一定量的无菌溶液或药液直接输入人体静脉，达到治疗目的的方法。

一、静脉输液的目的

（1）补充水分和电解质，预防和纠正水、电解质及酸碱平衡紊乱。常用于各种原因引起的脱水、酸碱平衡紊乱，如剧烈呕吐、腹泻和大手术后等。

（2）增加血容量，维持血压，改善微循环。常用于严重烧伤、大出血和休克。

（3）输入药物，治疗疾病。常用于中毒、各种感染、组织水肿及各种需要经静脉输入药物而进行治疗。

（4）补充营养，供给能量，促进组织修复，维持正氮平衡。常用于慢性消耗性疾病、胃肠道吸收障碍、大手术后、禁食和不能经口进食（如昏迷、患有口腔疾病等）。

二、静脉输液常用的溶液及其作用

（一）晶体溶液

晶体溶液分子小，在血管内存留时间短，对维持细胞内、外水分的相对平衡起着重要作用，可有效纠正体内的水电解质紊乱。常用晶体溶液的种类及作用如表 11-1 所示。

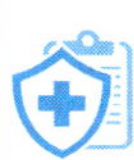

表 11-1　常用晶体溶液的种类及作用

溶液种类	常用溶液	作用
葡萄糖溶液	5%葡萄糖溶液和 10%葡萄糖溶液	补充水分和能量，减少组织分解和蛋白质消耗，防止酮体的产生
等渗电解质溶液	0.9%氯化钠溶液、复方氯化钠溶液（林格氏液）、5%葡萄糖氯化钠溶液等	补充水分和电解质，维持体液和渗透压平衡
碱性溶液	5%碳酸氢钠溶液、1.4%碳酸氢钠溶液、11.2%乳酸钠溶液、1.84%乳酸钠溶液等	纠正酸中毒，维持酸碱平衡
高渗溶液	20%甘露醇、25%山梨醇、25%～50%葡萄糖溶液等	利尿脱水，消除水肿，降低颅内压，改善中枢神经系统的功能

（二）胶体溶液

胶体溶液分子大，在血管内存留时间长，能有效维持血浆胶体渗透压，扩充血容量，改善微循环，升高血压。常用胶体溶液的种类及作用如表 11-2 所示。

表 11-2　常用胶体溶液的种类及作用

溶液种类	常用溶液	作用
右旋糖酐	中分子右旋糖酐和低分子右旋糖酐	中分子右旋糖酐用于提高血浆胶体渗透压，扩充血容量；低分子右旋糖酐用于降低血液黏稠度，改善微循环，预防血栓形成
血浆代用品	6%羟乙基淀粉（706 代血浆）、氧化聚明胶、聚维酮等	提高血浆胶体渗透压，扩充血容量（急性大出血时可与全血共用）
血液制品	5%清蛋白、血浆蛋白等	提高胶体渗透压，扩充血容量，减轻组织水肿；补充蛋白质和抗体，促进组织修复，提高人体免疫力

（三）静脉高营养液

常用的静脉高营养液有复方氨基酸、脂肪乳剂等，其作用是供给能量，补充蛋白质，维持正氮平衡，补充维生素和矿物质。

三、静脉输液法

（一）密闭式周围静脉输液法

【目的】

同“静脉输液的目的”。

【评估】

（1）患者的年龄、病情、意识、营养状况、心肺功能状况、心理状态及配合程度。

（2）患者的用药史和目前用药情况，所用药物的特性、治疗作用及可能出现的不良反应等。

（3）患者静脉穿刺部位的皮肤、血管状况及肢体活动度。

【计划】

（1）环境准备：整洁、安静、舒适、安全。

（2）护士准备：着装整洁，修剪指甲，洗手，戴口罩。

（3）用物准备：注射盘内置皮肤常规消毒剂、输液卡及输液瓶贴、密闭式一次性输液器、输液溶液及药物（遵医嘱备）、注射器、止血带、输液贴（或胶布）、输液执行记录卡、瓶套、开瓶器、手消毒剂、秒表、小垫枕、弯盘等，治疗车下层放置锐器盒、生活垃圾桶和医用垃圾桶，视情况备输液架，必要时备小夹板和绷带。

【实施】

密闭式周围静脉输液的操作方法如表 11-3 所示。

表 11-3　密闭式周围静脉输液的操作方法

操作流程	操作内容
1．核对、检查	（1）两人核对医嘱、输液卡和瓶贴，核对患者床号、姓名、住院号，药液的名称、浓度、剂量，给药时间，给药方法 （2）认真检查药液是否过期，瓶盖有无松动，瓶身有无裂痕；采用直立、倒置“Z”字形检查的方法，对光检查药液有无浑浊、沉淀及絮状物等，检查时间不少于 10 s；若为抗生素，则需核对皮试结果、批号 （3）将输液瓶贴倒贴于输液瓶上，勿覆盖输液瓶原有的标签
2．药物准备	（1）套上瓶套，打开液体瓶瓶盖的中心部分，从瓶塞的中心点开始至瓶颈，螺旋式常规消毒两次，若为袋装液体，则取下袋口处的拉环后再进行消毒 （2）按医嘱加入药物并注意药物间的配伍禁忌 （3）加药后轻轻摇匀，再次查看输液瓶内溶液的澄明度，检查有无浑浊、颗粒等。检查完毕后签名 （4）检查输液器的包装、质量和有效期 （5）打开输液器包装，只取出输液器针头，将输液器针头插入瓶塞至针头根部
3．核对、解释	携用物至患者床旁，核对患者的床号、姓名、腕带，核对输液卡和瓶贴，向患者及其家属解释输液的目的、方法、注意事项及配合要点

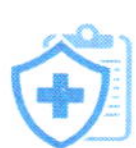

续表

操作流程	操作内容
4. 初步排气	（1）取出输液器，关闭调节器，旋紧护针帽，将输液瓶倒挂于输液架上 （2）一手将茂菲氏滴管倒置，抬高下段输液管；另一只手打开调节器，使输液瓶内的液体流入滴管。待滴管内液体达 1/2～2/3 时，迅速转正滴管 （3）使液体缓慢下降，直至液体充满输液导管和头皮针软管连接处，关闭调节器 （4）检查确认输液管内无气泡后，妥善放置输液器末端。若滴管下端的输液管内有小气泡不易排除，则可以轻弹输液管，让气泡上浮至滴管内
5. 皮肤消毒	（1）协助患者取舒适卧位，在输液肢体下铺治疗巾、置小垫枕 （2）在穿刺点上方 6～10 cm 处扎止血带。选择静脉，用手指探明静脉的走向及深浅，松止血带。扎止血带时，尾端向上，松紧适宜，以能阻断静脉血流但不阻断动脉血流为宜 （3）常规消毒皮肤两次，以穿刺点为中心由内向外缓慢螺旋式旋转擦拭，保证消毒范围的直径大于 5 cm；消毒后自然待干，避免吹、扇等动作，以免造成感染。第一次常规皮肤消毒后备输液贴（胶布），扎止血带
6. 静脉穿刺	（1）核对患者的床号、姓名和腕带，药液的名称、浓度、剂量、给药时间和给药方法 （2）打开调节器，再次排气至少量药液滴出后关闭调节器 （3）检查针头和输液管内有无气泡，取下护针帽 （4）嘱患者握拳；左手绷紧皮肤，固定血管；右手持针，使针尖斜面向上并与皮肤成 15°～30°角沿静脉走向进针，见回血后将针头与皮肤平行再进入少许。穿刺后针尖斜面必须全部在血管内
7. 固定针头	（1）一手拇指固定头皮针针柄；另一手松开止血带，打开调节器，同时嘱患者松拳（三松一固定） （2）待液体滴入通畅且患者无不适后，用输液贴（或胶布）固定针柄、穿刺局部和头皮针软管；无输液贴时，用无菌棉球覆盖穿刺点，用胶布固定；必要时可用夹板、绷带等固定肢体
8. 调节滴速	（1）取出止血带、治疗巾和小垫枕，协助患者取舒适卧位 （2）根据患者的病情、年龄及药物的性质调节滴速，一般成人为 40～60 滴/min，儿童为 20～40 滴/min （3）再次核对患者的床号、姓名和腕带，核对输液卡、瓶贴和医嘱
9. 整理、记录	（1）整理床单位及用物，将呼叫器放在患者易取处 （2）洗手；向患者及其家属交代输液中的注意事项，嘱患者勿随意调节滴速，若输液部位有肿胀、疼痛等不适，应及时呼叫 （3）在输液执行记录卡上记录患者的姓名和床号、输入药液的名称、输液的时间和滴速、患者全身及局部的反应情况，并签名 （4）挂输液卡，在瓶贴上签名

续表

操作流程	操作内容
10. 更换液体	（1）连续多瓶输液时，在第一瓶液体输尽前准备好下一瓶药液 （2）核对下一瓶药液，常规消毒后，从上一输液瓶内拔出输液器针头插入。确保滴管内液面高度合适、输液管内无气泡 （3）输液通畅后，在输液巡视卡上记录下一瓶药液的名称、量、滴速并签名后，方可离开
11. 按压拔针	（1）确认全部药液输入完毕后，关闭调节器，轻揭输液贴（或胶布），置无菌干棉签或无菌干棉球于穿刺点上方 （2）轻压穿刺点，快速拔针，嘱患者按压片刻至不出血
12. 整理、记录	（1）协助患者取舒适卧位，整理床单位 （2）取下输液卡，清理用物，污物按规定处理，避免交叉感染 （3）洗手，取口罩，记录患者输液结束的时间、液体和药物滴入的总量、用药疗效及患者的反应

【注意事项】

（1）严格遵循无菌技术操作原则，认真执行查对制度，以防感染及差错事故的发生。

（2）根据病情需要安排输液顺序，根据医嘱、治疗原则、病情缓急及药物的半衰期等情况合理分配药物。

（3）根据药物性质、患者的病情和合作程度等情况选择合适的静脉进行穿刺，应选择粗直、弹性好、易于固定的静脉，注意避开关节部位、静脉瓣处，以及瘢痕、炎症、硬结等处的静脉。

（4）若静脉充盈不良，可嘱患者反复握拳、松拳，或按摩或轻拍血管处，或敷温毛巾于皮肤表面等。若需长期输液，应注意保护及合理使用静脉，应从远端小静脉开始逐渐至近心端选择静脉。

（5）严格掌握输液速度。对于有心、肺、肾疾病的患者，年老体弱者和婴幼儿，输注刺激性较强的药物、含钾药物、高渗性药物或血管活性药物的患者等，要适当减慢输液速度；对于严重脱水、血容量不足，但心肺功能良好者，可适当加快输液速度。

（6）及时更换输液瓶，输液完毕后及时拔针，以防造成空气栓塞。

（7）每 15～30 min 巡视病室一次，认真倾听患者主诉，密切观察患者的全身及局部反应，及时处理输液故障，并主动配合医生处理各种输液反应。

（8）对于 24 h 持续输液者，应每日更换输液器。

（二）静脉留置针输液法

静脉留置针又称套管针，其质地柔软，对血管内膜的机械性刺激小，可在血管内长时间留置，减轻患者反复穿刺的痛苦，在临床上使用广泛。

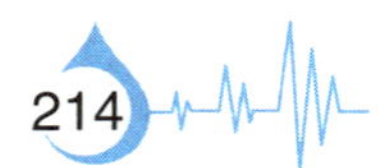

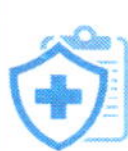

【目的】

同“静脉输液的目的”。

【评估】

同密闭式周围静脉输液法。

【计划】

（1）环境准备：同密闭式周围静脉输液法。

（2）护士准备：同密闭式周围静脉输液法。

（3）用物准备：在密闭式周围静脉输液法的基础上另备静脉留置针、封管液和无菌透明敷贴。

【实施】

静脉留置针输液法的操作方法如表 11-4 所示。

表 11-4　静脉留置针输液法的操作方法

操作流程	操作内容
1．核对、检查	同密闭式周围静脉输液法的步骤 1～4
2．药物准备	
3．核对、解释	
4．初步排气	
5．连接输液器与留置针	（1）选择型号适宜的静脉留置针，检查包装、型号、生产日期及有效期 （2）打开静脉留置针包装，取出静脉留置针，检查针尖斜面有无倒钩，外套管是否光滑 （3）消毒留置针上的肝素帽 （4）将输液器上的头皮针插入肝素帽内至针头根部 （5）打开调节器，排尽肝素帽和留置针内的空气 （6）关闭调节器，将留置针放回留置针盒内
6．选择静脉	协助患者取舒适卧位，选择穿刺静脉，在穿刺部位下方铺治疗巾、置小垫枕
7．静脉穿刺	（1）核对患者的床号、姓名及腕带，药物的名称、浓度和剂量，以及给药时间和给药方法 （2）打开无菌透明敷贴外包装，在敷贴上注明置管日期和时间并签名 （3）在穿刺点上方约 10 cm 处扎止血带，常规消毒穿刺部位皮肤，保证消毒范围的直径在 8 cm 以上；自然待干 （4）取下针套，旋转松动外套管，调整针头斜面，并再次排气冲管 （5）嘱患者握拳，左手绷紧皮肤，右手持留置针的针翼，保持针尖斜面向上，使针头与皮肤成 15°～30°角进针；见回血后，减小穿刺角度（10°左右），将穿刺针沿静脉方向再推进 0.5 cm 左右 （6）左手固定留置针，右手撤针芯 0.5 cm 后，左手将外套管顺血管方向全部送入静脉内，右手撤出针芯放于锐器盒内

续表

操作流程	操作内容
8．固定	（1）松开止血带，打开调节器，嘱患者松拳，用无菌透明敷贴以穿刺点为中心做密闭式固定，使延长管呈U形，且肝素帽高于外套管尖端 （2）用输液贴（或胶布）固定头皮针及其与肝素帽连接处
9．调节滴速	（1）取出治疗巾、止血带和小垫枕，协助患者取舒适卧位 （2）根据患者的病情、年龄及药物的性质调节滴速，一般成人为40～60滴/min，儿童为20～40滴/min （3）再次核对患者的床号、姓名和腕带，核对输液卡、瓶贴和医嘱
10．整理、记录	（1）整理床单位，将呼叫器放在患者易取处 （2）整理用物，洗手；向患者及其家属交代输液中的注意事项 （3）在输液执行记录卡上记录患者的姓名和床号、输入药液的名称、输液的时间和滴速、患者全身及局部的反应情况，并签名 （4）挂输液卡，在瓶贴上签名
11．封管	（1）输液完毕，关闭调节器，将头皮针针尖斜面留在肝素帽内少许 （2）将抽好封管液的注射器与头皮针连接，采用脉冲式正压封管，即推一下停一下的手法，将封管液注入静脉 （3）当封管液剩余0.5～1 mL时，一边推注一边退针，确保留置针内全是封管液；最后边推边关闭导管夹，确保正压封管
12．再次输液	打开延长管上的导管夹，常规消毒肝素帽的橡胶塞，确保管路通畅后，把排好气的静脉输液针插入肝素帽内进行输液即可
13．拔针	（1）关闭调节器，先撕下胶布再揭开无菌透明敷贴 （2）用无菌干棉签或无菌干棉球轻压穿刺点，迅速拔出留置针，嘱患者按压至不出血为止
14．整理、记录	（1）协助患者取舒适卧位，整理床单位 （2）清理用物，洗手，取口罩，记录输液结束的时间、液体和药物滴入的总量、用药疗效及患者的反应

【注意事项】

（1）选择粗直、弹性好、易于固定的静脉，注意避开关节部位、静脉瓣处，以及瘢痕、炎症、硬结等处的静脉。

（2）严格遵循无菌技术操作原则，认真执行查对制度，以防感染及差错事故的发生。

（3）密切观察患者生命体征的变化及局部情况。每次输液前后，均应检查穿刺部位及静脉走行方向有无红肿，并询问患者有无疼痛及其他不适。若有异常情况，应及时拔除留置针并做相应处理。对仍需输液者，应更换肢体另行穿刺。

（4）对置有留置针的肢体，应妥善固定，尽量减少活动，避免被水沾湿。对能下地活动的患者，避免将静脉留置针保留于下肢，以免重力作用造成回血，堵塞导管。

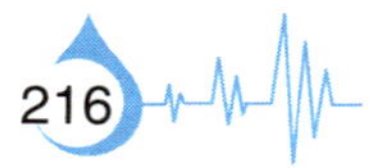

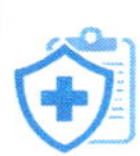

（5）透明敷贴有卷边、浸湿时，应及时更换，并在新的敷贴上标注原穿刺日期和时间。

（6）经常观察穿刺部位，以及时发现和处理静脉炎、导管堵塞、静脉血栓、液体渗漏等并发症。

（7）每次输液开始和结束时均应冲洗套管针。

（8）严格掌握留置时间，一般可以保留 3～5 d。

（三）头皮静脉输液法

头皮静脉输液多适用于小儿患者。小儿头皮静脉丰富，分支多，表浅易见，不易滑动，便于固定且不影响肢体活动。常用的头皮静脉有额静脉、眶上静脉、颞浅静脉、耳后静脉和枕静脉。

【目的】

同“静脉输液的目的”。

【评估】

（1）患儿的年龄、病情、心理状态及配合程度，输液的目的，输入药液的性质、作用及不良反应。

（2）患儿穿刺局部的皮肤和静脉血管的状况。

【计划】

（1）环境准备：同密闭式周围静脉输液法。

（2）护士准备：同密闭式周围静脉输液法。

（3）用物准备：在密闭式周围静脉输液法的基础上，另备 4～5 号头皮针、5 mL 或 10 mL 注射器、无菌生理盐水和备皮用具等。

【实施】

头皮静脉输液法的操作方法如表 11-5 所示。

表 11-5　头皮静脉输液法的操作方法

操作流程	操作内容
1. 核对、检查	同密闭式周围静脉输液法的步骤 1～4
2. 药物准备	
3. 核对、解释	
4. 初步排气	
5. 安置患儿	（1）患儿取仰卧位或侧卧位，头下放小垫枕 （2）助手固定患儿的头部与四肢，操作者位于患儿的头端
6. 选择静脉	选择较粗、直的头皮静脉，剃去局部毛发，清洁局部皮肤

续表

操作流程	操作内容
7．穿刺、固定	（1）核对患儿的床号、姓名及腕带，药物的名称、浓度、剂量，以及给药时间和给药方法 （2）因常规消毒可影响血管的清晰度，故使用75%乙醇溶液消毒，消毒范围的直径应≥5 cm；自然待干 （3）用抽取适量无菌生理盐水的注射器连接头皮针排气 （4）左手拇指、示指分别固定穿刺点上下两端，右手持针柄沿静脉向心方向穿刺，见回血后再将针头推进少许，推注少许液体，若无异常，则妥善固定针头 （5）分离头皮针头和注射器，连接头皮针与输液器
8．调节滴速	（1）打开调节器，根据患儿的病情、年龄及药物的性质调节滴速，一般不超过20滴/min （2）再次核对患儿的床号、姓名和腕带，核对输液卡、瓶贴和医嘱
9．整理、记录	（1）协助患儿取舒适卧位，整理床单位及用物 （2）洗手，向患儿家属交代输液中的注意事项 （3）在输液执行记录卡上记录患儿的姓名和床号、输入药液的名称、输液的时间和滴速、患儿全身及局部的反应情况，并签名 （4）挂输液卡，在瓶贴上签名 （5）加强巡视，观察输液是否通畅和穿刺部位的皮肤情况等
10．更换液体	同密闭式周围静脉输液法的步骤10～12
11．按压拔针	
12．整理、记录	

【注意事项】

（1）进行头皮静脉输液时，应注意鉴别患儿的头皮静脉与动脉（鉴别方法如表11-6所示）。

表11-6　患儿头皮静脉与动脉的鉴别方法

鉴别项目	头皮静脉	头皮动脉
外观	微蓝色	正常皮肤色或浅红色
管壁	薄，易压瘪	厚，不易压瘪
活动度	不易活动	易滑动
搏动	无	有
血流方向	向心流动	离心流动
血液颜色	暗红色	鲜红色
推药感觉	阻力小	阻力大，局部血管呈树枝状突起，颜色苍白

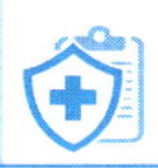

（2）穿刺误入动脉时，回血呈冲击状，推药时阻力大，穿刺部位周围呈苍白色树枝状；患儿尖叫，呈痛苦貌。此时应立即拔出针头，并加压按压穿刺部位。

（3）在操作过程中，应密切观察危重患儿的面色和一般情况，以及时发现病情变化。

（4）长期输液的患儿应注意经常更换体位，以防坠积性肺炎和压疮的发生。

（5）其他注意事项同密闭式周围静脉输液法。

（四）密闭式中心静脉输液法

密闭式中心静脉输液法包括颈外静脉穿刺置管输液法、锁骨下静脉穿刺置管输液法和PICC（经外周静脉穿刺的中心静脉导管）输液法。颈外静脉穿刺置管输液法的穿刺点位于下颌角和锁骨上缘中点连线上 1/3 处的颈外静脉外缘。锁骨下静脉穿刺置管输液法的穿刺点位于胸锁乳突肌外侧缘与锁骨上缘所形成的夹角的平分线上距顶点 0.5～1 cm 处。PICC 输液法是通过周围静脉（主要是肘前部的贵要静脉、正中静脉或头静脉）穿刺置管，将导管末端置于上腔静脉中下 1/3 或锁骨下静脉进行输液的方法。

四、输液速度与时间的计算

每毫升溶液的滴数称为输液器的点滴系数。静脉点滴的速度和时间可按下列公式计算：

（1）已知输入液体总量与计划所用输液时间，计算每分钟滴数：

$$每分钟滴数=\frac{液体总量（mL）\times 点滴系数}{输液时间（min）}$$

例如，某患者需输液 1 800 mL，计划 10 h 输完，所用输液器的点滴系数为 15，则每分钟滴数计算如下：

$$每分钟滴数=\frac{1\,800\times 15}{10\times 60}=45$$

（2）已知每分钟滴数与输入液体总量，计算输液所需时间：

$$输液时间（h）=\frac{液体总量（mL）\times 点滴系数}{每分钟滴数\times 60（min）}$$

例如，某患者需输液体 3 000 mL，每分钟滴数为 50 滴，所用输液器的点滴系数为 20，则输液所需时间计算如下：

$$输液时间=\frac{3\,000\times 20}{50\times 60}=20（h）$$

五、常见输液故障及其排除方法

（一）液体滴入不畅

1. 针头滑至血管外

表现：输液局部肿胀、疼痛。

排除方法：拔出针头，更换针头后另选血管重新穿刺。

2. 针头斜面紧贴血管壁

表现：挤压输液管有回血。

排除方法：调整针头位置或适当变换肢体姿势，直到点滴通畅为止。

3. 针头阻塞

表现：回抽无回血，或轻轻挤压靠近针头处的输液管感觉有阻力，松手又无回血。

排除方法：拔出针头，更换针头后重新选择静脉进行穿刺。

4. 压力过低

原因：输液瓶位置过低、肢体抬举过高或周围循环不良。

排除方法：适当抬高输液瓶或放低肢体。

护理小贴士

切忌强行挤压导管或用溶液冲注针头，以免凝血块进入静脉造成栓塞。

5. 静脉痉挛

原因：穿刺肢体在寒冷环境中暴露时间过长，输入液体温度过低。

排除方法：在穿刺局部进行热敷、保暖，缓解静脉痉挛。

（二）茂菲氏滴管内液面过高

1. 滴管侧壁有调节孔

排除方法：夹紧滴管上端的输液管，打开调节孔，待滴管内液体降低至露出液面能见到点滴时，关闭调节孔，松开滴管上端的输液管。

2. 滴管侧壁无调节孔

排除方法：将输液瓶从输液架上取下，倾斜瓶身，使插入瓶内的针头露出液面（但须保持点滴通畅），待溶液缓缓流下至滴管露出液面时，将输液瓶挂回输液架上继续输液。

（三）茂菲氏滴管内液面过低

1. 滴管侧壁有调节孔

排除方法：夹紧滴管下端的输液管，打开调节孔，当滴管内的液面升高至适当水平时，

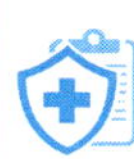

关闭调节孔，松开滴管下端的输液管。

2．滴管侧壁无调节孔

排除方法：一手夹紧滴管下端的输液管，另一手挤压滴管，迫使输液瓶内的液体流至滴管内，当滴管内的液面升高至适当水平时，停止挤压，松开滴管下端的输液管。

（四）茂菲氏滴管内液面自行下降

排除方法：检查滴管上端输液管与滴管的衔接处有无松动，滴管有无漏气或裂隙，必要时更换输液器。

六、常见输液反应及其防护措施

（一）发热反应

1．原因

发热反应是输液反应中最常见的一种，多由输入致热物质（致热原、细菌、游离的菌体蛋白等）引起。致热物质的出现常由输液瓶清洁灭菌不彻底，溶液或药物制剂不纯、灭菌不良，输液器消毒不严或被污染，输液过程中未能严格执行无菌操作等导致。

2．临床表现

发热反应多发生在输液后数分钟至 1 h，患者表现为发冷、寒战和发热。轻者体温达 38℃左右，在停止输液后数小时内可自行恢复正常；严重者初起寒战，继之高热，体温可达 40℃或以上，并伴有头痛、恶心、呕吐、脉速等症状。

3．预防措施

（1）严格遵守无菌操作规程。

（2）输液前认真检查药液的质量，输液器、注射器的包装日期、灭菌日期和有效期。

（3）合理用药，注意配伍禁忌。

4．护理措施

（1）对症状轻者，立即减慢滴速或停止输液，并通知医生；对严重者，立即停止输液，并保留剩余溶液、输液器和注射器进行检测，以查找发热反应的原因。

（2）对症处理，例如，对发冷、寒战者给予保暖，对高热患者进行物理降温。

（3）严密观察生命体征的变化，并做好必要的记录。

（4）遵医嘱给予抗过敏药物或激素治疗。

（二）循环负荷过重（急性肺水肿）

1．原因

（1）输液速度过快，使人体短时间内输入过多液体，导致循环血量急剧增加，心脏负

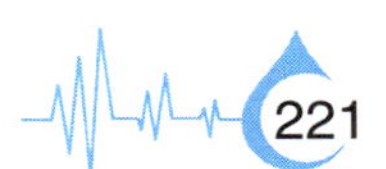

荷过重。

（2）患者原有心肺功能不良（急性左心功能不全者更易发生）。

2．临床表现

患者突然出现呼吸困难、胸闷、咳嗽、咳粉红色泡沫样痰，严重时痰液可由口鼻涌出，听诊肺部布满湿啰音，心率快且节律不齐。

3．预防措施

输液过程中，应严格控制输液速度和输液量，密切观察患者的情况，尤其对年老体弱、婴幼儿及心肺功能不良的患者，更要特别慎重。

4．护理措施

（1）立即停止输液，并通知医生进行紧急处理。

（2）在病情允许的情况下，可协助患者取端坐位、双腿下垂，以减少下肢静脉回流，减轻心脏负担。

（3）给予高流量氧气吸入（一般为 6～8 L/min），以提高肺泡内的氧分压，增加氧的弥散，改善低氧血症；同时在湿化瓶内放入 20%～30%乙醇溶液，以减低肺泡内泡沫的表面张力，使泡沫破裂消散，改善气体交换状况，减轻缺氧症状。

（4）遵医嘱给予镇静、平喘、强心、利尿和扩血管药物，以舒张周围血管，加速体液排出，减少回心血量，减轻心脏负荷，缓解症状。

（5）必要时进行四肢轮扎。用止血带或血压计袖带给四肢适当加压，阻断四肢静脉血流（但确保动脉血流通畅）。每 5～10 min 轮流放松一侧肢体上的止血带。待症状缓解后，逐渐解除止血带。

（6）安慰患者，消除其紧张情绪。

（三）静脉炎

1．原因

（1）长期输注高浓度、刺激性较强及腐蚀性的药液。

（2）静脉内放置的留置管刺激性大或置管时间过长，引起局部静脉壁发生化学炎性反应。

（3）输液过程中未严格执行无菌操作，导致局部静脉感染。

2．临床表现

输液部位沿静脉走向出现条索状红线，局部组织发红、肿胀、灼热、疼痛，严重时伴有畏寒、发热等全身症状。

3．预防措施

（1）严格执行无菌操作，防止污染。

（2）选择粗大的静脉输入高渗溶液；对血管壁有刺激性的药物，应充分稀释后再使用，

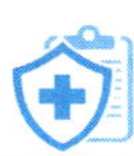

并减慢输液速度，以防药液溢出血管外。

（3）对长期输液者，应有计划地更换输液部位，以保护静脉。

（4）静脉内置管应选择无刺激性或刺激性小的导管，且留置时间不宜过久。

4．护理措施

（1）停止在发生静脉炎的血管上输液，抬高患肢并制动。

（2）局部用50%硫酸镁溶液或95%乙醇溶液热湿敷，每日两次，每次20 min。

（3）超短波理疗，每日一次，每次15～20 min。

（4）将中药如意金黄散加醋调成糊状，局部外敷，每日两次，可清热、止痛、消肿。

（5）观察局部及全身情况变化并记录。若合并感染，遵医嘱给予抗生素治疗。

（四）空气栓塞

1．原因

（1）输液管内的空气未排尽，输液管连接不紧密或有裂缝。

（2）加压输液时无人守护，液体输完未及时更换药液或拔针。

（3）拔除较粗的、近胸腔的深静脉导管后，对穿刺点封闭不严密。

2．临床表现

患者感到胸部异常不适或胸骨后疼痛，随之出现呼吸困难和严重发绀，并伴有濒死感。听诊心前区可闻及响亮、持续的湿啰音，心电图呈现心肌缺血和急性肺源性心脏病的改变。

3．预防措施

（1）输液前认真检查输液器的质量，并排尽输液管内的空气。

（2）输液过程中加强巡视，及时更换输液瓶或添加药物；输液完毕及时拔针；加压输液时，应有专人守护。

（3）拔除较粗的、近胸腔的深静脉导管时，必须严密封闭穿刺点。

4．护理措施

（1）立即停止输液，通知医生并配合抢救，置患者于左侧头低足高位。该体位可在吸气时增加胸内压力，减少进入静脉的空气；同时可使肺动脉处于右心室的下部，气泡就会向上漂浮在右心室内，避开肺动脉入口，这样，随着心脏的舒缩，较大的气泡破碎成泡沫，分次小量进入肺动脉内被逐渐吸收。

（2）给予高流量氧气吸入，提高患者的血氧浓度，纠正缺氧状态。

（3）有条件时可通过中心静脉导管抽出空气。

（4）严密观察患者的病情变化，若有异常，及时对症处理。

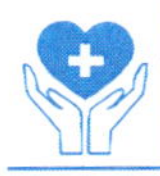

七、输液微粒污染及其防护措施

（一）输液微粒污染的定义

输液微粒是指输入液体中的非代谢性颗粒杂质，其直径一般为 1～15 μm，少数较大的输液微粒直径可达 50～300 μm。输液微粒污染是指在输液过程中，输液微粒随液体进入体内，对人体造成严重危害的过程。

（二）输液微粒的来源

（1）药液的生产制作工艺不完善，混入异物与微粒，如水、空气及原材料等。

（2）盛装药液的容器不洁净，或容器内壁及橡胶塞受药液浸泡时间过长而腐蚀剥脱。

（3）输液环境、输液器和加药用注射器不洁净，或未严格遵循无菌技术操作原则。

（4）药物配伍不当而形成药物结晶，或药液存放时间过长而形成沉淀或结晶。

（5）切割安瓿、开瓶塞、反复穿刺橡胶塞加药等，使异物进入药液。

（三）输液微粒的危害

（1）直接堵塞血管，造成组织供血不足，出现缺血、缺氧，甚至坏死。

（2）引起血管栓塞和静脉炎。

（3）引起过敏反应和血小板减少症。

（4）若进入肺毛细血管，则可引起巨噬细胞增殖而包围微粒形成肺内肉芽肿。

（5）刺激组织发生炎症或形成肿块。

（四）输液微粒污染的防护措施

（1）采用一次性使用精密过滤输液器。

（2）输液前严格检查药液的质量、透明度和有效期，容器有无裂痕，瓶盖有无松动等。

（3）输入药液应现用现配，避免药液久置而被污染。

（4）严格无菌操作，遵守操作规程。开启安瓿前，先用 75%乙醇溶液擦拭颈段以减少微粒污染；切割安瓿时，割锯痕长应小于颈段周长的 1/4，且忌用镊子等物品敲开安瓿。抽吸药液时，注射器不能反复多次使用。

（5）保持配液和输液环境洁净。净化治疗室空气，有条件者可在超净工作台进行输液前的配液；有条件的医院可在病室内统一安装空气净化装置，创造洁净的输液环境。

（6）选用工艺及技术先进厂家的药物制剂。

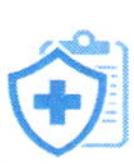

第二讲　静脉输血

静脉输血是指将全血或成分血通过静脉输入体内的方法，是临床急救和治疗疾病的重要措施。

一、血液制品的种类及作用

（一）全血

全血是指采集后除加入适量抗凝剂外，未做任何加工处理而保存备用的血液，分为新鲜血和库存血两类。

1．新鲜血

新鲜血是指在 4℃环境下保存不超过 1 周的血液。它基本保留了血液中原有的各种成分，可以补充各种血细胞、凝血因子和血小板，主要适用于血液病患者。

2．库存血

库存血是指在 4℃的环境下保存 2～3 周的血液，主要适用于各种原因引起的大出血患者。由于保存时间较长，血液中的钾离子含量增多，酸性增强，因此大量输注库存血时，要警惕高钾血症和酸中毒的发生。

（二）成分血

成分血是指将血液中的有效成分进行分离提纯而制成的较高浓度和纯度的制品。常用的成分血包括血细胞成分、血浆成分和血浆蛋白成分三大类。

1．血细胞成分

（1）红细胞制剂

红细胞制剂是将离心的全血分离血浆后得到的制品，可分为浓缩红细胞、洗涤红细胞、冷冻红细胞和红细胞悬液四类，其来源、保存条件及适应证如表 11-7 所示。

表 11-7　红细胞制剂常见种类的来源、保存条件及适应证

品名	来源	保存条件	适应证
浓缩红细胞	全血去除血浆后余下的部分。仍含有少量血浆，可直接输入，也可加入等渗盐水配成红细胞悬液使用	于 4℃环境下保存，根据采集全血时间的不同，有效期在 21～35 d	红细胞携氧能力缺陷和血容量正常的贫血患者

续表

品名	来源	保存条件	适应证
洗涤红细胞	红细胞经生理盐水洗涤三次后，再加入适量生理盐水制成	于4℃环境下保存，24 h内有效	器官移植手术后、免疫性溶血性贫血、肾功能不全、输全血或血浆发生过敏反应的患者等
冷冻红细胞	借助于冷冻保护剂低温保存的红细胞	在含甘油媒介、−65℃条件下可保存3年，解冻后24 h内输注	同洗涤红细胞
红细胞悬液	由提取血浆后的红细胞加入等量的红细胞保养液制成	保存条件同浓缩红细胞	战地急救及中小手术患者等

（2）白细胞浓缩悬液

白细胞浓缩悬液为新鲜全血经离心后提取的白细胞，于4℃环境下保存，48 h内有效，适用于粒细胞缺乏伴严重感染的患者。

（3）血小板浓缩悬液

血小板浓缩悬液为新鲜全血经离心后提取的血小板，于22℃环境下保存，24 h内有效，适用于血小板减少或功能障碍性出血的患者。

2. 血浆成分

血浆是指全血经分离后得到的液体部分，主要成分为血浆蛋白，不含血细胞，无凝集原。输用时无须行交叉配血试验，血型相容即可。可用于补充血容量、蛋白质和凝血因子。常用血浆成分有以下几种。

（1）普通血浆

普通血浆分为新鲜血浆和保存血浆。新鲜血浆须在采血后立即分离输入，其除了红细胞外，基本保留了血液的各种成分，适用于凝血因子缺乏的患者；保存血浆中，除血浆蛋白外，其他成分逐渐被破坏，一般可保存6个月，适用于血容量及血浆蛋白含量较低的患者。

（2）冰冻血浆

冰冻血浆是由普通血浆在−30℃低温下冷冻而成的。保存时间一般为1年，使用时须在37℃温水中融化，并于6 h内输入。

（3）干燥血浆

干燥血浆是将冰冻血浆放在真空装置下加以干燥而制成的。保存时间为5年，使用时可加适量等渗生理盐水或0.1%枸橼酸钠溶液溶解。

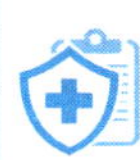

3．血浆蛋白成分及其他血液制品

（1）免疫球蛋白和转移因子

免疫球蛋白和转移因子含有多种抗体，可增强人体的免疫力。

（2）白蛋白制剂

白蛋白制剂从血浆中提纯而得，临床上常用稀释成 5%浓度的白蛋白制剂。白蛋白制剂可提高血浆胶体渗透压、扩充血容量和增加血浆蛋白，适用于营养不良性水肿、肝硬化或其他原因所致的低蛋白血症及严重烧伤的患者。

（3）纤维蛋白原

纤维蛋白原适用于纤维蛋白缺乏症、弥散性血管内凝血的患者。

（4）凝血制剂

凝血制剂包括凝血酶原复合物、抗血友病因子和浓缩Ⅷ、Ⅺ因子等，可有针对性地补充某些凝血因子的缺乏，适用于各种原因所致的凝血因子缺乏的出血性患者，如血友病患者。

二、血液质量的判断方法

正常库存血分为上、下两层，上层血浆呈淡黄色、半透明，下层血细胞呈均匀的暗红色，两者界限清晰，无凝块。若血袋标签模糊不清、血袋破损漏血，上层血浆有明显气泡、絮状物或粗大颗粒、颜色呈暗灰色或乳糜状，下层血细胞呈暗紫色、血液中有明显凝块，则提示可能有溶血，不能使用。

三、静脉输血的目的

（1）补充血容量：输血可以增加有效循环血量，改善心肌功能和全身血液循环；可以增加心输出量，升高血压，促进循环。

（2）纠正贫血：输血可以增加红细胞和血红蛋白的含量，提高血液的携氧能力，改善组织器官的缺氧状况。

（3）补充血小板和凝血因子：输血可以提供血小板和各种凝血因子，改善凝血功能，促进止血。

（4）补充抗体和补体：输血可以输入抗体和补体，增强人体的抵抗力，提高人体的抗感染能力。

（5）补充血浆蛋白：输血可以补充蛋白质，改善营养状况，维持胶体渗透压，减轻组织渗出和水肿，保持有效循环血量。

（6）去除有害物质：血液输入人体后，可通过中和、吞噬、吸附等作用，达到减少毒素的目的。常用于一氧化碳、苯酚等化学物质中毒的患者。

四、血型与相容性检查

（一）血型

血型一般是指红细胞膜上特异性抗原的类型，由于此类抗原能促成红细胞凝集，故又称凝集原。按照红细胞所含凝集原的不同，人的血型可分为若干类型，临床上主要应用的是ABO血型系统和Rh血型系统。

1. ABO血型系统

按照人的红细胞膜上所含凝集原（A、B 两种类型）的不同，人的血液可分为 A、B、AB、O四种类型。另外，不同血型的血清中还会产生与凝集原相对应的抗体，这种抗体通常称为凝集素，包括抗A和抗B两种凝集素，如表11-8所示。

表 11-8　ABO血型系统

血型	红细胞膜上的抗原（凝集原）	血清中的抗体（凝集素）
A	A	抗B
B	B	抗A
AB	A、B	无
O	无	抗A、抗B

2. Rh血型系统

人类红细胞上除含有 A、B 抗原外，还含有 C、c、D、d、E、e 六种抗原。其中，D 抗原的抗原性最强。医学上通常将红细胞膜上含有D抗原者称为Rh阳性，红细胞膜上不含D抗原者称为Rh阴性。Rh阴性者输入Rh阳性的血液或Rh阳性胎儿的红细胞从胎盘进入Rh阴性的母体，就会使Rh阴性者产生Rh抗体，当Rh阴性者再次输入Rh阳性血液时，就会出现不同程度的溶血反应。

（二）交叉配血试验

为保证输血安全，输血前除了要做血型鉴定外，还必须做交叉配血试验，即使供血者和受血者的ABO血型相同者也不例外。其目的是检查供血者和受血者之间有无不相容抗体。

（1）直接交叉配血试验：用受血者的血清和供血者的红细胞进行配合试验，检查受血者的血清中有无破坏供血者红细胞的抗体。

（2）间接交叉配血试验：用供血者的血清和受血者的红细胞进行配合试验，检查供血者的血清中有无破坏受血者红细胞的抗体。

直接交叉和间接交叉配血试验均没有凝集反应，即为配血相容，可以进行输血。

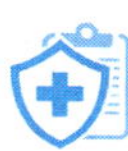

五、静脉输血法

目前，临床上采用的是密闭式输血法，包括直接静脉输血法和间接静脉输血法。直接静脉输血法是指将供血者血液抽出后，立即输给患者的方法，适用于无库存血而患者又急需输血时，也适用于婴幼儿少量输血；间接静脉输血法是指将血液通过输血器输注给患者的方法，是临床上最常用的静脉输血方法。

（一）输血前的准备

静脉输血法

1. 征求同意

输血前，应先取得患者的理解并征求患者的同意，签署知情同意书。

2. 备血

根据医嘱认真核对输血申请单，抽取患者静脉血标本 2 mL，将血标本和输血申请单一起送往血库，做血型鉴定和交叉配血试验。每 200 mL 血液为 1 单位。若需血 1～2 单位，则取血标本 2 mL；若需血 3～4 单位，则取血标本 3 mL。严禁同时采集两位及两位以上患者的血标本，以防混淆。

3. 取血

根据输血医嘱，凭取血单到血库取血，与发血者共同进行“三查八对”。“三查”是指查血液有效期、血液质量、输血装置是否完好；“八对”是指核对患者的姓名、床号、住院号，血瓶（袋）号，血型，交叉配血试验结果，血液的种类和血量。上述核对无误后，护士在配血单上签名，然后方可取血。

领取血液制品后勿剧烈震荡，以免红细胞大量破坏造成溶血。从血库取回的血液应尽快输入，不得自行储存。若为库存血，则可在室温下放置 15～20 min 后再输入，但不可加热，以防凝固变性。血液制品中不可加入任何药物，以防血液变质。

4. 输血前再次核对

输血前，由两人再次核对，确认无误后方可输血。

（二）输血方法

【目的】

同“静脉输血的目的”。

【评估】

（1）患者的病情、治疗情况、血型、输血史及有无输血后不良反应。

（2）患者的生命体征，并做好记录。

（3）患者穿刺部位的皮肤和血管状况。

（4）患者的心理状态及对静脉输血的认知程度。

（5）确认患者理解并同意接受输血，已签署输血治疗同意书。

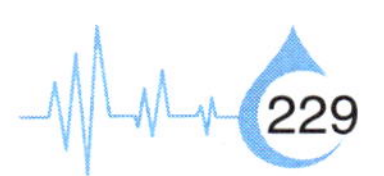

【计划】

（1）环境准备：安静、整洁、舒适、安全。

（2）护士准备：着装整洁，修剪指甲，洗手，戴口罩。

（3）用物准备：间接静脉输血法的用物与密闭式静脉输液法基本相同（将一次性输液器替换为一次性输血器，将输液溶液及药物替换为血液制品）另备生理盐水、9 号头皮针和一次性手套；直接静脉输血法的用物与静脉注射法基本相同，另备 50 mL 注射器数支及 9 号针头（根据输血量而定）、3.8%枸橼酸钠溶液、生理盐水、一次性手套和血压计袖带。

【实施】

密闭式静脉输血的操作方法如表 11-9 所示。

表 11-9　密闭式静脉输血的操作方法

操作流程	操作内容
间接静脉输血法	
1. 核对、解释	（1）携用物至患者床旁，核对患者的床号、姓名和腕带，向患者及其家属解释密闭式静脉输血的目的、方法、注意事项及配合要点 （2）由两名护士进行“三查八对”，核对无误后两名护士分别签名
2. 建立静脉通道	使用一次性输血器，按密闭式周围静脉输液法建立静脉通道，并输入少量生理盐水冲洗输血器管道
3. 输入血液	（1）将血袋内的血液以手腕旋转的方式轻轻摇匀，以防红细胞破裂 （2）戴手套，打开血袋封口，常规消毒血袋开口处的胶塞（管） （3）将输血器针头从生理盐水瓶塞上拔下，插入已消毒的血袋开口处的胶塞（管），缓慢将血袋倒挂于输液架上
4. 调节滴速	打开调节器并调节滴速，开始时速度不宜超过 20 滴/min；观察 15 min，若患者无不良反应，则根据病情、年龄及血液制品的成分调节滴速（一般成人为 40～60 滴/min，儿童酌减，年老体弱、严重贫血、心衰患者等速度宜慢）
5. 再次核对	核对“八对”内容
6. 整理、记录	（1）取出治疗巾、止血带及小垫枕，整理床单位，协助患者取舒适卧位 （2）清理用物，洗手 （3）在输血记录卡上记录输血的时间、血液的种类、血量、血型、血袋号、滴速、患者的反应等，并签名 （4）对患者及其家属进行输血知识的健康教育，说明有关注意事项，并将呼叫器置于易取处
7. 严密观察	加强巡视，严密观察患者有无输血反应并及时处理
8. 连续输血的处理	如果需要输入两袋及以上的血液，应在上一袋血液输完后，先输入少量生理盐水至输血器内的血液全部输入体内，再更换另一袋血液，以避免两袋血液之间发生反应

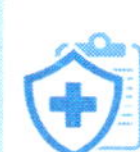

续表

操作流程	操作内容
9．输血完毕的处理	（1）输血完毕，再继续滴入少量生理盐水，直至输血器内的血液全部输入体内，以保证输血量准确 （2）轻揭输液贴（或胶布），关闭调节器，迅速拔针后嘱患者按压至无出血
10．整理、记录	（1）协助患者取舒适卧位，整理床单位 （2）正确清理用物：将输血针头剪下放入锐器盒内，输血管道放入医用垃圾桶内，空输血袋送至血库保存 24 h （3）洗手，记录输血的时间、血液的种类、血量、血型、血袋号、滴速和患者的反应等
直接输血法	
1．准备卧位	请供血者和患者分别卧于相邻的两张床上，各露出一侧手臂
2．核对	认真核对供血者和患者的姓名、血型及交叉配血试验结果
3．抽取抗凝剂	用注射器抽取一定量的抗凝剂（一般 50 mL 血中加入 3.8%枸橼酸钠溶液 5 mL）
4．抽、输血液	（1）将血压计袖带缠绕于供血者上臂并充气，压力维持在 13.3 kPa（100 mmHg）左右，使静脉充盈 （2）选择穿刺静脉（一般选用粗大静脉，常用肘正中静脉），常规消毒皮肤 （3）三人配合，一人用加入抗凝剂的注射器抽取供血者的血液。抽血时，不可过急、过快，注意观察供血者的面色、血压等变化，并随时询问其有无不适 （4）中间一人将抽出的血液传递给第三人 （5）第三人按照静脉注射的方法，将抽出的血液输注给患者。输入血液时不可过快，并应随时观察患者的反应 （6）如此连续进行。若为连续抽、输血，则不必拔出针头，只需更换注射器；抽血间期应放松袖带，并用手指压迫穿刺部位前端静脉，以减少出血
5．输血完毕的处理	输血完毕，拔出针头，用无菌纱布块按压至无出血
6．整理、记录	（1）协助患者取舒适卧位，整理床单位 （2）清理用物，洗手 （3）记录输血的时间、血量、血型、有无输血反应等

【注意事项】

（1）在取血和输血过程中，严格执行无菌操作及查对制度。输血前必须经两人认真进行“三查八对”，确认无误后方可输入。

（2）血液内不可加入其他药物和高渗性或低渗性溶液，以防血液凝集或溶血。

（3）一般采用四肢浅静脉，急需输血时多采用肘部静脉，周围循环衰竭时可采用颈外静脉或锁骨下静脉。选择静脉时应避开破损、发红、硬结、皮疹等部位的血管。

（4）输血过程中密切观察输血部位有无异常，保持输血通畅。血液从血库取出后应在

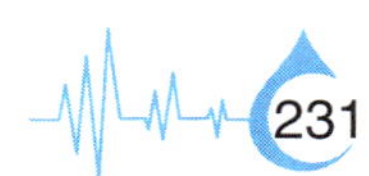

30 min 内输入，1 个单位的全血或成分血应在 4 h 内输完。

（5）输血过程中应加强巡视，密切观察患者有无输血反应的出现，并及时询问其有无不适；一旦出现异常情况，应立即停止输血，配合医生紧急处理，并保留剩余血液以备送检查找原因。

（6）输完的血袋送回血库保留 24 h，以备出现输血反应时查找原因。

（7）输成分血时，应全程守护在患者身边，进行严密监护，以确保输血安全。一次输多个成分血时，应遵医嘱使用抗过敏药物，以免发生过敏反应。

（8）若患者需同时输成分血和全血，则应先输成分血再输全血（先输新鲜血，再输库存血），以保证成分血能发挥最好的效果。

集思广议

患者赵某，男，36 岁，因发生车祸而急诊入院，送治途中大量失血，需立即输血。护士张某接到医嘱，需给赵某输 A 型血 2 个单位。同时，科室另一位护士李某接到医嘱，需要给另一位患者石某输 B 型血 2 个单位。取血后，护士李某因突然腹痛，求助护士张某帮其完成石某的输血。护士张某碍于两人的关系答应了李某。在操作过程中，护士张某将患者赵某和石某的输血袋挂错了位置。输血 8 min 后，两名患者均发生了一系列的输血反应。

以小组为单位，分析以上案例发生的原因，并说一说你从中得到了哪些启示。

六、自体输血法

自体输血法是指采集患者体内的血液或收集患者术中丢失的血液，经过洗涤、加工，再回输给患者本人的方法。其优点包括以下几个方面：① 不需要检测血型和进行交叉配血试验；② 能扩大血液来源，特别是稀有血型患者的血液来源；③ 可避免输血引起的疾病传播。

（一）适应证

（1）腹腔和胸腔内出血，如脾破裂、异位妊娠破裂。

（2）估计手术出血在 1 000 mL 以上的大手术。

（3）回收的手术后 6 h 内的引流血液。

（4）体外循环或低温环境下进行的心内直视手术。

（5）很难找到供血者的特殊血型。

（二）禁忌证

（1）腹腔或胸腔开放性损伤达 4 h 以上。

（2）血液被癌细胞污染。

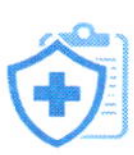

（3）合并心脏病、阻塞性肺部疾病或原有贫血。

（4）血液在术中被胃肠道内容物污染。

（5）有脓毒血症或菌血症。

（6）凝血因子缺乏。

（三）方法

1. 储存式自体输血

具体方法：经患者签字同意，术前采集患者全血或血液成分并储存，手术需要时再回输给患者。对符合自身输血条件的择期手术患者，术前 3～5 周开始，每周或隔周采血 1 次，术前 3 d 停止采集。

2. 稀释式自体输血

具体方法：一般在手术日手术开始前采集患者一定量的血液，同时静脉输入等量的胶体或晶体溶液以维持血容量，并使血液处于稀释状态，减少手术出血时血液有形成分的丢失，术中或术后按先采集的血液先回输的原则进行回输。

3. 回收式自体输血

具体方法：将患者体腔积血、手术失血及术后引流血液进行回收、抗凝、过滤、洗涤等处理，再回输给患者。适用于脾破裂、输卵管破裂、血液流入腹腔 6 h 内且无污染或无血块者。回收式自体输血总量应不超过 3 500 mL，大量回输时应适当补充新鲜血浆和血小板。

七、常见输血反应及其防护措施

（一）发热反应

1. 原因

（1）免疫反应：多次输血后，受血者的血液中产生了白细胞抗体或血小板抗体，当再次输血时，发生抗原抗体反应而引起发热反应。

（2）细菌污染：操作者违反无菌技术操作原则，造成输血过程污染而引起发热反应。

（3）输入致热原：血液、保养液、血袋或输血器等被致热原污染而引起发热反应。

2. 临床表现

发热反应可发生在输血过程中或输血后 1～2 h 内，患者先有发冷、寒战，继之出现高热，体温可达 38～41℃，可伴有皮肤潮红、头痛、恶心、呕吐、心悸等症状，严重者可出现呼吸困难、血压下降、抽搐，甚至昏迷。

3. 预防措施

（1）严格执行无菌技术操作原则，严格管理血液保养液和输血用具，有效预防细菌和致热原污染。

（2）对于多次接受输血的患者，应输注不含白细胞和血小板的成分血。

4. 护理措施

（1）密切观察病情变化。对于反应轻者，减慢输血速度，一般症状可自行缓解；对于反应严重者，应立即停止输血，通知医生，维持其静脉通道，严密观察其生命体征变化。

（2）给予对症处理。例如，对畏寒与寒战者，注意保暖，或加盖衣被；对高热者，给予物理降温，必要时遵医嘱给予解热镇痛药和抗过敏药。

（3）将输血器、剩余血连同血袋一并送检，以查明原因。

（4）遵医嘱给予解热镇痛药、抗过敏药或激素类药物，如异丙嗪或肾上腺皮质激素。

（二）过敏反应

1. 原因

（1）形成完全抗原而致敏：患者是过敏体质，输入血液中的异体蛋白质与患者人体的蛋白质结合形成完全抗原而致敏。

（2）患者多次输血产生抗体：多次接受输血的患者，体内已产生过敏性抗体，当再次输血时，抗原抗体相互作用而发生过敏反应。

（3）输入血液中含有致敏物质：例如，供血者在采血前服用过易致敏的药物或食物等。

（4）输入血液中含抗体：供血者血液中的变态反应性抗体随血液输入患者体内，一旦与相应的抗原作用就会发生过敏反应。

2. 临床表现

过敏反应多发生在输血后期或输血即将结束时，反应程度轻重不一。

（1）轻度反应：表现为皮肤瘙痒，局部或全身出现荨麻疹。

（2）中度反应：表现为血管神经性水肿，多见于颜面部，表现为眼睑、口唇高度水肿；也可发生喉头水肿，表现为呼吸困难，两肺听诊可闻及哮鸣音。

（3）重度反应：表现为过敏性休克，甚至昏迷、死亡。

3. 预防措施

（1）选用无过敏史的供血者。

（2）正确管理血液和血制品。

（3）供血者在采血前 4 h 内不宜食高蛋白质、高脂肪食物，宜少量清淡饮食或饮糖水。

（4）对有过敏史和需多次输血的患者，应在输血前遵医嘱给予抗过敏药物。

4. 护理措施

（1）对症处理：患者出现轻度反应时，应减慢输血速度，给予抗过敏药物，继续密切观察；患者出现中、重度反应时，应立即停止输血并通知医生，遵医嘱给予药物治疗，如皮

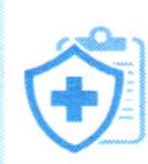

下注射 0.1%肾上腺素 0.5～1 mL，或静脉滴注糖皮质激素；对于合并呼吸困难者，应给予氧气吸入；对于严重喉头水肿者，应协助医生行气管切开；对于循环衰竭者，应进行抗休克治疗，必要时进行心肺复苏。

（2）严密观察患者病情与生命体征的变化。

（3）保留余血与输血装置并送检，以便查明原因。

（三）溶血反应

溶血反应是指输入血中的红细胞或受血者的红细胞发生异常破坏或溶解，从而引起一系列临床症状，是输血反应中最严重的一种。

1．原因

（1）输入异型血：供血者和受血者血型不符，多为 ABO 血型不相容。此原因导致的溶血反应发生快，后果严重。

（2）输入变质血：输血前红细胞已经被破坏溶解，如血液储存过久，血液保存不当，血液中加入高渗、低渗溶液或影响 pH 值的药物，血液振荡过剧或受到细菌污染等，均可导致红细胞破坏溶解，引起溶血反应。

（3）Rh 血型不合：Rh 阴性患者首次输入 Rh 阳性血液时不发生溶血反应，但输血 2～3 周后体内即产生抗 Rh 因子的抗体，若再次接受 Rh 阳性血液，则可发生溶血反应。Rh 血型不合引起的溶血反应较少见，且发生缓慢，可在输血后几小时至几天后才发生，且症状较轻。

2．临床表现

溶血反应常在输入 10～15 mL 血液后发生，死亡率高，其发生机制及临床表现可分为三个阶段，如表 11-10 所示。

表 11-10　溶血反应的发生机制及临床反应

发生阶段	机制	临床表现
第一阶段	红细胞凝集成团，阻塞部分小血管	头部胀痛、面色潮红、四肢麻木、腰背部剧烈疼痛、恶心、呕吐等
第二阶段	红细胞溶解，大量血红蛋白释放入血浆	黄疸、血红蛋白尿，并伴有寒战、高热、血压下降、呼吸困难、发绀等
第三阶段	大量血红蛋白从血浆进入肾小管，在肾脏的酸性环境中形成结晶体，阻塞肾小管；同时抗原、抗体相互作用，引起肾小管内皮缺血、缺氧而坏死脱落，进一步加重肾小管阻塞	急性肾衰竭的表现：少尿或无尿、管型尿和蛋白尿、高钾血症和酸中毒等，严重者可导致死亡

3．预防措施

（1）输血前严格查对，遵守操作规程。

（2）认真做好血型鉴定和交叉配血试验。

（3）严格执行血液采集、保存制度，防止血液变质。

4. 护理措施

（1）立即停止输血，并通知医生紧急处理。

（2）核对受血者、供血者的姓名和血型，保留余血并抽取患者的血标本一同送检，同时重做血型鉴定和交叉配血试验。

（3）给予氧气吸入，建立静脉通道，遵医嘱给予升压药或其他药物治疗。

（4）遵医嘱注射利多卡因，行双侧腰部封闭，用热水袋热敷双侧肾区，以解除肾血管痉挛，改善肾脏血液循环，保护肾脏。

（5）遵医嘱静脉滴注 5%碳酸氢钠溶液，以碱化尿液，增加血红蛋白在尿液中的溶解度，防止肾小管阻塞。

（6）严密观察患者生命体征和尿量的变化，并及时告知医生，对尿少、尿闭者，按急性肾功能衰竭处理。

（7）若出现休克，根据医嘱进行抗休克治疗。

（8）安慰患者，消除其紧张、恐惧心理。

（四）与大量输血有关的反应

大量输血一般是指 24 h 内输入相当于或大于患者循环血量的血液。常见的与大量输血有关的反应有以下几种。

1. 循环负荷过重

大量输血导致的循环负荷过重的原因、临床表现、预防及护理措施，与静脉输液引起的循环负荷过重相同。

2. 出血倾向

（1）原因

库存血中的血小板和凝血因子破坏较多或输入过多的枸橼酸钠，引起凝血障碍。

（2）临床表现

患者皮肤、黏膜出现瘀点或瘀斑，穿刺部位可见大块瘀斑，手术切口、伤口等处渗血，牙龈出血，严重者出现血尿。

（3）预防措施

当输入大量库存血时，应间隔输入新鲜血液或血小板浓缩混悬液。

（4）护理措施

密切观察患者有无出血现象，根据凝血因子的缺乏情况补充有关成分。

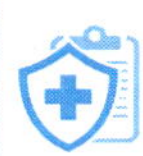

3．枸橼酸钠中毒

（1）原因

大量输血使枸橼酸钠大量进入体内，若患者肝功能异常，则体内的枸橼酸钠不能完全氧化和排出，而与血中游离钙结合，使血钙浓度降低。

（2）临床表现

患者出现手足抽搐、颜面部麻木、血压下降、心率减慢甚至心搏骤停。

（3）预防措施

在输入库存血 1 000 mL 时，遵医嘱静脉注射 10%葡萄糖酸钙 10 mL 或氯化钙 10 mL，以补充钙离子，防止血钙过低。

（4）护理措施

严密观察患者的病情变化及输血后的反应，遵医嘱使用钙剂。

4．体温过低

由于麻醉下患者的体温调节功能失调，大量输入库存血可使患者体温下降，影响心脏功能，导致心输出量减少，心率减慢，组织灌注减少，从而引起心室纤颤，甚至心搏骤停。这类患者最好输新鲜血或新鲜血与库存血交替输入。

（五）其他

输血不当还可引起空气栓塞、微血管栓塞及血液传染性疾病（如病毒性肝炎、疟疾、艾滋病、梅毒等）。预防的主要措施是严格把控采血、贮血和输血操作的各个环节，以保证患者的输血安全。

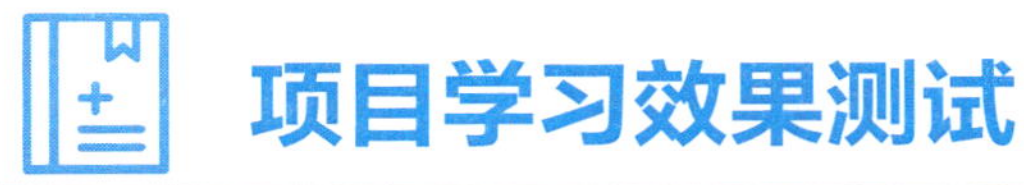

项目学习效果测试

一、单项选择题

1．对纠正体内电解质失调有显著效果的溶液是（　　）。

A．浓缩白蛋白　B．右旋糖酐　C．血浆　D．0.9%氯化钠溶液

2．对维持血浆胶体渗透压和增加血容量有显著效果的溶液是（　　）。

A．5%葡萄糖溶液　B．10%葡萄糖溶液

C．0.9%氯化钠溶液　D．中分子右旋糖酐

3．静脉输入 5%碳酸氢钠溶液的目的是（　　）。

A．扩充血容量　B．供给电解质

C．维持胶体渗透压　D．调节酸碱平衡

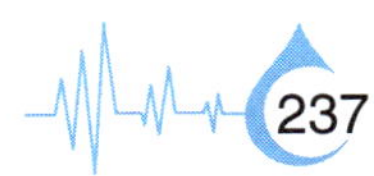

4. 输血前后及输注两袋血之间应输入的溶液是（　　）。

A. 0.9%氯化钠溶液　　B. 复方氯化钠溶液

C. 5%葡萄糖溶液　　D. 5%葡萄糖盐水

5. 输血时应注意输血速度，开始时速度宜慢，不宜超过（　　）。

A. 10 滴/min　　B. 15 滴/min　　C. 20 滴/min　　D. 25 滴/min

6. 患者大量输入库存血后容易发生（　　）。

A. 低钙血症　　B. 高钙血症　　C. 低钾血症　　D. 高钾血症

7. 慢性贫血和心肺功能不全患者可输入的成分血是（　　）。

A. 浓缩红细胞　　B. 洗涤红细胞　　C. 悬浮红细胞　　D. 冷冻红细胞

二、案例分析题

1. 患者，男，70 岁，因慢性阻塞性肺气肿住院治疗。上午 9 时起开始静脉输入 5%葡萄糖溶液 500 mL 及 0.9%氯化钠溶液 500 mL，滴速为 70 滴/min。10 时左右，护士巡视时，发现患者咳嗽、咳粉红色泡沫样痰，呼吸急促，大汗淋漓。

请思考：

（1）根据患者的临床表现，此患者可能出现了哪种情况？

（2）护士应立即采取哪些措施？

2. 患者，男，36 岁，因车祸导致内脏破裂大出血而拟行急诊手术治疗。去手术室之前，护士遵医嘱迅速为患者建立了一个静脉通道并行输血治疗。因时间紧迫，护士从血库取回血后，为了尽早将血输给患者，便将血袋放在热水中提温，5 min 后便给患者输入。输血 10 min 后，患者感到头部胀痛，并出现恶心、呕吐、腰背部剧痛。

请思考：

（1）此患者最可能出现了什么反应？

（2）此反应产生的原因最可能是什么？

（3）此时，护士应如何处理？

项目综合实践活动

【活动背景】

临床输液和输血是治疗疾病、挽救生命的重要措施。但水可载舟，亦可覆舟，倘若没有正确为患者输液和输血，则可埋下祸患，使患者的健康受到损害，甚至导致患者死亡。近年来，临床输液和输血的安全性越来越被人们所重视，全国每年因输液和输血引起的医疗纠纷时有发生，这不仅为患者及其家属带来极大的痛苦，也为医务人员带来了医疗纠纷，阻碍医

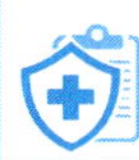

疗单位的正常运作。

护士是输液和输血治疗过程的重要执行者，必须严格执行临床输液和输血管理制度及技术规范，避免护理差错及医疗事故发生，保障患者的生命安全。

【活动要求】

为切实提高自身安全输液和输血意识，请查阅相关资料，汇总近几年医院发生过的输液和输血事故，结合本项目所学知识，分析各事故发生的原因，并写一份心得体会。

项目学习成果评价

表 11-11 项目学习成果评价表

<table>
<tr><th rowspan="2">考核内容</th><th rowspan="2">评价标准</th><th rowspan="2">分值</th><th colspan="3">评价得分</th></tr>
<tr><th>自评</th><th>互评</th><th>师评</th></tr>
<tr><td rowspan="3">知识考核</td><td>了解输液微粒的定义、危害及消除措施，血型的类型和相容性检查的方法</td><td>10</td><td></td><td></td><td></td></tr>
<tr><td>熟悉静脉输液的目的、静脉输液常用溶液的种类及其作用、输液速度与时间的计算方法、血液制品的种类及作用、血液质量的判断方法、静脉输血的目的</td><td>15</td><td></td><td></td><td></td></tr>
<tr><td>掌握静脉输液法目的、操作方法及注意事项，常见输液故障及其排除方法，常见输液反应及其防护措施，静脉输血法的目的、操作方法及注意事项，三查八对的内容，自体输血的适应证、禁忌证及方法，常见输血反应及其护理措施</td><td>25</td><td></td><td></td><td></td></tr>
<tr><td rowspan="3">技能考核</td><td>能够正确判断与处理常见的输液故障</td><td>10</td><td></td><td></td><td></td></tr>
<tr><td>能够正确实施静脉输液法和静脉输血法</td><td>10</td><td></td><td></td><td></td></tr>
<tr><td>能够正确判断与处理常见的输液反应和输血反应，并进行相应护理</td><td>10</td><td></td><td></td><td></td></tr>
<tr><td rowspan="2">素质考核</td><td>具有尊重生命、敬畏生命的护理精神，养成细心严谨的工作作风</td><td>10</td><td></td><td></td><td></td></tr>
<tr><td>具有独立思考、分析问题和解决问题的能力，能沉稳应对护理操作过程中出现的突发和意外情况，具备初步的现场处理及协调能力</td><td>10</td><td></td><td></td><td></td></tr>
<tr><td>总评</td><td>自评×20%＋互评×20%＋师评×60%</td><td colspan="4"></td></tr>
<tr><td>自我评价</td><td colspan="5"></td></tr>
<tr><td>教师评价</td><td colspan="5"></td></tr>
</table>

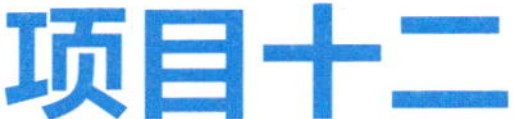

项目十二

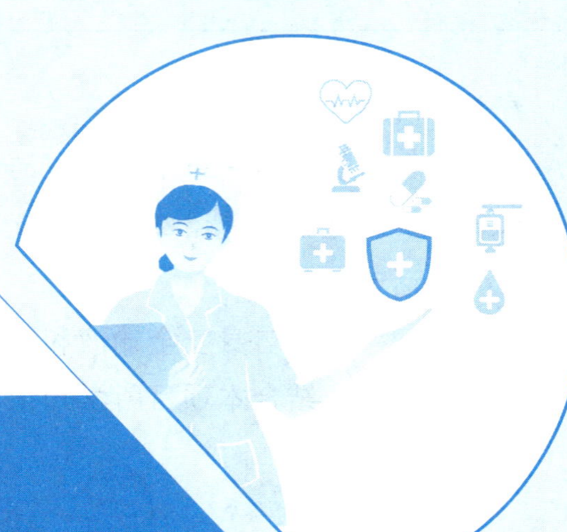

冷、热疗法

知识目标

- 了解冷、热疗法的概念、生理效应及继发效应。
- 熟悉冷、热疗法的作用，影响冷、热疗法效果的因素。
- 掌握常用的冷疗法和热疗法的目的、操作方法及注意事项，冷、热疗法的禁忌证和禁忌部位。

技能目标

- 能够合理选择适合患者病情的冷、热疗法，并规范实施。

素质目标

- 学会理解、关心患者，做好人文关怀。

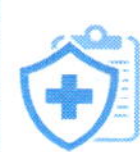

项目导入

患者，男，20 岁，在打篮球过程中由于用力不当，不慎扭伤脚踝，导致局部组织肿胀、疼痛明显。

请思考：

（1）此患者应该冷敷还是热敷？

（2）为什么实施此措施？此措施适用于扭伤后多少小时内？

第一讲　冷、热疗法概述

一、冷、热疗法的概念

冷、热疗法是指以低于或高于人体温度的物质作用于人体表面，通过神经传导引起皮肤和内脏器官血管收缩或舒张，从而改变人体各系统的体液循环和新陈代谢，达到治疗和护理的目的的方法。冷、热疗法是临床常用的辅助物理治疗方法，对炎症、疼痛、出血或充血、降温或保暖等有一定的治疗效果。

二、冷、热疗法的效应

（一）生理效应

冷、热疗法的应用可使人体产生一系列的生理反应。应用热疗法时，人体的基础代谢率增加，体温升高；局部血管扩张，血流量增加，血液循环速度加快；微血管的通透性增加；白细胞的数量和活动度增加；肌肉组织和结缔组织的伸展性增强，柔韧性增加；关节腔滑液的黏稠度降低；神经传导速度加快。而应用冷疗法时，人体的生理反应与应用热疗法时相反。

（二）继发效应

冷疗或热疗超过一定的时间，产生与生理效应相反作用的现象，称为继发效应。例如，冷疗法可使血管收缩，但持续冷疗 30～60 min 后，血管反而扩张；热疗法可使血管扩张，但持续热疗 30～45 min 后，血管反而收缩。这是人体为了避免长时间受冷或受热造成组织损伤而产生的防御作用。因此，使用冷、热疗法的时间一般以 20～30 min 为宜，如需反复使用，中间需间隔 1 h，让组织有一个复原的过程，以防继发效应的产生。

三、影响冷、热疗法的因素

（一）方式

冷、热疗法的方式有干法和湿法两种，方式不同，效果也不同。

由于水的传导能力比空气强，因此一般来说，在同样的温度条件下，湿冷法的效果要优于干冷法。临床应用时，湿冷法的温度应比干冷法高一些，以防患者的冷疗部位发生冻伤。

由于水比空气导热性强、渗透力大，所以湿热法比干热法效果好。因此，临床应用湿热法时，水温须比干热法低，以防烫伤。

（二）面积

冷、热疗法的效果与应用面积的大小成正相关。人体表面积越大，冷、热疗法的效果越强；反之，则越弱。

护理小贴士

需要注意的是，应用面积越大，患者的耐受性越差，且易引起全身不良反应。因此，在为患者应用大面积的冷、热疗法时，应密切观察患者的局部和全身反应，以保证治疗安全、有效。

（三）时间

在一定的治疗时间内，冷、热疗法的效应会随着时间的延长而增强。但应用时间过长，则会产生继发效应而抵消原有治疗效果，甚至会引起不良反应，如疼痛、麻木、冻伤或烫伤等。

（四）温度

冷、热疗法的应用温度与人体体表温度相差越大，人体对冷、热刺激的反应越强；反之，则越弱。此外，冷、热疗法的效应也受环境温度的影响。例如，冷疗的效果在低温环境中增强，在高温环境中减弱；室温过低会使散热加快，从而降低热疗的效果。

（五）部位

身体较薄的部位或不经常暴露的部位对冷的敏感性强，冷疗效果好。此外，血液循环好的部位也可增强冷疗的效果，因此为高热患者降温时，可将冰袋、冰囊放置在颈部、腋下、腹股沟等体表大血管通过处，以尽快达到物理降温的目的。同时，一般皮肤较薄及不经常暴露的部位对热也更为敏感；血液循环良好的部位，热疗效果也较好。

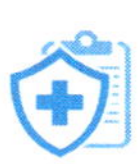

（六）个体差异

年龄、性别、身体状况等也会影响冷疗的效果。例如，婴幼儿因体温调节中枢未发育完全，对冷的适应能力有限；老年人因体温调节功能减退，对冷刺激的敏感性降低；女性对冷刺激较男性敏感。需要注意的是，昏迷、血液循环障碍、感觉迟钝的患者，对冷刺激的敏感性降低。因此，上述患者应用冷疗法时应注意控制温度，以防冻伤。

同时，年龄、性别、身体状况、精神状态、神经系统对热的调节功能和耐受力等，也会影响热疗的效果。例如，儿童对热特别敏感，而老年人及昏迷、瘫痪、循环不良的患者则对热反应迟钝或消失，因此对此类患者用热时应谨慎，以防烫伤。此外，经常重复使用一定温度的热疗，会使患者对热刺激的敏感度逐渐降低。

第二讲　冷疗法

一、冷疗法的作用

（一）减轻局部出血或充血

冷疗法可使血流减慢、血液黏稠度增加，从而促进血液凝固而控制出血；还可使毛细血管收缩，降低血管的通透性，减轻局部组织充血。因此，本法适用于鼻出血、扁桃体摘除术后和局部软组织损伤初期。

（二）减轻局部组织肿胀和疼痛

冷疗法可使局部血管收缩，毛细血管的通透性降低、渗出减少，从而减轻由局部组织肿胀压迫神经末梢引起的疼痛；还可抑制组织细胞的活力，减慢神经冲动的传导速度，降低神经末梢的敏感性，从而减轻疼痛。因此，本法适用于急性损伤初期、牙痛和烫伤等。

（三）控制炎症扩散

冷疗法可使局部血管收缩，血流减少，细胞的新陈代谢和细菌的活力降低，从而控制炎症的扩散。因此，本法适用于炎症早期。

（四）降低体温

冷疗法可通过传导与蒸发作用使人体散热，从而降低体温；头部冷疗可降低脑细胞的代谢率，减少其耗氧量，从而提高脑组织对缺氧的耐受性，减少脑细胞的损伤。因此，本法适用于高热、中暑、脑外伤等。

二、冷疗法的禁忌证和禁忌部位

（一）禁忌证

1. 局部血液循环障碍

局部血液循环不良的患者采用冷疗法，可加重血液循环障碍，导致局部组织缺血、缺氧而发生变性坏死。因此，休克、大面积组织损伤、全身微循环障碍、皮肤颜色青紫的患者等应禁止使用冷疗法。

2. 组织损伤、破裂或开放性伤口

冷疗法可致血液循环不良，加重组织损伤，影响伤口愈合。因此，有组织损伤、破裂或开放性伤口的患者应禁止使用冷疗法。

3. 慢性炎症或深部化脓病灶

冷疗法可使局部血管收缩，血液循环速度减慢，血流量减少，从而妨碍炎症的吸收和消散。因此，有慢性炎症或深部化脓病灶的患者禁止使用冷疗法。

4. 对冷过敏

对冷过敏的患者使用冷疗法可出现红斑、荨麻疹、关节疼痛和肌肉痉挛等过敏症状，因此不宜使用。

5. 其他

对年老体弱、婴幼儿、昏迷、感觉异常、血管硬化、心脏病患者等，以及哺乳期的产妇涨奶等情况，要慎用冷疗法。

（二）禁忌部位

（1）枕后、耳郭、阴囊等禁忌用冷，以防冻伤。

（2）心前区禁忌用冷，以防引起反射性心率减慢或心律失常、心房或心室纤颤及房室传导阻滞。

（3）腹部禁忌用冷，以防腹泻、腹痛。

（4）足底禁忌用冷，以防反射性末梢血管收缩而影响散热或引起一过性冠状动脉收缩。

医护史话

我国古代医家对冷疗法的运用极为丰富，在汉墓出土的《五十二病方》、孙思邈所著的《备急千金要方》中均有外敷井中冷泥治疗虫咬的记载，《后汉书》有华佗以冷冰水治发热的治疗案例，《儒门事亲》《肘后备急方》《太平惠民和剂局方》《本草纲目拾遗》等均对冷疗法有所论及。

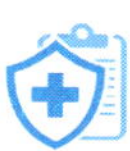

三、常用的冷疗法

冷疗法分为局部冷疗法和全身冷疗法。常用的局部冷疗法包括冰袋（或冰囊）冷疗法、冰帽（或冰槽）冷疗法、冷湿敷法等，全身冷疗法包括温水擦浴、乙醇擦浴等。

（一）局部冷疗法

1. 冰袋（或冰囊）冷疗法

【目的】

镇痛、消炎、止血、降温。

【评估】

（1）患者的年龄、病情、意识状况、体温及治疗情况。

（2）患者对冷疗的心理反应及配合程度。

（3）患者局部组织的状况，如颜色，温度，有无硬结、开放性伤口、水肿、感觉障碍等。

【计划】

（1）环境准备：整洁、安静、舒适，无对流风，必要时用床帘或屏风遮挡患者。

（2）护士准备：着装整洁，修剪指甲，洗手，戴口罩。

（3）用物准备：冰袋（或冰囊）及布套、毛巾、适量冰块、手消毒剂和医用垃圾桶。如果用大冰块，还应备帆布袋、木槌、盆、冷水、勺子等。

【实施】

冰袋（或冰囊）冷疗的操作方法如表 12-1 所示。

表 12-1　冰袋（或冰囊）冷疗的操作方法

操作流程	操作内容
1. 准备冰袋(或冰囊)（备袋→装袋→驱气→检查→加套）	（1）检查冰袋（或冰囊）有无破损、漏气 （2）使用大冰块时，在治疗室内将冰块装入帆布袋内，用木槌敲成核桃大小，倒入盆中，用冷水冲去冰块的棱角 （3）用勺子将小冰块装入冰袋（或冰囊）至 1/2～2/3 满，排气后扎紧袋口，用毛巾擦干冰袋（或冰囊）外的水迹 （4）将冰袋（或冰囊）倒置，检查不漏水后套上布套
2. 核对、解释	携用物至患者床旁，核对患者的床号、姓名和腕带，向患者及其家属解释使用冰袋（或冰囊）的目的、方法、注意事项及配合要点
3. 放置冰袋(或冰囊)	（1）将冰袋直接置于冷敷部位，或为减轻局部压力，用支架将冰袋悬挂吊起，仅底部与冷敷部位的皮肤接触 （2）为高热患者降温时，冰袋可置于前额、头顶部或体表大血管经过处，如颈部两侧、腋窝、腹股沟等；对鼻出血者，可将冰囊置于鼻部；对扁桃体摘除术后的患者，可将冰囊置于颈前颌下

续表

操作流程	操作内容
4．密切观察	注意观察患者皮肤的颜色、患者的反应及冰袋（或冰囊）有无异常，并及时倾听患者的主诉
5．撤除冰袋	30 min 后撤掉冰袋（或冰囊），协助患者取舒适卧位，整理床单位
6．整理、记录	（1）将冰袋（或冰囊）内的冰水倒净，倒挂晾干，向袋内吹入少量空气后夹紧袋口，存放于阴凉处备用；布套洗净后晾干备用 （2）整理其他用物，清洁后放回原处备用 （3）洗手；记录冷疗的部位、时间和效果，局部皮肤的情况，以及患者的反应

【注意事项】

（1）冷疗过程中应随时观察并检查冰袋（或冰囊）有无漏水。冰块完全融化时，应及时更换，并保持布袋干燥。

（2）正确把握用冷时间，最长不超过 30 min，以防发生继发效应。若需长时间使用，则应间隔 1 h 后再重复使用。

（3）注意观察患者冷疗部位皮肤的变化情况，如果出现皮肤苍白、青紫或有麻木感等情况，应立即停止冷疗并给予相应处理。

（4）为高热患者降温时，用冷 30 min 后应测量体温并记录。当体温降至 39℃以下时，可停止冷疗。

2．冰帽（或冰槽）冷疗法

【目的】

防治脑水肿：降低头部温度，从而降低脑组织的代谢水平，减少耗氧量，提高脑细胞对缺氧的耐受性，减轻脑细胞的损害。

【评估】

（1）患者的年龄、意识状况、病情、体温及治疗情况。

（2）患者的心理反应及配合程度。

（3）患者的活动能力及局部皮肤状况。

【计划】

（1）环境准备：整洁、安静、舒适，无对流风，必要时用床帘或屏风遮挡患者。

（2）护士准备：着装整洁，修剪指甲，洗手，戴口罩。

（3）用物准备：治疗盘内备木槌、海绵垫、未脱脂棉球、肛表和帆布袋，治疗盘外备冰帽或冰槽、冰块、盆、冷水、勺子、橡胶单、中单、治疗巾、手消毒剂、小枕和水桶。

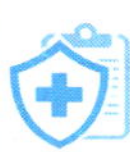

【实施】

冰帽（或冰槽）冷疗的操作方法如表 12-2 所示。

表 12-2　冰帽（或冰槽）冷疗的操作方法

操作流程	操作内容
1. 准备冰帽（或冰槽）	（1）检查冰帽（或冰槽）有无破损、漏水 （2）将冰块装入帆布袋，用木槌敲碎成小块，放入盆中用冷水冲去棱角 （3）将小冰块装入冰帽（或冰槽），擦干冰帽（或冰槽）外的水迹
2. 核对、解释	携用物至患者床旁，核对患者的床号、姓名和腕带，向患者及其家属解释使用冰帽（或冰槽）的目的、方法、注意事项及配合要点
3. 铺单、铺巾	去枕，铺橡胶单和中单于患者头下；铺治疗巾于冰帽内
4. 放置冰帽（或冰槽）	将患者的头置于冰帽内；在患者的后颈部和双耳外侧垫海绵垫，以防患者枕后及外耳发生冻伤；将小枕垫于患者肩下；将排水管置于水桶中（使用冰槽时，将头置于冰槽内；双耳道塞入未脱脂棉球，以防冰水流入耳内；双眼用凡士林纱布遮盖，后颈部和双耳外侧垫海绵垫，以保护角膜、枕部及外耳；将排水管置于水桶中）
5. 密切观察	及时更换或添加冰块，注意观察患者皮肤的颜色，测量患者的心率，检查冰帽（或冰槽）有无异常等，并及时倾听患者的主诉
6. 撤除冰帽（或冰槽）	30 min 后撤除冰帽（或冰槽）、橡胶单和中单，协助患者取舒适卧位，整理床单位
7. 整理、记录	（1）冰帽处理方法与冰袋相同（使用冰槽时，将冰槽内冰水倒空，消毒备用） （2）整理其他用物，清洁后放回原处备用 （3）洗手；记录冷疗的部位、时间和效果，头部皮肤的情况，以及患者的反应

【注意事项】

（1）冷疗时间不可超过 30 min。若需再使用，则中间至少间隔 1 h。

（2）注意密切观察患者头部皮肤的变化，每 10 min 查看一次局部皮肤颜色，重点观察并询问患者的耳郭有无发紫和麻木感。

（3）密切观察患者病情、体温及心率的变化，每 30 min 测量一次生命体征，维持肛温在 33℃左右，不可低于 30℃，以防发生心房、心室纤颤或房室传导阻滞等。

3. 冷湿敷法

【目的】

消肿、止痛、降温、止血。

【评估】

除冰袋（或冰囊）冷疗法的评估内容外，还须评估患者冷湿敷部位有无伤口或破损。

【计划】

（1）环境准备：整洁、安静、舒适，无对流风，必要时用床帘或屏风遮挡患者。

（2）护士准备：着装整洁，修剪指甲，洗手，戴口罩。

（3）用物准备：治疗盘内备纱布、敷布、敷钳、凡士林、棉签、橡胶单、治疗巾和毛巾，治疗盘外备盆（内置冰水）、手消毒剂，必要时备屏风。

【实施】

冷湿敷的操作方法如表 12-3 所示。

表 12-3　冷湿敷的操作方法

操作流程	操作内容
1．核对、解释	携用物至患者床旁，核对患者的床号、姓名和腕带，向患者及其家属解释冷湿敷的目的、方法、注意事项及配合要点
2．暴露患处	协助患者取舒适体位，暴露患处，铺橡胶单和治疗巾于患处下方
3．湿敷患处	（1）用棉签在患处涂凡士林（范围略大于患处），并盖一层纱布，以防止冻伤，同时保持冷湿敷的效果 （2）将敷布浸入冰水盆中浸透，再用敷钳将敷布拧至不滴水；抖开敷布，敷于患处 （3）每 3～5 min 更换一次敷布，一般持续冷湿敷 15～20 min
4．密切观察	密切观察患者局部皮肤的变化情况及患者的反应，注意倾听患者的主诉
5．整理、记录	（1）冷湿敷完毕，撤去纱布和敷布，用纱布擦净凡士林，用毛巾擦干皮肤，撤去橡胶单和治疗巾 （2）协助患者取舒适卧位，整理床单位 （3）整理用物，按规定消毒处理后放回原处备用 （4）洗手；记录冷湿敷的部位、时间和效果，局部皮肤的情况，以及患者的反应

【注意事项】

（1）敷布需浸透，拧至不滴水为宜。使用过程中，注意每 10 min 查看一次局部皮肤的颜色，防止发生冻伤。

（2）及时更换敷布，以保证治疗效果。

（3）若冷湿敷部位为开放性伤口，使用的物品均应无菌，且须按无菌技术操作原则处理伤口。

（4）若为降温用，则冷湿敷 30 min 后测量体温，并绘制于体温单上。当体温降至 38℃以下时，应停用冷湿敷法。

（二）全身冷疗法

全身冷疗法通过将乙醇或温水接触身体皮肤，利用其蒸发和传导作用来增加人体散热，从而达到降温目的。

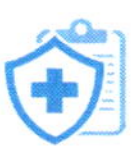

【目的】

为高热患者降温。

【评估】

（1）患者的年龄、病情、治疗情况、过敏史（特别是有无乙醇过敏史）和意识状态。

（2）患者的体温，皮肤的循环状况，对冷的耐受度和有无感觉障碍。

（3）患者的心理状态、活动能力和配合程度。

【计划】

（1）环境准备：整洁、安静、舒适，室温适宜，酌情关闭门窗。

（2）护士准备：着装整洁，修剪指甲，洗手，戴口罩。

（3）用物准备：治疗盘内备小毛巾、大浴巾、热水袋（内装 60～70℃热水）及布套、冰袋及布套，治疗盘外备盆（内盛 2/3 满的 32～34℃温水或 30℃ 25%～35%乙醇溶液 200～300 mL）、手消毒剂。按需备衣物、大单、便器及便巾、屏风。

【实施】

乙醇或温水擦浴的操作方法如表 12-4 所示。

表 12-4　乙醇或温水擦浴的操作方法

操作流程	操作内容
1. 核对、解释	携用物至患者床旁，核对患者的床号、姓名和腕带，向患者及其家属解释乙醇或温水擦浴的目的、方法、注意事项及配合要点
2. 遮挡、松被	用床帘或屏风遮挡患者，松开床尾盖被，按需给予便器，协助患者脱去上衣，松解裤带
3. 置冰袋和热水袋	置冰袋于头顶部，以助于降温并防止头部充血；置热水袋于足底部，以促进足底血管扩张，减轻头部充血并使患者感觉舒适
4. 全身擦浴	（1）上肢（颈外侧→肩→上臂外侧→前臂外侧→手背，腋窝→上臂内侧→肘窝→前臂内侧→手心）：① 将浴巾垫于擦拭部位下；② 将小毛巾浸入温水内，再拧至半干，缠于手上呈手套状，以离心方向进行擦拭（以拍拭方式进行），即从颈部外侧开始，沿手臂外侧擦至手背，再从腋下沿手臂内侧擦至手心，重复数次；③ 擦拭完毕，用浴巾擦干皮肤；④ 更换小毛巾，以同样的方法擦拭对侧 （2）背部（颈下→肩部→腰部）：① 协助患者侧卧，露出背部，下垫浴巾；② 更换小毛巾，用同样的方法从颈部开始向下擦拭全背；③ 擦拭完毕，用浴巾擦干皮肤，协助患者穿好上衣 （3）下肢（髋部→下肢外侧→足背，腹股沟→下肢内侧→内踝，股下→下肢后侧→腘窝→足跟）：① 协助患者仰卧，脱去近侧裤腿，下垫浴巾；② 更换小毛巾，自髂骨处沿腿外侧擦至足背，自腹股沟沿腿内侧擦至内踝，再自股下经腘窝擦至足跟，重复数次；③ 擦拭完毕，用浴巾擦干皮肤；④ 更换小毛巾，以同样的方法擦拭对侧；⑤ 全部擦拭完毕，协助患者穿好裤子

续表

操作流程	操作内容
5. 密切观察	密切观察患者局部皮肤的变化情况及患者的反应，注意倾听患者的主诉
6. 整理、记录	（1）擦浴完毕，取下热水袋，协助患者取舒适体位，整理床单位，交代注意事项 （2）整理用物，按规定消毒处理后放回原处备用 （3）洗手，记录擦浴的时间和效果、局部皮肤的情况，以及患者的反应 （4）30 min 后测体温，若体温降至39℃以下，则取下冰袋

【注意事项】

（1）禁止擦拭胸前区、腹部、后颈部和足底部，以免引起不良反应。

（2）擦浴过程中，注意观察患者局部皮肤的情况及患者的反应，重点观察皮肤有无发红、苍白、出血点。此外，若患者出现面色苍白、寒战、呼吸异常等，则应立即停止操作，报告医生给予处理。

（3）乙醇的刺激性较强，不可用于血液病患者和婴幼儿，也禁用于乙醇过敏者。

（4）擦浴时应避免反复快速用力摩擦，以免摩擦生热。每擦拭一个部位更换一次小毛巾，以维持擦浴温度。

（5）擦拭腋窝、肘窝、手心、腹股沟和腘窝时，应多擦拭片刻，以促进散热。

（6）每侧肢体或背部擦拭 3 min，擦浴全过程不超过 20 min。

第三讲　热疗法

一、热疗法的作用

（一）促进炎症的消退和局限

热疗法可使局部血管扩张，血液循环加快，从而促进组织中的毒素和废物排出；同时，血流量增加可增强新陈代谢，并可使白细胞数量增多、吞噬能力增强，从而提高人体的抵抗力和修复力。炎症早期使用热疗法，可促进渗出物的吸收与消散；炎症后期使用热疗法，可促使白细胞释放蛋白溶解酶溶解坏死组织，有利于炎症的局限。因此，本法适用于乳腺炎、眼睑炎等。

（二）缓解疼痛

热疗法可降低痛觉神经的兴奋性，提高疼痛阈值；可改善血液循环，加速组胺等致痛物

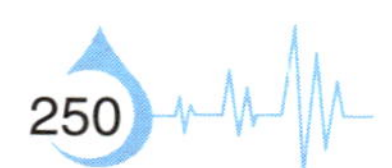

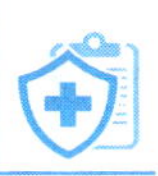

质的排出和炎性渗出物的吸收，从而缓解疼痛；还可使肌肉、肌腱、韧带等软组织松弛，从而缓解由肌肉痉挛、韧带僵硬、关节强直等造成的疼痛。因此，本法适用于肾绞痛、胃肠痉挛、腰肌劳损等。

（三）减轻深部组织充血

热疗法可使皮肤血管扩张，血流量增加，全身循环血量重新分布，从而减轻深部组织充血。

（四）保暖与促进舒适

热疗法可使局部血管扩张，血液循环加快，体温适度升高，从而使人感到温暖、舒适。因此，本法适用于年老体弱者、早产儿、危重患者及末梢循环不良的患者。

二、热疗法的禁忌证和禁忌部位

（一）禁忌证

1. 未明确诊断的急腹症

热疗法虽可减轻疼痛，但易掩盖病情真相而延误诊断和治疗。因此未明确诊断的急腹症不可用热疗法。

2. 面部危险三角区感染

面部危险三角区血管丰富，面部静脉无静脉瓣并与颅内海绵窦相通，热疗法可使血管扩张，血流加快，导致细菌和毒素进入血液循环，促使炎症扩散，引起颅内感染或败血症。

3. 出血性疾病

热疗法会使血管扩张，增加器官的血流量和血管的通透性，加重出血倾向。

4. 软组织损伤或扭伤 48 h 内

在软组织损伤或扭伤 48 h 内进行热疗法，可使局部血管扩张，通透性增加，加重皮下出血和肿胀，从而加重疼痛。

5. 急性炎症

热疗法可使局部温度升高，有利于细菌繁殖和分泌物增多，从而加重病情。

6. 其他

（1）恶性肿瘤：热疗法可以加速细胞的新陈代谢，并可使血液循环加快，从而加速肿瘤细胞的转移、扩散，加重病情。

（2）皮肤疾病：如湿疹、开放性引流伤口处等。热疗法会加重皮肤损害，增加患者的不适感。

（3）有金属植入物：因金属可导热，所以在金属植入物部位进行热疗法，易造成烫伤。

（4）感觉功能异常、意识不清者和老年人：对热不敏感，容易造成烫伤，因此应慎用。

（5）心、肝、肾功能不全者：大面积使用热疗法可导致皮肤血管扩张，内脏器官血液供应减少，从而加重病情。

（二）禁忌部位

（1）孕妇腹部：热疗法会影响胎儿的生长发育。

（2）睾丸：热疗法可抑制精子发育，甚至杀死精子。

三、常用的热疗法

热疗法分为干热疗法和湿热疗法。常用的干热疗法有热水袋热疗法、烤灯热疗法等，湿热疗法有热湿敷法、热水坐浴法、温水浸泡法等。

（一）干热疗法

1. 热水袋热疗法

【目的】

保暖、解痉、镇痛、缓解疲劳。

【评估】

（1）患者的年龄、意识状况、病情、体温及治疗情况。

（2）患者对热疗的心理反应及配合程度。

（3）患者局部组织的状况，如颜色，温度，有无损伤、感觉障碍等。

【计划】

（1）环境准备：整洁、安静、舒适，无对流风。

（2）护士准备：着装整洁，修剪指甲，洗手，戴口罩。

（3）用物准备：热水袋及布套、热水、冷水、水温计、量杯、毛巾、手消毒剂。

【实施】

热水袋热疗的操作方法如表 12-5 所示。

表 12-5　热水袋热疗的操作方法

操作流程	操作内容
1. 备热水袋 （检查→调温→装水→排气→检查→装套）	（1）检查热水袋有无破损、漏气，塞子是否配套 （2）用水温计测量水温，调节水温至 60～70℃ （3）放平热水袋，去塞，一手持热水袋袋口的边缘，另一手灌水，边灌边提高热水袋；灌至热水袋容积的 1/2～2/3 满时，缓慢放平热水袋，排出袋内空气后拧紧塞子 （4）用毛巾擦干热水袋外壁的水渍，倒提并轻轻抖动，检查无漏水后装入布套内，系紧带子

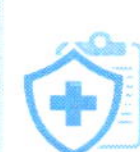

续表

操作流程	操作内容
2. 核对、解释	携用物至患者床旁，核对患者的床号、姓名和腕带，向患者及其家属解释使用热水袋的目的、方法、注意事项及配合要点
3. 放置热水袋	将热水袋置于患者所需部位，袋口朝向患者身体外侧，并询问患者温度是否适宜
4. 密切观察	密切观察患者局部皮肤的变化及患者的反应，注意倾听患者的主诉
5. 撤除热水袋	用毕（放置时间不超过 30 min），撤去热水袋，协助患者取舒适卧位，整理床单位
6. 整理、记录	（1）将热水袋内的热水倒空，倒挂晾干，向袋内吹入少量空气后旋紧塞子，置阴凉处备用；布套洗净、晾干后备用 （2）洗手；记录热水袋使用的部位、时间和效果，局部皮肤的情况，以及患者的反应，必要时做好床边交班

【注意事项】

（1）若敷在炎症部位，应灌入 1/3 袋热水，以免压力过大引起疼痛。

（2）对老年人、婴幼儿、感觉迟钝、麻醉未清醒、末梢循环不良、昏迷患者等，水温应调至 50℃以内。

（3）为意识不清、感觉迟钝的患者使用热水袋时，因其感知觉功能较弱，为防止其烫伤，应在热水袋外再包一块大毛巾或将热水袋放于两层盖被（毯）之间，并定时检查热疗部位的皮肤情况。

（4）密切观察局部皮肤，若发现患者皮肤出现疼痛、潮红等反应，则应立即停止使用，并在局部涂凡士林，以保护皮肤。

（5）若需连续使用热水袋，应及时更换热水，并严格执行交接班制度。

2. 烤灯热疗法

烤灯是利用热辐射作用于人体，使人体局部温度升高、血管扩张、血液循环加快，从而促进组织代谢、改善局部组织营养状况的仪器。

【目的】

（1）消炎、消肿、镇痛、解痉。

（2）促进创面干燥、结痂，保护肉芽组织生长，利于伤口愈合。

【评估】

（1）患者的年龄、意识状态、病情、体温及治疗情况。

（2）患者对热疗的心理反应及配合程度。

（3）患者局部组织的状况，如颜色，温度，有无损伤、感觉障碍等。

【计划】

（1）环境准备：整洁、安静、舒适，无对流风。

（2）护士准备：着装整洁，修剪指甲，洗手，戴口罩。

（3）用物准备：红外线灯或鹅颈灯（性能良好），必要时备有色眼镜（或湿纱布）。

【实施】

烤灯热疗的操作方法如表 12-6 所示。

表 12-6　烤灯热疗的操作方法

操作流程	操作内容
1. 核对、解释	携用物至患者床旁，核对患者的床号、姓名和腕带，向患者及其家属解释使用烤灯的目的、方法、注意事项及配合要点
2. 暴露患处	协助患者取合适体位，暴露患处，必要时用床帘遮挡
3. 放置烤灯	（1）将灯头移至治疗部位的斜上方或侧方（有保护罩的灯头可垂直照射），调节灯头距治疗部位 30～50 cm （2）接通电源，打开开关，进行照射治疗。照射时间为 20～30 min。照射面颈部和前胸部时，应让患者戴有色眼镜或用湿纱布遮盖患者眼睛，以保护眼睛
4. 密切观察	随时观察照射效果及患者的反应，注意倾听患者的主诉
5. 撤除烤灯	照射完毕，关闭开关，移开烤灯
6. 整理、记录	（1）协助患者穿好衣服，取舒适卧位，整理床单位 （2）切断电源，将烤灯放回原处备用 （3）洗手；记录烤灯照射的部位、时间和效果，以及患者的反应

【注意事项】

（1）根据病情需要选用不同功率的烤灯：手、足部选用 250 W 的烤灯，胸、腹、腰和背部选用 500～1 000 W 的烤灯。

（2）使用过程中应随时询问患者有无过热、心慌、头晕等感觉，并注意观察其皮肤反应。一旦出现异常，应及时调整距离或停止照射。

（3）进行照射时，以患者感觉温热为宜（可用手试温）。照射过程中随时观察局部皮肤的反应。如果皮肤为桃红色，表示温度合适；如果皮肤为紫红色，应立即停止照射，并涂凡士林，以保护皮肤。

（4）照射完毕，嘱患者在室内休息 15 min 后方可外出，以防感冒。

（5）对意识不清、感觉异常、血液循环障碍及有瘢痕者，应有专人守护并加大照射距离，以防烫伤。

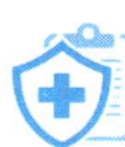

（二）湿热疗法

1. 热湿敷法

【目的】

消炎、消肿、解痉、止痛。

【评估】

（1）患者的年龄、意识状态、病情、体温及治疗情况。

（2）患者对热疗的心理反应及配合程度。

（3）患者局部组织的状况，如颜色，温度，有无伤口、感觉障碍等。

【计划】

（1）环境准备：整洁、安静、舒适，无对流风。

（2）护士准备：着装整洁，修剪指甲，洗手，戴口罩。

（3）用物准备：治疗盘内备敷布、敷钳、凡士林、棉签、纱布、水温计、棉垫、塑料薄膜、橡胶单和治疗巾，治疗盘外备热水瓶、小盆、手消毒剂、弯盘，必要时备热水袋和浴巾，有伤口者还需备换药用物。

【实施】

热湿敷的操作方法如表 12-7 所示。

表 12-7　热湿敷的操作方法

操作流程	操作内容
1. 核对、解释	携用物至患者床旁，核对患者的床号、姓名和腕带，向患者及其家属解释热湿敷的目的、方法、注意事项及配合要点
2. 暴露患处	协助患者取合适卧位，暴露患处，铺橡胶单和治疗巾于患处下方。必要时用床帘或屏风遮挡，以保护患者隐私
3. 湿敷患处	（1）用棉签在患处涂凡士林（范围略大于患处），并在其上盖一层纱布 （2）将敷布浸入 50～60℃的热水中；用敷钳取出敷布，拧至不滴水为宜；抖开敷布，放在手腕内侧试温，以不烫手为宜 （3）折叠敷布，敷于患处，可加盖塑料薄膜和棉垫。若患者感到烫热，可揭开敷布的一角散热，避免皮肤烫伤 （4）每 3～5 min 更换一次敷布，并及时更换盆内热水。治疗时间以 15～20 min 为宜
4. 密切观察	密切观察患者局部皮肤的变化情况及患者的反应，倾听患者的主诉
5. 整理、记录	（1）热湿敷完毕，揭开纱布，轻轻擦去凡士林，并局部保暖 （2）撤去橡胶单和治疗巾 （3）协助患者穿好衣服，取舒适卧位，整理床单位 （4）整理用物，按规定消毒处理后放回原处备用 （5）洗手；记录热湿敷的部位、时间和效果，局部皮肤的情况，以及患者的反应

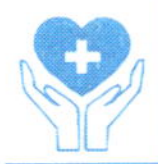

【注意事项】

（1）对有伤口的部位热湿敷，应执行无菌操作，热湿敷后按换药法处理伤口。

（2）进行面部热湿敷时，应嘱患者在室内休息 15 min 后方可外出，以防感冒。

（3）若病情允许，并且患处对压力无禁忌，可将热水袋放置在棉垫上，以保持温度。

2. 热水坐浴法

【目的】

减轻盆腔、直肠器官充血，使局部消炎、消肿、止痛、清洁、舒适，适用于会阴部、肛门和外生殖器的疾病和手术前后。

【评估】

（1）患者的年龄、意识状态、病情、体温及治疗情况。

（2）患者对热疗的心理反应及配合程度。

（3）患者局部组织的状况，如颜色，温度，有无伤口、感觉障碍等。

【计划】

（1）环境准备：整洁、安静、舒适，无对流风，室温适宜，酌情关闭门窗。

（2）护士准备：着装整洁，修剪指甲，洗手，戴口罩。

（3）用物准备：治疗盘内备水温计、药液（遵医嘱备）、大毛巾和无菌纱布，治疗盘外备热水瓶、消毒坐浴盆、坐浴椅、手消毒剂，必要时备换药用物和屏风。

【实施】

热水坐浴的操作方法如表 12-8 所示。

表 12-8　热水坐浴的操作方法

操作流程	操作内容
1. 核对、解释	携用物至患者床旁，核对患者的床号、姓名和腕带，向患者及其家属解释热水坐浴的目的、方法、注意事项及配合要点
2. 调节水温	将坐浴盆置于椅架上，配制药液并将水温调至 40～45℃，以患者可耐受的温度为准，将配置好的药液倒入盆内至 1/2 满
3. 协助坐浴	（1）用床帘遮挡患者，协助患者脱裤至膝部；指导患者先用纱布蘸坐浴液擦拭臀部皮肤试温，待适应水温后再坐入浴盆中。臀部应完全浸入水中，腿部用大毛巾遮盖 （2）注意保暖，及时添加热水及药液，坐浴时间以 15～20 min 为宜
4. 密切观察	密切观察患者的面色、脉搏和呼吸有无异常，注意倾听患者的主诉
5. 整理、记录	（1）坐浴结束，协助患者离开坐浴盆；取纱布擦干患者臀部，协助其穿裤并卧床休息；整理床单位 （2）整理用物，按规定消毒处理后放回原处备用 （3）洗手；记录坐浴时间、所用药液和坐浴效果，局部皮肤的情况，以及患者的反应

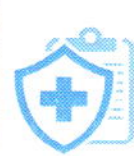

【注意事项】

（1）女性患者经期、妊娠后期、产后两周内、有急性盆腔炎和阴道出血，均不宜坐浴，以免引起感染。

（2）热水坐浴前嘱患者先排尿、排便，因为热水刺激会阴部、肛门，易引起排尿、排便反射。

（3）坐浴时，受热面积大，可使血管扩张，引起血液重新分布，加上坐姿的重力作用，可使回心血量减少，因此易引起头晕、乏力、心慌等症状。一旦患者有以上症状，应立即停止坐浴，并扶患者上床休息。

（4）坐浴时应保持水温，需添加热水时，应先嘱咐患者抬起臀部后再添加。

（5）如果有伤口，应在操作前准备无菌浴盆和无菌药液，坐浴后按换药法处理伤口。

3．温水浸泡法

【目的】

消炎、镇痛，清洁和消毒伤口，适用于手、足、前臂和小腿部感染。

【评估】

（1）患者的年龄、意识状态、病情、体温及治疗情况。

（2）患者对热疗的心理反应及配合程度。

（3）患者局部组织的状况，如颜色、温度，有无伤口、感觉障碍等。

【计划】

（1）环境准备：整洁、安静、舒适，无对流风。

（2）护士准备：着装整洁，洗手，戴口罩。

（3）用物准备：浸泡盆（若有伤口应备无菌浸泡盆）、热水、药液（遵医嘱备）、无菌纱布、无菌长镊、毛巾、水温计、手消毒剂。

【实施】

温水浸泡的操作方法如表 12-9 所示。

表 12-9　温水浸泡的操作方法

操作流程	操作内容
1．核对、解释	携用物至患者床旁，核对患者的床号、姓名和腕带，向患者及其家属解释温水浸泡的目的、方法、注意事项及配合要点
2．调节水温	配制药液并将水温调节至 43～46℃，以患者可耐受为准，倒入浸泡盆内至 1/2 满
3．协助浸泡	（1）暴露患处，将患肢慢慢放入浸泡盆内。有伤口者，可用无菌长镊夹持无菌纱布轻轻擦拭创面，使之清洁 （2）及时添加热水及药物，浸泡时间以 30 min 为宜
4．密切观察	密切观察患者局部皮肤的变化及患者的反应，注意倾听患者的主诉

续表

操作流程	操作内容
5. 整理、记录	（1）浸泡完毕，用毛巾擦干患肢 （2）协助患者穿好衣裤，取舒适卧位，整理床单位 （3）整理用物，按规定消毒处理后放回原处备用 （4）洗手；记录浸泡的部位、时间和效果，局部皮肤的情况，以及患者的反应

【注意事项】

（1）浸泡过程中随时观察局部皮肤的情况，若出现发红、疼痛等反应，应立即停止浸泡，并给予相应处理。

（2）浸泡部位若有伤口，则需备无菌浸泡盆及药液，浸泡后按换药法处理伤口。

（3）及时检查药液温度，随时调节水温。如需添加热水，应先将患肢移出盆外，以免烫伤。

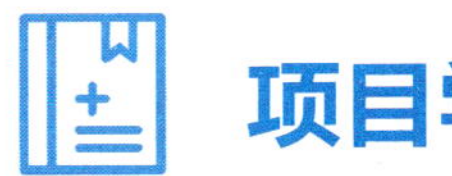

项目学习效果测试

一、单项选择题

1．下列关于冷、热疗法生理效应的说法，错误的是（　　）。

A．需氧量：热疗时增加，冷疗时减少

B．血液黏稠度：热疗时增加，冷疗时降低

C．毛细血管的通透性：热疗时增加，冷疗时减少

D．结缔组织的伸展性：热疗时增强，冷疗时减弱

2．冷疗在一定时间内可使血管收缩，但持续冷疗（　　）后反而会使血管扩张。

A．15～30 min　　B．30～60 min

C．60～90 min　　D．90～120 min

3．冷疗或热疗超过一定时间，会产生与生理效应相反的作用，这种现象称为（　　）。

A．协同效应　　B．后续效应

C．防卫效应　　D．继发效应

4．冷、热疗法适宜的时间为（　　）。

A．10～20 min　　B．20～30 min

C．30～40 min　　D．40～50 min

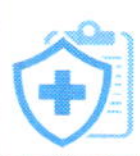

5. 在炎症早期使用冷疗法的作用是（　　）。

A. 提高人体对缺氧的耐受性

B. 促进炎性分泌物的吸收和消散

C. 降低细胞的新陈代谢和微生物的活力

D. 使体内的热通过传导发散出去

6. 为使用热水袋保暖的患者做指导时，护士应告知患者若发现局部皮肤潮红，应（　　）。

A. 立即停用，涂凡士林

B. 在热水袋外再包一条毛巾

C. 立即停用，涂 70%乙醇

D. 将热水袋稍远离局部皮肤

二、案例分析题

1. 患者，女，35 岁，因咳嗽、咳痰 1 周，高热 1 d 来院就诊。经检查，诊断为急性肺炎。患者意识清楚，面色潮红，口唇干裂，测体温为 39.5℃。

请思考：

应如何为该患者做降温处理？

2. 患者，男，45 岁，患痔疮十余年。近期痔疮肿大，疼痛难忍，大便出血，采用手术治疗。术后医嘱：热水坐浴。

请思考：

应如何指导该患者进行热水坐浴？

项目综合实践活动

【活动背景】

冷、热疗法不仅能在临床护理工作中发挥辅助治疗的作用，在日常生活中也可起到重要的应急作用。在许多紧急情况下，如突发关节疼痛、鼻出血、牙疼难耐、烫伤、发热、扭伤等时，冷、热疗法都可作为应急处理方法。

【活动要求】

结合本项目所学知识，制作一个有关冷、热疗法的科普视频。内容可包含冷、热疗法的目的，应用冷、热疗法的禁忌证和适应证，正确使用冰袋、热水袋等的方法等，并可结合生活中常见的紧急情况进行讲述，例如，脚踝扭伤、烫伤、鼻出血等。

项目学习成果评价

表 12-10　项目学习成果评价表

考核内容	评价标准	分值	评价得分		
			自评	互评	师评
知识考核	了解冷、热疗法的概念、生理效应及继发效应	10			
	熟悉冷、热疗法的作用，影响冷、热疗法效果的因素	20			
	掌握常用的冷疗法和热疗法的目的、操作方法及注意事项，冷、热疗法的禁忌证和禁忌部位	30			
技能考核	能够合理选择适合患者病情的冷、热疗法，并规范实施	20			
素质考核	学会理解、关心患者，做好人文关怀	20			
总评	自评×20%＋互评×20%＋师评×60%				
自我评价					
教师评价					

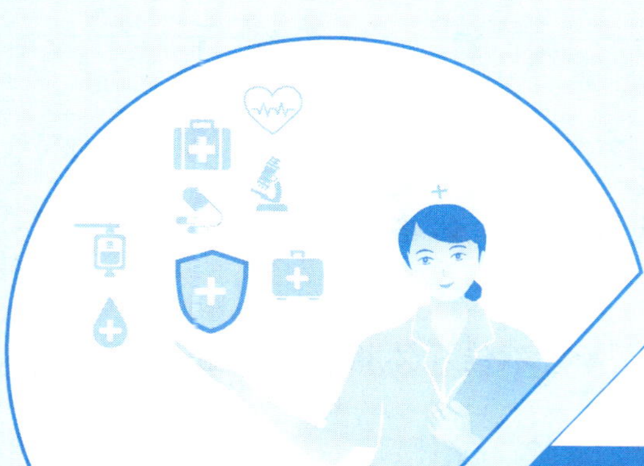

项目十三

排泄护理

知识目标

- 了解正常排尿活动、正常排便活动的评估。
- 熟悉排尿异常和排便异常的评估与护理措施。
- 掌握导尿术、留置导尿术、膀胱冲洗术、灌肠术、简易通便术、肛管排气术的目的、操作方法及注意事项。

技能目标

- 能够正确进行排尿和排便活动的评估，并能对排尿和排便活动异常的患者进行有效护理。
- 能够正确、熟练地实施导尿术、留置导尿术、灌肠术等排泄护理技术。

素质目标

- 能够将理论联系实际，具有自学、探究、举一反三、融会贯通的学习能力和实践能力。
- 尊重、关心和爱护患者，注重人文关怀。

项目导入

患者甲，女，30岁，剖宫产术后10 h未排尿，下腹部胀痛。体格检查：耻骨联合上膨隆，可触及一囊性包块，叩诊浊音，有压痛。

患者乙，男，56岁，一周未解大便，感觉腹部胀痛，食欲不佳。体格检查：触诊腹部较硬且紧张，可触及左下腹包块。

请思考：

（1）患者甲和乙分别存在什么护理问题？

（2）针对患者甲和乙的问题，护士应分别给予哪些护理措施？

排泄是指将新陈代谢的废物排出体外的过程。人体排泄的途径有皮肤、呼吸道、泌尿道及消化道，其中泌尿道和消化道是主要的排泄途径，与之相关的重要活动就是排尿和排便。

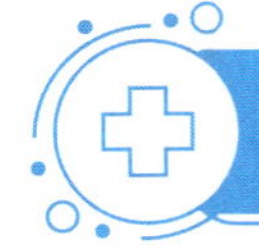

第一讲 排尿护理

一、排尿活动的评估

（一）排尿影响因素的评估

正常情况下，排尿活动受意识支配，无痛苦、无障碍，但同时也可受多种因素的影响。

1．气候因素

天气炎热时，身体出汗量大，体内水分减少，引起抗利尿激素分泌增多，促进肾脏的重吸收，导致尿液浓缩和尿量减少；天气寒冷时，外周血管收缩，循环血量增加，体内水分相对增加，反射性地抑制抗利尿激素的分泌，从而使尿量增加。

2．饮食因素

液体的摄入量增多时，尿量就会增加；同时，液体的摄入种类也会影响排尿，例如，咖啡、茶、酒类等有利尿作用，可使尿量和排尿次数增多。摄入某些食物（如含水量多的水果、蔬菜等）可增加液体摄入量，使尿量增多。此外，饮用含盐量较高的饮料或食用含盐量较高的食物，会造成水、钠潴留，使尿量减少。

3．疾病因素

（1）疾病自身因素

神经系统的损伤和病变，可使排尿反射的神经传导和排尿的意识控制出现障碍，进而使

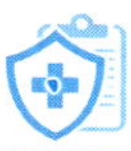

人体出现尿失禁；肾脏病变可使尿液生成障碍，进而使人体出现少尿或无尿现象；泌尿系统的肿瘤、结石或狭窄可导致排尿障碍，使人体出现尿潴留。

（2）治疗因素

利尿剂可使尿量增多，镇静剂可影响神经传导而干扰排尿；外科手术可导致失血、失液，从而使尿量减少；术中使用麻醉剂可干扰排尿反射，部分患者术后会出现尿潴留。

（3）检查因素

某些诊断性检查要求患者禁食、禁水，可使体液减少而影响尿量；某些检查（如膀胱镜检查）易造成尿道损伤、水肿与不适，可导致排尿形态改变。

4. 心理因素

心理因素对正常排尿的影响很大。例如，人在过度紧张、焦虑、恐惧时，会出现尿急、尿频或尿潴留；排尿也可受暗示的影响，任何听觉、视觉或其他身体感觉的刺激，均可引起排尿反射的增强或抑制，如人听见流水声就想排尿；等等。

5. 个人习惯

个体在长期生活中会形成一定的排尿习惯。若排尿习惯改变，如排尿姿势的改变、时间不够充裕、环境不适等，则可能会影响排尿活动的完成。

6. 社会文化因素

社会文化因素也是影响排尿的一个重要因素。例如，社会规范告诉人们排尿应该在隐蔽的场所进行，当个体处于缺乏隐蔽物的环境中时就会产生压力，从而影响正常的排尿活动。

7. 其他

儿童在婴儿期因大脑发育不完善，排尿不受意识控制，2～3 岁后才能自我控制；老年人因膀胱肌张力减弱，易出现尿频；妊娠期妇女因子宫增大压迫膀胱，排尿次数增多；男性前列腺肥大时，可因压迫尿道而出现排尿困难。

（二）尿液状态的评估

1. 量与次数

正常情况下，成人每天日间排尿 3～5 次，夜间 0～1 次，每次尿量 200～400 mL，24 h 的尿量为 1 000～2 000 mL。当泌尿系统发生病变时，会引起排尿次数和尿量的异常。

2. 颜色

正常新鲜尿液呈淡黄色，但也可受某些食物和药物的影响，例如，进食大量胡萝卜或服用核黄素，尿液的颜色会呈深黄色。在病理情况下，尿液的颜色一般有以下变化：

（1）血色：考虑为血尿，即尿液中含有一定量的红细胞。血尿颜色的深浅与尿液中红细胞量的多少有关，尿液中含红细胞较多时，尿液可呈洗肉水色。常见于急性肾小球肾炎、输尿管结石、泌尿系统肿瘤、结核及感染等。

（2）红葡萄酒色或酱油色：考虑为血红蛋白尿，即尿液中含有血红蛋白。血红蛋白尿形成的原因是大量红细胞在血管内被破坏，血红蛋白经肾脏排出。常见于血型不合导致的溶血、恶性疟疾和阵发性睡眠性血红蛋白尿等。

（3）深黄色或黄褐色：考虑为胆红素尿，即尿液中含有胆红素。此外，振荡尿液后，泡沫也呈黄色。常见于阻塞性黄疸和肝细胞性黄疸。

（4）乳白色：考虑为乳糜尿，即尿液中含有淋巴液。常见于丝虫病。

3. 透明度

正常新鲜尿液清澈透明，冷却放置后可出现微量絮状沉淀物，这种沉淀物由黏蛋白、核蛋白、盐类及上皮细胞凝结而成，加热、加酸或加碱后，尿液即变澄清。

当泌尿系统发生感染时，尿液中因含有大量的脓细胞、细菌或炎性渗出物而呈白色絮状浑浊，且在加热、加酸或加碱后，浑浊度不变；蛋白尿不影响尿液的透明度，但振荡时可产生较多且不易消失的泡沫。

4. 气味

正常尿液久置后，尿素分解产生氨，故有氨臭味。当泌尿道有感染时，新鲜尿液也有氨臭味。当发生糖尿病酮症酸中毒时，尿液因含有丙酮而有烂苹果气味。

5. 酸碱性

正常人尿液多呈弱酸性，pH 值为 4.5～7.5，平均值为 6。饮食的种类可影响尿液的酸碱性。例如，进食大量蔬菜时，尿液可呈碱性；进食大量肉类时，尿液可呈酸性。病理情况下，尿液的酸碱性可有明显改变。例如，酸中毒患者的尿液可呈强酸性，严重呕吐患者的尿液可呈强碱性。

6. 比重

尿比重的高低主要取决于肾脏的浓缩功能，一般尿比重与尿量成反比。正常情况下，成人的尿比重波动在 1.015～1.025。若尿比重经常固定在 1.010 左右，则提示肾功能严重障碍。

（三）排尿异常的评估

1. 多尿、少尿或无尿

（1）多尿

多尿是指 24 h 尿量超过 2 500 mL。正常情况下，多见于饮用大量液体者、妊娠期妇女等；病理情况下，多见于糖尿病、尿崩症、急性肾功能不全（多尿期）患者等。

（2）少尿

少尿是指 24 h 尿量少于 400 mL 或每小时尿量少于 17 mL。常见于发热、休克，以及心、肾、肝功能衰竭患者等。

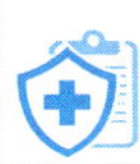

（3）无尿

无尿是指 24 h 尿量少于 100 mL 或 12 h 内完全无尿。常见于严重休克、急性肾衰竭、药物中毒患者等。

2．膀胱刺激征

膀胱刺激征是指尿频、尿急、尿痛三者同时出现的现象，其常见的原因是膀胱及尿道感染、机械性刺激。

（1）尿频：指单位时间内排尿次数增多。具体表现为成人排尿次数昼夜≥8 次，夜间≥2 次，平均每次尿量少于 200 mL。多由膀胱炎症或机械性刺激引起。

（2）尿急：指患者突然有强烈尿意，不能控制需立即排尿。由膀胱三角或后尿道受刺激，使排尿反射活动特别强烈导致。

（3）尿痛：指排尿时尿道有烧灼样疼痛感，可发生在排尿初期、中期、末期或排尿后。由膀胱、尿道或前列腺感染引起。

3．尿潴留

尿潴留是指尿液大量存留在膀胱内而不能自主排出的现象。尿潴留时，膀胱容积可增至 3 000～4 000 mL，膀胱高度膨胀，严重者可至脐部。患者主诉下腹胀痛，排尿困难。查体可见耻骨上膨隆，可扪及囊样包块，叩诊呈实音，有压痛。引起尿潴留的常见原因如下：

（1）机械性梗阻：膀胱颈部或尿道有梗阻性病变（如前列腺肥大、肿瘤压迫尿道等），造成排尿受阻。

（2）动力性梗阻：由排尿功能障碍引起，而膀胱和尿道并无器质性梗阻病变。例如，外伤、疾病或使用麻醉药导致脊髓初级排尿中枢活动障碍或受抑制，不能形成排尿反射而引起尿潴留。

（3）其他原因：例如，不能用力排尿，不习惯卧床排尿或感到焦虑、窘迫等，使排尿不能及时进行，从而导致尿液存留过多，膀胱过度充盈、收缩无力，进而造成尿潴留。

4．尿失禁

尿失禁是指排尿失去意识控制或不受意识控制，导致尿液不自主地流出。尿失禁常分为以下几种类型。

（1）完全性尿失禁（真性尿失禁）

完全性尿失禁是指尿液持续地、不自主地流出，膀胱完全不能储存尿液，始终处于空虚状态的现象。常见的原因有以下几种：① 骶髓初级排尿中枢与大脑皮质之间的联系受损（如昏迷、截瘫），使排尿反射活动失去大脑皮质的控制，膀胱逼尿肌出现无抑制性收缩；② 外伤、手术、分娩或先天性疾病引起膀胱颈和尿道括约肌损伤，或支配括约肌的神经损伤；③ 妇科手术、产伤造成膀胱阴道瘘。

（2）充溢性尿失禁（假性尿失禁）

充溢性尿失禁是指膀胱内储存部分尿液，当膀胱充盈达到一定压力时，会不自主溢出少量尿液的现象。当膀胱内压力降低时，排尿立即停止，但膀胱仍呈胀满状态而不会排空。常见的原因有脊髓初级排尿中枢活动受抑制、前列腺增生、尿道狭窄等。

（3）压力性尿失禁（不完全性尿失禁）

压力性尿失禁是指腹内压突然增高（如咳嗽、打喷嚏、运动等）时，不自主地排出少量尿液的现象，多见于中老年女性。常见的原因有膀胱括约肌张力减弱、骨盆底部肌肉及韧带松弛、肥胖等。

（4）急迫性尿失禁

急迫性尿失禁是指突发强烈、不能被延迟的尿意，继而出现尿液不自主流出的现象。多见于膀胱炎、神经源性膀胱、膀胱过度活动症等。

二、排尿异常的护理

（一）尿潴留患者的护理

首先，应了解和分析患者尿潴留的原因，如果为机械性梗阻，需要在治疗原发病的基础上给予对症处理；如果为其他原因引起的尿潴留，则可采取以下护理措施。

1．心理护理

安慰患者，消除其焦虑、紧张等不良情绪，鼓励其树立战胜疾病的信心。

2．提供隐蔽的排尿环境

关闭门窗，用床帘或屏风遮挡，请无关人员回避，为患者提供隐蔽的排尿环境，以便患者安心排尿。

3．调整体位和姿势

尽可能使患者以习惯的体位和姿势排尿，例如，在病情允许的情况下，可抬高其上身或扶助其坐起排尿。对于需绝对卧床休息或接受某些手术的患者，应事先有计划地训练其床上排尿，以免因改变排尿姿势而出现尿潴留。

4．诱导排尿

可利用某些条件反射诱导排尿，如让患者听流水声或用温水冲洗会阴。

5．热敷与按压

热敷和按摩可放松肌肉，促进排尿。如果患者病情允许，可用手按压其膀胱协助排尿，即用手掌自患者的膀胱底部向尿道方向推移按压，直至耻骨联合。按压时注意用力均匀，逐渐加力，切不可强力按压，以防膀胱破裂。

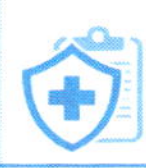

6. 健康教育

指导患者养成定时、及时排尿的习惯，教会患者自我放松的正确方法，如深呼吸、听舒缓音乐等。

7. 药物治疗

必要时，可遵医嘱为患者肌内注射卡巴胆碱等。

8. 导尿

若经上述处理仍不能解除尿潴留，则可遵医嘱采用导尿术为患者进行导尿。

（二）尿失禁患者的护理

1. 心理护理

尿失禁患者心理压力较大，常表现为紧张、自卑等，期望得到他人的帮助和理解。应尊重、理解患者，给予其安慰和鼓励，帮助其树立恢复健康的信心，使其能够积极配合治疗和护理。

2. 皮肤护理

床上加铺橡胶单和中单（或尿垫），每日用温水清洗患者会阴部的皮肤，及时为患者更换被污染的衣裤、床单、尿垫等，以保持其局部皮肤清洁、干燥；根据皮肤情况，定时按摩受压部位，以防压疮的发生。

3. 外部引流

必要时应用接尿装置引流尿液。女性患者可用女式尿壶紧贴其外阴部接取尿液；男性患者可用尿壶接取尿液，也可用阴茎套连接集尿袋接取尿液。接尿装置不宜长时间使用；每天要定时取下阴茎套和尿壶，清洗会阴部和阴茎并于空气中暴露一段时间，以保持干燥；同时注意评估局部有无红肿、破损。

4. 留置导尿

对长期尿失禁的患者，可行留置导尿术，以避免尿液浸渍皮肤而发生皮肤破溃。

5. 重建正常排尿功能

（1）摄入适当的液体

若病情允许，则嘱患者每日白天摄入 2 000～3 000 mL 液体，以促进排尿反射的恢复，预防泌尿系统的感染。但晚上入睡前要适当限制饮水量，减少夜间尿量，以免影响休息。

（2）膀胱功能训练

定时开放留置导尿管、间歇导尿或定时使用便器，以使患者建立规则的排尿习惯，促进排尿功能的恢复。开始时，可每隔 1～2 h 放尿、导尿或使用便器一次，夜间每隔 4 h 一次，以后逐渐延长间隔时间。同时配合按摩，即用手掌自上而下轻柔地按摩膀胱，使尿液被动排出，以促进排尿功能的恢复。

（3）盆底肌训练

嘱患者取立位、坐位或卧位，先慢慢收缩盆底肌（即收缩肛门和尿道），再缓缓放松盆底肌（即放松肛门和尿道），即完成一次盆底肌训练。每次 10 s 左右，连续 10 次为 1 组，每日重复数组，以未感明显疲劳为宜。

三、与排尿有关的护理技术

（一）导尿术

【目的】

（1）为尿潴留患者引流尿液，以减轻痛苦。

导尿术

（2）协助临床诊断（如留取未受污染的尿标本进行细菌培养等），测量膀胱容量和压力，检查残余尿液，进行尿道或膀胱造影，等等。

（3）为膀胱肿瘤患者进行膀胱内化疗。

【评估】

（1）患者的年龄、性别、病情、意识状态、自理能力和治疗状况。

（2）患者的心理反应和配合程度。

（3）患者的排尿情况、膀胱充盈度和会阴部皮肤黏膜情况。男性患者还应评估有无前列腺引起尿路梗阻的情况。

【计划】

（1）环境准备：室温适宜，光线充足，酌情关闭门窗。

（2）护士准备：着装整洁，修剪指甲，洗手，戴口罩。

（3）用物准备：治疗盘内置一次性导尿包、一次性垫巾、弯盘、手消毒剂、浴巾，其中，一次性导尿包内置有初步消毒用物（小方盘、镊子、纱布、消毒棉球袋和手套）、再次消毒和导尿用物（外包治疗巾，内置手套、洞巾、弯盘、消毒棉球袋、导尿管、内盛无菌液体的注射器、镊子两把、集尿袋、方盘、标本瓶、纱布和润滑剂棉球袋）。此外，还应准备便器及便器巾、生活垃圾桶、医用垃圾桶、屏风和保暖用物（按需备）。

【实施】

（1）女性患者导尿的操作方法如表 13-1 所示。

表 13-1　女性患者导尿的操作方法

操作流程	操作内容
1．核对、解释	携用物至患者的床旁，核对患者的床号、姓名和腕带，向患者及其家属解释导尿的目的、方法、注意事项及配合要点
2．遮挡患者	用屏风或床帘遮挡患者，请无关人员回避

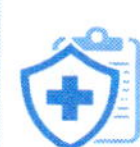

续表

操作流程	操作内容
3．清洗外阴	协助患者清洗外阴（自理者可自行清洗）
4．安置体位	（1）松开床尾盖被，协助患者脱去对侧裤腿，盖在近侧腿上，并盖上浴巾；对侧腿用盖被遮盖 （2）协助患者取仰卧屈膝位，双腿略向外展，暴露外阴 （3）将一次性垫巾铺于患者臀下，将弯盘置于近外阴处
5．初步消毒（阴阜→大阴唇→小阴唇→尿道口）	（1）消毒双手；检查并打开一次性导尿包，取出初步消毒用物，将消毒棉球倒入小方盘内；左手戴手套 （2）右手持镊子夹取消毒棉球由外向内、自上而下、先对侧再近侧，依次消毒阴阜、大阴唇；左手拇指和示指分开大阴唇，按照同样的顺序消毒小阴唇和尿道口。每个棉球限用一次，用后置于弯盘内 （3）消毒完毕，脱下手套置于弯盘内，将弯盘和小方盘移至床尾（或放于治疗车下层）
6．再次消毒（尿道口→小阴唇→尿道口）	（1）将导尿包置于患者两腿间，消毒双手，按无菌技术操作原则打开导尿包外包治疗巾 （2）戴无菌手套，铺好洞巾，使洞巾和治疗巾内层形成一无菌区；置弯盘于近会阴处，并按操作顺序排列用物 （3）取出导尿管置于方盘内，打开润滑剂棉球袋，用润滑剂棉球润滑导尿管前端；根据需要连接导尿管和集尿袋的引流管 （4）将消毒棉球倒入弯盘内；用左手拇指和示指分开并固定小阴唇，右手持镊子夹取消毒棉球由内向外、自上而下、先对侧再近侧，依次消毒尿道口、小阴唇，最后在尿道口处加强消毒一次。每个棉球限用一次，用后置于弯盘内 （5）左手继续固定小阴唇，右手将弯盘移至床尾
7．插管、导尿	（1）左手继续固定小阴唇，右手将方盘置于洞巾口旁，嘱患者张口呼吸，用另一镊子夹持导尿管对准尿道口轻轻插入尿道 4～6 cm，见尿液流出再插入 1～2 cm （2）松开左手，固定导尿管，将尿液引流入集尿袋或方盘内（需要时可留取尿标本）。若导尿管引流不畅，则可用右手轻轻按压膀胱，以助膀胱排空 （3）若将尿液引流到方盘中，则当方盘内尿液达 2/3 满时，用镊子夹住导尿管末端；将尿液倒入便器内后，再打开导尿管继续放尿
8．拔导尿管	（1）导尿完毕，用镊子夹住导尿管轻轻拔出，置于方盘内 （2）撤下洞巾，擦净会阴并取浴巾遮盖 （3）脱下手套置于方盘内；撤去一次性垫巾和治疗巾，放于治疗车下层
9．整理、记录	（1）协助患者穿裤并取舒适卧位，整理床单位，撤去屏风或床帘 （2）询问患者有无其他需要，交代注意事项；将呼叫器放置于易取处，嘱患者如果有异常及时呼叫 （3）整理用物，测量尿量，将尿标本贴检验单标签（或条形码）后送检 （4）洗手；记录导尿时间、尿量、尿液颜色和性质，以及患者反应等情况

（2）男性患者导尿的操作方法如表 13-2 所示。

表 13-2 男性患者导尿的操作方法

操作流程	操作内容
1. 核对、解释	同女性患者导尿术的步骤 1～3
2. 遮挡患者	
3. 清洗外阴	
4. 安置体位	（1）松开床尾盖被，协助患者取仰卧位并将裤子退至腿部，两腿略分开平放，露出外阴部；分别用被子和浴巾盖好上身及腿部 （2）将一次性中单铺于患者臀下，置弯盘于患者右腿外侧
5. 初步消毒（阴阜→阴茎背侧→阴茎腹侧→阴囊→尿道口→龟头→冠状沟）	（1）消毒双手，检查并打开导尿包，取出初步消毒用物，将消毒棉球倒入小方盘内 （2）左手戴手套，右手持镊子夹取消毒棉球依次消毒阴阜、阴茎背侧，用无菌纱布提起阴茎，消毒阴茎腹侧和阴囊。用无菌纱布裹住阴茎略提起，将包皮向后推，暴露尿道口，自尿道口向外、向后旋转依次消毒尿道口、龟头及冠状沟。每个棉球限用一次，用后置于弯盘内。包皮和冠状沟内易藏污垢，应注意仔细擦拭 （3）消毒完毕，脱下手套置于弯盘内，将弯盘和小方盘移至床尾（或放于治疗车下层）
6. 再次消毒（尿道口→龟头→冠状沟）	（1）～（3）同女性患者导尿术步骤 6 中的（1）～（3） （4）将消毒棉球倒入弯盘内；左手用无菌纱布裹住阴茎并提起，使之与腹壁成 60° 角（使耻骨前弯消失，以利于插管）。将包皮向后推以暴露尿道口，右手持镊子夹取消毒棉球再次向外、向后旋转依次擦拭消毒尿道口、龟头及冠状沟 （5）左手保持不动，右手将弯盘移至床尾
7. 插管、导尿	（1）左手保持不动，右手将方盘置于洞巾口旁，嘱患者张口呼吸，用另一镊子夹持导尿管前端，对准尿道口轻轻插入 20～22 cm，见尿液流出后再插入 1～2 cm （2）男性尿道较长，且有三个狭窄处，插管时会略有阻力。当插管有阻力时，稍停片刻，嘱患者深呼吸，再缓缓插入，切忌用力过快、过猛而损伤尿道黏膜 （3）松开左手，固定导尿管，将尿液引流入集尿袋或方盘内（需要时可留取尿标本）
8. 拔导尿管	同女性患者导尿术的步骤 8～9
9. 整理、记录	

【注意事项】

（1）严格遵循无菌技术操作原则，防止尿路感染。操作时，嘱患者勿动肢体，保持安置的体位，避免无菌区污染。导尿管一经污染或拔出均不得再使用。

（2）在操作过程中要注意遮挡，以保护患者的隐私，并采取适当的措施防止患者着凉。

（3）选择型号适宜的导尿管，插管时动作要轻柔，以免损伤尿道黏膜。

（4）老年女性患者尿道口回缩，插管时应仔细观察、辨认，避免误入阴道；若导尿管

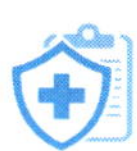

误入阴道，则须更换导尿管后重新插入。

（5）对于膀胱高度膨胀且极度虚弱的患者，第一次放尿量不得超过 1 000 mL。因为大量放尿会使腹腔内压急剧下降，血液大量滞留在腹腔血管内，从而导致患者血压下降而虚脱；而膀胱内压突然降低，也可导致膀胱黏膜急剧充血而发生血尿。

集思广议

请思考男、女患者导尿术有何异同点，并以小组为单位进行讨论。

医护史话

葱管导尿法

孙思邈是我国唐代著名的医学家，他提倡医生要有医德，强调医生要时刻为患者着想。

相传，一次，一位患者找到孙思邈，痛苦异常地说：“救救我吧，我的肚子胀得实在难受，尿脬都快要胀破了。”孙思邈发现他的腹部像一面鼓一样高高隆起。患者双手捂着肚子，呻吟不止。孙思邈见状心里非常难过，他想：尿流不出来，大概是排尿口不畅。尿脬盛不下那么多尿，吃药恐怕来不及了。如果想办法从尿道插进一根管子，尿也许就能排出来。

孙思邈决定试一试。可是，尿道很窄，到哪儿去找这种又细又软、能插进尿道的管子呢？正苦思疗法时，他忽然瞥见一小儿在拿着一根葱管吹着玩。孙思邈眼睛一亮，自言自语道：“有了！葱管细软而中空，我不妨用它来试试。”

于是，孙思邈找来一根细葱管，切去一角，小心翼翼地插入患者的尿道，然后鼓足两腮，用嘴对着葱管吹气。果然，患者的尿液随即顺着葱管缓缓流了出来。等尿液放得差不多后，孙思邈将葱管拔了出来。患者这时也好受多了，直起身来，连连向孙思邈道谢。

资料来源：张效霞、莫芳芳，《谁说中医无手术（四）孙思邈葱管导尿》，《家庭中医药》2013 年 12 月 8 日，有改动。

（二）留置导尿术

留置导尿术是指在严格无菌操作下，将导尿管经尿道插入膀胱，并将导尿管保留在膀胱内引流尿液的方法。

留置导尿术

【目的】

（1）抢救危重、休克患者时留置导尿，能正确记录尿量、测量尿比

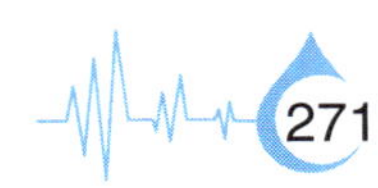

重，以密切观察患者的病情变化。

（2）为盆腔手术患者术前留置导尿管，手术时可使膀胱持续保持空虚状态，避免术中误伤。

（3）为某些泌尿系统疾病患者手术后留置导尿管，便于引流和冲洗，并可减轻手术切口的张力，促进切口的愈合。

（4）为昏迷、截瘫等尿失禁患者或会阴部有伤口的患者引流尿液，保持会阴部的清洁、干燥。

（5）为尿失禁患者进行膀胱功能训练。

【评估】

同导尿术。

【计划】

（1）环境准备：室温适宜，光线充足，酌情关闭门窗。

（2）护士准备：着装整洁，修剪指甲，洗手，戴口罩。

（3）用物准备：同导尿术，另备橡皮圈和安全别针各 1 个。

【实施】

留置导尿的操作方法如表 13-3 所示。

表 13-3　留置导尿的操作方法

操作流程	操作内容
1．核对、解释	同导尿术的步骤 1～6
2．遮挡患者	
3．清洗外阴	
4．安置体位	
5．初步消毒	
6．再次消毒	
7．插管、固定	（1）以与导尿术相同的方法插入带球囊的导尿管，见尿液流出后再插入 7～10 cm（避免球囊膨胀后卡在尿道口内压迫膀胱内壁，造成黏膜损伤和不适），夹闭导尿管 （2）连接注射器，根据导尿管上注明的球囊容积，向球囊内缓慢注入等量的无菌液体；轻拉导尿管，若有阻力感，则证实导尿管已固定于膀胱内
8．撤去洞巾	用纱布擦拭尿道口后取下洞巾
9．连接、固定集尿袋	（1）将导尿管末端与集尿袋的引流管接头处相连接后，开放导尿管；标签上注明置管日期和时间并贴在导尿管上 （2）用橡皮圈和安全别针将集尿袋的引流管固定在大单上。固定时应使引流管留出足够的长度，以防患者翻身时牵拉而使导尿管滑脱 （3）将集尿袋置低于膀胱高度的病床合适位置固定

续表

操作流程	操作内容
10．整理、记录	（1）协助患者穿裤，取舒适卧位，整理床单位 （2）交代注意事项，将呼叫器置于患者易取处，嘱患者如果有异常情况，及时呼叫 （3）整理用物，分类处理 （4）洗手，记录操作情况和患者的反应

【注意事项】

除导尿术的注意事项外，留置导尿时还应注意以下几点：

（1）保持引流通畅，避免导尿管受压、扭曲、堵塞等而造成引流不畅，进而导致泌尿系统感染。

（2）在患者离床活动时，应用胶布将导尿管远端妥善固定在其大腿上，以防导尿管脱出。

【留置尿管后的护理】

（1）留置尿管期间，若病情允许，则应鼓励患者每日摄入足够的液体，使尿量维持在 2 000 mL 以上，以达到自然冲洗尿路的目的，预防尿路感染和结石的发生。

（2）防止泌尿系统逆行感染：① 保持尿道口清洁，女性患者用消毒棉球擦拭外阴及尿道口，男性患者用消毒棉球擦拭尿道口、龟头及包皮，每天 1～2 次；排便后及时清理肛门及会阴部皮肤。② 及时排空集尿袋内的尿液，并注意观察尿量、尿液性状和颜色的改变。③ 定期更换导尿管和集尿袋。导尿管的更换频率通常由其材质决定，一般 1～4 周更换 1 次；集尿袋一般每周更换 1～2 次。④ 患者离床活动时，妥善固定导尿管和集尿袋，集尿袋不得高于膀胱，且避免受压，以防尿液反流造成逆行感染。

（3）对于长期留置导尿管的患者，可采用间歇性夹管的方式阻断引流，一般每 3～4 h 开放 1 次，使膀胱定时充盈和排空，以促进膀胱功能的恢复。

（4）注意倾听患者的主诉，并经常观察尿液情况，每周检查 1 次尿常规。若发现尿液浑浊、沉淀、有结晶，则应及时进行膀胱冲洗。

（5）应向患者及其家属解释留置导尿管的护理方法，并使其意识到预防泌尿系统感染的重要性，以使其主动参与护理。

（三）膀胱冲洗术

膀胱冲洗术是指利用导尿管将无菌溶液灌入膀胱内，再利用虹吸原理将灌入的液体引流出来的方法。

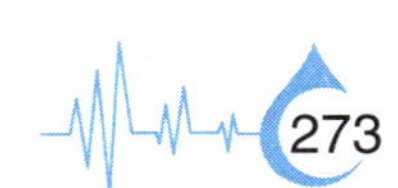

膀胱冲洗术

【目的】

（1）对留置导尿管的患者，保持其尿液引流通畅。

（2）清除膀胱内的血凝块、黏液、细菌等异物，预防感染。

（3）治疗某些膀胱疾病，如膀胱炎、膀胱肿瘤等。

【评估】

（1）患者的病情、意识状态和自理能力。

（2）患者的心理反应和配合程度。

（3）患者的尿液和排尿情况，如尿液性质、出血情况、有无排尿不适症状等。

【计划】

（1）环境准备：室温适宜，光线充足，酌情关闭门窗。

（2）护士准备：着装整洁，修剪指甲，洗手，戴口罩。

（3）用物准备（用于密闭式膀胱冲洗术）：无菌治疗盘内置治疗碗两个、镊子（置治疗碗内）、消毒棉球数个（置治疗碗内）和纱布，治疗盘外备无菌膀胱冲洗装置、一次性无菌手套、开瓶器、输液架、消毒剂、棉签、便器及便器巾、冲洗液（遵医嘱备）。其余同导尿术（选用三腔导尿管）。

常用冲洗液包括生理盐水、0.02%呋喃西林溶液、3%硼酸溶液、氯己定溶液和0.1%新霉素溶液等。冲洗液的温度为38～40℃。对前列腺切除术后的患者，可用4℃左右的生理盐水冲洗。

【实施】

膀胱冲洗的操作方法如表13-4所示。

表13-4　膀胱冲洗的操作方法

操作流程	操作内容
1. 核对、解释	携用物至患者床旁，核对患者的床号、姓名和腕带，向患者及其家属解释膀胱冲洗的目的、方法、注意事项及配合要点
2. 排空膀胱	按导尿术的方法为患者插入三腔导尿管，连接集尿袋并固定；排空膀胱，以利于冲洗液与膀胱壁充分接触，并保持冲洗液的有效浓度，从而达到冲洗的目的
3. 准备溶液	（1）开启冲洗液瓶瓶盖中心部分，常规消毒瓶塞 （2）检查并打开膀胱冲洗装置，将冲洗导管上的针头插入瓶塞 （3）将冲洗液瓶倒挂于输液架上（瓶内液面距床面约60 cm），排气后关闭冲洗导管备用
4. 连接导管	消毒三腔导尿管的冲洗腔口和冲洗导管，并将两者连接。若使用普通导尿管，则还需准备一个Y形管，将导尿管和集尿袋引流管分别与Y形管的两个分管相连接，冲洗导管与Y形管的主管相连接

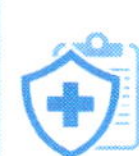

续表

操作流程	操作内容
5．放液冲洗	（1）关闭引流管，开放冲洗导管，使溶液滴入膀胱，根据医嘱调节滴速（一般为 60～80 滴/min） （2）待患者有尿意或滴入 200～300 mL 冲洗液后，关闭冲洗导管，开放引流管；待冲洗液全部引流出来后，关闭引流管，开放冲洗导管 （3）按需要量，如此反复冲洗
6．整理、记录	（1）冲洗完毕，取下冲洗导管 （2）清洁外阴部，固定好导尿管和集尿袋。若使用普通导尿管，则应消毒导尿管口和集尿袋引流管接头，并连接两者 （3）协助患者取舒适卧位，整理床单位，清理用物 （4）交代注意事项，将呼叫器置于患者易取处，嘱患者如果有异常情况，及时呼叫 （5）洗手，记录冲洗液名称、冲洗量、引流量、引流液性质和冲洗过程中患者的反应等

【注意事项】

（1）严格遵循无菌技术操作原则，防止泌尿系统感染。三腔导尿管 Y 形部分或 Y 形管须低于耻骨联合，以便引流。

（2）冲洗时滴速不宜过快，以免患者产生强烈尿意，导致膀胱收缩，迫使冲洗液从导尿管侧溢出尿道。

（3）冲洗过程中，嘱患者深呼吸，尽量放松，以减少疼痛。同时，要严密观察患者的病情，并注意记录冲洗液的量及性状。若患者出现腹痛、腹胀、膀胱剧烈收缩等情形，则应暂停冲洗并报告医生；若患者出现冲洗后出血较多或血压下降，则应立即停止冲洗并报告医生。

（4）操作过程中，若引流的液体量少于灌入的液体量，则应考虑导尿管内有血块或脓液阻塞，可增加冲洗次数或更换导尿管。

（5）连续冲洗时，冲洗导管和引流管应每隔 24 h 更换 1 次。

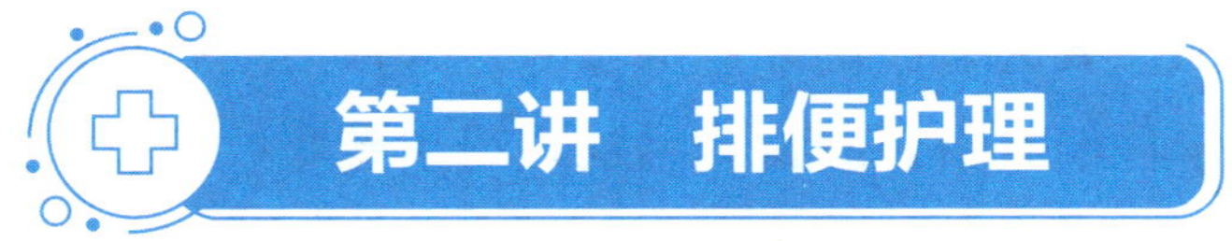

第二讲　排便护理

一、排便活动的评估

（一）排便影响因素的评估

正常情况下，人的排便活动是自然、无痛苦、无障碍的过程，受大脑皮质的控制，同时受多种因素的影响。

1．年龄因素

年龄可影响人体对排便的控制。例如，婴幼儿因神经肌肉系统发育不全，常不能控制排便；老年人腹壁肌肉张力下降，胃肠蠕动减慢，肛门括约肌松弛，导致肠道控制能力下降而出现排便功能异常。

2．饮食因素

均衡的饮食与足量的水分是维持正常排便的重要条件。富含膳食纤维的食物（如粗粮、水果、蔬菜等）可增加粪便的容积，加快食糜通过肠道的速度，减少水分在大肠内的再吸收，使大便松散、柔软而容易排出；足量液体可液化肠内容物，使食物顺利通过肠道而排出。当饮食结构不合理，摄入的膳食纤维量少或水分不足时，可导致粪便变硬、排便减少而发生便秘。

3．活动因素

活动可维持肠道肌肉的张力，刺激肠道蠕动，有助于维持正常的排便功能。各种原因所致的长期卧床、缺少活动等，均可使肠道肌肉张力减退而导致排便困难。

4．疾病因素

（1）疾病自身因素

肠道本身的疾病或身体其他系统的病变均可影响正常排便。例如，大肠癌、结肠炎可使排便次数增加，脊髓损伤、脑卒中等可致排便失禁，等等。

（2）药物因素

有些药物能治疗或预防便秘和腹泻，例如，缓泻剂和导泻剂可减少肠道对水分的吸收，促使排便。有些药物则可能干扰正常排便，例如，长时间服用抗生素，可抑制肠道正常菌群生长而导致腹泻；麻醉剂或止痛药可使肠活动减弱而导致便秘。

（3）治疗和检查因素

有些治疗和检查会影响排便活动。例如，腹部和肛门手术会使肠壁肌肉暂时麻痹或伤口疼痛而造成排便困难；胃肠道诊断性检查时，常需灌肠或服用钡剂，也会影响排便。

5．心理因素

心理因素是影响排便的重要因素。例如，抑郁时，人体活动减少，肠蠕动减少，可导致便秘；紧张、焦虑时，迷走神经兴奋，肠蠕动增加，可引起吸收不良而致腹泻。

6．个人习惯

在日常生活中，许多人都有自己固定的排便时间和排便姿势，甚至使用某种固定的便器、排便时从事某些活动（如阅读等）等，当这些习惯因某些原因而无法维持时，可能会影响正常排便。

7．社会文化因素

社会文化教育影响个人的排便观念和习惯。例如，当个人因排便问题需要他人帮助而丧

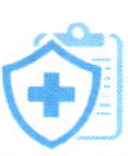

失隐私时，就可能会压抑排便的需要而导致排便异常。

（二）粪便状态的评估

1. 次数与量

排便次数因人而异，一般 1 岁以上儿童及成人每天排便 1～3 次，婴儿每天排便 3～5 次。每日排便量与膳食的种类和数量、摄入的液体量及消化器官的功能有关，正常成人每天排便量为 100～300 g。

成人每天排便超过 3 次或每周少于 3 次，婴儿每天排便超过 6 次或每 1～2 d 排便少于 1 次，应视为排便异常。当消化器官出现病变或功能紊乱（如肠道梗阻、腹泻等）时，会出现排便量的改变。

2. 形状与软硬度

正常成人的粪便为成形软便。常见粪便形状与软硬度的异常及其原因如表 13-5 所示。

表 13-5　常见粪便形状与软硬度的异常及其原因

异常表现	原因
粪便坚硬，呈栗子样	便秘
粪便较稀或呈水样	消化不良或急性肠炎
粪便常呈扁条形或带状	肠道部分梗阻或直肠狭窄

3. 颜色

正常成人的粪便呈黄褐色或棕黄色，婴儿的粪便呈黄色或金黄色。此外，在正常情况下，粪便的颜色可因摄入某些食物或药物而发生变化，例如，食用大量绿叶蔬菜，粪便可呈暗绿色；摄入动物血或铁制剂，粪便可呈无光泽样黑色。当粪便颜色的改变与饮食或药物无关时，表示消化系统有病理变化存在。常见粪便颜色的异常及其原因如表 13-6 所示。

表 13-6　常见粪便颜色的异常及其原因

异常表现	原因
柏油样便	上消化道出血
暗红色血便	下消化道出血
粪便表面粘有鲜红色血液	痔疮出血或肛裂等
白陶土色便	胆道完全梗阻
果酱样便	肠套叠、阿米巴痢疾
白色米泔水样便	霍乱、副霍乱

4. 气味

正常情况下，粪便气味因膳食种类而异，其强度由腐败菌的活动性及动物蛋白的量而定。一般来说，肉食者味重，素食者味轻。常见粪便气味的异常及其原因如表 13-7 所示。

表 13-7　常见粪便气味的异常及其原因

异常表现	原因
粪便呈恶臭味	严重腹泻
粪便呈腐败臭味	下消化道溃疡、恶性肿瘤
柏油样粪便呈腥臭味	上消化道出血
粪便呈酸臭味	消化不良

5. 内容物

粪便内容物主要为食物残渣、脱落的肠上皮细胞、细菌及人体代谢后的废物（如胆色素衍生物）和钙、镁、汞等盐类，同时还混有少量黏液（肉眼不易查见）。常见粪便内容物的异常及其原因如表 13-8 所示。

表 13-8　常见粪便内容物的异常及其原因

异常表现	原因
粪便中混有大量黏液	消化不良、肠炎等
粪便中伴有脓血	细菌性痢疾、阿米巴痢疾、直肠癌等
粪便中发现寄生虫	肠道寄生虫感染

（三）排便异常的评估

1. 便秘

便秘是指正常的排便形态改变，排便次数减少，排出过干、过硬的粪便，且排便不畅、困难，可伴有腹胀、腹痛、食欲减退、消化不良、乏力、舌苔变厚、头痛等症状，触诊腹部较硬实且紧张，有时可触及包块。便秘的原因主要有以下几种：

（1）与疾病有关的因素：某些器质性和功能性疾病（如肠道疾病、甲状腺功能减退症、低血钙症、低血钾症等）、中枢神经系统功能障碍、各类直肠或肛门手术、某些药物的不合理使用（如滥用缓泻药、灌肠剂等）等。

（2）其他因素：排便习惯不良、排便时间或活动受限制、强烈的情绪反应（如精神抑郁、情绪低落等）、饮食结构不合理（如低膳食纤维、饮水量不足等）、长期卧床或活动减少等。

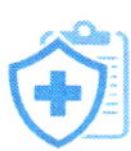

2．腹泻

腹泻是指正常排便形态改变，频繁排出松散稀薄的粪便，甚至水样便，可伴有腹痛、肠痉挛、疲乏、恶心、呕吐、肠鸣、肠蠕动增加等症状，有急于排便的需要和难以控制的感觉。消化系统发育不成熟、患有胃肠道疾病或某些内分泌疾病（如甲状腺功能亢进症等）、饮食不当或使用泻剂不当、精神紧张、焦虑等因素均可造成腹泻。

3．排便失禁

排便失禁是指肛门括约肌不受意识的控制而不自主地排便。神经肌肉系统出现病变或损伤（如瘫痪、胃肠道疾患等）、精神障碍、情绪失调等均可造成排便失禁。

4．肠胀气

肠胀气是指胃肠道内有过量气体积聚，导致肠壁牵张膨胀。肠胀气的患者表现为腹部膨隆、痉挛性疼痛、叩诊呈鼓音，呃逆；当肠胀气压迫膈肌和胸腔时，可出现气急和呼吸困难。食入过多的产气性食物、吞入大量空气、肠蠕动减少、肠道梗阻及接受肠道手术等均可造成肠胀气。

5．粪便嵌塞

粪便嵌塞是指粪便持久滞留堆积在直肠内，坚硬不能排出。粪便嵌塞患者表现为有排便冲动，腹部胀痛，直肠和肛门疼痛，肛门处有少量液化的粪便渗出，但不能排出粪便，常见于慢性便秘患者。粪便嵌塞的原因如下：便秘未能及时解除，使粪便滞留在直肠内，水分被持续吸收，而乙状结肠排下的粪便又不断加入，最终使粪块变得又大又硬而不能排出。

二、排便异常的护理

（一）便秘患者的护理

1．健康教育

帮助患者及其家属正确认识维持正常排便习惯的意义，使其自觉养成良好的排便习惯。

2．帮助患者建立正常的排便习惯

指导患者选择适合其自身的排便时间（一般以早餐后为宜），每天固定在此时间排便，且不随意使用缓泻剂及灌肠等方法。

3．合理安排膳食

指导患者多摄取水和可促进排便的食物。例如，养成多饮水的习惯，在病情允许的条件下，每天摄入不少于 2 000 mL 的液体；多食蔬菜、水果、豆类和谷类制品等富含膳食纤维的食物。

4．鼓励患者适当运动

除了运动受限的患者外，应根据患者的身体情况鼓励其进行适当的运动，如散步、做操、打太极拳等。对卧床患者，可让其在床上运动或被动运动。此外，可指导患者进行训练腹肌和盆底肌的运动（如空中蹬车、提肛运动等），以增强肌张力和肠蠕动，促进排便。

5. 提供适当的排便环境

为患者提供单独、隐蔽的排便环境，安排充裕的排便时间，并保证其排便时不受干扰。

6. 选择适当的排便姿势

病情允许时，尽量让患者下床去厕所排便。床上使用便器时，最好让患者采取坐姿或抬高床头，利用重力作用增加腹内压，促进排便。对于手术患者，手术前应有计划地训练其在床上使用便器。

7. 环形按摩腹部

在患者排便时，用手沿结肠解剖位置自右向左环形按摩，可促进其排便。此外，指端轻压肛门后端，也可促进排便。

8. 其他

可遵医嘱给予患者口服缓泻剂、简易通便剂、灌肠术、人工取便等。

（二）腹泻患者的护理

1. 去除病因

若为食物不洁导致的腹泻，则应立即停止食用可能被污染的食物；若为肠道感染导致的腹泻，则应遵医嘱给予抗生素治疗。

2. 卧床休息

让患者卧床休息，以减少肠蠕动，并注意其腹部保暖。

3. 饮食护理

鼓励患者多饮水，酌情给予清淡的流质或半流质食物，避免油腻、辛辣、高膳食纤维食物。严重腹泻时，可暂禁食。

4. 遵医嘱给药

遵医嘱给予止泻药、口服补盐液或静脉输液，以维持患者体液和电解质平衡。

5. 皮肤护理

做好肛周皮肤的护理，特别是婴幼儿、老人和身体衰弱者，每次便后应用软纸为其轻擦肛门，再用温水清洗，必要时在肛门周围涂油膏以保护局部皮肤。

6. 密切观察病情

密切观察病情，及时记录患者排便的量、性质、次数等，必要时留取标本送检。对病情危重者，要注意观察其生命体征的变化。疑为传染病时，应按肠道隔离原则护理。

7. 心理支持

主动关心患者，给予其支持和安慰。为患者做好清洁护理，以维持其自尊，并使其感到

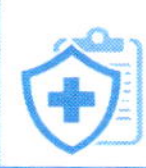

身心舒适。腹泻患者往往难以控制便急，必要时置便器于患者易取处。

8．健康教育

向患者解释腹泻的原因和防治措施；指导患者养成良好的饮食和卫生习惯；指导患者观察排便情况，嘱其发现异常时及时联系医务人员。

（三）排便失禁患者的护理

1．心理护理

排便失禁的患者多感到紧张、窘迫，常表现为自卑和忧郁。护士应及时给予心理安慰与支持，帮助其树立信心，使其积极配合治疗和护理。

2．皮肤护理

床上铺橡胶单、中单或一次性尿垫，及时更换被粪便污湿的衣裤、床单和被套；每次便后用温水洗净患者肛门周围和臀部的皮肤，保持皮肤清洁、干燥，必要时在肛门周围涂擦软膏以保护皮肤，避免破损处感染；注意观察患者骶尾部皮肤的变化，并定时按摩受压部位，以防压疮的发生。

3．帮助患者重建排便能力

了解患者的排便规律，定时给予便盆，以促使患者按时排便；与医生协调，定时应用导泻栓剂或灌肠，以刺激患者定时排便；教会患者进行肛门括约肌及盆底肌收缩锻炼的方法。

4．合理安排膳食

在病情允许时，嘱患者每天摄入足量的液体，避免油腻、辛辣和高膳食纤维食物。

5．保持空气清新

定时开窗通风，除去不良气味，保持室内空气清新，使患者舒适。

（四）肠胀气患者的护理

1．去除病因

去除引起患者肠胀气的因素，如勿食产气食物和饮料、积极治疗肠道疾病等，同时指导患者养成细嚼慢咽的良好饮食习惯。

2．适当活动

鼓励患者适当活动，以促进肠蠕动，减轻肠胀气。卧床患者可做床上活动或变换体位，病情允许时，可协助患者下床活动。

3．对症处理

轻微胀气时，可行腹部热敷或腹部按摩；严重胀气时，应遵医嘱给予药物治疗或行肛管排气术。

（五）粪便嵌塞患者的护理

1. 简易通便

早期可通过使用通便栓剂、口服缓泻剂来润肠通便。必要时先行油类保留灌肠，2～3 h后再做清洁灌肠。

2. 人工取便

在清洁灌肠无效后，可遵医嘱执行人工取便。由于人工取便易刺激迷走神经，故心脏病、脊椎受损者须慎用。操作过程中，如果患者出现心悸、头晕等，须立刻停止操作。

3. 健康教育

向患者及其家属讲解有关粪便嵌塞的知识，帮助其建立合理的膳食结构；协助患者建立并维持正常的排便习惯，以防便秘及粪便嵌塞的发生。

三、与排便有关的护理技术

（一）灌肠术

灌肠术是指将一定量的液体由肛门经直肠灌入结肠，以帮助患者清洁肠道、排便、排气或由肠道供给药物，以达到缓解症状、协助诊断和治疗疾病目的的技术。

按照目的的不同，灌肠术可分为保留灌肠和不保留灌肠。按照灌入液体量的不同，不保留灌肠又可分为大量不保留灌肠、小量不保留灌肠和清洁灌肠。

1. 大量不保留灌肠

【目的】

大量不保留灌肠

（1）解除便秘和肠胀气。

（2）清洁肠道，为手术、检查或分娩做准备。

（3）稀释并清除肠道内的有害物质，以减轻中毒。

（4）为高热患者降温。

【评估】

（1）患者的年龄、病情、意识状态、排便情况。

（2）患者的心理反应、配合程度和耐受程度。

（3）患者肛门周围的皮肤黏膜状况。

【计划】

（1）环境准备：室温适宜，光线充足，酌情关闭门窗。

（2）护士准备：着装整洁，修剪指甲，洗手，戴口罩。

（3）用物准备：治疗盘内置一次性灌肠包（内有灌肠袋、肛管、洞巾、垫巾、肥皂冻、

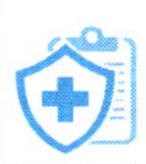

纸巾、手套和润滑剂棉球)、弯盘、水温计及灌肠液（根据医嘱准备），治疗盘外备卫生纸、手消毒剂、便器及便器巾，视情况备屏风和输液架。

常用的灌肠液：① 0.1%～0.2%的肥皂液（可降低水的表面张力，使水迅速渗入粪便，从而稀释、软化粪便，并可刺激肠道蠕动，使粪便易于排出），不宜过浓，以免刺激肠黏膜；② 生理盐水。常用的灌肠液量：成人每次用量为 500～1 000 mL，小儿每次为 200～500 mL，婴儿每次为 50～100 mL。常用的灌肠液温度：一般以 39～41℃为宜，降温用时为 28～32℃，缓解中暑用时为 4℃左右。

【实施】

大量不保留灌肠的操作方法如表 13-9 所示。

表 13-9　大量不保留灌肠的操作方法

操作流程	操作内容
1. 核对、解释	携用物至患者床旁，核对患者的床号、姓名和腕带，向患者及其家属解释灌肠的目的、方法、注意事项及配合要点
2. 遮挡患者	用屏风或床帘遮挡患者，请无关人员回避
3. 安置体位	（1）松开床尾盖被，协助患者取左侧卧位（借助重力作用，使液体容易流入乙状结肠和降结肠），屈曲双膝，脱裤至膝部，臀部移至床沿。对不能控制排便者，可让其取仰卧位，在其臀下垫便器 （2）盖好盖被，只暴露臀部 （3）打开一次性灌肠包，取出垫巾铺于患者臀下，取出洞巾铺于患者臀部（暴露肛门），置弯盘于患者臀部旁边
4. 挂液、排气	（1）关闭灌肠袋引流管上的止水阀，将灌肠液倒入灌肠袋内；将灌肠袋挂于输液架上，使袋内液面高于肛门 40～60 cm （2）戴手套，连接肛管和引流管，润滑肛管前端；打开引流管上的止水阀，排尽管内气体，见液体流出后关闭止水阀
5. 插管、灌液	（1）左手垫纸巾分开臀部，暴露肛门口；嘱患者深呼吸，右手将肛管轻轻插入直肠（成人 7～10 cm，小儿 4～7 cm）。插入肛管时应顺应直肠的生理弯曲，勿用强力，以防损伤肠黏膜。若插入受阻，则可退出少许，旋转肛管后再缓缓插入 （2）固定肛管，打开止水阀，使液体缓缓流入直肠；密切观察袋内液体的下降速度和患者的反应
6. 拔出肛管	（1）待灌肠液即将流尽时关闭止水阀，用纸巾包裹肛管轻轻拔出放于弯盘内 （2）擦净肛门，脱手套，撤去弯盘
7. 安置患者	（1）协助患者穿好裤子，取舒适的卧位；嘱患者尽量将灌肠液在体内保留 5～10 min 后再排便 （2）对于不能下床的患者，给予其便器，将卫生纸、呼叫装置放于易取处；排便后为其擦净肛门，及时取出便器及垫巾，协助其穿好裤子。对于能下床的患者，扶其上厕所排便

续表

操作流程	操作内容
8．整理、记录	（1）患者排便后，观察其大便的性状、颜色和量，必要时留取标本送检 （2）消毒、清理用物，整理床单位，开窗通风 （3）向患者交代注意事项，将呼叫器置于易取处，嘱患者如有异常及时呼叫 （4）洗手；记录患者的灌肠情况，包括溶液种类，保留时间，排便次数，排出粪便的性状、颜色和量，腹胀的解除情况等

【注意事项】

（1）消化道出血、妊娠、急腹症、严重心血管疾病等禁用灌肠术。

（2）肝性脑病患者禁用肥皂液灌肠，以减少氨的产生和吸收；充血性心力衰竭和水、钠潴留患者禁用生理盐水灌肠。

（3）为伤寒患者灌肠时，灌肠袋内液面距肛门不得超过 30 cm，液体量不得超过 500 mL。

（4）灌肠过程中应注意随时观察液体的下降速度和患者的情况：① 若液面下降过慢或停止，则多为肛管前端孔被粪块阻塞，可前后旋转移动肛管或挤捏肛管，以解除阻塞；② 若患者感到腹胀或有便意，则可告知患者这是正常感觉，嘱患者张口做深呼吸，放松腹肌并适当降低灌肠袋的高度以减慢流速，或关闭止水阀暂停灌肠 30 s；③ 若患者出现剧烈腹痛、面色苍白、出冷汗、脉速变化、心慌气急等，则可能是发生了肠痉挛或出血，应立即停止灌肠，并通知医生给予处理。

（5）降温灌肠时，液体应保留 30 min，并在排便 30 min 后测量和记录体温。

2．小量不保留灌肠

小量不保留灌肠适用于腹部或盆腔手术后的患者、危重患者、年老体弱患者、小儿及孕妇等。通过小量不保留灌肠灌入油剂溶液，可软化粪便，帮助排便。

【目的】

（1）软化粪便，解除便秘。

（2）排出肠道内的气体，减轻腹胀。

【评估】

同大量不保留灌肠。

【计划】

（1）环境准备：室温适宜，光线充足，酌情关闭门窗。

（2）护士准备：着装整洁，修剪指甲，洗手，戴口罩。

（3）用物准备：消毒注洗器（或小容量灌肠袋）、消毒肛管、温开水（38℃，5～10 mL）、止血钳，其余同大量不保留灌肠。

常用的灌肠液：① “1，2，3”溶液（50%硫酸镁溶液 30 mL＋甘油 60 mL＋温开水

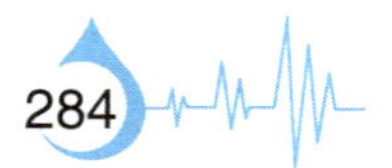

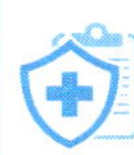

90 mL）② 甘油 50 mL 加等量温开水；③ 各种植物油 120～180 mL。常用的灌肠液温度：一般为 38℃。

【实施】

小量不保留灌肠的操作方法如表 13-10 所示。

表 13-10　小量不保留灌肠的操作方法

操作流程	操作内容
1. 核对、解释	同大量不保留灌肠的步骤 1～3
2. 遮挡患者	
3. 安置体位	
4. 抽液、排气	戴手套，用注洗器抽吸灌肠液，连接肛管和注洗器，润滑肛管前段；排尽管内气体，用止血钳夹紧肛管
5. 插管、灌液	（1）左手垫卫生纸分开臀部，暴露肛门口；嘱患者深呼吸，右手将肛管轻轻插入直肠（成人 7～10 cm，小儿 4～7 cm） （2）固定肛管，松开止血钳，缓慢注入肠液；注毕夹管，取下注洗器再吸取溶液，松夹后再行灌注。如此反复直至灌肠溶液全部注入 （3）灌液完毕后，再注入温开水 5～10 mL，并抬高肛管末端，使管内溶液全部灌入
6. 拔出肛管	（1）夹紧或反折肛管末端后，用卫生纸包住肛管轻轻拔出，置于弯盘内 （2）擦净肛门，脱手套，撤去弯盘
7. 安置患者	协助患者穿好裤子，取舒适卧位；嘱其尽量将灌肠液在体内保留 10～20 min 后再行排便
8. 整理、记录	同大量不保留灌肠

【注意事项】

（1）在灌注过程中，要密切观察患者的病情变化。

（2）每次抽吸灌肠液时，应夹紧或反折肛管末端，以防空气进入肠道，引起腹胀。

（3）注入灌肠液时不可过快、过猛，以免刺激肠黏膜，引起排便反射，造成溶液难以保留。

（4）若使用小容量灌肠袋，则袋内液面距肛门的距离不超过 30 cm。

3. 清洁灌肠

为达到清洁肠道的目的，而反复使用大量不保留灌肠，即为清洁灌肠。

【目的】

（1）彻底清除肠道内的粪便，为直肠、结肠检查或手术做肠道准备。

（2）协助排尽肠内有毒物质。

【评估】

同大量不保留灌肠。

【计划】

同大量不保留灌肠。

【实施】

反复多次进行大量不保留灌肠，第一次用 0.1%～0.2%肥皂液灌肠，患者排便后，再用生理盐水反复灌肠，直至排出的液体澄清、无粪质为止。

【注意事项】

除大量不保留灌肠的注意事项外，清洁灌肠还应注意以下几点：

（1）每次灌肠液的用量约为 500 mL，液面距肛门的高度不得超过 40 cm。

（2）每次灌肠后让患者休息片刻。

（3）禁忌用清水反复灌洗，以防水电解质紊乱。

（4）注意观察患者的情况，如果有虚脱征兆，则应立即停止灌肠，通知医生并配合处理。

4. 保留灌肠

保留灌肠是指将药液灌入直肠或结肠，通过肠黏膜吸收药液而达到治疗疾病目的的方法。

【目的】

（1）镇静、催眠。

（2）治疗肠道感染。

保留灌肠

【评估】

（1）患者的病情、意识状态、肠道病变的性质及部位、排便状况。

（2）患者的心理反应、配合及耐受程度。

（3）患者肛周的皮肤黏膜状况。

【计划】

（1）环境准备：室温适宜，光线充足，酌情关闭门窗。

（2）护士准备：着装整洁，修剪指甲，洗手，戴口罩。

（3）用物准备：同小量不保留灌肠，另备小垫枕和橡胶单。

常用的灌肠液：镇静催眠用 10%水合氯醛，肠道感染用 2%小檗碱或 0.5%～1%新霉素或其他抗生素。常用灌肠液的温度：一般为 38℃。常用的剂量：不超过 200 mL。

【实施】

保留灌肠的操作方法如表 13-11 所示。

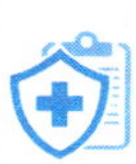

表 13-11　保留灌肠的操作方法

操作流程	操作内容
1．核对、解释	携用物至患者床旁，核对患者的床号、姓名和腕带，向患者及其家属解释保留灌肠的目的、方法、注意事项及配合要点
2．遮挡患者	用床帘或屏风遮挡患者
3．安置体位	（1）根据病情，为患者选择不同的体位。例如，慢性细菌性痢疾患者的病变多在直肠或乙状结肠，宜取左侧卧位；阿米巴痢疾患者的病变多在回盲部，宜取右侧卧位 （2）协助患者脱裤至膝部，屈曲双膝，将臀部移至床边；用小垫枕将臀部抬高约 10 cm （3）将橡胶单和治疗巾（或一次性中单）铺于患者臀下，置弯盘于臀部旁边
4．抽液、排气	戴手套，用注洗器抽吸药液；连接肛管和注洗器，润滑肛管前段；排尽管内气体，用止血钳夹紧肛管
5．插管、注药	（1）左手垫卫生纸分开臀部，暴露肛门口；嘱患者深呼吸，右手将肛管轻轻插入直肠 15～20 cm （2）固定肛管，松开止血钳，缓慢注入肠液；注毕夹管，取下注洗器再吸取溶液，松夹后再行灌注。如此反复，直至药液全部注入 （3）药液注入完毕后，再注入 5～10 mL 温开水，并抬高肛管末端，使管内溶液全部灌入
6．拔出肛管	（1）夹紧或反折肛管末端，用卫生纸包住肛管轻轻拔出置于弯盘内 （2）擦净肛门，再取卫生纸在肛门处轻轻按揉片刻 （3）脱手套，撤去弯盘
7．安置患者	协助患者穿好裤子，取舒适卧位；嘱其尽量忍耐，保留药液 1 h 以上
8．整理、记录	（1）整理病床单位，清理用物 （2）洗手；记录患者的灌肠时间、灌肠液的名称和用量，以及患者的反应

【注意事项】

（1）保留灌肠前嘱患者排便，以使肠道排空而利于药液的保留和吸收。同时，应了解患者的病变部位，以便掌握灌肠的体位和插管的深度。为肠道疾病患者行保留灌肠，以晚上睡前为宜，因为此时活动减少，药液易保留吸收。

（2）为保留药液，减少刺激，应做到肛管细、插入深、注药速度慢、药量少，药液面距肛门不超过 30 cm。

（3）肛门、直肠、结肠手术的患者及大便失禁的患者，不宜做保留灌肠。

集思广议

请分析不同的灌肠术所用溶液及操作步骤等方面的不同，并在小组内展开讨论。

（二）简易通便术

简易通便术是一种采用通便剂协助患者排便的简单易行、经济有效的方法。本法适用于小儿、老年、体弱和久病卧床便秘者。经护士指导，患者及其家属也可自行完成。

通便剂由高渗液和润滑剂制成，具有吸收水分、软化粪便、润滑肠壁、刺激肠蠕动的作用，常用的通便剂有开塞露、甘油栓和肥皂栓。

【目的】

协助便秘患者排便。

【评估】

（1）患者的病情、意识状态和排便状态。

（2）患者的心理反应和配合程度。

【计划】

（1）环境准备：室温适宜，光线充足，酌情关闭门窗。

（2）护士准备：着装整洁，修剪指甲，洗手，戴口罩。

（3）用物准备：治疗巾（或一次性尿垫）、简易通便剂、卫生纸、剪刀、清洁手套、屏风（按需备）。

【实施】

（1）开塞露法：① 将封口端剪去，挤出少许液体润滑开口处；② 协助患者取左侧卧位，臀下垫治疗巾，嘱其放松肛门外括约肌；③ 将开塞露前端轻轻插入肛门后将药液全部挤入直肠内，嘱患者保留 5～10 min 后排便。

（2）甘油栓法：① 协助患者取左侧卧位，臀下垫治疗巾，嘱其放松肛门外括约肌；② 戴手套，将甘油栓由肛门轻轻插入直肠内，抵住肛门口轻轻按揉，嘱患者保留 5～10 min 后排便。

（3）肥皂栓法：① 将普通肥皂削成底部直径约 1 cm、高约 3～4 cm 的圆锥形，然后放入热水中，以软化并溶去切削后形成的锐利边缘；② 协助患者取左侧卧位，臀下垫治疗巾，嘱其放松肛门外括约肌；③ 戴手套，将肥皂栓由肛门轻轻插入直肠内，抵住肛门处轻轻按揉，嘱患者保留 5～10 min 后排便。有肛门黏膜溃疡、肛裂及肛门剧烈疼痛者，不宜用肥皂栓通便。

【注意事项】

（1）操作时，手法要轻柔，避免损伤肠黏膜或引起肛周组织水肿。

（2）操作过程中注意观察患者的反应，当发现患者有面色苍白、出汗、疲倦等表现时，应暂停操作并及时报告医生。

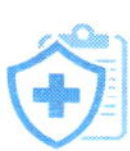

（三）肛管排气术

肛管排气术是指将肛管从肛门插入直肠，以排出肠腔内积气的方法。

【目的】

帮助患者排出肠腔积气，以减轻腹胀。

【评估】

（1）患者的病情、意识状态和肠胀气情况。

（2）患者的心理反应和配合程度。

【计划】

（1）环境准备：整洁、宽敞、舒适、明亮。

（2）护士准备：着装整洁，修剪指甲，洗手，戴口罩。

（3）用物准备：消毒肛管（26 号）、玻璃接头、橡胶管、玻璃瓶（内盛水 3/4 满，瓶口系带）、润滑剂、棉签、胶布、橡皮圈、别针、卫生纸、治疗巾或一次性尿垫、弯盘、清洁手套、手消毒剂，必要时备屏风、便器及便器巾。

【实施】

肛管排气的操作方法如表 13-12 所示。

表 13-12　肛管排气的操作方法

操作流程	操作内容
1. 核对、解释	携用物至患者床旁，核对患者的床号、姓名和腕带，向患者及其家属解释肛管排气的目的、方法、注意事项及配合要点
2. 遮挡患者	用屏风或床帘遮挡患者
3. 安置体位	（1）协助患者取左侧卧位或仰卧位。盖好盖被，只暴露肛门 （2）在患者臀下铺治疗巾或一次性尿垫，将便器放于床旁
4. 插管固定	（1）将玻璃瓶系于床边，将橡胶管的一端插入玻璃瓶液面以下，另一端与肛管相连 （2）戴手套，润滑肛管前端 （3）嘱患者张口呼吸，分开患者臀部，将肛管轻轻插入直肠 15～18 cm，用胶布固定肛管于臀部 （4）将橡胶管留出足够的长度，并用别针固定在床单上
5. 观察、处理	观察排气情况并及时处理：若见瓶内液面下有气泡逸出，则说明有气体排出；若瓶中无气泡逸出或气泡很少，则说明排气不畅，可协助患者更换体位或按摩腹部，以助排气
6. 拔出肛管	视排气情况适时拔出肛管，清洁肛门，取下手套
7. 整理、记录	（1）协助患者取舒适卧位，询问患者腹胀是否缓解 （2）整理床单位，消毒、清理用物 （3）洗手，记录排气时间、排气效果及患者的反应

【注意事项】

（1）插管时，连接肛管的橡胶管末端应置于玻璃瓶内的液面以下，以防外界空气进入直肠而加重腹胀。

（2）肛管保留时间一般不超过 20 min，因为长时间留置肛管会减弱肛门括约肌的功能，甚至导致肛门括约肌永久性松弛。必要时，可间隔 2～3 h 后重复行肛管排气。

项目学习效果测试

一、单项选择题

1．正常尿液多呈（　　）。

A．中性　　B．酸性

C．碱性　　D．弱酸性

2．当患膀胱炎时，患者排出的新鲜尿液可能会有（　　）。

A．硫化氢味　　B．烂苹果味

C．氨臭味　　D．粪臭味

3．多尿是指 24 h 尿量超过（　　）。

A．1 000 mL　　B．1 600 mL

C．1 800 mL　　D．2 500 mL

4．患者，男，68 岁，休克。医嘱留置导尿管，其目的是（　　）。

A．记录尿量，以观察患者的病情变化

B．保持会阴部的清洁干燥

C．引流潴留的尿液

D．进行膀胱功能训练

5．下列对尿失禁患者实施的护理措施中，错误的一项是（　　）。

A．指导患者行盆底肌锻炼

B．限制患者饮水

C．多用温水清洗会阴部

D．男患者可用尿壶接取尿液

6．患者，女，46 岁，患尿毒症，24 h 尿量为 60 mL。该患者的排尿状况是（　　）。

A．正常　　B．无尿

C．少尿　　D．尿潴留

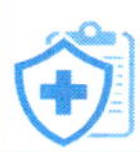

7. 大量不保留灌肠时灌肠液的温度常为（　　）。

A. 30～40℃　　B. 35～40℃

C. 38～43℃　　D. 39～41℃

二、案例分析题

1. 患者，女，30 岁，剖宫产术后 10 h 未排尿，下腹部胀痛。体格检查：耻骨联合上膨隆，可触及一囊性包块。

请思考：

（1）该患者目前主要存在什么问题？

（2）针对患者的问题，护士应具体给予哪些护理措施？

2. 患者，男，65 岁，4 d 未解大便，腹胀，食欲不佳。患者平时喜食鱼肉类食物，进食水果和蔬菜较少，每日饮水量在 300 mL 左右，日常不爱运动。体格检查：触诊腹部较硬且紧张，可触及左下腹包块。

请思考：

（1）该患者目前主要存在什么问题？该问题发生的主要影响因素有哪些？

（2）针对患者的问题，护士应具体给予哪些护理措施？

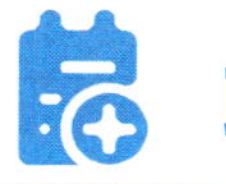

项目综合实践活动

【活动背景】

我国老年人口众多，老年人护理是未来护理工作一个非常重要的发展方向。随着身体的老化，老年患者易出现便秘、尿失禁等排泄问题。这些问题会对老年患者的身体和心理带来严重的影响。预防老年患者健康问题的发生或尽早发现问题，是提高老年患者护理质量的关键。

【活动要求】

结合所学知识，以小组为单位，选择附近一家医院，对其中的老年患者做排泄方面的护理知识宣教。

项目学习成果评价

表 13-13　项目学习成果评价表

考核内容	评价标准	分值	评价得分		
			自评	互评	师评
知识考核	了解正常排尿活动、正常排便活动的评估	10			
	熟悉排尿异常和排便异常的评估与护理措施	15			
	掌握导尿术、留置导尿术、膀胱冲洗术、灌肠术、简易通便术、肛管排气术的目的、操作方法及注意事项	30			
技能考核	能够正确进行排尿和排便活动的评估，并能对排尿和排便活动异常的患者进行有效护理	10			
	能够正确、熟练地实施导尿术、留置导尿术、灌肠术等排泄护理技术	15			
素质考核	能够将理论联系实际，具有自学、探究、举一反三、融会贯通的学习能力和实践能力	10			
	尊重、关心和爱护患者，注重人文关怀	10			
总评	自评×20%＋互评×20%＋师评×60%				
自我评价					
教师评价					

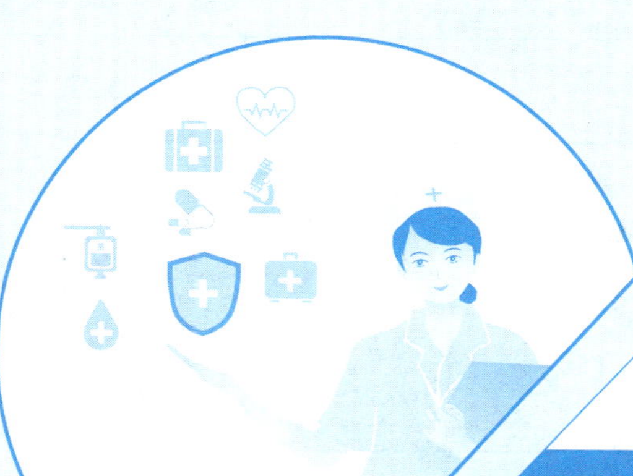

项目十四

标本采集法

知识目标

- 了解标本采集的意义。
- 熟悉标本采集的原则，血标本采集、尿标本采集、粪便标本采集、痰标本采集及咽拭子标本采集的目的，采血的注意事项及操作前准备。
- 掌握各种血标本采集、尿标本采集、粪便标本采集、痰标本采集及咽拭子标本采集的操作方法和注意事项。

技能目标

- 能够根据患者的具体情况，正确实施各种标本的采集。

素质目标

- 具有与患者及其家属和谐沟通的能力。
- 具有以人为本、以患者的健康为中心的护理理念。

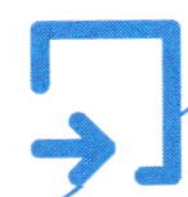

项目导入

患者，女，50岁，慢性咽炎。医嘱：采集咽拭子标本。

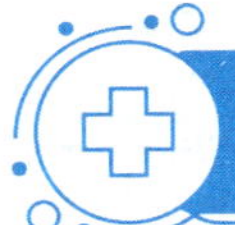

请思考：

护士应如何采集上述标本？

第一讲　标本采集的意义和原则

标本采集是指根据患者的病情和检验项目的要求，采集患者的血液、排泄物（尿、粪便）、分泌物（痰、鼻咽部分泌物）、呕吐物、体液（腹腔积液、胸腔积液）、脱落细胞（食管、阴道）等标本，经过物理、化学或生物学的实验室检查技术和方法进行检验。

一、标本采集的意义

标本的检验结果在一定程度上可反映人体的功能状态和病理变化，疾病的病因、性质和进展情况，以及治疗的效果，在协助明确疾病诊断、推测病程进展、制定治疗措施、观察病情变化等方面起着重要作用。

标本的质量可直接影响检验结果，而合格的标本来源于护士的正确采集。因此，护士必须掌握标本采集的正确方法，以保证标本的质量，得出正确的检验结果。

二、标本采集的原则

为了保证标本的质量，在采集标本时，除个别特殊要求外，均应遵守以下原则。

（一）遵照医嘱

采集、送检各种标本均应按照医嘱执行。医生填写检验申请单时，应字迹清楚，目的明确，并签名。护士应认真核对，若对申请单有疑问，则应及时核实清楚后方可执行。

（二）采集前充分准备

（1）护士准备：明确检验项目、检验目的、采集方法、采集时间、采集标本量及注意事项等。

（2）物品准备：根据检验目的准备好所需物品，选择合适的采集容器，并在容器外面贴上标签或条形码。标签为检验单附联，须在其上注明科室、病区、住院号、床号、姓名、

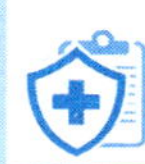

性别、年龄、检查目的和送检日期等。

（3）患者准备：患者及其家属经过护士的解释和指导，对留取标本的目的、方法、注意事项及配合要点等有一定的认知，愿意配合护士留取合适的标本，并能按要求做好相应的准备，如根据标本采集的要求禁食、水等。

（4）环境准备：环境应整洁、安静、温湿度适宜、光线或照明充足，并注意保护患者的隐私。

（三）严格执行查对制度

采集标本前应认真核对医嘱，逐项查对患者的姓名、床号和住院号，申请项目，申请时间等；采集完毕及送检前，也应重复查对以上项目。

（四）正确采集标本

（1）采集时间、标本容器、标本量及抗凝剂或防腐剂的使用等，均应符合相应的要求。例如，采集细菌培养标本时，应在使用抗生素前采集，若已经使用抗生素，则应在血药浓度最低时采集，并在化验单上注明；采集时应严格执行无菌技术操作原则，采集后及时将标本放入无菌容器内；不可混入防腐剂、消毒剂和药物；培养液要足量，无浑浊、变质。

（2）要采集具有代表性的标本，例如，大便检查时，应取带有黏液、脓或血液的粪便。

（3）如果需要患者自己留取标本，如 24 h 尿标本、痰标本等，应提前详细告知患者标本留取的正确方法和注意事项。

（五）及时送检

标本采集后应及时送检，不可放置过久，以免影响检验结果。此外，特殊标本（如动脉血气分析等）应立即送检，并注明采集时间。

第二讲　常用的标本采集法

一、血标本采集法

（一）静脉血标本采集法

静脉血标本采集是指自静脉抽取血标本的方法。常用静脉有肘正中静脉、贵要静脉、腕部及手背静脉、大隐静脉、小隐静脉、足背静脉、颈外静脉（婴幼儿多选）和股静脉。常用的静脉血标本有全血标本、血浆标本、血清标本和血培养标本。

【目的】

(1)全血标本：用于血常规检查、测定红细胞沉降率及血液中某些物质(如肌酐、尿素氮、尿酸、血糖、血氨等)的含量。

(2)血浆标本：用于内分泌激素、血栓和止血的检测等。

(3)血清标本：用于测定血清酶、脂类、肝功能、电解质等。

(4)血培养标本：用于查找血液中的病原菌。

【评估】

(1)患者的病情、治疗情况和检查目的，是否要做特殊准备(如空腹)。

(2)患者对血标本采集的认识程度、心理反应和配合程度。

(3)患者穿刺部位的皮肤状况、静脉充盈度及管壁弹性。

【计划】

(1)环境准备：整洁、安静、舒适、明亮。

(2)护士准备：着装整洁，修剪指甲，洗手，戴口罩。

(3)用物准备：注射盘内置检验申请单、真空采血系统(核心组件包括真空采血管和采血针)或一次性注射器(规格视采集量而定)、血标本容器(如抗凝试管、干燥试管、血培养瓶等)、止血带、治疗巾、小垫枕、皮肤消毒剂、无菌棉签、无菌手套、手消毒剂、锐器盒等。

【实施】

静脉血标本采集的操作方法如表 14-1 所示。

表 14-1　静脉血标本采集的操作方法

操作流程	操作内容
1. 核对、备器	(1)核对医嘱、检验申请单，在标签上注明患者的科室、病区、床号、住院号、姓名、性别、年龄、检验目的及送检时间并核对 (2)根据检验目的选择适当的标本容器(或真空采血管)，并将标签或条形码竖贴于其上
2. 核对、解释	携用物至患者床旁，核对患者的床号、姓名和腕带，并向患者及其家属解释采集静脉血标本的目的、方法、注意事项及配合要点
3. 选择静脉	协助患者取舒适体位，选择合适的静脉
4. 消毒皮肤	在穿刺部位上方 5～7.5 cm 处扎止血带，常规消毒局部皮肤，待干；戴手套
5. 二次核对	

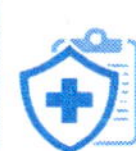

续表

<table>
<tr><th>操作流程</th><th colspan="2">操作内容</th></tr>
<tr><td rowspan="2">6．静脉采血</td><td>真空采血
系统采血</td><td>（1）嘱患者握拳，取下真空采血针护套，手持采血针按静脉注射法将针头刺入静脉；见回血后，将采血针另一端的护套拔掉，刺入真空采血管，即可自动留取所需血量
（2）连续采集时，应待采血管内真空耗竭、血流停止时，再插入另一真空采血管
（3）当最后一个真空采血管内的血流变慢时，松开止血带，嘱患者松拳；用无菌干棉签轻压穿刺点，迅速拔出采血针，嘱患者按压穿刺点至出血停止，同时拔出与采血管相连接的采血针尾端</td></tr>
<tr><td>注射器采血</td><td>（1）排空注射器内的空气，按静脉注射法将针头刺入静脉，见回血后，抽动活塞，抽取所需血量
（2）抽血毕，松开止血带，嘱患者松拳，用无菌干棉签轻压穿刺点，迅速拔出针头，嘱患者按压穿刺点至不出血为止
（3）将血液注入已选好的标本容器：① 血培养标本。先将血培养瓶铝盖的中心部分除去，严格消毒；然后更换针头将血液注入瓶内，轻轻摇匀。一般血培养标本取血 5 mL；亚急性细菌性心内膜炎患者取血 10～15 mL，以提高培养的阳性率。② 全血标本。取下针头，将血液沿管壁缓慢注入盛有抗凝剂的试管内，立即轻轻旋转试管，使血液与抗凝剂充分混匀，以防血液凝固。③ 血清标本。取下针头，将血液沿管壁缓慢注入干燥试管内。注意勿将泡沫注入且不可摇动，以防红细胞破裂溶血（抽血清标本时，需用干燥的注射器和针头）</td></tr>
<tr><td>7．再次核对</td><td colspan="2">采血完毕，再次核对</td></tr>
<tr><td>8．整理、记录、送检</td><td colspan="2">（1）严格按消毒、隔离原则处理用物，脱手套
（2）协助患者取舒适卧位，整理床单位
（3）洗手，记录；将血标本及时送检</td></tr>
</table>

【注意事项】

（1）严格执行查对制度，遵循无菌技术操作原则。

（2）严禁在输液和输血的肢体上或针头处采集血标本，应在其对侧肢体采集。

（3）血标本用于生化检验时，应清晨空腹采血，须事先通知患者。

（4）根据不同的检验目的确定采血量，选择正确的采血管。

（5）同时采集多种血标本时，应先将血液注入血培养瓶（血培养标本），再注入抗凝试管（全血标本），最后注入干燥试管（血清标本）。

（6）采集细菌培养标本，应在使用抗生素前或伤口局部治疗前、高热寒战期进行。若已使用抗生素，则应在血药浓度最低时采集，并在检验单上注明。

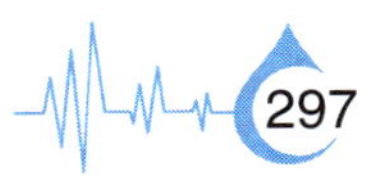

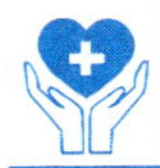

（7）含有添加剂的采血管在血液采集后宜立即轻柔颠倒混匀，但不可剧烈振荡混匀，以避免溶血。

（8）标本采集后应及时送检，以免影响检查结果。

（二）动脉血标本采集法

动脉血标本采集是指自动脉抽取血标本的方法，常用动脉有股动脉、桡动脉和肱动脉。

【目的】

（1）用于血液气体分析，为诊断和治疗呼吸衰竭提供可靠依据。

（2）用于判断患者氧合及酸碱平衡情况。

（3）用于乳酸和丙酮酸测定等。

【评估】

患者的动脉搏动情况、吸氧状况和呼吸机参数的设置，余同静脉血标本采集法。

【计划】

（1）环境准备：同静脉血标本采集法。

（2）护士准备：同静脉血标本采集法。

（3）用物准备：注射盘内置动脉血气针（或一次性注射器、肝素、无菌软木塞或橡胶塞）、一次性治疗巾、小垫枕、无菌手套、皮肤消毒剂、无菌棉签、无菌纱布、小沙袋、检验申请单、手消毒剂、锐器盒等。

【实施】

动脉血标本采集的操作方法如表 14-2 所示。

表 14-2　动脉血标本采集的操作方法

操作流程	操作内容
1. 核对、备器	（1）核对医嘱、检验申请单，在标签上注明患者的科室、病区、床号、住院号、姓名、性别、年龄、检验目的及送检时间并核对 （2）根据检验目的选择适当的容器（一次性注射器或动脉血气针），并将标签或条形码竖贴于其上
2. 核对、解释	携用物至患者床旁，核对患者的床号、姓名和腕带，并向患者及其家属解释动脉血标本采集的目的、方法、注意事项及配合要点
3. 选择动脉	（1）协助患者取舒适体位，选择合适的动脉，暴露穿刺部位 （2）将一次性治疗巾铺于小垫枕上，再置于穿刺部位下方
4. 消毒皮肤	常规消毒皮肤，以动脉搏动的最强点为圆心，消毒范围直径大于 5 cm
5. 二次核对	

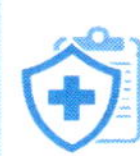

续表

操作流程	操作内容	
6．动脉采血	注射器采血	（1）检查外包装，取出注射器，排空空气，紧密连接针头；抽吸肝素 0.5 mL，湿润注射器管腔后弃去余液 （2）戴无菌手套或常规消毒左手的示指、中指，将欲穿刺动脉的搏动最明显处固定于两指间；右手持注射器，在两指间与动脉走向成 40° 角或 90° 角进针，见有鲜红色血液自动涌入注射器后，右手固定穿刺针保持方向和深度不变，左手抽取血液至所需量（血气分析采血量一般为 1 mL）
	动脉血气针采血	取出并检查动脉血气针，将血气针活塞拉至所需的血量刻度。穿刺方法同上，见有鲜红色回血后固定血气针，血气针会自动抽取血液至所需量
7．拔针按压、封闭针头	（1）采血完毕，迅速拔出针头，嘱患者用无菌纱布按压穿刺点 5～10 min，必要时用小沙袋压迫止血，直至无出血为止 （2）若使用注射器采血，则在拔出针头后立即将针尖斜面刺入软木塞或橡胶塞，以隔绝空气。同时，轻轻搓动注射器，使血液与肝素混匀，以避免血液凝固	
8．再次核对		
9．整理、记录、送检	（1）严格按消毒、隔离原则处理用物，脱手套 （2）协助患者取舒适体位，整理床单位 （3）洗手、记录，将血标本及时送检	

【注意事项】

（1）严格执行查对制度，遵循无菌技术操作原则。

（2）桡动脉穿刺点为前臂掌侧腕关节上 2 cm，桡动脉搏动明显处；股动脉穿刺点为腹股沟股动脉搏动明显处。新生儿不宜选用股动脉穿刺，因为垂直进针易伤及髋关节。

（3）采集血气分析标本时，注射器内不能有气泡，抽出后需立即封闭针头与空气隔绝，采集后应立即送检。

（4）有出血倾向者慎用动脉穿刺法采集动脉血标本。

二、尿标本采集法

尿液的组成和性状与泌尿系统疾病直接相关，并受人体各系统功能状态的影响，能反映人体的代谢状况。临床上常采集尿标本做物理、化学、细菌学等检查，以了解病情、协助诊断及观察疗效。常用的尿标本有常规标本、培养标本、12 h 或 24 h 标本。

【目的】

（1）常规标本：用于检查尿液的颜色、透明度，测定尿比重，检查有无细胞和管型，

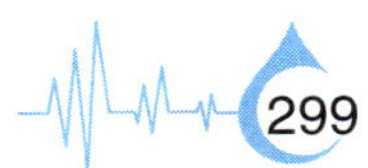

做尿蛋白和尿糖定性检测等。

（2）培养标本：采集未被污染的尿液做细菌培养，查找致病菌。

（3）12 h 或 24 h 尿标本：用于各种尿生化检验和尿的定量检查，如钠、钾、氯、17-羟皮质类固醇、17-酮类固醇、肌酐、肌酸等的定量检查，以及尿浓缩查结核杆菌等。

【评估】

（1）患者的年龄、病情、治疗情况、检验目的、排尿情况及女性是否在月经期（经期不宜留尿标本）。

（2）患者的心理状态及配合程度。

【计划】

（1）环境准备：宽敞、安静、明亮、隐蔽。

（2）护士准备：着装整洁，修剪指甲，洗手，戴口罩。

（3）用物准备：除检验申请单外，另根据检验目的准备其他物品。① 取常规标本时，备一次性尿常规标本容器，必要时备便器或尿壶；② 取培养标本时，备无菌标本试管、无菌手套、无菌棉签、消毒剂、长柄试管夹、火柴（或打火机）、酒精灯、便器、屏风，必要时备导尿包；③ 取 12 h 或 24 h 尿标本时，备集尿瓶（容量为 3 000～5 000 mL）和防腐剂（常用防腐剂的作用、用法和适用范围如表 14-3 所示）。

表 14-3　常用防腐剂的作用、用法和适用范围

防腐剂	作用	用法	适用范围
甲醛	固定尿液中的有机成分	每 100 mL 尿液加入 400 mg/L 甲醛 0.5 mL	12 h 尿细胞计数（艾迪计数）
浓盐酸	防止尿液中的激素被氧化	24 h 尿液加入 5～10 mL 浓盐酸	17-羟皮质类固醇检查、17-酮类固醇检查
甲苯	保持尿液的化学成分不变	第一次尿液留取后，每 10 mL 尿液加入 0.5%～1%甲苯 2 mL。若测定尿液中的钠、钾、氯、肌酐、肌酸等，则需加入 10 mL	尿生化检验

【实施】

尿标本采集的操作方法如表 14-4 所示。

表 14-4　尿标本采集的操作方法

操作流程	操作内容
1. 核对、备器	（1）核对医嘱、检验申请单，在标签上注明患者的科室、病区、床号、住院号、姓名、性别、年龄、检验目的及送检时间并核对 （2）根据检验目的选择适当的标本容器，并将标签或条形码竖贴于其上

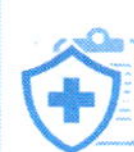

续表

<table>
<tr><th>操作流程</th><th colspan="2">操作内容</th></tr>
<tr><td>2. 核对、解释</td><td colspan="2">携用物至患者床旁，核对患者的姓名、床号和腕带，并向患者及其家属解释留取尿标本的目的、方法、注意事项及配合要点</td></tr>
<tr><td rowspan="3">3. 留取标本</td><td>常规标本</td><td>（1）对于能自理的患者，给予其标本容器，嘱其将晨起第一次尿液留于标本容器内。除测定尿比重需留尿 100 mL 外，其余检验均留 30～50 mL
（2）对于不能自理的患者，护士应协助其在床上使用便器，并收集尿液于标本容器内
（3）对于留置导尿的患者，于集尿袋下方引流孔处打开橡胶塞收集尿液。注意集尿袋中的尿液不能作为尿标本</td></tr>
<tr><td>尿培养标本</td><td>（1）中段尿留取法（在膀胱充盈的情况下进行）：用床帘或屏风遮挡，协助患者取舒适体位，放好便器；戴上清洁手套，按导尿术清洁、消毒的方法清洁、消毒外阴和尿道口；嘱患者持续（不停）排尿，将前段尿排在便器内（前段尿起到冲洗尿道的作用），用试管夹夹持试管于酒精灯火焰上消毒试管口后，接取中段尿 5～10 mL；再次于酒精灯火焰上消毒试管口和盖子后盖紧试管，熄灭酒精灯；余尿继续排在便器内。注意留取标本时勿触及试管口
（2）导尿术留取法：插入导尿管引流出尿液，留取 5～10 mL 至无菌标本试管内。对于留置导尿者，先夹闭导尿管 30 s，然后消毒导尿管外部及尿管口，用注射器通过导尿管抽取尿液，注意防止带入消毒剂，以免产生抑菌作用而影响检验结果</td></tr>
<tr><td>12 h 或 24 h 尿标本</td><td>（1）将容器置于阴凉处，并贴上标签，注明留取尿液的起止时间
（2）若留取 12 h 尿标本，嘱患者于傍晚 7 时排空膀胱后开始留取尿液，至次日晨起 7 时留取最后一次尿液；若留取 24 h 尿标本，嘱患者于晨起 7 时排空膀胱后开始留取尿液，至次日晨起 7 时留取最后一次尿液。注意必须在医嘱规定的时间内留取，以得到正确的检验结果
（3）留取第一次尿液后即加入防腐剂，使之与尿液混合
（4）将 12 h 或 24 h 的全部尿液盛于集尿瓶内，充分混匀，并于检验单上记录总量；取适量用于检验（一般约 40 mL），弃去余尿</td></tr>
<tr><td>4. 再次核对</td><td colspan="2"></td></tr>
<tr><td>5. 操作后处理</td><td colspan="2">（1）协助患者取舒适体位
（2）洗手，记录尿液的颜色、气味、总量等
（3）及时送检
（4）按常规消毒处理用物</td></tr>
</table>

【注意事项】

（1）尿标本应按要求留取，且必须确保新鲜。常规标本在采集后应尽快送检，最好不

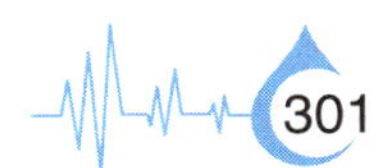

超过 2 h，若不能及时送检，则应冷藏或防腐处理。

（2）昏迷或尿潴留患者可通过导尿术留取尿标本。

（3）取尿培养标本时，应注意执行无菌操作，防止标本污染。

（4）应避免白带、精液、粪便或其他异物混入尿标本；女性患者月经期间不宜留取尿标本；会阴部分泌物过多时，应先进行会阴部清洁或冲洗后再收集尿液。

三、粪便标本采集法

粪便标本的检验结果有助于评估患者消化系统的功能，协助诊断、治疗疾病。根据检验目的的不同，粪便标本的留取方法也不同，且留取方法与检验结果密切相关。常用的粪便标本有常规标本、培养标本、隐血标本和寄生虫标本。

【目的】

（1）常规标本：用于检查粪便的性状、颜色、所含细胞等。

（2）培养标本：用于检查粪便中的致病菌。

（3）隐血标本：用于检查粪便内肉眼不能看见的微量血液。

（4）寄生虫标本：用于检查粪便中的寄生虫、幼虫及虫卵，并计数。

【评估】

（1）患者的病情、治疗情况、排便情况、自理能力及检验目的。

（2）患者对采集粪便标本的心理反应与配合程度，了解女性是否在月经期。

【计划】

（1）环境准备：宽敞、安静、明亮、隐蔽。

（2）护士准备：着装整洁，修剪指甲，洗手，戴口罩。

（3）用物准备：除检验申请单和手套外，根据检验目的另备以下物品。① 采集常规标本和隐血标本时，备标本容器、检便匙和清洁便器；② 采集培养标本时，备无菌标本容器、无菌检便匙和消毒便器，必要时备无菌长棉签、无菌生理盐水和无菌培养管；③ 采集寄生虫标本时，备标本容器、清洁便器、检便匙、透明胶带及载玻片（检查蛲虫时备）。

【实施】

粪便标本采集的操作方法如表 14-5 所示。

表 14-5　粪便标本采集的操作方法

操作流程	操作内容
1．核对、备器	（1）核对医嘱、检验申请单，在标签上注明患者的科室、病区、床号、住院号、姓名、性别、年龄、检验目的及送检时间并核对 （2）根据检验目的选择适当的标本容器，并将标签或条形码竖贴于其上

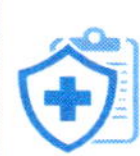

续表

<table>
<tr><th>操作流程</th><th colspan="2">操作内容</th></tr>
<tr><td>2. 核对、解释</td><td colspan="2">携用物至患者床旁，核对患者的床号、姓名和腕带，并向患者及其家属解释留取粪便标本的目的、方法、注意事项及配合要点</td></tr>
<tr><td>3. 排空膀胱</td><td colspan="2">用床帘或屏风遮挡，嘱患者便前排空膀胱，以免混入尿液影响结果</td></tr>
<tr><td rowspan="4">4. 留取标本</td><td>常规标本</td><td>嘱患者排便于清洁便器内，戴手套用检便匙取粪便的中央部分或黏液、脓血等异常部分约 5 g（约蚕豆大小）或水样便 15～30 mL 放入标本容器内。必要时协助患者排便并留取标本</td></tr>
<tr><td>隐血标本</td><td>按常规标本的留取方法留取</td></tr>
<tr><td>培养标本</td><td>（1）嘱患者排便于消毒便器内，用无菌检便匙取粪便中央部分或黏液、脓血等异常部分 2～5 g 放入无菌标本容器内（立即送检）
（2）对无便意的患者，可将蘸无菌生理盐水的无菌长棉签，插入肛门内 6～7 cm，顺一个方向轻轻转动后取出；将棉签置于无菌培养管内，旋紧管塞（立即送检）</td></tr>
<tr><td>寄生虫标本</td><td>（1）检查寄生虫及其虫卵：嘱患者排便于清洁便器内，用检便匙在粪便的不同部位取带血或黏液的粪便 5～10 g。做血吸虫孵化检查或服用驱虫药后，应留取全部粪便
（2）检查蛲虫：嘱患者睡觉前或清晨未起床前，将透明胶带贴在肛门周围；取下已粘有虫卵的透明胶带并粘贴在载玻片上（立即送检）。蛲虫常在午夜或清晨时到肛门处产卵，有时需要连续数天采集
（3）检查阿米巴原虫：将便器加热至接近人的体温；排便后将标本连同便器一起送检（30 min 内送检），以防阿米巴原虫在低温环境下失去活力或死亡而难以查找</td></tr>
<tr><td>5. 再次核对</td><td colspan="2"></td></tr>
<tr><td>6. 操作后处理</td><td colspan="2">（1）协助患者取舒适体位
（2）洗手，记录粪便的形状、颜色、气味等
（3）及时送检
（4）按常规消毒处理用物</td></tr>
</table>

【注意事项】

（1）用于盛放粪便标本的容器应加盖，并有明确标记。

（2）灌肠后的粪便，混入尿液、污水等异物的粪便，不宜作为检查标本。

（3）采集隐血标本时，嘱患者检查前 3 d 禁食肉类，动物肝、血，含铁丰富的药物、食物和绿叶蔬菜。

（4）查阿米巴原虫时，在采集标本的前几天，不应给患者服用钡剂、油质或含金属的

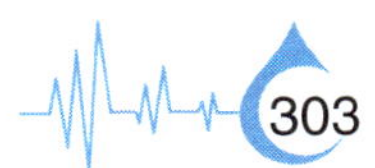

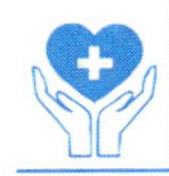

泻剂，以免影响检验结果。

四、痰标本采集法

痰液可反映呼吸道的状况，协助诊断肺部感染、支气管哮喘等呼吸系统疾病。临床上常用的痰标本有常规痰标本、痰培养标本和24 h痰标本。

【目的】

（1）常规痰标本：用于检查痰液中的细菌、虫卵或癌细胞等。

（2）24 h痰标本：用于检查24 h痰液的量，并观察痰液的性状，以协助诊断疾病。

（3）痰培养标本：用于检查痰液内有无致病菌，以为治疗提供依据。

【评估】

（1）患者的病情、年龄、治疗、排痰情况及检验目的。

（2）患者的心理反应及配合程度。

【计划】

（1）环境准备：整洁、安静、宽敞、明亮。

（2）护士准备：着装整洁，修剪指甲，洗手，戴口罩。

（3）用物准备：除检验申请单外，需根据检验目的另备以下物品。① 常规痰标本，备痰盒；② 24 h痰标本，备广口集痰器；③ 痰培养标本，备无菌痰盒和漱口液。对无法咳嗽或不能合作者，需备一次性无菌集痰器、电动吸引器、吸痰管、生理盐水、无菌手套等。

【实施】

痰标本采集的操作方法如表14-6所示。

表14-6　痰标本采集的操作方法

操作流程	操作内容	
1．核对、备器	（1）核对医嘱、检验申请单，在标签上注明患者的科室、病区、床号、住院号、姓名、性别、年龄、检验目的及送检时间并核对 （2）根据检验目的选择适当的痰标本容器，并将标签或条形码竖贴于其上	
2．核对、解释	携用物至患者床旁，核对患者的床号、姓名和腕带，并向患者及其家属解释留取痰标本的目的、方法、注意事项及配合要点	
3．采集标本	常规痰标本	（1）能自行留取痰液者：嘱患者晨起后先漱口，深呼吸数次后用力咳出气管深处的痰液，吐入痰盒内，盖好痰盒。若查癌细胞，则应立即送检，或用95%乙醇溶液或10%甲醛溶液固定后送检 （2）无法咳痰或不能合作者：协助患者取适宜卧位，由下向上叩击患者背部，协助咳痰；戴好无菌手套，将集痰器接管端连接吸引器，另一端连接吸痰管，按吸痰法将痰液吸入集痰器内，加盖

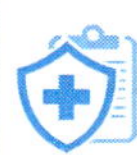

续表

操作流程	操作内容	
3．采集标本	24 h 痰标本	（1）先在容器内加入一定量的水（在计算总量时须扣除），并注明留痰的起止时间 （2）指导患者将 24 h（从晨起 7 时漱口后的第一口痰开始留取，至次晨 7 时漱口后的第一口痰结束）内的痰液全部吐入集痰器内
	痰培养标本	（1）能自行留取痰液者：嘱患者晨起后先用漱口液漱口，再用清水漱口，深呼吸数次后用力咳出气管深处的痰液，吐入无菌痰盒内，盖好痰盒（立即送检） （2）无法咳嗽或不能合作者：同常规痰标本的操作内容（立即送检）
4．漱口	按需协助患者漱口或给予口腔护理	
5．再次核对		
6．操作后处理	（1）协助患者取舒适体位 （2）洗手，记录痰液的外观和性状。取 24 h 痰标本时，还应记录痰液的总量 （3）及时送检 （4）按常规消毒处理用物	

【注意事项】

（1）若患者痰液黏稠不易咳出，可配合雾化吸入等方法。

（2）嘱患者不可将唾液、漱口液、鼻涕等混入痰液中。

五、咽拭子标本采集法

【目的】

从咽部和扁桃体取分泌物进行细菌培养或病毒分离，以协助诊断。

【评估】

（1）患者的年龄、病情、治疗情况、口咽部情况及检验目的。

（2）患者的心理状态及配合程度。

【计划】

（1）环境准备：整洁、安静、宽敞、明亮。

（2）护士准备：着装整洁，修剪指甲，洗手，戴口罩。

（3）用物准备：检验申请单、无菌咽拭子培养管、无菌压舌板。

【实施】

咽拭子标本采集的操作方法如表 14-7 所示。

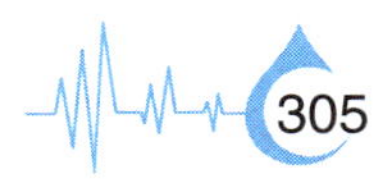

表 14-7 咽拭子标本采集的操作方法

操作流程	操作内容
1. 核对、备器	（1）核对医嘱、检验申请单，在标签上注明患者的科室、病区、床号、住院号、姓名、性别、年龄、检验目的及送检时间并核对 （2）将标签或条形码竖贴在培养管上
2. 核对、解释	携用物至患者床旁，核对患者的床号、姓名和腕带，并向患者及其家属解释留取咽拭子标本的目的、方法、注意事项及配合要点
3. 暴露咽喉	嘱患者张口发“啊”音时，暴露咽喉。必要时可用压舌板下压舌部
4. 留取标本	以敏捷而轻柔的动作，用培养管内的无菌长棉签擦拭两侧腭弓、咽和扁桃体上的分泌物（不可触及其他部位。做真菌培养时，应在口腔溃疡面采集分泌物）；将棉签插入培养管，塞紧瓶塞
5. 再次核对	
6. 操作后处理	（1）协助患者取舒适体位 （2）洗手，记录，按要求及时送检标本 （3）按常规消毒处理用物

【注意事项】

（1）为防止患者在采集过程中出现呕吐，应避免在进食后 2 h 内进行，且动作要轻柔、敏捷。

（2）采集标本前应检查标本容器有无破损，是否符合检验的目的和要求。

（3）采集标本时，操作要规范，采集方法、采集量和采集时间要准确；勿将唾液、漱口水、鼻涕等混入标本，以保证所取标本的准确性。

（4）采集后及时送检，防止标本污染而影响检验结果。

项目学习效果测试

一、单项选择题

1. 下列选项中，不属于标本采集原则的是（　　）。

A. 遵照医嘱　　B. 充分准备

C. 严格查对　　D. 定时送检

2. 采集标本前不需要核对的项目是（　　）。

A. 医嘱　　B. 申请项目

C. 患者的住院时间　　D. 患者的床号、姓名

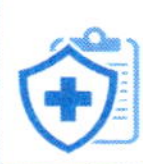

3. 下列采集血清标本的操作中，错误的是（　　）。

A. 选用干燥试管　　B. 顺管壁将血液和泡沫全部注入试管

C. 避免过度震荡　　D. 取下针头

4. 患者，男，55 岁，一周来体温持续在 39～40℃，护理查体：面色潮红，呼吸急促，口唇轻度发绀，意识清楚。为明确诊断，需查心肌酶、血沉及血培养。应为该患者选用的血沉标本容器是（　　）。

A. 血培养瓶　　B. 无菌试管

C. 干燥试管　　D. 抗凝试管

5. 患者，男，45 岁，有溃疡病史。近日来上腹部疼痛加剧，需做大便潜血试验。检验前 3 d，该患者可以选择的一组食物是（　　）。

A. 酱牛肉、卷心菜　　B. 炒猪肝、油菜

C. 豆腐、菜花　　D. 红烧猪肉、菠菜

6. 患者，女，35 岁，怀疑为阿米巴痢疾。为明确诊断，医嘱留取大便标本查找阿米巴原虫。应为患者选择的标本容器是（　　）。

A. 无菌便器　　B. 装有培养基的便器

C. 清洁便器　　D. 加温的清洁便器

7. 患儿，男，3 岁。需留取粪便标本查寄生虫虫卵。护士指导患儿父母为其留取标本的方法，正确的是（　　）。

A. 留取中央部分　　B. 留取新鲜粪便最上部少许

C. 留取全部粪便　　D. 留取不同部位带血或黏液的粪便

二、案例分析题

1. 患者，女，21 岁，10 d 前出现发热、腰痛，来院就诊。护理查体：急性面容，体温 39℃，脉搏 140 次/min，呼吸 18 次/min，血压 107/68 mmHg，脾大，心脏听诊有杂音，全身皮肤有多处出血斑点。疑为亚急性细菌性心内膜炎。

请思考：

（1）该患者可能需要做哪种标本采集？

（2）该标本采集方法有哪些注意事项？

2. 张某，女，30 岁，近一周来出现晨起眼睑水肿、肉眼血尿，疑为急性肾小球肾炎。医嘱：尿蛋白定量检查，留取 24 h 尿标本。

请思考：

应如何指导患者正确留取 24 h 尿标本？

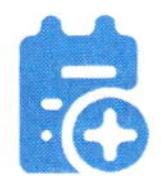

项目综合实践活动

【活动背景】

情景一：护士小丽在为患者做凝血检查采血时，拔针前未松开止血带，导致血液喷出。

情景二：护士小王在为患者做血常规检查采血时，将采集血常规用的紫色真空管误用成了黄色生化管。

【活动要求】

为了增强个体风险防范意识及突发事件应急处理能力，请以小组为单位，结合上述情况和本项目所学知识，完成以下任务：

（1）讨论：① 发生上述情况时，应如何处理？② 如何才能规范此类事件的发生？③ 除上述事件外，还有哪些突发事件可能会出现在血液标本采集过程中？应如何防范？

（2）请整理汇总讨论成果，并以 PPT 形式展现出来。

（3）每组选取一名代表在班内展示本组的讨论成果。

项目学习成果评价

表 14-8　项目学习成果评价表

考核内容	评价标准	分值	评价得分		
			自评	互评	师评
知识考核	了解标本采集的意义	10			
	熟悉标本采集的原则，血标本采集、尿标本采集、粪便标本采集、痰标本采集及咽拭子标本采集的目的，采血的注意事项及操作前准备	20			
	掌握各种血标本采集、尿标本采集、粪便标本采集、痰标本采集及咽拭子标本采集的操作方法和注意事项	30			
技能考核	能够根据患者的具体情况，正确实施各种标本的采集	20			
素质考核	具有与患者及其家属和谐沟通的能力	10			
	具有以人为本、以患者的健康为中心的护理理念	10			
总评	自评×20%＋互评×20%＋师评×60%				
自我评价					
教师评价					

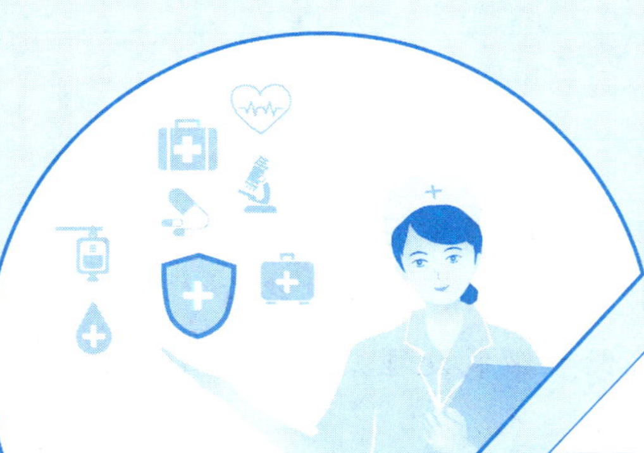

项目十五

病情观察和危重患者的抢救与护理

知识目标

- 了解抢救室的设备及常用急救药物的种类。
- 熟悉简易人工呼吸器的结构及使用方法、病情观察的方法与内容。
- 掌握病情观察的方法及主要内容，危重患者的护理要点，心搏骤停的主要临床依据，缺氧的临床表现，氧气吸入疗法的适应证、操作方法及注意事项，吸痰的目的及注意事项，洗胃的目的、适应证、禁忌证及操作方法。

技能目标

- 能够对危重患者的病情进行正确判断。
- 能够规范、熟练地实施心肺复苏术、吸痰法、氧气吸入法和洗胃法。

素质目标

- 具有严谨的工作作风、高度的责任心及敏锐的观察力。
- 具有生命至上的护理意识和抢救意识，动作轻柔、规范，抢救及时、高效。

项目导入

患儿，男，4岁，患有室间隔缺损。入医院急诊时表现为呼吸急促、面色发绀、神志模糊。经相关检查后，医生初步诊断该患儿患有重症肺炎。此时，患儿已经有了呼吸衰竭、心力衰竭的表现。时间不等人，医生立即为该患儿给予吸氧处理，并紧急启动急诊绿色通道将患儿转入儿科住院部进一步治疗。

在急诊护士的护送下，患儿被送入儿科病房。此时的儿科急救室，吸氧和吸痰装置、心电监护、抢救车等已准备就绪。

请思考：

（1）吸氧的适应证有哪些？若遵医嘱给患儿吸氧，宜采用何种吸氧方法？

（2）抢救车上应配置哪些急救物品？

（3）该患儿抢救成功后，应如何对其进行护理？

第一讲 病情观察

一、病情观察的方法

（一）直接观察法

直接观察法是指利用感觉器官或借助医疗仪器对患者进行观察，以获取病情信息的方法，主要包括视诊、听诊、触诊、叩诊、嗅诊等。

1. 视诊

视诊是指用视觉来观察患者全身和局部状态的检查方法。全身状态包括年龄、性别、营养状况等；局部状态包括患者的面部表情、姿势体位和肢体活动情况，呼吸和皮肤状况，分泌物和排泄物的性状，以及与疾病相关的症状、体征，等等。

2. 听诊

听诊是指直接利用听觉或借助听诊器及其他仪器，听取患者身体各个部位发出的声音，并分析、判断声音所代表的不同意义的检查方法。例如，可通过咳嗽声的音调、持续时间、剧烈程度等来分析患者疾病的状态；可借助听诊器听取患者的心音、心率、呼吸音、肠鸣音等，以此来分析患者的身体状况。

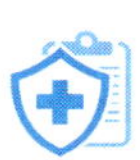

3. 触诊

触诊是指通过手的感觉来感知患者身体某部位有无异常的检查方法。例如，利用触觉来了解所触及体表的温度、湿度、弹性、光滑度、柔软度，以及脏器的外形、大小、软硬度、移动度、波动感等。

4. 叩诊

叩诊是指通过手指叩击或手掌拍击被检查部位的体表，使之震动而产生声响，根据感到的震动和听到的声响特点来了解被检查部位脏器情况（如形状、大小、位置及密度等）的检查方法。例如，通过叩诊来确定肺下界和心界大小，判断有无腹腔积液，估算腹腔积液的量，等等。

5. 嗅诊

嗅诊是指利用嗅觉来辨别患者的各种气味，以此来判断患者健康状况的检查方法。患者的气味可以来自皮肤、黏膜、呼吸道、胃肠道，以及分泌物、呕吐物、排泄物等。

（二）间接观察法

间接观察法是指通过与其他医务人员、患者及其家属的交流，或通过阅读病历、检验报告、会诊报告及其他相关资料，或通过观察各种监护仪器的数据等，获取有关病情信息，了解患者病情的方法。

二、病情观察的内容

（一）一般情况的观察

1. 发育

发育是否正常，通常以年龄、智力和体格成长状态（身高、体重及第二性征）之间的关系来进行综合判断。成人发育正常的判断指标一般如下：头长等于身高的 1/7～1/8；胸围约等于身高的 1/2；双上肢展开后，左右指端的距离约等于身高；坐高约等于下肢的长度。

2. 饮食与营养

饮食方面，应注意观察患者的食欲、食量、进食后反应、饮食习惯、有无特殊嗜好或偏食等情况；营养状况方面，可通过观察皮肤的光泽度和弹性、毛发和指甲的润泽程度、皮下脂肪的丰满程度、肌肉的发育状况等，来综合判断人体。

3. 面容与表情

一般情况下，健康人表情自然、大方，神态安逸，而患病后则会表现出痛苦、忧虑、疲惫或烦躁等面容与表情。当某些疾病发展到一定程度时，可出现特征性面容与表情，这可提示病情的轻重缓急和转归。临床上常见的典型面容有以下几种：

（1）急性病容：表情痛苦、面色潮红、呼吸急促、鼻翼翕动，可有口唇疱疹，一般见于急性热病患者，如大叶性肺炎、疟疾患者等。

（2）慢性病容：面色苍白或灰暗、面容憔悴、目光暗淡、消瘦无力等，常见于慢性消耗性疾病患者，如恶性肿瘤、肝硬化、严重结核病患者等。

（3）二尖瓣面容：面色晦暗、双颊紫红、口唇轻度发绀，常见于风湿性心脏病患者。

（4）贫血面容：面色苍白、唇舌及结膜色淡、表情疲惫乏力，见于各种原因所致的贫血患者。

（5）病危面容：面色苍白或铅灰、面容枯槁、表情淡漠、目光无神、眼眶凹陷等，见于大出血、严重休克、急性腹膜炎、脱水及临终患者等。

除了上述典型面容外，临床上还可见甲状腺功能亢进面容、满月面容、脱水面容及面具面容等。

集思广议

查阅相关资料，说一说什么是甲状腺功能亢进面容、满月面容、脱水面容及面具面容。

4．姿势、步态与体位

（1）姿势

姿势是指举止的状态，受个体健康状态及精神状态的影响。健康人躯干端正，肢体活动灵活自如，当患病时则可出现特殊的姿势，例如，腹痛患者常捧腹而行。

（2）步态

步态是指人走动时所表现的姿势。某些疾病可导致人的步态发生改变，常见的异常步态有蹒跚步态（鸭步）、醉酒步态、共济失调步态、慌张步态、剪刀步态、间歇性跛行、保护性跛行等。突然出现的步态改变可能是病情变化的征兆之一，例如，高血压患者突然出现跛行，常提示有发生脑血管意外的可能。

（3）体位

体位是指身体休息时所处的状态，临床常见的体位有自主体位、被动体位和被迫体位。不同的疾病可使患者采取不同的体位。例如，昏迷或极度衰竭的患者，由于不能自行调整或变换肢体的位置，呈被动体位；哮喘患者为缓解呼吸困难，多取端坐位；等等。

5．皮肤与黏膜

皮肤和黏膜的表现常是全身疾病表现的一部分。进行观察时，一般主要观察患者皮肤和黏膜的颜色、温度、湿度、弹性，以及有无出血、水肿、皮疹、皮下结节、囊肿等。例如，贫血患者的口唇、结膜、指甲多呈苍白色，肺心病、心力衰竭等缺氧患者的口唇、面颊、鼻尖等部位多发绀，休克患者的皮肤多湿冷，脱水患者常出现皮肤干燥且弹性降低，等等。

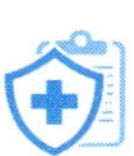

6．呕吐物与排泄物

（1）呕吐物

呕吐是一种具有保护意义的防御反射，但剧烈而频繁的呕吐可引起水电解质紊乱、酸碱平衡失调及营养障碍等，应注意观察患者呕吐的次数、发生时间、方式，呕吐物的性状、量、色、气味及伴随症状等。

- 方式：颅内压增高时，呕吐呈喷射状，无恶心先兆；反射性呕吐与进食有关，常有恶心先兆，发生时间有规律性，呕吐后可缓解不适感，多见于消化道疾病。
- 性状：一般呕吐物含有消化液及食物，偶尔可见寄生虫。
- 量：成人的胃容量约为 300 mL，若呕吐物超过 300 mL，则应考虑有无幽门梗阻或其他异常情况。
- 颜色：上消化道急性大出血时，呕吐物为鲜红色；上消化道陈旧性出血时，呕吐物为咖啡色；胆汁反流入胃时，呕吐物为黄绿色；幽门梗阻时，因胃内容物在胃内潴留时间过长，呕吐物为暗灰色。
- 气味：普通呕吐物为酸味，胃内出血时为碱味，胆汁反流时为苦味，幽门梗阻时为腐臭味，低位肠梗阻时为粪臭味。

（2）排泄物

排泄物包括汗液、痰液、粪便、尿液等，应注意观察其性状、量、色、味、次数等。

（二）生命体征的观察

生命体征是评估生命活动质量的重要征象，在患者的病情观察中占有重要地位，贯穿于患者护理的全过程。生命体征的观察包括对体温、脉搏、呼吸和血压的观察，当人体患病时，生命体征的变化最为敏感，应密切观察。

（三）意识的观察

意识是指人体对自身及外界环境的感知和理解能力，并通过语言、躯体运动和行为等表达出来的现象。意识障碍是指人体对周围环境及自身状态的识别和觉察能力出现障碍，可有以下不同程度的表现。

1．嗜睡

嗜睡是最轻的意识障碍，表现为处于持续睡眠状态，但能被言语或轻度刺激唤醒，醒后能正确回答问题和做出各种反应，刺激去除后又很快入睡。

2．意识模糊

意识模糊的意识障碍程度较嗜睡重，表现为思维和语言不连贯，对时间、地点和人物的定向力部分或完全发生障碍，可有错觉、幻觉或精神错乱等。

3. 昏睡

昏睡是指患者处于熟睡状态，不易被唤醒，可被压迫眶上缘、摇动身体等强刺激唤醒，但醒后回答问题含糊或答非所问，停止刺激后又立即进入熟睡状态。

4. 昏迷

昏迷是最严重的意识障碍，按程度可分为以下三种：

（1）浅昏迷

浅昏迷患者的意识大部分丧失，无自主运动，对周围事物及声、光刺激无反应，对强烈刺激（如压迫眶上缘等）可有痛苦表情及躲避反应；瞳孔对光反射、角膜反射、眼球运动、吞咽反射等可存在。

（2）中昏迷

中昏迷患者对周围事物及各种刺激均无反应，对强烈刺激可出现防御反射；角膜反射减弱，瞳孔对光反射迟钝，眼球无转动。

（3）深昏迷

深昏迷患者的意识完全丧失，对各种刺激全无反应；全身肌肉松弛，深、浅反射均消失。

（四）瞳孔的观察

瞳孔的变化是许多疾病，尤其是颅内疾病和药物中毒、昏迷等病情变化的重要指征。观察瞳孔时应注意两侧瞳孔的形状、大小、对称性及对光反射。

1. 瞳孔的形状、大小和对称性

（1）瞳孔的形状

正常瞳孔呈圆形，位置居中，边缘整齐，两侧等大等圆。瞳孔的形状改变常由眼部疾患引起。例如，瞳孔呈椭圆形并伴散大，多见于青光眼；瞳孔呈不规则形，多见于虹膜粘连。

（2）瞳孔的大小和对称性

在自然光线下，正常瞳孔的直径一般为2～5 mm。瞳孔直径小于2 mm称为瞳孔缩小，小于1 mm称为针尖样瞳孔；瞳孔直径大于5 mm称为瞳孔扩大，但正常情况下儿童的瞳孔稍大，老年人则稍小。单侧瞳孔缩小常提示同侧小脑幕裂孔疝早期，双侧瞳孔缩小多见于有机磷农药中毒、吗啡中毒等；一侧瞳孔扩大、固定常提示同侧颅内血肿或脑肿瘤等颅内病变所致的小脑幕裂孔疝，双侧瞳孔扩大常见于颅内压增高、颅脑损伤、颠茄类药物中毒及濒死状态。

2. 瞳孔对光反射

正常情况下，人瞳孔对光反射灵敏，在光亮处缩小，昏暗处扩大。瞳孔的大小不随光线刺激的变化而变化，称为瞳孔对光反射消失，一般见于危重或昏迷患者。

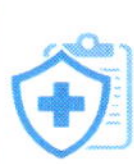

（五）特殊检查或药物治疗的观察

1. 特殊检查后的观察

在临床上，常会对未明确诊断的患者进行一些特殊的专科检查，如冠状动脉造影、胸膜腔穿刺、腰椎穿刺等，这些检查均会产生不同程度的创伤，护士应重点了解检查前后的注意事项，做好检查后的观察工作，防止并发症的发生。

2. 特殊药物治疗的观察

患者服用某些特殊药物后，护士应注意观察药物的疗效、副作用及毒性反应。例如，对应用止痛药治疗的患者，应注意观察患者疼痛的规律和性质，以及用药后的止痛效果，若使用的止痛药物具有成瘾性，则还应注意使用的间隔等；对应用化疗药物的患者，既要注意观察患者的全身反应，又要注意局部反应。

（六）心理状态的观察

患者的心理状态是一般心理状态和患病时特殊心理状态的整合。对患者心理状态的观察，应从患者对健康的理解、对疾病的认识、处理和解决问题的能力、对疾病和住院的反应、价值观、信念等方面来进行，观察其语言和非语言行为、思维能力、认知能力、情绪状态、感知情况等是否处于正常状态，是否出现记忆力减退、思维混乱、反应迟钝、语言或行为异常等情况，有无焦虑、恐惧、绝望、抑郁等情绪反应。

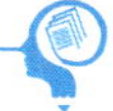

集思广议

请以小组为单位，思考并讨论下列患者应重点观察哪些方面的病情：

（1）韩某，男，1岁，因发热39.5℃入院。

（2）赵某，女，25岁，因病毒性心肌炎初次入院，患者性格内向。

（3）王某，女，70岁，因右侧肢体活动障碍伴言语不利入院。

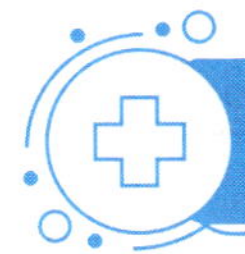

第二讲　危重患者的抢救与护理

危重患者是指病情严重，随时可能发生生命危险的患者。对危重患者的抢救是医疗护理工作中一项重要而紧急的任务，护士必须从思想上、组织上、物质上、技术上做好全面、充分的准备，并且常备不懈，在遇有危重患者时，应争分夺秒、全力以赴地进行抢救。

一、抢救设备

急诊科（室）和病区均应单独设抢救室。病区抢救室宜设在靠近护士办公室的单独房间内，要求宽敞、整洁、安静、明亮，并有严密的科学管理制度。抢救室的设备包括抢救床、抢救车、抢救器械等，应保持齐全，并严格执行“五定”（定数量品种、定点安装、定人保管、定期消毒灭菌、定期检查维修）制度。

（一）抢救床

抢救床最好为多功能抢救床，必要时另备心脏按压板一块。床头应有电源插座、中心吸氧及吸引装置、环形输液架、床帘等。

（二）抢救车

抢救车应按照要求配置以下物品。

1．急救药物

常用的急救药物如表 15-1 所示。

表 15-1　常用的急救药物

类别	常用药物
呼吸中枢兴奋药	尼可刹米、洛贝林等
升压药	间羟胺、多巴胺、去甲肾上腺素、盐酸肾上腺素等
降压药	利血平、硝普钠、乌拉地尔、盐酸尼卡地平等
强心药	去乙酰毛花苷、毒毛花苷 K、多巴酚丁胺等
抗心绞痛药	硝酸甘油、硝酸异山梨酯等
抗心律失常药	普鲁卡因胺、利多卡因、普罗帕酮、盐酸胺碘酮等
止血药	酚磺乙胺、氨甲苯酸、垂体后叶素、维生素 K_1 等
止痛镇静药	吗啡、哌替啶、芬太尼、氯丙嗪等
抗惊厥药	地西泮（安定）、异戊巴比妥、苯妥英钠等
平喘药	氨茶碱、多索茶碱、二羟丙茶碱等
解毒药	阿托品、碘解磷定（解磷定）、氯解磷定、硫代硫酸钠等
抗过敏药	异丙嗪、苯海拉明、氯苯那敏等
脱水利尿药	20%甘露醇、25%山梨醇、呋塞米（速尿）等
其他	地塞米松、氢化可的松、生理盐水、各种浓度的葡萄糖溶液、10%葡萄糖酸钙、氯化钾、氯化钙等

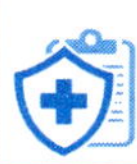

2．各种无菌急救包

无菌急救包包括开胸包、静脉切开包、气管切开包、气管插管包、导尿包、各种穿刺包、缝合包等。

3．其他用物

除常用急救药物和各种无菌急救包外，抢救车内还应准备输液器、输血器、不同型号的注射器、不同型号的医用手套、不同型号及用途的橡胶或硅胶导管（如导尿管、胃管等）、无菌治疗巾、无菌敷料、绷带、夹板、宽胶布、皮肤消毒用物、治疗盘、血压计、听诊器、手电筒、开口器、压舌板、舌钳、牙垫、吸氧面罩、吸氧管、吸痰管及负压连接管、引流袋、引流管、止血带、玻璃接头、多头电源插座等。

（三）抢救器械

抢救器械包括氧气及加压给氧设备、电动吸引器或中心负压吸引装置、心电图仪、心电监护仪、心脏起搏器、除颤器、电动洗胃机、人工呼吸机、简易呼吸器等。

二、常用抢救技术

（一）心肺复苏术

心肺复苏是针对外伤、疾病、中毒、意外低温、淹溺、电击等各种原因导致的呼吸、心跳停止，而紧急采取的重建和促进心脏、呼吸有效功能恢复的一系列抢救措施。一般情况下，心脏停搏 3 s，患者就会感到头晕；10 s 即出现昏厥；30～40 s 后瞳孔扩大；60 s 后呼吸停止、大小便失禁；4～6 min 后大脑发生不可逆性损伤。因此，心肺复苏开始得越早，患者存活率越高，预后越好。

【目的】

恢复患者的循环和呼吸功能，保证重要脏器的血液供应。

【评估】

（1）意识丧失：患者突然面色死灰、意识丧失时，应轻摇或轻拍并大声呼叫，观察其是否有反应，如确无反应，说明患者意识丧失。

（2）大动脉搏动消失：因颈动脉浅表且颈部易暴露，宜为判断首选，可用示指、中指指端先触及气管正中，男性可先触及喉结，然后滑向颈外侧气管与肌群之间的沟内，触摸有无搏动；其次为股动脉，可于触摸腹股沟韧带稍下方以判断有无搏动。由于动脉搏动可能缓慢、不规律，或微弱不易触及，因此，触摸脉搏的时间一般为 5～10 s。确认摸不到颈动脉或股动脉搏动，即可确定心搏停止。

（3）呼吸停止：应在保持气道开放的情况下进行判断。可通过听有无呼气声或用面颊部靠近患者的口鼻部感觉有无气体逸出，脸转向患者观察胸腹部有无起伏。

（4）瞳孔散大：需注意循环完全停止后超过 1 min 才会出现瞳孔扩大，且有些患者可始终无瞳孔扩大现象，同时药物对瞳孔的改变也有一定影响。

（5）皮肤苍白或发绀：一般以口唇、指甲等末梢处最明显。

（6）心尖搏动及心音消失：听诊无心音，心电图表现为心室颤动或心室停顿，偶尔呈缓慢而无效的心室自主节律。

心搏骤停时虽可出现上述多种临床表现，但其中以意识突然丧失和大动脉搏动消失这两项最为重要，故仅凭这两项即可做出心搏骤停的判断，并立即开始实施心肺复苏术。

【计划】

（1）环境准备：宽敞、安静、明亮。

（2）护士准备：着装整洁，洗手。

（3）用物准备：有条件时备治疗盘，内置血压计、听诊器、纱布，必要时备胸外按压板等。

【实施】

心肺复苏的操作方法如表 15-2 所示。

表 15-2　心肺复苏的操作方法

操作流程	操作内容
1．评估环境	评估周围环境是否安全
2．评估患者	（1）判断意识：轻拍或摇动患者，并大声呼叫："您怎么了？"若无反应，则可判断为意识丧失 （2）判断呼吸和脉搏：通过听（听患者有无呼吸声）、看（看患者胸口有无起伏）、感觉（感觉有无气流通过），判断患者的呼吸情况；用示指和中指指尖触摸颈动脉搏动处（气管正中旁开两指，胸锁乳突肌前缘凹陷处），判断患者的脉搏情况。这一过程应在 5～10 s 内完成 （3）确认患者意识丧失、呼吸停止（或异常呼吸）、颈动脉搏动未扪及，立即呼救，并记录时间
3．摆放体位	（1）就地使患者去枕仰卧于硬板床或地面上，保持其头、颈、躯干在同一直线上，双上肢放置于身体两侧。若患者睡软床，则应在其肩背下垫一胸外按压板。若患者面部朝下，则应一手托住患者颈部，另一手扶其肩部，使其头、肩、躯干同时转动，平稳地翻转为仰卧位 （2）立即解开患者的衣领及裤带，打开衣服，充分暴露其胸前区

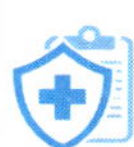

续表

<table>
<tr><th>操作流程</th><th colspan="2">操作内容</th></tr>
<tr><td>4．胸外心脏按压</td><td colspan="2">（1）站于或跪于患者一侧（右侧）
（2）定心脏按压部位：患者胸骨中、下 1/3 交界处或两乳头连线与胸骨中线交点处
（3）定按压姿势：以一手掌根部置于按压部位，另一手掌根部重叠置于该手手背上；两手手指交叉相扣翘起，不接触胸壁；双肘关节伸直，使肩、肘、腕在一条直线上
（4）实施按压：利用上身重量垂直向下按压，按压幅度至少为 5 cm，但不超过 6 cm；按压后放松胸骨，待患者胸廓完全回弹后再次进行按压。按压与放松的时间比为 1∶1，按压频率为 100～120 次/min；按压力量应平稳、适度、规律，避免突然用力；放松时手掌不离开患者胸壁
（5）连续按压 30 次</td></tr>
<tr><td>5．开放气道</td><td colspan="2">（1）检查患者颈部有无损伤，口腔、气道内有无分泌物
（2）清除口腔、气道内的分泌物或异物：将患者头偏向一侧，一手分开患者口腔；另一手的示指或中指戴指套或缠纱布从一侧伸入，并从另一侧将分泌物或异物带出或抠出。若有活动义齿，应取下
（3）打开气道：① 压额抬颌法（最常用）。一手置于患者前额，用手掌把额头用力向后压，使头部向后仰；另一手的中指和示指放在下颌骨处，将颌部向上抬起，使下颌尖和耳垂的连线与地面垂直。注意勿用力压迫下颌部软组织，以免造成气道梗阻。② 仰头抬颈法（头、颈部损伤者禁用）。一手放在患者颈后将颈部上抬，另一手以小鱼际肌侧下压前额，使患者头后仰、颈部抬起。③ 推举下颌法（适用于有颈椎损伤的患者）。双手分别放置在患者头部两侧，肘部支撑在患者所躺的平面上，双手示指、中指、无名指放在患者下颌角后方握紧其左、右下颌角，用力向上托起下颌，使头后仰。若患者紧闭双唇，可用双拇指打开患者的口腔</td></tr>
<tr><td rowspan="2">6．人工呼吸</td><td>口对口人工呼吸法（首选）</td><td>（1）用保持患者头后仰的手的拇指和示指捏紧患者的鼻孔
（2）正常吸气，双唇包绕患者的口唇（不留空隙）向患者口内缓慢吹气，吹气的同时用余光观察患者的胸廓是否隆起。为防止交叉感染，可在患者口鼻部盖一单层纱布。吹气频率为成年人 8～10 次/min，每次吹气时间为 1～1.5 s，保证患者的胸廓有明显的隆起
（3）吹气毕，松开捏鼻孔的手，头稍抬起，侧转换气，同时注意观察患者胸部复原情况
（4）连续给予患者人工呼吸 2 次</td></tr>
<tr><td>口对鼻人工呼吸法（适用于口腔严重损伤或张口困难者）</td><td>（1）保持患者气道通畅，一手将患者的口唇闭紧
（2）深吸气，用双唇包住患者的鼻部吹气。吹气时用力要大，时间要长，以克服鼻腔的阻力
（3）吹气毕，头稍抬起，侧转换气，同时注意观察胸部的复原情况
（4）连续给予患者人工呼吸 2 次</td></tr>
</table>

续表

操作流程	操作内容	
6. 人工呼吸	口对口鼻人工呼吸法（适用于婴幼儿）	（1）保持患儿气道通畅 （2）正常吸气，用双唇包住患儿的口鼻吹气。吹气时用力要小，时间要短 （3）吹气毕，头稍抬起，侧转换气，同时注意观察患儿胸部的复原情况 （4）连续给予患儿人工呼吸 2 次
7. 循环操作	胸外心脏按压与人工呼吸连续进行，按压与呼吸之比为 30∶2（即每做 30 次胸外心脏按压后做 2 次人工呼吸），连续做 5 个循环（约 2 min）	
8. 施救结果评估	每 5 个循环后，进行复苏效果评估。复苏有效的指标如下：① 能扪及颈动脉的搏动；② 呼吸逐渐恢复；③ 瞳孔由大变小，瞳孔对光反射恢复；④ 口唇、面部、甲床等的颜色由发绀转为红润；⑤ 昏迷由深变浅，出现眼球活动、睫毛反射或挣扎等；⑥ 收缩压大于 60 mmHg	
9. 操作后处理	（1）复苏有效，记录时间。将患者的头偏向一侧，进行下一步的生命支持 （2）整理用物，为患者头下垫枕，并取舒适体位 （3）洗手，记录患者的病情变化和抢救情况	

【注意事项】

（1）实施抢救应迅速，按压部位要准确，严禁按压胸骨角、剑突下及左右胸部。按压力度要适合，过轻达不到效果，过重则易造成肋骨骨折、血气胸，甚至肝、脾破裂等。操作应迅速、有效，尽可能减少胸外按压的中断（少于 10 s）。

（2）为儿童按压时，将一手放在胸骨的下半部（两乳头连线与胸骨中线交点）按压即可。婴儿单人施救采用双指按压，即将两手指放在婴儿胸部中央（略低于乳头连线中点）按压；婴儿双人施救采用双拇指环绕手法按压，即将双手拇指并排放在婴儿胸部中央处按压。

（3）实施人工呼吸前必须开放和清理气道，保证气道通畅。实施人工呼吸时应注意避免过度通气。

（二）氧气吸入疗法

氧气吸入疗法是指通过给氧来提高动脉血氧分压（PaO_2）和动脉血氧饱和度（SaO_2），增加动脉血氧含量（CaO_2），从而纠正各种原因造成的缺氧状态，促进组织的新陈代谢，维持人体生命活动的一种治疗技术。

【目的】

（1）纠正各种原因造成的缺氧状态，提高 PaO_2 和 SaO_2，增加 CaO_2。

（2）促进组织的新陈代谢，维持人体的生命活动。

氧气吸入术

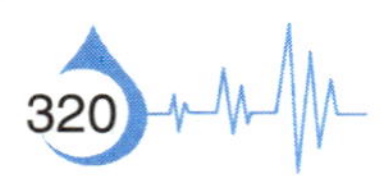

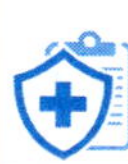

【适应证】

适用于各种原因导致的低氧血症及组织缺氧：

（1）肺活量减少，如哮喘、支气管肺炎、气胸等。

（2）心肺功能不全，如心力衰竭。

（3）各种中毒引起的呼吸困难，如一氧化碳中毒、巴比妥类药物中毒等。

（4）昏迷，如脑血管意外或颅脑损伤导致的昏迷。

（5）其他，如某些外科手术前后、大出血休克、分娩时产程过长或胎心异常等。

【评估】

（1）患者的年龄、病情、意识、治疗情况及鼻腔情况。

（2）患者的心理状态及配合程度。

（3）患者的呼吸及缺氧情况。当患者 PaO_2＜50 mmHg 时，应给予吸氧。缺氧程度的判断标准如表 15-3 所示。

表 15-3　缺氧程度的判断标准

程度	临床表现	血气分析		
		PaO_2/mmHg	$PaCO_2$/mmHg	SaO_2/%
轻度	无明显呼吸困难，神志清楚，仅有轻度发绀	50～70	＞50	＞80
中度	明显发绀和呼吸困难，神志正常或烦躁不安	30～50	＞70	60～80
重度	显著发绀，呼吸极度困难，三凹征明显，呈昏迷或半昏迷状态	＜30	＞90	＜60

【计划】

（1）环境准备：舒适、明亮、安静、安全（远离火源）。

（2）护士准备：着装整洁，修剪指甲，洗手，戴口罩。

（3）用物准备：① 供氧装置（分为中心供氧装置和氧气筒供氧装置，其中，氧气筒供氧装置包括氧气筒和氧气表，氧气表由压力表、减压器、流量表、湿化瓶及安全阀组成）；② 治疗盘，内置双侧鼻导管（或单侧鼻导管、鼻塞和氧气橡胶管、吸氧面罩、吸氧头罩和氧气橡胶管等）、治疗碗（内盛冷开水）、棉签、胶布、弯盘、纱布；③ 治疗盘外备笔、标签（两个，分别标注“满”“空”）、手消毒剂。使用中心供氧装置时，另备流量表和湿化瓶。

【实施】

氧气吸入的操作方法如表 15-4 所示。

表 15-4　氧气吸入的操作方法

<table>
<tr><th>操作流程</th><th colspan="2">操作内容</th></tr>
<tr><td>1. 装表（用于氧气筒供氧装置，且该操作不宜在病室内进行）</td><td colspan="2">（1）将氧气筒置于氧气架上，竖直放置；取下氧气筒帽，打开总开关（逆时针转 1/4 周），使少许气体从气门处流出以吹除气门处灰尘，随即迅速关好总开关（顺时针转动）
（2）将氧气表的旋紧螺帽与氧气筒气门处的螺栓衔接，用手以顺时针方向初步旋紧，再用扳手拧紧，使氧气表直立于氧气筒上（氧气表平时应装在氧气筒上，以备急用）
（3）连接湿化瓶
（4）确认流量表呈关闭状态
（5）先打开氧气筒的总开关，再打开流量表的流量调节阀，检查氧气装置有无漏气、流出是否通畅
（6）关紧总开关和流量调节阀</td></tr>
<tr><td>2. 核对、解释</td><td colspan="2">（1）核对医嘱，包括给氧方式和氧流量
（2）携用物至患者床旁，核对患者的床号、姓名和腕带，向患者及其家属解释氧气吸入的目的、方法、注意事项及配合要点</td></tr>
<tr><td>3. 连接、检查（用于中心供氧装置）</td><td colspan="2">将流量表和湿化瓶连接到中心供氧装置上，打开流量调节阀，检查设备功能是否正常，管道有无漏气</td></tr>
<tr><td rowspan="2">4. 给氧</td><td>双侧鼻导管给氧</td><td>（1）检查患者的鼻孔有无分泌物堵塞及异常，并用湿棉签清洁患者的双侧鼻腔
（2）将鼻导管的末端与湿化瓶的出气口相连接，打开流量调节阀，确定氧气流出通畅（将鼻导管的末端靠近手背，感觉有无气流冲出）后，调节至所需氧流量
（3）将鼻导管的前端放入盛有清水的治疗碗中湿润并再次检查氧气流出是否通畅（若有气泡逸出，则表明鼻导管通畅）
（4）先将鼻导管的前端轻轻插入患者双侧鼻孔约 1 cm，再环绕患者耳部向下放置，调节松紧度，固定于下颌处，必要时用胶布固定</td></tr>
<tr><td>单侧鼻导管给氧</td><td>（1）检查、清洁鼻腔
（2）将鼻导管的末端与湿化瓶的出气口相连接，打开流量调节阀，确定氧气流出通畅后，调节至所需氧流量
（3）测量插入长度，约为鼻尖至耳垂的 2/3
（4）检查并湿润鼻导管的前端
（5）插管至患者的鼻咽部，观察无呛咳后，用胶布固定于鼻翼及面颊部，并同时将远端固定于枕头或大单上</td></tr>
</table>

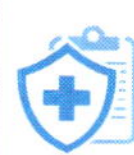

续表

<table>
<tr><th>操作流程</th><th colspan="2">操作内容</th></tr>
<tr><td rowspan="3">4．给氧</td><td>鼻塞给氧
（适用于长期用氧的患者）</td><td>（1）将鼻塞与氧气橡胶管的一端相连接，氧气橡胶管的另一端与湿化瓶的出气口相连接，调节氧流量
（2）擦净鼻腔，将鼻塞塞入患者的鼻孔内给氧，必要时用胶布固定</td></tr>
<tr><td>面罩给氧
（适用于张口呼吸且病情较重、躁动不安的患者）</td><td>（1）将吸氧面罩上的氧气进口与湿化瓶的出气口相连接，调节氧流量（成人为 6～8 L/min，小儿为 1～3 L/min）
（2）将面罩紧贴患者的口鼻部，用松紧带固定</td></tr>
<tr><td>头罩给氧
（主要用于小儿）</td><td>（1）将氧气橡胶管的一端与吸氧头罩顶部的进气孔相连接，另一端与湿化瓶的出气口相连接，打开流量调节阀
（2）罩面上有多个孔，可以保持罩内有一定的氧浓度、温度和湿度，通过开、闭孔的多少调节头罩内的氧气浓度
（3）将患儿的头部置于头罩内。注意头罩与患儿颈部之间要保留适当的空隙，以防二氧化碳潴留及重复吸入</td></tr>
<tr><td>5．记录、观察</td><td colspan="2">（1）洗手，记录吸氧时间、氧流量和患者的反应
（2）给氧期间，注意观察患者的病情、缺氧症状的改善程度，氧流量和湿化瓶内的水量，氧气装置有无漏气、是否通畅
（3）整理用物，嘱患者不可自行调节流量，并注意用氧安全</td></tr>
<tr><td>6．停氧后处理</td><td colspan="2">（1）核对床号、姓名及医嘱，向患者及其家属解释操作的目的、过程和方法
（2）停用氧气时，先取下鼻导管（或鼻塞、面罩、头罩），再关总开关，放出余气后，最后关流量表
（3）取下流量表和湿化瓶
（4）帮助患者清洁鼻部，协助患者取舒适体位
（5）整理、清洁、消毒用物，洗手，记录给氧时间和停氧时间、用氧后患者呼吸的改善情况等</td></tr>
<tr><td>7．卸表（用于氧气筒供氧装置，应推回治疗室后进行）</td><td colspan="2">（1）确认已经关好总开关，放完余气
（2）一手托氧气表，另一手用扳手将氧气表的螺帽旋松，然后再用手将表卸下
（3）对未用完或已用完的氧气筒分别悬挂“满”或“空”标签</td></tr>
</table>

【注意事项】

（1）严格遵守操作规程，注意用氧安全，切实做好“四防”，即防震、防火、防热、防油。氧气装置上应悬挂“四防”安全标志；搬运氧气瓶时要避免倾倒、撞击；氧气筒应放置在阴凉处，周围严禁烟火和放置易燃物品。

（2）氧气筒外应有明显标记，平时应有固定的放置地点，切不可与其他气体钢筒并放一起；对于未用完或已用尽的氧气筒，应分别悬挂“满”或“空”的标签，以免急救时搬错。

（3）使用氧气时，应先调节好流量再给氧；停用氧气时，应先拔出鼻导管（或鼻塞、面罩、头罩）再关闭开关；中途改变流量时，应先分离鼻导管（或鼻塞、面罩、头罩），调节好流量后再连接，以免开关出错，导致大量氧气进入呼吸道而损伤肺部组织。

（4）氧气筒内的氧气不可用尽，压力表至少要保持在 0.5 MPa（5 kg/cm^2），以免灰尘进入筒内，再充气时引起爆炸。

（5）用氧过程中应加强监测。注意观察患者的焦虑情况、皮肤颜色和呼吸情况；观察患者有无缺氧、意识障碍、心跳过速、呼吸困难、烦躁不安等表现；观察患者鼻腔有无堵塞或黏膜红肿，必要时使用水溶性润滑剂保护鼻黏膜。

（6）对持续单侧鼻导管吸氧者，应每日更换鼻导管两次以上，且双侧鼻孔应交替插管；鼻塞、双侧鼻导管应每日更换；吸氧面罩应每 4～8 h 更换一次。湿化瓶及其内的无菌蒸馏水应每日更换，氧气橡胶管应定期消毒。

（7）当氧气浓度高于 60%，持续给氧时间超过 24 h 时，患者可出现氧疗不良反应。常见的不良反应有以下几种：① 氧中毒，表现为胸骨下不适、疼痛、灼热感，继而出现呼吸增快、恶心、呕吐、烦躁、断续干咳。预防措施是避免长时间、高浓度氧疗，常做血气分析，动态观察氧疗效果。② 肺不张，表现为烦躁，呼吸、心率增快，血压上升，继而出现呼吸困难、发绀、昏迷。预防措施是控制吸氧浓度，鼓励患者做深呼吸、多咳嗽并经常改变卧位、姿势。③ 呼吸道分泌物干燥，黏稠、结痂、不易咳出。预防措施是加强吸入氧气的湿化，定期做雾化吸入。④ 晶状体后纤维组织增生，仅见于新生儿，以早产儿多见。预防措施是控制新生儿的吸氧浓度和吸氧时间。⑤ 呼吸抑制，见于 II 型呼吸衰竭（PaO_2 降低、$PaCO_2$ 升高）的患者。预防措施是给予 II 型呼吸衰竭的患者低浓度、低流量（1～2 L/min）持续吸氧，使其 PaO_2 维持在 60 mmHg 即可。

（8）氧浓度与氧流量的换算公式如下：

$$\text{氧浓度（\%）}=\frac{21+4\times\text{氧流量（L/ min）}}{100}$$

（三）吸痰法

吸痰法是指利用负压作用，用导管经口、鼻腔或人工气道将呼吸道的分泌物吸出，以保持呼吸道通畅的一种技术。临床上主要用于年老体弱、新生儿、昏迷、麻醉未清醒等不能有效咳嗽、排痰者。

吸痰法

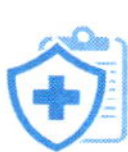

【目的】

（1）清除呼吸道分泌物，保持呼吸道通畅。

（2）改善呼吸功能，改善肺通气状况。

（3）预防肺不张、坠积性肺炎等肺部并发症。

【评估】

（1）患者的年龄、病情、意识、呼吸状况。

（2）患者的痰液阻塞情况、口腔或鼻腔情况。

（3）患者的心理状态及配合程度。

【计划】

（1）环境准备：整洁、安静、明亮、舒适。

（2）护士准备：着装整洁，修剪指甲，洗手，戴口罩。

（3）用物准备：电动吸引器（见图 15-1）和吸痰盘。吸痰盘内置听诊器、有盖罐（试吸罐和冲洗罐，内盛无菌生理盐水）、治疗巾、无菌纱布、无菌手套、型号合适的一次性无菌吸痰管数根、负压管、弯盘，必要时备痰标本容器、开口器、压舌板和舌钳。

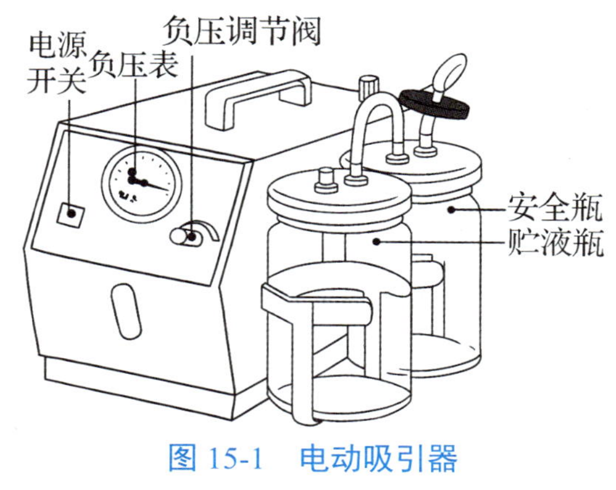

图 15-1　电动吸引器

【实施】

电动吸引器吸痰的操作方法如表 15-5 所示。

表 15-5　电动吸引器吸痰的操作方法

操作流程	操作内容
1．核对、解释	携用物至患者床旁，核对患者的床号、姓名和腕带，向患者及其家属解释电动吸引器吸痰的目的、方法、注意事项及配合要点
2．检查、调节	（1）连接负压管，接通电源，打开开关，检查吸引器性能是否良好，连接是否严密 （2）根据患者的年龄、病情及痰液的黏稠情况等调节负压（一般成人−400～−300 mmHg，小儿−300～−250 mmHg） （3）关机待用
3．安置体位	协助患者取舒适体位，将患者的头转向一侧，面向操作者，铺治疗巾于患者胸前。若有活动义齿，需取出
4．连管试吸	（1）打开吸痰管的外包装，戴无菌手套取出吸痰管 （2）一手将吸痰管末端连于负压管，另一手持吸痰管在试吸罐中试吸少量的生理盐水，以检查吸痰管及负压管管道是否通畅，同时润滑吸痰管

续表

操作流程	操作内容
5．抽吸	（1）嘱患者张口，将舌前伸，必要时用纱布包裹协助。昏迷患者可用压舌板或开口器协助张口 （2）打开吸引器，一手反折吸痰管的末端，另一手持吸痰管的前端经鼻或口腔的一侧轻轻插入口咽部，同时鼓励患者咳嗽 （3）松开吸痰管的末端，吸净口咽部的分泌物 （4）更换吸痰管，在患者吸气时顺势将吸痰管插入气管（约 15 cm）；松开吸痰管的末端，采用左右旋转、自深部向上提拉的手法吸净气管内的痰液。若为气管切开患者吸痰，则应先吸气管切开处，再吸鼻（口）部 （5）退出吸痰管后，在冲洗罐中抽吸生理盐水冲洗吸痰管。根据患者的情况，必要时重复吸引，但每根吸痰管只用一次，不可反复上下提插
6．操作后处理	（1）吸痰完毕，关闭吸引器，取下吸痰管和负压管 （2）脱手套 （3）拭净患者面部的分泌物，协助其取舒适卧位；听诊患者的呼吸音 （4）按规定处理一次性用物，清洗和消毒可重复使用的用物 （5）洗手，记录吸引情况、分泌物的量和性状、患者吸引前后的呼吸情况

【注意事项】

（1）严格执行无菌操作，吸痰用物应每天更换 1～2 次，吸痰管应每次使用后更换。

（2）插管时不可使用负压，以免引起呼吸道黏膜损伤。吸痰动作应轻稳，每次吸引时间应少于 15 s，以免造成患者缺氧。

（3）患者的痰液黏稠时，可配合叩拍其胸背部或行雾化吸入后再吸痰，以提高吸痰的效果。

（4）吸痰过程中注意观察患者的面色、呼吸及吸出物的性状；患者出现缺氧症状（如发绀、心率下降）时，应立即停止吸痰。

（5）贮液瓶内应放少量的消毒剂，以便于清洗消毒。贮液瓶内的液体应及时倾倒，不得超过瓶身容量的 2/3。电动吸引器不宜长时间连续使用，每次不可超过 2 h。

（6）现在很多医院均设有中心负压吸引装置，通过吸引器管道连接到各病室床单元，使用时只需连接贮液瓶和吸痰管，开启开关即可。在紧急状态下，没有负压吸引装置时，可用注射器吸痰，一般用 50～100 mL 的注射器连接吸痰管进行抽吸。

（四）洗胃法

洗胃法包括口服催吐法和胃管洗胃法，是指将胃管由口腔或鼻腔插入患者胃内，将大量溶液灌入胃内反复冲洗的技术。

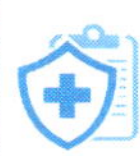

【目的及适应证】

（1）解毒：清除胃内毒物或刺激物，或利用不同的灌洗液（洗胃液）进行中和解毒。适用于急性食物或药物中毒的患者。服毒后 6 h 内洗胃最有效。

（2）减轻胃黏膜水肿：将胃内潴留物洗出，减轻潴留物对胃黏膜的刺激，从而减轻胃黏膜水肿和炎症。适用于幽门梗阻的患者。

（3）某些手术或检查前的准备：适用于需胃部手术或检查的患者。

【禁忌证】

（1）口服强腐蚀性毒物（如强酸、强碱等）者不宜插管洗胃。

（2）严重的食管-胃底静脉曲张、上消化道溃疡、癌症患者不宜插管洗胃。

（3）食管、贲门狭窄或梗阻患者禁忌洗胃。

（4）胸主动脉瘤、血小板减少症、昏迷及严重心肺疾病患者慎用洗胃法。

【评估】

（1）患者的中毒情况（如摄入毒物的种类、剂型、浓度和量），中毒的时间和途径，来院前的处理措施，有无呕吐，有无洗胃禁忌证等。

（2）患者的生命体征、意识、口鼻黏膜情况。

（3）患者及其家属的心理状态和配合程度。

（4）患者有无胃部疾病史和心脏病史。

【计划】

（1）环境准备：整洁、安静、舒适、明亮。

（2）护士准备：着装整洁，修剪指甲，洗手，戴口罩。

（3）用物准备：洗胃液（遵医嘱备，容量为 10 000～20 000 mL，温度为 25～38℃，常见毒物中毒的洗胃液和禁忌用物如表 15-6 所示）、水桶（两个，一个盛洗胃液，一个盛污水），治疗盘内置量杯（或水杯）、水温计、弯盘、塑料围裙（或橡胶单、防水布）。口服催吐法还应另备压舌板，必要时备洗漱用物（可取自患者处）。胃管洗胃法还应另备洗胃设备（漏斗胃管洗胃法备漏斗胃管；注洗器洗胃法备注洗器；全自动洗胃机洗胃法备全自动洗胃机、无菌洗胃包；电动吸引器洗胃法备电动吸引器，包括带引流管的 5 000 mL 容量的贮液瓶，Y 形三通管，调节器或止血钳，输液架，输液瓶，输液导管）、胃管、镊子、纱布、治疗巾、胶布、纸巾、无菌手套、液体石蜡、漱口杯，必要时备压舌板、开口器、牙垫、舌钳等。

表 15-6　常见毒物中毒的灌洗溶液和禁忌用物

毒物种类	灌洗溶液	禁忌用物
酸性物	乳酸类、蛋清水、米汤洗胃	强酸药液
碱性物	5%乙酸、白醋、蛋清水、牛奶洗胃	—

续表

毒物种类	灌洗溶液	禁忌用物
氰化物	3%过氧化氢引吐，1∶15 000～1∶20 000 高锰酸钾洗胃	强碱药液
敌敌畏	2%～4%碳酸氢钠、1%盐水、1∶15 000～1∶20 000 高锰酸钾洗胃	—
1605，1059，4049（乐果）	2%～4%碳酸氢钠洗胃	高锰酸钾
敌百虫	1%盐水或清水、1∶15 000～1∶20 000 高锰酸钾洗胃	碱性药物
DDT（灭害灵）、666	温开水或生理盐水洗胃，50%硫酸镁导泻	油性泻药
酚类	50%硫酸镁导泻，温开水或植物油洗胃至无酚味为止，洗胃后多次服用牛奶、蛋清保护胃黏膜	—
巴比妥类（安眠药）	1∶15 000～1∶20 000 高锰酸钾洗胃，硫酸钠导泻	—
异烟肼（雷米封）	1∶15 000～1∶20 000 高锰酸钾洗胃，硫酸钠导泻	—
抗凝血素类灭鼠药（鼠敌钠）	催吐，温水洗胃，硫酸钠导泻	碳酸氢钠溶液
有机氟类灭鼠药（氟乙酰胺等）	0.2%～0.5%氯化钙或淡石灰水洗胃，硫酸钠导泻，洗胃后饮用豆浆、蛋清水、牛奶等	—
磷化锌类灭鼠药	1∶15 000～1∶20 000 高锰酸钾洗胃，0.5%硫酸铜洗胃；0.5%～1%硫酸铜溶液每次 10 mL，每 5～10 min 口服一次，配合压舌板等刺激舌根引吐	鸡蛋、牛奶、脂肪及其他油类食物
毒蕈、河豚、生物碱、发芽马铃薯	1%～3%鞣酸、1%活性炭悬浮液洗胃	—

【实施】

（1）口服催吐法：适用于口服中毒、神志清楚的患者，其操作方法如表 15-7 所示。

表 15-7 口服催吐的操作方法

操作流程	操作内容
1．核对、解释	携用物至患者床旁，核对患者的床号、姓名和腕带，向患者及其家属解释口服催吐的目的、方法、注意事项及配合要点
2．洗胃	（1）协助患者取坐位，围好围裙，置污水桶于患者面前。有义齿者取下义齿 （2）指导患者自饮大量洗胃液后引吐，每次饮入量为 300～500 mL。不易吐出时，可用压舌板压患者舌根引起呕吐 （3）反复自饮洗胃液，引吐，直至吐出的洗胃液澄清无味
3．催吐后处理	（1）协助患者漱口、擦脸，必要时更换衣物，嘱患者卧床休息 （2）整理床单位，清理用物 （3）洗手；记录洗胃时间、洗胃液的名称和用量、呕吐物的颜色和气味、患者的反应及主诉等，必要时留取标本送检

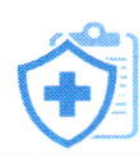

（2）胃管洗胃法：适用于合作困难或不合作的患者，其操作方法如表 15-8 所示。

表 15-8　胃管洗胃的操作方法

<table>
<tr><th>操作流程</th><th colspan="2">操作内容</th></tr>
<tr><td>1. 核对、解释</td><td colspan="2">携用物至患者床旁，核对患者的床号、姓名和腕带，向患者及其家属解释胃管洗胃的目的、方法、注意事项及配合要点</td></tr>
<tr><td>2. 安置体位</td><td colspan="2">（1）协助患者取适当体位：中毒较重者取左侧卧位；中毒较轻者取坐位或半坐位；昏迷患者取平卧位，头偏向一侧
（2）铺塑料围裙于患者头下或身前，将弯盘置于患者口角边，纸巾置于方便取用处，污水桶放于床旁。有义齿者取下义齿</td></tr>
<tr><td rowspan="3">3. 插管洗胃</td><td>漏斗胃管洗胃（仅用于无电力供应或无自动洗胃机时）</td><td>（1）戴手套，用浸有液体石蜡的纱布充分润滑胃管，经口腔插入胃管 55～60 cm，确定胃管在胃内后，用胶布固定。胶布难固定时，可由患者或家属扶持固定
（2）将漏斗放在低于胃部水平的位置，挤压橡胶球，抽尽胃内容物
（3）举漏斗高过患者头部 30～50 cm，将洗胃液缓慢倒入漏斗内 300～500 mL；当漏斗内尚余少量溶液时，迅速将漏斗降至低于胃部的位置；对准污水桶，倒置漏斗，利用虹吸作用引出胃内洗胃液。如此反复灌洗，直至抽出的洗胃液澄清、无味</td></tr>
<tr><td>注洗器洗胃（适用于幽门梗阻和胃手术前的洗胃）</td><td>（1）经口腔插入胃管，确定胃管在胃内后固定
（2）用注洗器抽出胃内容物，弃去
（3）用注洗器注入洗胃液 200 mL，然后抽取弃去。如此反复灌洗，直至抽出的洗胃液澄清、无味</td></tr>
<tr><td>全自动洗胃机洗胃</td><td>（1）接通电源，确认仪器功能完好，将 3 根橡胶管（进液管、进胃管和排液管）分别与机器上相应的接口相连
（2）经口腔插入胃管，确定胃管在胃内后固定
（3）把配制好的洗胃液倒入水桶内，将进液管的另一端放入洗胃液桶内，排液管的另一端放入污水桶内，进胃管的另一端与已插好的胃管相连
（4）调节进液流速，按“手吸”键，吸出胃内容物，再按“自动”键，机器即开始对胃进行自动冲洗，直至抽出的洗胃液澄清、无味。若发现有食物堵塞管道，水流减慢或不流，则可交替按“手冲”和“手吸”键，重复冲吸数次，直到管道通畅；再按“手吸”键将胃内残留的洗胃液吸出，最后按“自动”键，自动洗胃机即可继续进行工作
（5）洗胃结束后需要冲洗各管腔。将进液管、进胃管和排液管未与机器相连的一端同时放入清水中，按“清洗/自动”键，机器将自动清洗各管腔。清洗完毕后，将各管取出，待机器内的水完全排尽后，按“停机”键关机</td></tr>
</table>

续表

操作流程	操作内容	
3．插管洗胃	电动吸引器洗胃	（1）接通电源，检查吸引器的功能，调节负压在 13.3 kPa 左右 （2）将输液导管与输液瓶相连接；夹闭输液导管，将洗胃液倒入输液瓶内；将输液瓶挂于输液架上。将输液导管与 Y 形三通管的主管相连接，胃管的末端和贮液瓶的引流管分别与 Y 形三通管的两分支相连接 （3）经口腔插入胃管，确定在胃内后固定 （4）开动吸引器，将胃内容物吸出，弃去 （5）关闭吸引器，夹闭贮液瓶上的引流管；开放输液导管，使洗胃液流入胃内 300～500 mL （6）夹闭输液导管，开放贮液瓶上的引流管；开动吸引器，吸出灌入的洗胃液及胃内容物 （7）反复灌洗，直至抽出的洗胃液澄清、无味
4．保留胃管或拔出	洗胃完毕，需保留胃管时，反折胃管末端，用纱布包裹固定，以备再次洗胃；不需要保留时，反折胃管末端后拔出	
5．操作后处理	（1）脱手套，协助患者漱口、擦脸，必要时更换衣物，嘱患者卧床休息 （2）整理床单位，清理用物 （3）洗手；记录洗胃液的名称和用量、呕吐物的颜色和气味、患者的反应及主诉等，必要时留取标本送检	

【注意事项】

（1）对急性中毒的患者，应尽快进行口服催吐，必要时进行胃管洗胃，以减少毒物的吸收。

（2）中毒物质不明时，应先抽吸胃内容物送检，以确定毒物性质。洗胃液可先选用温开水或生理盐水，待毒物性质明确后，再采用合适的洗胃液。

（3）插管时，动作要轻、稳、准，尽量减少对患者的刺激。为昏迷患者插管时，应先用开口器撑开口腔，并置牙垫于上、下磨牙之间，若有舌后坠，可用舌钳将舌拉出；然后将胃管经口腔插至患者咽部，再按昏迷患者插管法继续插入至胃内。

（4）洗胃液的温度宜为 25～38℃。过高易引起血管扩张，促进毒物吸收；过低易导致胃肌痉挛。每次的灌入量以 300～500 mL 为宜。过多可加速毒素吸收，或导致呛咳、窒息；过少则达不到清洗目的。每次灌入量应和吸出量基本相等，否则容易造成胃潴留。

（5）洗胃过程中，随时注意观察患者的面色、脉搏、呼吸和血压的变化，以及有无洗胃并发症（如急性胃扩张、胃穿孔等）的发生。若患者出现腹痛、洗出液呈血性或发生休克，应立即停止洗胃，与医生联系，并采取相应的急救措施。洗胃结束后，应注意观察患者胃内

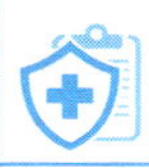

毒物的清除情况，以及中毒症状有无得到缓解或控制。

（6）幽门梗阻患者洗胃，宜在饭后 4～6 h 进行。洗胃结束后记录患者的胃内潴留量（胃内潴留量＝洗出量－灌入量），以便于了解其梗阻程度。

（五）简易人工呼吸器的使用

简易人工呼吸器又称人工气囊，由弹性呼吸囊、呼吸活瓣、面罩、衔接管组成，携带安全，操作简单，可迅速为患者建立人工呼吸，纠正低氧血症。常用于各种原因导致的呼吸停止或呼吸衰竭的抢救。

【目的】

维持和增加人体通气量，纠正威胁生命的低氧血症。

【实施】

（1）为患者取去枕平卧位，有义齿者取下活动义齿。

（2）解开患者的衣领、领带、腰带，清除其上呼吸道异物或呕吐物。

（3）托起患者下颌，使其头后仰以打开气道，保持其呼吸道通畅。

（4）将面罩紧扣在患者的口鼻部，确定不漏气后有规律地挤压气囊。一般成人为 12～16 次/min，小儿为 14～20 次/min；每次送气量为 500～1 000 mL。

（5）观察患者的反应。

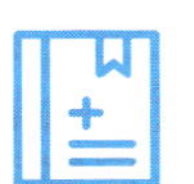

项目学习效果测试

一、单项选择题

1．一患者常咳嗽、食欲减退，四肢乏力，诊断为肺结核。入院时患者面色晦暗，消瘦无力，则可判断此患者的面容属于（　　）。

A．急性面容　　B．慢性面容　　C．病危面容　　D．贫血面容

2．患者处于持续睡眠状态，但能被言语或轻度刺激唤醒，刺激去除后又很快入睡。此时，患者处于（　　）状态。

A．嗜睡　　B．深昏迷　　C．昏睡　　D．浅昏迷

3．双侧瞳孔缩小常见于（　　）。

A．颅脑损伤　　B．颅内压增高　　C．青光眼　　D．吗啡中毒

4．胸外心脏按压的频率为（　　）。

A．20～40 次/min　　B．40～60 次/min

C．60～80 次/min　　D．100～120 次/min

5. 口对口鼻人工呼吸法最适用于（　　）。

A. 老年患者　　B. 中年女患者　　C. 牙关紧闭患者　　D. 婴幼儿

6. 面罩给氧所需的最小氧流量是（　　）。

A. 3 L/min　　B. 4 L/min　　C. 5 L/min　　D. 6 L/min

7. 洗胃的目的不包括（　　）。

A. 减轻胃黏膜水肿　　B. 排除肠道积气

C. 清除胃内刺激物　　D. 用洗胃液中和毒物

二、案例分析题

1. 李某，男，55 岁，因频发心绞痛入院治疗。住院第 2 天，患者突感胸部闷痛，随之呼之不应，家属急忙呼叫护士。

请思考：

（1）对于以上突发事件，护士应如何处置？

（2）如何判定该患者是否发生心搏骤停，若确定患者发生心搏骤停，应如何抢救该患者？

2. 张某，女，65 岁，因脑血管意外进入 ICU。

请思考：

（1）作为责任护士，应如何观察该患者的病情？

（2）应为该患者提供哪些支持性护理措施？

项目综合实践活动

【活动背景】

情景一：患者，女，85 岁，因慢性支气管炎发作来急诊就诊。患者呼吸困难，痰液不能自行咳出，口唇、指甲等处发绀明显。

情景二：患者，男，35 岁，因家庭矛盾口服大量安眠药，被家属发现后立即送来急诊。入院时，患者已处于昏迷状态。

【活动要求】

请以小组为单位，分饰急诊科医务人员（若干）、患者和患者家属，以上述情景为背景进行危重患者的抢救演示。要求：态度认真，方法正确，步骤有序。

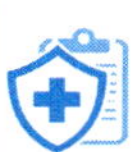

项目学习成果评价

表 15-9　项目学习成果评价表

<table>
<tr><th rowspan="2">考核内容</th><th rowspan="2">评价标准</th><th rowspan="2">分值</th><th colspan="3">评价得分</th></tr>
<tr><th>自评</th><th>互评</th><th>师评</th></tr>
<tr><td rowspan="3">知识考核</td><td>了解抢救室的设备及常用急救药物的种类</td><td>10</td><td></td><td></td><td></td></tr>
<tr><td>熟悉简易呼吸器的结构及使用方法、病情观察的方法与内容</td><td>20</td><td></td><td></td><td></td></tr>
<tr><td>掌握病情观察的方法及主要内容，危重患者的护理要点，心搏骤停的主要临床依据，缺氧的临床表现，氧气吸入疗法的适应证、操作方法及注意事项，吸痰的目的及注意事项，洗胃的目的、适应证、禁忌证及操作方法</td><td>30</td><td></td><td></td><td></td></tr>
<tr><td rowspan="2">技能考核</td><td>能够对危重患者的病情进行正确判断</td><td>10</td><td></td><td></td><td></td></tr>
<tr><td>能够规范、熟练地实施心肺复苏术、吸痰法、氧气吸入法和洗胃法</td><td>10</td><td></td><td></td><td></td></tr>
<tr><td rowspan="2">素质考核</td><td>能够具有严谨的工作作风、高度的责任心及敏锐的观察力</td><td>10</td><td></td><td></td><td></td></tr>
<tr><td>能够具有生命至上的护理意识和抢救意识，动作轻柔、规范，抢救及时、高效。</td><td>10</td><td></td><td></td><td></td></tr>
<tr><td>总评</td><td>自评×20%＋互评×20%＋师评×60%</td><td colspan="4"></td></tr>
<tr><td>自我评价</td><td colspan="5"></td></tr>
<tr><td>教师评价</td><td colspan="5"></td></tr>
</table>

项目十六

临终护理

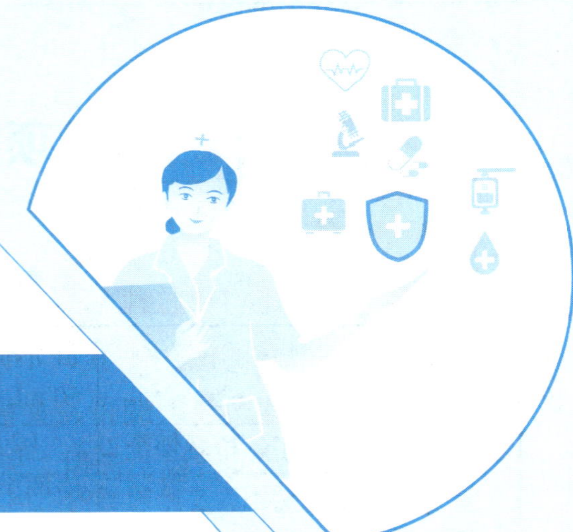

知识目标

- 了解临终关怀的发展历史、死亡的标准。
- 熟悉临终关怀的内涵、死亡过程的分期、临终患者家属的心理反应及心理护理措施。
- 掌握临终关怀的概念、死亡及濒死的概念，临终患者的生理反应及身体护理措施，临终患者的心理反应及心理护理措施，尸体护理的实施。

技能目标

- 能够根据临终患者的生理和心理变化，提供相应的护理措施。
- 能够根据临终患者家属的心理变化，提供相应的护理措施。
- 能够按正确的操作规程对逝者进行尸体护理。

素质目标

- 具有高度的同情心和责任心，关心、体贴患者及其家属，尊重患者及其家属的人格和尊严。
- 热爱生命，敬畏生命，以认真、严肃的态度对待尸体护理。

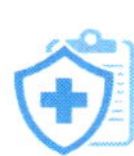

项目导入

患者，女，78 岁，胃癌晚期。生命只剩下两三个月时，她住进了社区服务中心安宁病房。她告诉护士长，在她人生最后的这些日子里，希望身上不痛，走的时候可以比较安详。按照患者的要求，医务人员在用药上主要是为她减轻痛苦，此外还让家属多多陪伴她。

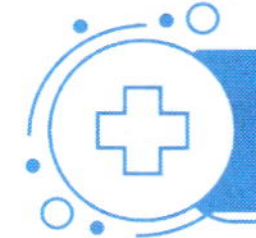

请思考：

（1）什么是临终关怀？临终关怀有哪些内容？

（2）临终患者的身心变化有哪些？如何护理？

（3）如何对临终患者的家属进行护理？

第一讲　临终关怀概述

一、临终关怀的概念

临终关怀又称安宁疗护、安宁照顾等，是指社会各层次（包括护士、医生、社会工作者、志愿者、政府和慈善团体人士等）组成的团队向临终患者及其家属提供的包括生理、心理和社会等方面的一种全面性支持和照料。

二、临终关怀的发展历史

（一）古代的临终关怀

古代的临终关怀在西方可追溯到中世纪欧洲的修道院和济贫院，这些场所为危重患者及濒死者提供一定的照料，使其得到最后的安宁。在我国，临终关怀可追溯到两千多年前的春秋战国时期的祖国医学中的临终关怀思想。

（二）现代的临终关怀

现代的临终关怀始于 20 世纪 60 年代的英国。1967 年，英国人西斯莉·桑德斯博士在伦敦郊区创建了世界上第一家临终关怀院——圣克里斯多弗临终关怀院，并提出了向临终患者及其家属实施全面照护的临终关怀模式。在我国，1988 年 7 月，天津医学院（现天津医科大学）率先成立了天津临终关怀研究中心；1988 年 10 月，上海创办了中国第一所临终关怀医院——南汇护理院。

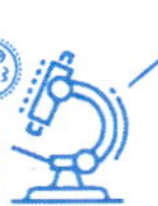

护理前沿

全国设有安宁疗护科的医疗卫生机构已超 4 000 家

近年来，我国积极推动安宁疗护服务发展，实施安宁疗护人才服务能力提升项目，已培训 4 000 名安宁疗护骨干医务人员，全国设有安宁疗护科的医疗卫生机构超 4 000 家，不断用心呵护患者“最后一程”。

国家卫生健康委数据显示，截至 2022 年底，全国 60 岁及以上老年人达到 2.8 亿，占总人口的 19.8%。“随着我国老年人口数量不断攀升，患有恶性肿瘤等不可治愈疾病的老年人逐渐增多，对安宁疗护服务的需求也愈发迫切。”国家卫生健康委老龄健康司一级巡视员表示。

中国生命关怀协会理事长表示，安宁疗护作为一项保障人民群众健康、构建全生命周期的卫生与健康服务，是积极应对人口老龄化国家战略的重要举措。他强调，稳步扩大安宁疗护试点，推动安宁疗护机构规范化、标准化建设，支持社区和居家安宁疗护服务发展，建立机构、社区和居家相衔接的安宁疗护服务机制十分重要。

下一步，国家卫生健康委将不断规范安宁疗护服务，总结试点经验，稳妥有序地推进安宁疗护工作，协调推动完善安宁疗护服务收费和医保支持政策，“十四五”期间将至少培训 5 000 名安宁疗护医务人员，到 2025 年将建立覆盖试点地区全域、城乡兼顾的安宁疗护服务体系。

资料来源：李恒，《全国设有安宁疗护科的医疗卫生机构超 4 000 家》，中华人民共和国中央政府网，2023 年 10 月 14 日，有改动。

三、临终关怀的内涵

（一）以照料临终患者为中心

临终关怀针对各种疾病末期、治疗不再有效、生命即将结束的患者，其治疗不再以治愈为目的，而是通过全面的身心照料，为临终患者提供姑息性治疗，即通过控制症状，解除痛苦，消除焦虑、恐惧，使临终患者获得心理、社会支持，得到最后的安宁。因此，临终关怀是从以治愈为主的治疗转变为以对症为主的照料。

（二）提高患者的生命质量

临终关怀不以延长患者的生存时间为目的，而是以提高其临终阶段的生命质量为宗旨，即为临终患者提供安适、有意义、有尊严的生活，减轻其痛苦，使其生命品质得到提高，在

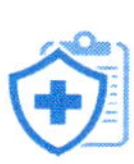

有限的时间里接受更多的关怀。

（三）维护临终患者的尊严和权利

临终患者仍有思维、意识、情感，仍有个人的尊严和权利。医务人员应注意维护和保持临终患者的价值、尊严和权利，允许患者保持原有的生活方式并尽量满足其合理的要求，同时鼓励患者参与医护方案的制订等。

（四）注重临终患者家属的心理支持

在对临终患者进行全面照料的同时，也应为临终患者家属提供心理、社会支持，使其坦然地面对亲人的死亡。家属的积极配合与临终护理的效果密切相关。对家属提供心理支持，不仅可使其保持正常的心态，也可对患者的心理和精神方面起到重要的支持作用。

第二讲　死亡概述

一、死亡的相关概念

（一）濒死的概念

濒死即临终，是指患者在已接受治疗性或姑息性治疗后，虽然意识清醒，但病情仍在加速恶化，各种迹象显示生命即将终结。临终是生命活动的最后阶段。

（二）死亡的概念

死亡是指个体的生命活动和新陈代谢不可逆地终止。

（三）死亡的标准

最初，人们将呼吸、心跳停止作为判断死亡的标准，但是医学的进步和发展使这种传统的死亡标准受到很大的冲击。心肺功能停止者可借助药物和机器来维持生命，只要保持大脑功能的完整性，一切生命活动都可能恢复。因此，医学界人士提出了新的比较客观的死亡标准，即脑死亡标准。

脑死亡是指包括脑干在内的全脑功能不可逆转的丧失，是生命活动结束的象征，其诊断标准（1968 年，美国哈佛医学院制定了世界上第一个脑死亡诊断标准）如下：① 不可逆的深度昏迷，对各种内外刺激均无反应；② 自发呼吸停止；③ 脑干反射消失；④ 脑电波消失。以上四条标准 24 h 内多次复查后结果无变化，并排除体温过低（<32.2℃）和刚服用过巴比妥类药等中枢神经系统抑制剂的影响，即可宣布患者死亡。

二、死亡过程的分期

死亡一般分为三个阶段，即濒死期、临床死亡期和生物学死亡期。

（一）濒死期

濒死期是指临床死亡前主要生命器官的功能极度衰竭，逐渐趋向停止的时期，是死亡过程的开始阶段。此期，脑干以上的神经中枢功能丧失或处于深度抑制状态，人体各系统的功能发生严重紊乱和衰竭，而脑干功能依然存在。表现为意识模糊或丧失，各种反射减弱或逐渐消失，肌张力减退或消失；心跳减弱，血压下降，四肢发绀，皮肤湿冷；呼吸微弱，出现潮式呼吸或间断呼吸；感觉消失，大小便失禁；等等。

此期患者的生命处于可逆阶段，若得到及时有效的抢救治疗，生命仍可复苏；反之，则进入临床死亡期。但猝死、严重颅脑损伤的患者可不经此期而直接进入临床死亡期。

（二）临床死亡期

临床死亡期是临床上判断死亡的标准，此期中枢神经系统的抑制由大脑皮质扩散到皮质以下部位，延髓处于极度抑制和功能丧失状态。表现为心跳、呼吸完全停止，瞳孔散大，各种反射消失，但各种组织细胞仍有微弱而短暂的代谢活动。

临床死亡期一般持续 4 min，若得到及时有效的抢救治疗，则生命有复苏的可能；若超过此时间，则大脑将发生不可逆的变化。但大量临床资料显示，在低温条件下，尤其是头部降温致脑耗氧降低时，临床死亡期可延长达 1 h 或更久。

（三）生物学死亡期

生物学死亡期是死亡过程的最后阶段。此期的主要特点是整个中枢神经系统及人体各器官的新陈代谢活动相继停止，并出现不可逆的变化，整个人体无任何复苏的可能。随着此期的进展，相继出现尸冷、尸斑、尸僵、尸体腐败等现象。

1. 尸冷

尸冷是死亡后最先发生的现象。死亡后，因体内产热停止，散热继续，故尸体温度逐渐降低，称为尸冷。一般死亡后 10 h 内，尸体温度的下降速度约为每小时 1℃，10 h 后为 0.5℃，24 h 左右尸体温度降至环境温度。测量尸体温度常以直肠温度为标准。

2. 尸斑

死亡后，血液循环停止，由于地心引力的作用，血液向身体的最低部位坠积，使得该处的皮肤呈现暗红色斑块或条纹，称为尸斑。因此，尸体护理时，应取仰卧位，头下置枕，以防面部出现尸斑。尸斑一般于死亡后 2～4 h 开始出现。

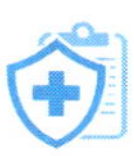

3. 尸僵

尸体肌肉僵硬、关节固定，称为尸僵。尸僵现象多从面部小块肌肉开始，以下行发展最为多见，表现为由咬肌、颈肌开始，向下发展至躯干、上肢和下肢。尸僵一般于死亡后 1～3 h 出现，4～6 h 扩展至全身，12～16 h 发展至高峰。24 h 后，尸僵开始减弱，肌肉逐渐变软，称为尸僵缓解。

4. 尸体腐败

尸体腐败是指死亡后的人体组织因腐败细菌的作用而分解的过程。一般在死亡 24 h 后首先出现在右下腹，随后逐渐扩展到全腹，最后波及全身。尸体腐败常见的表现有尸臭、尸绿等。

护理小贴士

猝死是指平时貌似健康的人，因潜在的自然疾病突然发作或恶化而发生的急骤死亡。WHO 规定发病后 6 h 内死亡者为猝死，但多数学者主张将发病时间定为 1 h。

第三讲　临终患者及其家属的关怀护理

一、临终患者的生理反应及身体护理措施

（一）临终患者的生理反应

1. 肌肉张力丧失

患者表现为大、小便失禁，吞咽困难，肢体软弱无力，无法维持良好、舒适的功能体位，不能进行自主躯体活动，脸部外观呈希氏面容（面肌消瘦、面部呈铅灰色、眼眶凹陷、双眼半睁、目光呆滞、下颌下垂、嘴微张）。

2. 感知觉、意识改变

患者表现为视觉逐渐减退，由视觉模糊发展到只有光感，最后视力消失；眼睑干燥，分泌物增多；听觉常在最后消失。若病变未侵犯中枢神经系统，则患者可保持意识清醒；若病变在脑部，则患者可出现不同程度的意识障碍，表现为嗜睡、意识模糊、昏睡、昏迷等，有些患者还表现为谵妄或定向力障碍。

3. 疼痛

大部分临终患者可出现全身不适或疼痛，表现为烦躁不安、呻吟、辗转反侧，血压及心率改变，呼吸加快或减慢，瞳孔放大，出现不寻常姿势和痛苦面容（即五官扭曲、眉头紧锁、眼睛睁大或紧闭、双眼无神、牙关紧闭）等。

4. 消化系统功能减退

患者胃肠道蠕动逐渐减弱，常表现为恶心、呕吐、食欲减退、腹胀、便秘、脱水等。

5. 循环功能减退

患者表现为皮肤苍白、湿冷，大量出汗，四肢发绀、有斑点，脉搏快而弱、不规则或测不出，血压下降甚至测不出，最后心尖搏动消失。

6. 呼吸功能减退

患者表现为呼吸频率由快变慢，呼吸深度由深变浅，出现呼吸困难、潮式呼吸、间断呼吸、张口呼吸等，最终呼吸停止。此外，由于分泌物在支气管内潴留，可出现鼾声呼吸。

7. 临近死亡的体征

患者表现为各种反射逐渐消失，肌张力减退或丧失，脉搏快而弱，血压降低，呼吸急促、困难，出现潮式呼吸，皮肤湿冷，最后呼吸、心跳停止。

（二）临终患者的身体护理措施

1. 提高舒适度

（1）维持体位舒适：定时翻身和更换体位，翻身后注意支撑身体，避免某一部位长期受压；经常按摩受压部位和骨突处，促进局部血液循环，以防压疮的发生。

（2）加强皮肤护理：对大、小便失禁者，应注意保持其会阴、肛门周围皮肤的清洁、干燥，必要时留置导尿；患者大量出汗时，应及时擦洗干净，并视情况换衣服；保持患者床单位清洁、干燥、平整、无碎屑。

（3）加强口腔护理：每天观察患者的口腔黏膜，晨起、餐后、睡前协助患者漱口，保持其口腔清洁卫生；对口唇干裂者，可涂液体石蜡；对有溃疡或真菌感染者，酌情涂药；对口唇干燥者，可适量喂水，也可用湿棉签湿润口唇或用湿纱布覆盖口唇；对口腔卫生较差并且有明显疼痛感的患者，可用稀释的利多卡因和氯己定含漱剂清洗口腔。

（4）加强保暖：患者四肢冰冷时，应注意加强保暖。必要时给予热水袋，注意水温应低于 50℃，以防烫伤。

2. 改善营养状况

（1）增强食欲：根据患者的饮食习惯调整饮食，注意食物的色、香、味；少量多餐，以减轻患者的恶心等不适，增强其食欲；主动向患者及其家属解释出现恶心、呕吐的原因，以减轻其焦虑。

（2）加强营养：给予患者高蛋白、高能量、易消化的饮食，鼓励其多吃新鲜的蔬菜和水果；给予患者流质、半流质饮食，必要时可采用鼻饲法或完全胃肠外营养，以保证患者的营养供给；加强监测，及时了解患者的电解质含量和营养状况。

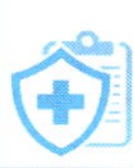

3. 改善呼吸功能

（1）保持环境适宜：调节适宜的环境温度和湿度，保持室内空气清新，定时通风换气。

（2）纠正缺氧：根据患者呼吸困难的程度给予其吸氧等措施，以改善呼吸功能。

（3）选择适当的体位：对神志清醒者，可安置半卧位，以扩大胸腔容量，减轻回心血量，改善呼吸困难的状况；对昏迷者，可安置仰卧位且将头偏向一侧，或安置侧卧位，以防呼吸道分泌物误入气管，引起窒息或肺部并发症。

（4）保持呼吸道畅通：为患者拍背以协助排痰，或给予雾化吸入稀释痰液，必要时采用吸痰法吸痰。

4. 减轻感、知觉改变的影响

（1）保持环境适宜：为患者提供安静、有一定保暖设施、照明适当的环境，以增加其安全感和舒适感。

（2）保护眼睛：及时用清洁的湿毛巾或湿纱布拭去患者眼部的分泌物，注意防止双眼交叉感染；对眼睑不能闭合的患者，可涂眼膏或覆盖凡士林纱布，以保护其角膜，防止角膜干燥发生溃疡或结膜炎。

（3）其他：听力是患者最后消失的感觉，因此护理时应避免在患者周围窃窃私语，交谈时应语调温和、语言清晰，也可采取触摸患者的非语言交流方式，让患者有陪伴感。同时，应劝家属尽量节哀，不在房间内哭泣，以免增加患者的心理负担。

5. 减轻疼痛

观察患者疼痛的性质、部位、程度、持续时间和发作规律，为患者选择减轻疼痛的最有效方法，必要时使用药物止痛；同情、安慰、鼓励患者，以稳定其情绪；适当引导患者，使其转移注意力。

二、临终患者的心理反应及心理护理措施

（一）临终患者的心理反应

临终患者通常经历五个典型的心理阶段，即否认期、愤怒期、协议期、忧郁期和接受期。

1. 否认期

当患者得知自己病重，要面临死亡时，其最初的心理反应是极力否认，拒绝接受事实，希望是误诊，并怀着侥幸心理四处求医。这些反应是一种心理防御机制，可以帮助患者减少不良信息的刺激，使其躲避现实的压迫感，有较多的时间来调整自己，从而更好地面对死亡。此期是患者得知自己即将死亡后的第一个心理反应阶段，时间长短因人而异。

2. 愤怒期

患者已知病情无法改变时，会产生愤怒、怨恨、痛苦和嫉妒等心理，且往往会向医务人

员、朋友和家属等人发泄，或对医院的制度、治疗等方面表示不满，变得难以接近或不合作。

3．协议期

患者度过愤怒期后，开始接受自己临终的事实，并变得和善。为了延长生命，患者开始积极地配合医生治疗，并提出许多承诺作为延长生命的交换条件。此期的心理反应实际上是患者对延缓死亡的一种乞求，是人的生存欲望的体现。

4．忧郁期

当患者发现身体状况日益恶化、治疗无望，无法阻止死亡来临时，会产生强烈的失落心理，表现为悲伤、哭泣、退缩、沉默、压抑、情绪极度低落、绝望等，甚至会出现自杀倾向。此期患者希望与亲朋好友见面，希望得到家人和朋友的陪伴和照顾。部分患者在此期表现为对周围的事物淡漠，言语减少，反应迟钝，对任何事物均不感兴趣。

5．接受期

接受期常出现在临终的最后阶段。此期患者变得平静，开始接受即将死亡的事实，表现为平静、安详，喜欢独处，睡眠时间增加，情感减退，平静等待死亡的到来。

以上五个阶段因人而异，各阶段有时会交错出现，有时会缺失，持续时间也长短不一。因此需要护士掌握各期的特点，认真细致地观察，以对患者实施精准的心理护理。

（二）临终患者的心理护理措施

1．否认期的心理护理措施

（1）真诚、友善地对待患者，既不要轻易揭穿患者的防卫机制，也不要欺骗患者，同时注意与其他医务人员和家属的言语保持一致。

（2）进行适当的非语言交流，经常陪在患者身旁，满足患者心理方面的需要，让患者感受到医务人员和家属的关怀，感到自己没有被抛弃。

（3）坦诚地沟通，耐心地倾听患者的诉说，维持患者适当的希望，及时给予患者关心和支持。同时，在交谈中注意顺势诱导，正确实施死亡教育，使其逐渐面对现实。

2．愤怒期的心理护理措施

（1）认真倾听患者的内心感受，充分理解患者的痛苦，允许患者表达愤怒、宣泄不满，并给予必要的疏导，必要时辅以药物稳定其情绪。同时，应注意预防意外的发生。

（2）做好患者家属的思想工作，让其多给予患者宽容、关爱和理解。

3．协议期的心理护理措施

主动关心患者，鼓励其说出内心的感受；尽量满足患者的合理要求，减轻其痛苦；尊重患者的信仰，积极对其进行引导和教育，减轻其压力。

4．忧郁期的心理护理措施

（1）多关心、陪伴患者，允许其表达失落、忧伤，允许其用哭泣来宣泄情绪。

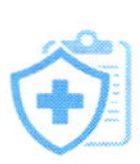

（2）安排亲朋好友见面、探望，尽量让家人陪伴在患者身旁。

（3）创造舒适的环境，协助和鼓励患者保持身体的清洁与舒适，维持自我形象和尊严；给予患者精神支持，尽量满足其合理要求。

（4）密切观察患者的状况，加强安全保护，注意心理疏导，以防其出现自杀倾向。

5. 接受期的心理护理措施

（1）为患者提供安静、舒适、明亮的环境，减少外界干扰。

（2）不要强迫与患者交谈，尊重其选择。尊重患者的信仰，帮助其实现未完成的愿望。

（3）加强生活护理，提高患者临终前的生活质量。

三、临终患者家属的心理反应及心理护理措施

（一）临终患者家属的心理反应

1. 悲伤

当患者家属得知患者临终时，其心情会极度悲伤。部分家属将悲痛克制于心中，并不表露；也有部分家属无法克制自己的感情，常在患者面前表达悲伤情绪，从而影响患者的情绪，给患者带来不利影响。

2. 委屈

部分患者得知自己要面临死亡时，常将其家属作为发泄情绪的主要对象。若患者家属表现出对抗情绪，则会引起患者的情绪改变，甚至影响患者的病情。因此，家属只能忍气吞声，处于委屈和痛苦中。

3. 忧虑与烦恼

由于亲属患病，正常的生活秩序和工作秩序被打乱，出现诸多问题，难以全面应付，从而出现忧虑与烦恼情绪。

4. 失望与悲观

在照料临终患者的过程中，长期的陪伴，精神、体力及经济的消耗，导致患者家属对患者的治疗产生失望与悲观心理，甚至出现嫌弃、不耐烦等情绪。

（二）临终患者家属的心理护理措施

1. 满足家属照顾患者的需要

（1）安排家属同患者的主管医生会谈，使他们了解患者的病情进展。

（2）同家属共同讨论患者的身心状况变化并制订相应的护理计划，积极争取家属对护理活动的支持与参与。

（3）鼓励家属参与患者的照料活动，指导、示范相关的护理技术，让家属了解简单的

护理知识，使其在照料亲人的过程中获得心理上的安慰，同时也减轻患者的孤独情绪。

2. 励家属表达感情

护士要与家属建立良好的关系，积极进行沟通。与家属交谈时，应提供安静、隐私的环境，鼓励家属说出内心的感受和遇到的困难，并积极向其解释临终患者生理、心理变化的原因和治疗护理情况，以减少家属的疑虑。

3. 协助维持家庭的完整性

护士可协助家属安排日常的家庭活动，如共进晚餐等，以增进患者及其家属对家庭的认识和感受，保持家庭的完整性。

4. 对家属提供生活关怀

多关心体贴家属，帮助其安排陪伴期间的生活，尽量解决其实际困难。

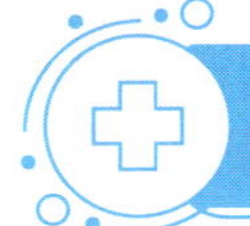

第四讲　尸体护理

尸体护理是对临终患者实施整体护理的最后步骤，也是临终关怀的重要内容之一。尸体护理应在确认患者死亡且医生开具死亡诊断书后尽快进行，护士应以唯物主义死亡观和严肃认真的态度尽心尽责地做好尸体护理工作，尊重患者的遗愿、信仰和民族习惯，满足家属的合理要求。

【目的】

（1）维持良好的尸体外观，易于辨认。

（2）尊重死者；给予家属安慰，减轻其哀痛情绪。

【评估】

（1）死者的诊断、治疗、抢救过程、死亡原因与时间。

（2）尸体的清洁程度，有无伤口、引流管等。

（3）死者的民族、宗教信仰，死者家属对死亡的态度及配合程度。

【计划】

（1）环境准备：安静、肃穆，安排单独的房间或用床帘、屏风遮挡。

（2）护士准备：着装整洁，修剪指甲，洗手，戴口罩，戴手套。

（3）用物准备：衣裤、尸单（或尸袋）、止血钳、不脱脂棉花、剪刀、别针、尸体识别卡 3 张、梳子、松节油、绷带、污衣袋、擦洗用具（如盆、毛巾、肥皂等）、手消毒剂，有伤口者备换药敷料、胶布，必要时备隔离衣、1%氯胺溶液。

【实施】

尸体护理的操作方法如表 16-1 所示。

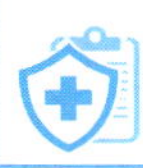

表 16-1　尸体护理的操作方法

操作流程	操作内容
1. 备齐用物	（1）接到医生开出的死亡通知后，进行核实，并填写尸体识别卡 （2）备齐用物，携至患者床旁。若死者为传染病患者，护士必须穿隔离衣、戴手套，按隔离原则进行尸体护理
2. 劝慰家属	劝慰家属节哀保重，请其暂离病室。若家属不在时，则应尽快通知家属前来
3. 撤去治疗用物	撤去一切治疗用物，如输液管、氧气管、导尿管、监护仪、呼吸机等
4. 安置体位	将床放平，使尸体仰卧，置枕头于头下，脱去其衣裤，使其手臂放于身体两侧，留一大单遮盖尸体
5. 清洁面部，整理遗容	洗净面颈部，有义齿者代为装上，协助闭合口、眼。对眼睑不能闭合者，可用毛巾湿敷使上眼睑下垂闭合，或于上眼睑下垫少许棉花；对嘴不能闭合者，可轻揉下颌或用绷带托起下颌
6. 填塞孔道	用止血钳将棉花分别填塞于口、鼻、耳、肛门、阴道、尿道等孔道，以防止体液外溢，并注意严禁棉花外露。若死者为传染病患者，应用浸有 1%氯胺溶液的棉花填塞孔道
7. 清洁全身	依次擦净全身，用松节油擦净胶布痕迹；对有伤口者，更换敷料；对有引流管者，在拔管后缝合伤口或用胶布封闭。传染病患者的尸体应用 1%氯胺溶液清洁
8. 包裹尸体	（1）穿上衣裤，梳理头发，将第 1 张尸体识别卡系在尸体右手腕部，撤去大单 （2）用尸单将尸体包严，用绷带在胸、腰、膝、踝部固定，将第 2 张尸体识别卡放在尸体腰部的尸单上。传染病尸体应用浸泡过 1%氯胺溶液的尸单严密包裹，装入不透水的袋中，并做传染标识
9. 运送尸体	（1）移尸体于平车上，盖上大单，将尸体送往太平间 （2）置尸体于停尸屉内，将第 3 张尸体识别卡放于停尸屉外面 （3）做好与殡仪服务中心或殡仪馆的交接工作
10. 操作后处理	（1）处理床单位，清洁、消毒死者用过的一切物品。对非传染病患者，按一般出院患者的方法处理；对传染病患者，按传染病患者终末消毒的要求进行处理 （2）洗手，整理病历，完成各项记录（体温单上记录死亡时间，注销各种执行单），按出院办理相关手续 （3）整理死者的遗物交给家属。若家属不在，则应由两人清点后列出清单，交由护士长妥善保管

【注意事项】

（1）必须由医生开出死亡诊断书后，护士方可进行尸体护理。

（2）尸体护理应尽快进行，以防尸体僵硬。

（3）在向家属解释的过程中，护士的语言要体现出对死者的尊重和对死者家属的关心、体贴。此外，配合使用体态语言会取得良好的效果。

（4）进行尸体护理时，应严肃认真，尊重死者，并尽量满足家属的合理要求。

项目学习效果测试

一、单项选择题

1．现代医学已开始主张死亡的依据是（　　）。

A．心跳停止　　B．呼吸停止　　C．脑死亡　　D．心电图平直

2．死亡的三个阶段是（　　）。

A．心跳停止、呼吸停止、对光反射消失

B．昏迷、呼吸停止、心跳停止

C．濒死期、临床死亡期、生物学死亡期

D．肌力消退、肌张力减退、反射消失

3．尸斑出现在死亡后（　　）。

A．2～4 h　　B．2～6 h　　C．4～6 h　　D．6～8 h

4．临终患者经历的心理反应第三期是（　　）。

A．忧郁期　　B．愤怒期　　C．否认期　　D．协议期

5．临终患者最后消失的感觉是（　　）。

A．视觉　　B．听觉　　C．触觉　　D．嗅觉

6．进行尸体护理时，下列做法中错误的是（　　）。

A．撤去一切治疗用物，放低头部

B．洗脸，闭合眼睑

C．装上义齿

D．依次擦净躯体，必要时填塞孔道

二、案例分析题

1．患者，男，69 岁，肺癌晚期。其入院了解病情后，情绪异常激动，经常说“为什么是我？这不公平！”之类的话，且经常抱怨家人不关心、医务人员不尽力，在治疗和护理工作中配合度低。

请思考：

（1）患者的心理属于哪个阶段？

（2）针对患者的特殊心理反应，护士应该如何对其进行护理？

2．患者，女，37 岁，于今日 9 时 50 分因不明原因突然昏迷入院。入院查体结果：体温 37℃、脉搏 90 次/min、呼吸 14 次/min、血压 80/50 mmHg，瞳孔散大、对光反射消失，眼睑

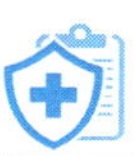

不能闭合，喉部有痰鸣音，大、小便失禁。经抢救治疗无效，患者于当日 14 时 5 分死亡。

请思考：

（1）如果你是该患者的责任护士，应何时开始尸体护理？

（2）面对悲痛的丧亲者，应如何对其护理？

项目综合实践活动

【活动背景】

临终患者面临巨大的痛苦，其亲属也承受着巨大的心理压力。如何做好临终护理，让临终患者舒适、有尊严地走完人生的最后阶段，如何让临终患者家属排解心理压力，缓解悲伤情绪，是全社会共同关注的话题。

【活动要求】

（1）以 3～5 人为一小组，分别饰演临终患者、临终患者家属和护士，进行情景模拟。

（2）模拟内容包括临终患者的护理、临终患者家属的护理、尸体护理和丧亲者的护理。

（3）其他小组认真观看，并对情景模拟内容进行评价。

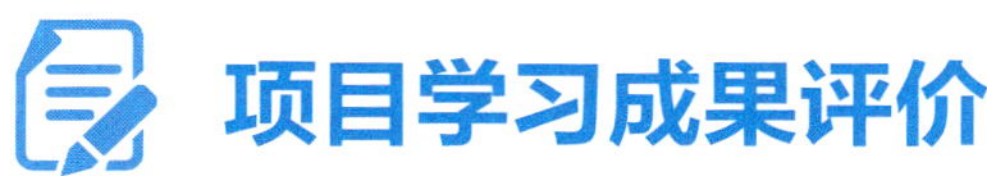

项目学习成果评价

表 16-2　项目学习成果评价表

考核内容	评价标准	分值	评价得分		
			自评	互评	师评
知识考核	了解临终关怀的发展历史、死亡的标准	10			
	熟悉临终关怀的内涵、死亡过程的分期、临终患者家属的心理反应及心理护理措施	15			
	掌握临终关怀的概念、死亡及濒死的概念，临终患者的生理反应及身体护理措施，临终患者的心理反应及心理护理措施，尸体护理的实施	25			
技能考核	能够根据临终患者的生理和心理变化，提供相应的护理措施	10			
	能够根据临终患者家属的心理变化，提供相应的护理措施	10			
	能够按正确的操作规程对逝者进行尸体护理	10			

续表

<table>
<tr><th rowspan="2">考核内容</th><th rowspan="2">评价标准</th><th rowspan="2">分值</th><th colspan="3">评价得分</th></tr>
<tr><th>自评</th><th>互评</th><th>师评</th></tr>
<tr><td rowspan="2">素质考核</td><td>具有高度的同情心和责任心，关心、体贴患者及其家属，尊重患者及其家属的人格和尊严</td><td>10</td><td></td><td></td><td></td></tr>
<tr><td>热爱生命，敬畏生命，以认真、严肃的态度对待尸体护理</td><td>10</td><td></td><td></td><td></td></tr>
<tr><td>总评</td><td>自评×20%＋互评×20%＋师评×60%</td><td colspan="4"></td></tr>
<tr><td>自我评价</td><td></td><td colspan="4"></td></tr>
<tr><td>教师评价</td><td colspan="5"></td></tr>
</table>

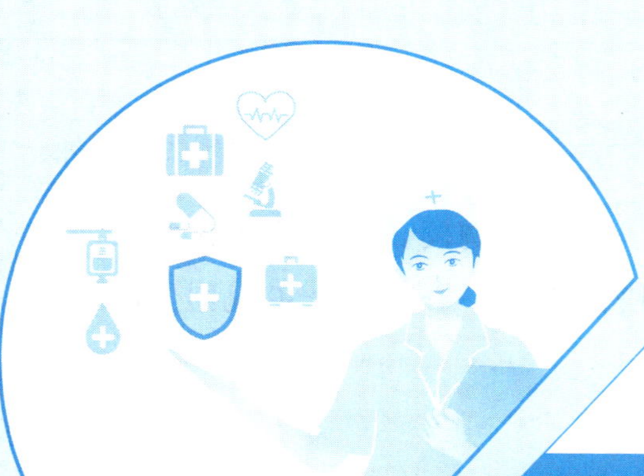

项目十七

医疗与护理文件的记录

知识目标

- 了解医疗与护理文件记录的要求、原则及意义。
- 熟悉病历的排列顺序、病案管理要求。
- 掌握体温单、特别护理记录单、病区护理交班报告的书写内容与要求，医嘱的内容、种类、处理原则、处理方法、处理的注意事项。

技能目标

- 能够对住院期间病历和出院病历进行正确排序。
- 能够正确书写和处理各项医疗与护理文件。

素质目标

- 培养严谨、认真的学习与工作态度。
- 强化法律意识和证据意识。

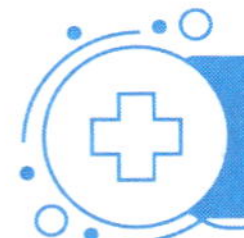

项目导入

患者，女，46 岁，因风湿性心脏病入院。主诉心悸、头晕、胸闷、四肢乏力，护士为患者体检时发现其脉搏不规则、强弱不等，听诊心率快慢不一，心率完全不规则，心音强弱不等。

请思考：

如果你是该患者的责任护士，你将书写关于患者的哪些医疗与护理文件？这些文件应如何书写？

第一讲　医疗与护理文件概述

一、医疗与护理文件记录的要求和原则

及时、准确、完整、简要、规范是各项医疗与护理文件记录的基本要求和原则，同时也是评价医疗与护理文件质量的重要依据。

（一）及时

医疗与护理文件记录必须及时，以保证记录的时效性。一般来说，对患者进行评估或给予治疗、护理措施后，应立刻记录。当因抢救急、危、重症患者而未能及时记录时，应在抢救结束后 6 h 内据实补记，并注明抢救完成时间和补记时间。

（二）准确

医疗与护理文件记录的内容和时间必须真实、准确，尤其对患者的主诉和行为，应进行原始、真实、客观的陈述，而不应带有主观的解释和偏见。

（三）完整

（1）各页的眉栏、页码必须填写完整。

（2）各项记录应按要求逐项填写，避免遗漏。

（3）应逐行记录，不留空行或空白。

（4）每项记录由处理者签名。

（四）简要

记录内容应重点突出、简洁、流畅，避免含糊不清或修辞过多。

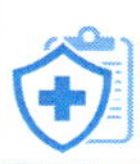

（五）规范

（1）按要求使用相应颜色的笔进行书写。

（2）字迹清楚，字体端正，不使用简化字或自造字。

（3）表述准确，语句通顺，标点正确。

（4）使用正确的医学术语，公认的中英文缩写、符号和计量单位。

（5）书写错误时，应在错字上画双线表示删除，并在上面签名，不得采用刮、粘、涂等方法去除错误。若为电子记录，则按照统一要求打印后由相关医务人员手写签名。

二、医疗与护理文件记录的意义

（一）提供信息

（1）医疗与护理文件客观、全面、及时、动态、系统地记录患者患病的全过程，是医务人员进行正确诊疗、护理的依据，也是各级医务人员之间交流与合作的纽带。

（2）护理记录内容（如体温、脉搏、呼吸、血压、出入量、危重患者的病情观察记录等）常是医生了解病情进展、明确诊断、制订和调整治疗方案的重要依据。

（二）提供教学与科研资料

标准、完整的医疗与护理文件体现出理论在实践中的具体应用，是临床教学的最好资料。一些特殊病例还可以作为个案教学、分析与讨论的良好素材。同时，医疗与护理文件也是开展科研工作的重要资料，尤其在流行病学研究、回顾性研究、传染病管理、防病调查等方面，具有重要的参考价值。

（三）提供评价依据

医疗与护理文件在一定程度上反映出医院的管理水平、医疗水平和护理质量，是对医院进行评审、对医务人员进行考核的参考资料，也是医院医疗护理业务活动数量和质量统计的可靠依据。

（四）提供法律依据

医疗与护理文件是具有法律效应的文件，可作为医疗纠纷、人身伤害、保险索赔、刑事案件和遗嘱查验的证明。因此，对患者住院期间的病情、治疗和护理做好及时、完整、规范、准确的记录，不仅可以有效地维护医务人员自身的合法权益，也可以为患者及其家属提供相关的法律证据。

三、医疗护理文件的管理

（一）病历的排列顺序

1. 住院期间病历的排列顺序

（1）体温单（按时间倒序排列）。

（2）医嘱单：包括长期医嘱单和临时医嘱单（均按时间倒序排列）。

（3）入院记录。

（4）病程记录：包括查房记录、病情记录等（按时间顺序排列）。

（5）手术相关记录：一次手术排在一起，顺序为术前讨论记录、手术同意书、麻醉同意书、麻醉术前访视记录、手术安全核查表、手术清点记录、麻醉记录、手术记录、麻醉术后访视记录、术后病程记录等。

（6）特别护理记录单（按时间顺序排列）。

（7）知情同意书：顺序为输血治疗知情同意书、特殊检查（治疗）同意书。

（8）会诊记录（按时间顺序排列）。

（9）病危（病重）通知书。

（10）辅助检查报告单（归类后按时间顺序排列）。

（11）门（急）诊病历。

2. 出院后病历的排列顺序

（1）住院病历首页。

（2）入院记录。

（3）病程记录（按时间顺序排列）。

（4）手术相关记录（与住院期间的排列顺序相同）。

（5）出院记录或死亡记录。

（6）知情同意书（与住院期间的排列顺序相同）。

（7）会诊记录（按时间顺序排列）。

（8）病危（病重）通知书。

（9）辅助检查报告单（归类后按时间顺序排列）。

（10）医嘱单（按时间顺序排列）。

（11）体温单（按时间顺序排列）。

（12）特别护理记录单（按时间顺序排列）。

门（急）诊病历在患者出院时交给其自行保管。

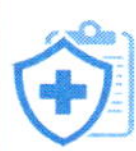

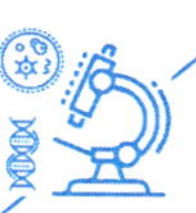

护理前沿

国家卫生健康委：正在研究建立全国统一的电子病历

2022 年 2 月 16 日，国家卫生健康委在官网公布的《对十三届全国人大四次会议第 10 294 号建议的答复》（以下简称《答复》）中提到，国家卫生健康委正在研究建立全国统一的电子健康档案、电子病历、药品器械、公共卫生、医疗服务、医保等信息标准体系，并逐步实现互联互通、信息共享和业务协同。

建立电子病历，如何保障患者信息安全这一问题至关重要。对此，国家卫生健康委在《答复》中提到，要高度重视电子病历的信息安全，逐步完善信息安全保障体系。通过数字化手段，保障患者病历信息安全，防止个人病历信息外泄和盗用。

同时，国家卫生健康委要求严格执行信息安全和健康医疗数据保密规定，加强关键信息基础设施、数据应用服务的信息防护，患者信息等敏感数据要求储存在境内，加强对医疗机构电子病历数据传输、共享应用的监督指导和安全监管，建立健全患者信息等敏感数据对外共享的安全评估制度，确保信息安全。

近年来，国家卫生健康委一直在统筹推进全民健康信息平台等基础设施建设，支持医疗数据共享，先后印发了《省统筹区域人口健康信息平台功能指引》《医院信息平台应用功能指引》《关于加强全民健康信息标准化体系建设的意见》等一系列文件，制定医院和基层医疗卫生机构信息化建设标准与规范。

目前，国家全面健康信息平台基本建成，7 000 多家二级以上公立医院接入省统筹区域平台，2 200 多家三级医院初步实现院内信息互通共享。2020 年 12 月，国家卫生健康委还印发了关于深入推进“五个一”服务行动的相关文件，要求二级以上医院要加快实现院内医疗服务信息互联共享和业务协同，依托实体医疗机构实现数据共享和业务协同，提供线上、线下无缝衔接的连续服务，推动区域信息共享互认，推动医疗机构间电子病历、检查检验结果、医学影像资料等医疗健康信息调阅共享，逐步实现覆盖省域的信息互认。

国家卫生健康委还在《答复》中表示，下一步将联合财政部、工业和信息化部等部门进一步研究相关支持政策，统筹推进全民健康信息平台等基础设施建设，提升基层医疗机构网络覆盖水平，增强网络承载能力，推进全国各医疗机构医疗信息共享；深入推进“五个一”服务行动，整合资源，促进多码融合应用服务，助力医疗信息化建设；深化落实《数据安全法》《个人信息保护法》等法律法规要求，加强数据安全管理、隐私保护，保障患者个人健康档案信息安全。

资料来源：张文婷、高雷，《国家卫健委：正在研究建立全国统一的电子病历》，人民网，2022 年 2 月 16 日，有改动。

（二）病案管理要求

（1）各种医疗与护理文件按规定放置，记录和使用后必须放回原处。

（2）必须保持医疗与护理文件的清洁、整齐、完整，防止污染、破损、拆散、丢失。

（3）严禁任何人涂改、伪造、隐匿、销毁、抢夺、窃取医疗与护理文件。

（4）除涉及对患者实施医疗活动的医务人员及医疗服务质量监控人员外，其他任何机构和个人不得擅自查阅患者的医疗与护理文件。因科研、教学需要查阅时，需经患者就诊的医疗机构的有关部门同意，且阅后立即归还，不得泄露患者隐私。

（5）患者及其代理人有权要求借阅、复印或复制病历，但必须按照规定履行申请手续，获批后按医疗与护理文件复印（复制）规程办理。医疗机构可以为申请人复制以下文件：门（急）诊病历和住院病历中的体温单、医嘱单、入院记录、手术及麻醉同意书、手术及麻醉记录、特别护理记录单、出院记录、输血治疗知情同意书、特殊检查（治疗）知情同意书、辅助检查报告单等。但患者及其家属不得随意翻阅医疗与护理文件，不得擅自将医疗与护理文件带出病区。此外，因医疗活动等需要复印、复制时，应当由病区指定专门人员负责携带和保管。

（6）医疗与护理文件应妥善保存。各种文件的保存期限如下：① 住院病历（体温单、医嘱单、特别护理记录单作为病历的一部分随病历放置）自患者出院后送病案室长期保存，一般不少于 30 年；② 门（急）诊病历的保存时间不少于 15 年（自患者最后一次就诊之日算起）；③ 病区交班报告（包括医疗和护理）由病区保存 1 年。

（7）发生医疗事故争议时，医疗机构负责医疗服务质量监控的部门或者专（兼）职人员应当在医生、患者（或者其代理人）双方同时在场的情况下封存或启封病程记录、各种辅助检查报告单、医嘱单等。封存的病历（可以是复印件）由医疗机构负责医疗服务质量监控的部门或者专（兼）职人员保管。

（8）电子病历储存于独立可靠的储存介质，由医院电子病历管理部门负责管理。门（急）诊电子病历自接诊医师录入、确认即归档，住院电子病历随患者出院经上级医师审核、确认后归档。归档后可读取，但不可修改，操作痕迹可查询、可追溯。

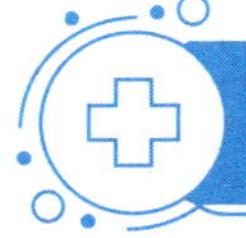

第二讲　医疗与护理文件的书写

一、体温单

体温单主要用于记录患者的生命体征及其他情况，具体包括体温，脉搏，呼吸，血压，入院、手术、分娩、转科、出院或死亡时间，大便次数，出入量，身高，体重等。在患者住

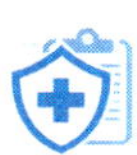

院期间，应将体温单排在病历的最前面，以便于查阅。

（一）眉栏的填写

眉栏项目除“手术（分娩）后日数”栏用红色笔填写外，其余均用蓝（黑）色笔填写，用阿拉伯数字记数。

（1）一般资料：填写患者的姓名、年龄、性别、科室、床号、入院日期和住院病历号等。

（2）“日期”栏：每页的第 1 天填写年、月、日，中间以短线或点连接，其余 6 d 只写日。若在 6 d 中遇到新的年度或月份，则应填写年、月、日或月、日。

（3）“住院日数”栏：从患者入院当天开始填写，直至出院。

（4）“手术（分娩）后日数”栏：以手术（分娩）的次日为第 1 天，连续填写至第 14 天。若在 14 d 内进行第 2 次手术，则将第 1 次手术日数作为分母，第 2 次手术日数作为分子填写，连续写至末次手术的第 14 天。

（二）40～42℃横线之间的填写

根据患者具体的情况，用红色笔在体温栏 40～42℃之间相应的时间格内纵向填写患者入院、转入、手术、分娩、转出、出院、死亡等的时间。除手术不写具体时间外，其余均用中文数字填写具体时间，采用 24 h 制，且精确到分钟，如“入院于十时二十一分”。如果时间与体温单上的整点时间不相符，则填写于靠近侧的时间格内。

（三）体温曲线的绘制

（1）体温单的纵坐标表示体温的数值，每小格代表 0.2℃；横坐标表示时间。将实际测量的数值绘制于相应时间格内，口温以蓝色“●”表示，腋温以蓝色“×”表示，肛温以蓝色“○”表示，相邻两次体温用蓝线相连。

（2）物理或药物降温 30 min 后需重新测量体温，测量的体温以红色“○”表示，画在物理降温前体温的同一列内，并用红色虚线与降温前的体温相连。下次测得的体温仍用蓝线与降温前的体温相连。

（3）体温低于 35℃（含 35℃）为体温不升，应在 35℃横线下相应的时间格内纵向写“不升”两字，且不与相邻的两次体温相连。

（4）若患者的体温与上次体温差异较大，或与病情不符，则需重新测量，确认无误后在体温符号上方用蓝（黑）色笔写一小写英文字母“v”（verified，核实）。

（5）若因患者拒绝或外出诊疗而未能测量体温，则应在 40～42℃之间相应的时间格内用红色笔纵向填写“拒测”“外出”“请假”等，且相邻前后两次体温不相连。

（6）对需密切观察体温的患者，如医嘱为“每 1 h 测体温 1 次”者，在体温单上的时间测得的填写在体温单上，在其他时间测得的记录在护理记录单上。

（四）脉搏、心率曲线的绘制

（1）体温单的纵坐标也可表示脉率（心率）的数值，每小格代表 4 次/min。脉率以红色“●”表示，心率以红色“○”表示，使用心脏起搏器患者的心率以红色“H”表示。将实际测量的数值用红色笔绘制于体温单相应的时间格内，相邻脉率或心率以红线相连。

（2）当脉率与体温重叠时，将体温符号画在内，脉率符号变为红色“○”画在体温符号外。若系肛温，则以蓝圈表示体温，其内以红点表示脉率。

（3）短搏绌脉时，需同时绘制心率和脉率，相邻脉率或心率用红线相连，并在心率和脉率两曲线之间用红色斜线填满。

（4）若患者因故未测量或需多次测量，则处理方法与体温相同。

（五）呼吸的记录

（1）呼吸用蓝（黑）色笔记录，以阿拉伯数字表示，相邻的两次呼吸数上下错开填写在“呼吸”栏相应的时间格内，每页的首次呼吸记录在方格的上方；或以蓝色“●”表示，绘制在相应的表格中，相邻呼吸以蓝线相连。

（2）使用呼吸机患者的呼吸以“®”表示，在相应的时间格内上下错开标记。

（六）疼痛的记录

（1）入院或转入时，责任护士当班完成对患者的疼痛评估，以红色“▲”表示疼痛评估结果，相邻结果用直线相连。若患者无疼痛感觉，则在“疼痛评分”栏内记录“0”，之后可不再进行疼痛常规评估。

（2）住院期间，根据患者的疼痛程度、对疼痛的反应、所接受的镇痛方式及病情，确定疼痛评估频次，并在评估后记录于体温单上。

（3）实施疼痛干预后，根据所用药物或治疗方式峰值效果的时间进行疼痛复评。复评分值以红色“△”表示，记录在干预前疼痛分值的列内，并用红色虚线与干预前的疼痛分值相连。

（七）底栏的填写

底栏的内容包括血压、入量、出量、大便次数、体重、身高及其他需要记录的内容。数据以阿拉伯数字记录，免写计量单位，用蓝（黑）色笔填写在相应栏内。

1. 血压的记录

（1）以 mmHg 为单位，记录方式为收缩压/舒张压。

（2）对新入院患者，当天应测量并记录血压；住院期间，根据患者的病情及医嘱测量并记录，但应每周至少测量 1 次；如为下肢血压，应当标注“下”，如“140/80（下）”。

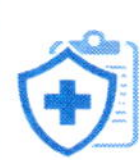

（3）一日内连续测量血压时，上午的血压记录在前半格内，下午的血压记录在后半格内；若每日测量次数大于 2 次，则应记录在护理记录单上。术前血压记录在前半格内，术后血压记录在后半格内。

2. 入量的记录

以 mL 为单位，在相应的日期栏内记录前一日 24 h 的总入量，每日记录 1 次。也有体温单将入量和出量合在一栏，此时则将前一日 24 h 的总出量作为分子，总入量作为分母。

3. 出量的记录

（1）以 mL 为单位，在相应的日期栏内记录前一日 24 h 的总出量，每日记录 1 次。

（2）导尿以“C”表示，尿失禁以“※”表示。例如，“1 500/C”表示导尿患者排尿 1 500 mL。

4. 大便的记录

（1）记录患者前一日的大便次数，每 24 h 记录 1 次，不可空格，若未解大便则记为“0”。

（2）大便失禁以“※”表示，人工肛门以“☆”表示。

（3）灌肠以“E”表示，灌肠后排便以“E”作为分母，排便次数作为分子。例如，“1/E”表示灌肠后排便 1 次；“1 ^{1}/E”表示自行排便 1 次，灌肠后又排便 1 次。

5. 体重的记录

（1）以 kg 为单位记录。对新入院患者，应当日测量并记录体重；住院期间，根据患者的病情及医嘱测量，每周至少测量 1 次。

（2）对病情危重或卧床不能测量的患者，用“平车”“轮椅”或“卧床”表示。

6. 身高的记录

以 cm 为单位记录。一般于患者入院当日测量并记录，住院期间每周至少测量 1 次。若因病情不能测量，则用“平车”“轮椅”或“卧床”表示。

7. 其他

其他栏为机动栏，根据患者的病情需要填写，如记录特殊用药、腹围、药物过敏情况等。对药物过敏者，须写明过敏试验阳性或曾引起过敏反应的药物的名称，并用红色笔标注“(＋)”代表阳性反应，同时每次添加体温单时应进行转抄。

（八）页码的填写

用蓝（黑）色笔逐页填写。

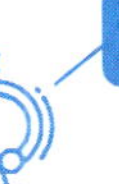

护理智库

电子体温单

随着现代科学技术的飞速发展和医院信息化的普及，医院已经陆续开始使用电子体温单。护士可登录临床信息系统中的护士工作站系统，建立患者的电子体温单。

电子体温单操作简便，符号标志同手工绘制法，只要键入的信息准确无误，系统会自动生成清晰、准确的绘制结果，避免了手绘体温单画图不准确、字迹潦草、填错、漏填等问题。此外，电子体温单还具有预警系统，能协助护士更好地观察、记录患者的情况。医生和护士可以随时登录系统查阅患者的体温单，也可以根据需要进行打印。

二、医嘱单

医嘱是指医生在医疗活动中下达的医学指令，是根据患者病情的需要而拟订的各种检查、治疗和护理的书面嘱咐，由医生和护士共同完成。医嘱单是记录医嘱的书面文件，是护士执行医嘱及核查医疗行为的重要依据。

（一）医嘱的内容

医嘱的内容包括日期、时间、床号、姓名、护理常规、护理级别、饮食、体位、药物（包括名称、剂量、用法、时间等）、各种检查和治疗、术前准备，以及医生和护士的签名。医嘱由医生亲自填写，护士负责执行。

（二）医嘱的种类

1. 长期医嘱

长期医嘱是指自医生开写医嘱起至医嘱停止，有效时间在 24 h 以上的医嘱。当医生注明停止时间后，医嘱失效。

2. 临时医嘱

临时医嘱是指自医生开写医嘱起，有效时间在 24 h 以内，要求在短时间内执行或立即执行的医嘱，一般只执行 1 次。常见的种类如下：

（1）立即执行：如“阿托品 0.5 mg H st”。

（2）需在限定时间内执行：如会诊、手术、X 线摄片及其他各项特殊检查等。另外，出院、转科、死亡等也列入临时医嘱。

（3）一天内连续应用数次：如“测血压 q2h×4”。

3. 备用医嘱

备用医嘱是指根据患者病情需要执行的医嘱，分为长期备用医嘱（prn）和临时备用医嘱（sos）两种。

（1）长期备用医嘱：指有效时间在 24 h 以上，病情需要时执行，由医生注明停止日期后方失效的医嘱，如“哌替啶 50 mg im q6h prn”“氧气吸入 2 L/min prn”。

（2）临时备用医嘱：指仅在医生开写医嘱起 12 h 内有效，病情需要时执行，且只执行 1 次，过期尚未执行则自动失效的医嘱，如“安定 5 mg po sos”。

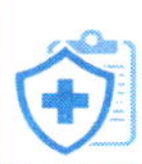

（三）医嘱的处理原则

1. 先急后缓

处理多项医嘱时，应先判断医嘱的轻重缓急，以便及时、合理地安排执行顺序。

2. 先临时后长期

先执行临时医嘱，再执行长期医嘱。

（四）医嘱的处理方法

1. 长期医嘱的处理

医生开写长期医嘱于长期医嘱单上，注明日期和时间，并在“医生签名”栏内签名。护士将长期医嘱单上的医嘱分别转抄至各种执行单（如服药单、注射单、治疗单、输液单、饮食单）上，注明具体的执行时间，核对后在长期医嘱单的“护士签名”栏内签名。定期执行的长期医嘱应在执行单上将执行时间具体化。例如，处理医嘱“普乃洛尔 5 mg po tid”时，应在服药单上注明“普乃洛尔 5 mg po 8am、12n、4pm”。护士执行医嘱后，须在长期医嘱执行单上注明执行时间（精确到分钟）并签名。

2. 临时医嘱的处理

医生开写临时医嘱于临时医嘱单上，注明日期和时间，并在“医生签名”栏内签名。护士将临时医嘱转抄至各种临时治疗执行单上，与执行护士（责任护士）一起核对后交给其执行。执行护士执行后，在医嘱单的“执行护士签名”栏内签名，并注明执行时间。需立即执行的临时医嘱，应在 15 min 内执行；指定执行时间的临时医嘱暂不能执行时，应及时转抄至临时治疗本或交班记录本上；各种申请单（如会诊申请单、检查申请单、手术申请单等）应及时送至有关科室。

3. 备用医嘱的处理

（1）长期备用医嘱的处理。

医生开写长期备用医嘱于长期医嘱单上。长期备用医嘱按长期医嘱处理，但需在执行单上注明“prn”字样，无须注明执行的具体时间。护士每次执行后，在临时医嘱单上记录 1 次，注明执行时间并签名，以供下一班参考。

（2）临时备用医嘱的处理。

医生开写临时备用医嘱于临时医嘱单上。若患者有使用指征，则执行后按照临时医嘱处理；若过时未执行，则用红色笔在该项医嘱上写“未用”二字，并签名。

4. 停止医嘱

医生在长期医嘱单上相应医嘱后的“停止”栏内写上日期、时间并签名。护士先在相应执行单上注销有关项目，注明停止时间并签名，然后在长期医嘱单该项医嘱“停止”栏的“护士签名”处签名。

5．重整医嘱

当医嘱调整项目较多或长期医嘱超过三页时，就需重整医嘱。重整医嘱时，由医生在原医嘱最后一行的下面画一红线，在红线正下方用红色笔写“重整医嘱”，再将原来有效的长期医嘱按原日期、时间顺序填抄于红线下面。抄录完毕，两人核对无误后，重整者签名。

医生重整医嘱后，由当班护士将重整后医嘱的所有项目与各种治疗护理联络本、治疗护理单（卡）进行认真核对，确保准确无误后，在重整后的有效医嘱的“护士签名”栏内签名。

6．手术、分娩、转科医嘱的处理

护士在医嘱（包括临时医嘱和长期医嘱）最后一项的下面用红色笔画一横线，表示此前的医嘱全部自动停止，并在红线下用红色笔写上“术后医嘱”“分娩后医嘱”“转入医嘱”等，同时停止相应的执行单，然后由医生在医嘱单上开具术后医嘱、分娩后医嘱或转入医嘱。

7．出院、转院医嘱的处理

医生在临时医嘱单上开具出院或转院医嘱，护士按停止医嘱的方法处理相应的执行单。

（五）医嘱处理的注意事项

（1）医嘱必须经医生签名后方有效。一般情况下，护士不执行口头医嘱。在抢救或手术过程中，若医生下口头医嘱，则执行护士应先将医嘱复诵一遍，双方确认无误后方可执行，且要保留执行中的用物，经两人核对无误后方可丢弃。抢救或手术结束后，医生应立即补写所有执行过的医嘱，医护双方补签名，并注明补写的时间（精确到分钟）。

（2）对有疑问的医嘱，必须核对清楚后才可执行。

（3）医嘱内容应准确、清楚，每项医嘱应只包含一个内容。

（4）医嘱不得贴盖、涂改，若需取消，则应由医生在该项医嘱栏内用红色笔写“取消”二字，并在医嘱后用蓝（黑）色笔签名。

（5）凡需下一班执行的临时医嘱和临时备用医嘱，应在护士交班报告上注明并交班。

（6）医嘱须每班、每日查对，每周总查对，查对后由查对者签名并记录查对时间。

三、特别护理记录单

特别护理记录单是指由护士根据医嘱和病情填写的危重、抢救、大手术后、特殊治疗或需严密观察病情的患者住院期间护理过程的客观记录文件。其目的是及时了解和全面掌握患者的情况，观察治疗或抢救的效果。

（一）书写内容

（1）眉栏内容：包括姓名、性别、年龄、科室、床号、住院病历号等。

（2）记录内容：包括记录日期和时间，患者的生命体征、意识、出入量、病情动态变

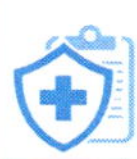

化、护理措施、用药情况、治疗及护理的效果等。

（二）书写方法及要求

（1）用蓝（黑）色笔填写眉栏内容和页码。一般日间（7 时至 19 时）用蓝（黑）色笔填写记录内容，夜间（19 时至次日 7 时）用红色笔填写。

（2）记录应及时、准确，记录的时间应具体到分钟。因抢救患者未能及时记录的，应在抢救结束后 6 h 内据实补齐所有内容。

（3）一般情况下，至少每 4 h 记录 1 次患者的生命体征。其中，体温若无特殊变化，则每日至少测量 4 次。对脉搏短绌者，应分别记录心率和脉率；无脉搏短绌等特殊情况者，则记录心率或脉率一项数值即可。常规时间测量的生命体征数值除绘制在体温单上外，还应记录在特别护理记录单上。

（4）记录患者 24 h 内的病情变化情况、治疗和护理的措施及效果；记录频次根据患者的实际情况决定，病情变化随时记录，病情稳定后每班至少记录一次。对手术患者，还应记录麻醉方式、手术名称、手术时间、患者返回病区的时间和状况、伤口情况、引流情况、麻醉清醒时间、镇痛药物的使用情况等。

（5）每 12 h、24 h 就患者的出量、入量进行小结和总结。在每班或 19 时记录的下面一栏的上、下各画一横线，将 12 h 出量、入量小结用蓝（黑）色笔填入该行相应的格子内。在次日 7 时记录的下面一栏的上、下各画一横线，将 24 h 出量、入量总结用红色笔填入该行相应的格子内，最后填写在体温单的相应栏内。

（6）常规护理不作为记录内容，如换床单、晨间护理等。

（7）不宜摘抄医生的记录，书写应清晰、完整，不宜用“患者病情同前”等语句。

（8）每次记录完毕后签名。

四、病区护理交班报告

病区护理交班报告是由值班护士书写的有关值班期间的病区情况、患者病情动态变化及需要向下一班交代的有关事宜的书面交班报告。通过阅读病区护理交班报告，接班护士可全面掌握整个病区的工作动态、患者的身心情况，明确需继续观察的问题和需进一步实施的护理措施。

（一）书写的内容

1．出院、转出、死亡患者的情况

出院者写明离开时间，转出者注明转往的医院或科室及转出时间，死亡者简要记录抢救过程及死亡时间。

2. 新入院及转入患者的情况

写明患者入院或转入的原因、时间、方式，患者的主诉、主要症状和体征、既往重要病史、过敏史、存在的护理问题，给予的治疗、护理措施及效果，下一班需观察及注意的事项等。

3. 危重、有异常情况及做特殊治疗患者的情况

写明患者的主诉、生命体征、神志、病情动态变化，特殊的抢救、治疗、护理措施和效果，生活护理、压疮预防护理、饮食护理情况，下一班需重点观察和注意的事项等。

4. 手术患者的情况

对于准备手术的患者，写明术前准备情况、术前用药情况及注意事项等；对于当天手术的患者，写明麻醉方式，手术的名称及过程，麻醉清醒时间，回病室后的生命体征、伤口、引流、排尿、输液、输血及镇痛药使用情况等。

5. 产妇的情况

产前写明胎次、胎心情况、宫缩情况及破水情况；产后写明产式、产程、分娩时间、会阴切口或腹部切口情况、恶露情况、自行排尿时间，以及新生儿的性别及评分等。

6. 老年、小儿及生活不能自理患者的情况

写明生活护理情况，如口腔护理、压疮预防与护理、饮食护理、排泄护理等情况。

此外，病区护理交班报告还应写明上述各类患者的心理状况和需要接班者重点观察及完成的事项。夜间记录还应注明患者的睡眠情况。

（二）书写要求与注意事项

（1）用蓝（黑）色笔填写眉栏各项，包括病区、日期、页码等。

（2）填写病区患者的基本情况，包括患者总数和入院、出院、转出、转入、手术、分娩、病危、死亡的患者数等，若无则填“0”。

（3）书写顺序如下：按床号的先后顺序，先写离开病区的患者（包括出院、转出和死亡的患者），再写进入病区的患者（包括新入院和转入的患者），最后写本班的重点患者（包括手术、分娩、危重及有异常情况的患者）。

（4）对新入院、转入、手术、分娩的患者，在其诊断的下方分别用红色笔注明“新”“转入”“手术”“分娩”，危重患者用红色笔标注“※”或“危”。

（5）书写内容应全面、真实、简明扼要、重点突出，且无遗漏。填写时先写床号、姓名、诊断，再简要记录病情、治疗和护理情况。

（6）字迹清楚，不得随意涂改、粘贴。一般白班用蓝（黑）色笔书写，夜班用红色笔书写。

（7）应在经常巡视和了解患者病情的基础上于交班前 1 h 认真书写，写完后签名。不可提前书写。

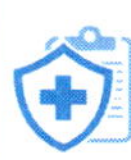

项目学习效果测试

一、单项选择题

1. 下列住院病历管理方式，不符合要求的是（　　）。

   A. 病案必须保持清洁和完整

   B. 住院病案放在病案柜中

   C. 医务人员记录使用后须放回原处

   D. 家属可借阅病案

2. 下列不属于护理文件记录原则的是（　　）。

   A. 及时准确　　B. 客观真实　　C. 生动形象　　D. 清晰规范

3. 护理相关文件记录过程中如出现错字，处理方法是（　　）。

   A. 直接将写错的字画掉，再写上正确内容

   B. 用双线画在错字上，并在错字上方签全名

   C. 用修改液涂去错误之处，再写上正确内容

   D. 用刀片轻轻刮去错误之处，再写上正确内容

4. 体温单的保存期限为（　　）。

   A. 1 年　　B. 2 年　　C. 5 年　　D. 不少于 30 年

5. 病区新入院一患者，护士在准备病历时排列在最前面的是（　　）。

   A. 门诊病历　　B. 入院记录　　C. 医嘱单　　D. 体温单

6. 护士为一患者测口腔温度为 36.8℃，应在体温单上绘制为（　　）。

   A. 红点　　B. 红圈　　C. 蓝点　　D. 蓝圈

7. 医嘱：地西泮 5 mg po sos 属于（　　）。

   A. 长期备用医嘱，必要时用，有效时间 24 h 以上

   B. 长期备用医嘱，必要时用，有效时间 24 h 以内

   C. 临时备用医嘱，必要时用，有效时间 12 h 以内

   D. 临时备用医嘱，必要时用，有效时间 24 h 以内

二、案例分析题

1. 患者，女，40 岁，因咳嗽、咳痰一个月来院就诊。门诊 X 线胸片显示：肺纹理增粗、增多、紊乱，支气管可见囊状扩张，诊断为支气管扩张入院治疗。医嘱：血常规，0.9%氯化钠 10 mL＋沐舒坦 30 mg 雾化吸入 Bid，0.9%氯化钠 100 mL＋头孢曲松 2.0 g 静脉滴注 Bid。

请思考：

（1）以上医嘱分别属于哪类医嘱？

（2）护士应如何处理医嘱？

2. 患者，男，65 岁。因肝硬化腹水入院，医嘱要求准确记录患者的出入液量。

请思考：

（1）出入液量的记录内容都包括哪些？

（2）如何正确记录出入液量？

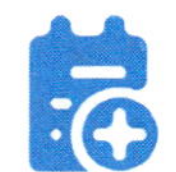

项目综合实践活动

【活动背景】

患者张三，男，50 岁，2022 年 6 月 10 日上午 9 时 35 分入住消化内科，床号为 6 号。入院时体温 36.2℃，脉搏 74 次/min，呼吸 16 次/min，血压 120/80 mmHg，身高 175 cm，体重 66 kg。患者入院后的生命体征及其他重要情况记录如表 17-1 所示。

表 17-1　患者入院后的生命体征及其他重要情况记录

<table>
<tr><th>日期</th><th>时间</th><th>体温/℃</th><th>脉搏/（次·min^{-1}）</th><th>呼吸/（次·min^{-1}）</th><th>其他项目</th></tr>
<tr><td rowspan="2">6 月 10 日</td><td>2 pm</td><td>36.5</td><td>74</td><td>16</td><td>血压：
125/80 mmHg</td></tr>
<tr><td>6 pm</td><td>36.4</td><td>72</td><td>17</td><td></td></tr>
<tr><td rowspan="6">6 月 11 日
（手术：
8:30 am）</td><td>6 am</td><td>36.3</td><td>72（心率 84）</td><td>17</td><td></td></tr>
<tr><td colspan="5">入量：1 000 mL　　出量：1 500 mL　　灌肠后未解大便</td></tr>
<tr><td>10 am</td><td>36.5</td><td>76（心率 88）</td><td>18</td><td>血压：
120/85 mmHg</td></tr>
<tr><td>2 pm</td><td>36.6</td><td>72（心率 88）</td><td>19</td><td></td></tr>
<tr><td>6 pm</td><td>36.4</td><td>76（心率 88）</td><td>17</td><td>血压：
115/80 mmHg</td></tr>
<tr><td>10 pm</td><td>36.7</td><td>78（心率 88）</td><td>18</td><td></td></tr>
<tr><td rowspan="4">6 月 12 日</td><td>6 am</td><td>38.7</td><td>80</td><td>20</td><td></td></tr>
<tr><td colspan="5">24 h 入量：1 500 mL　　24 h 出量：1 300 mL　　大便 1 次</td></tr>
<tr><td>10 am</td><td>39.8</td><td>84</td><td>21</td><td>血压：
111/75 mmHg</td></tr>
<tr><td></td><td>物理降温
后 38.6</td><td></td><td></td><td></td></tr>
</table>

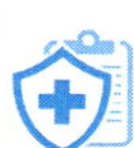

续表

日期	时间	体温/℃	脉搏/（次・min^{-1}）	呼吸/（次・min^{-1}）	其他项目
6 月 12 日	2 pm	38.4	80	22	
	6 pm	39.2	84	24	
		物理降温后 38.6			
	10 pm	37.4	80	20	
6 月 13 日（第二次手术：2:30 pm）	2 am	37.4	84	19	
	6 am	37.3	80	17	
	24 h 出量：1 400 mL　大便 2 次				
	10 am	37.2	84	18	血压：126/83 mmHg
	2 pm	37.2	80	16	
	6 pm	37.3	88	18	
	10 pm	36.9	76	16	血压：124/79 mmHg
6 月 14 日	2 am	不升	70	18	
	6 am	35.9	70	17	
	24 h 出量：1 600 mL　大便 2 次				
	10 am	36.3	78	18	血压：116/80 mmHg
	2 pm	36.3	70	17	
	6 pm	36.3	76	18	
	10 pm	36.0	74	16	
6 月 15 日	2 am	36.4	70	18	
	6 am	36.7	70	17	
	24 h 出量：1 000 mL　大便 2 次				
	10 am	36.5	76	16	血压：124/85 mmHg
	2 pm	36.3	70	16	
	6 pm	36.6	76	18	
	10 pm	36.9	74	18	

【活动要求】

参照上述案例自行完成体温单的绘制，完成后在小组内互相检查和纠正错误。

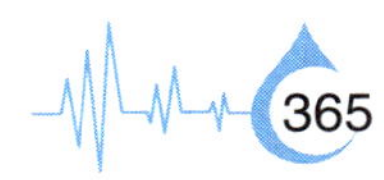

项目学习成果评价

表 17-2　项目学习成果评价表

<table>
<tr><th rowspan="2">考核内容</th><th rowspan="2">评价标准</th><th rowspan="2">分值</th><th colspan="3">评价得分</th></tr>
<tr><th>自评</th><th>互评</th><th>师评</th></tr>
<tr><td rowspan="3">知识考核</td><td>了解医疗与护理文件记录的要求、原则及意义</td><td>10</td><td></td><td></td><td></td></tr>
<tr><td>熟悉病历的排列顺序、病案管理要求</td><td>20</td><td></td><td></td><td></td></tr>
<tr><td>掌握体温单、特别护理记录单、病区护理交班报告的书写内容与要求，医嘱的内容、种类、处理原则、处理方法、处理的注意事项</td><td>30</td><td></td><td></td><td></td></tr>
<tr><td rowspan="2">技能考核</td><td>能够对住院期间病历和出院病历进行正确排序</td><td>10</td><td></td><td></td><td></td></tr>
<tr><td>能够正确书写和处理各项医疗与护理文件</td><td>10</td><td></td><td></td><td></td></tr>
<tr><td rowspan="2">素质考核</td><td>培养严谨、认真的学习与工作态度</td><td>10</td><td></td><td></td><td></td></tr>
<tr><td>强化法律意识和证据意识</td><td>10</td><td></td><td></td><td></td></tr>
<tr><td>总评</td><td>自评×20%＋互评×20%＋师评×60%</td><td colspan="4"></td></tr>
<tr><td>自我评价</td><td colspan="5"></td></tr>
<tr><td>教师评价</td><td colspan="5"></td></tr>
</table>